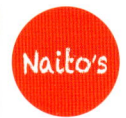

Naito's

Clinical
Prosthodontics
Facing up to the overload problems

内藤正裕の
補綴臨床
オーバーロードと向き合う

内藤正裕 著

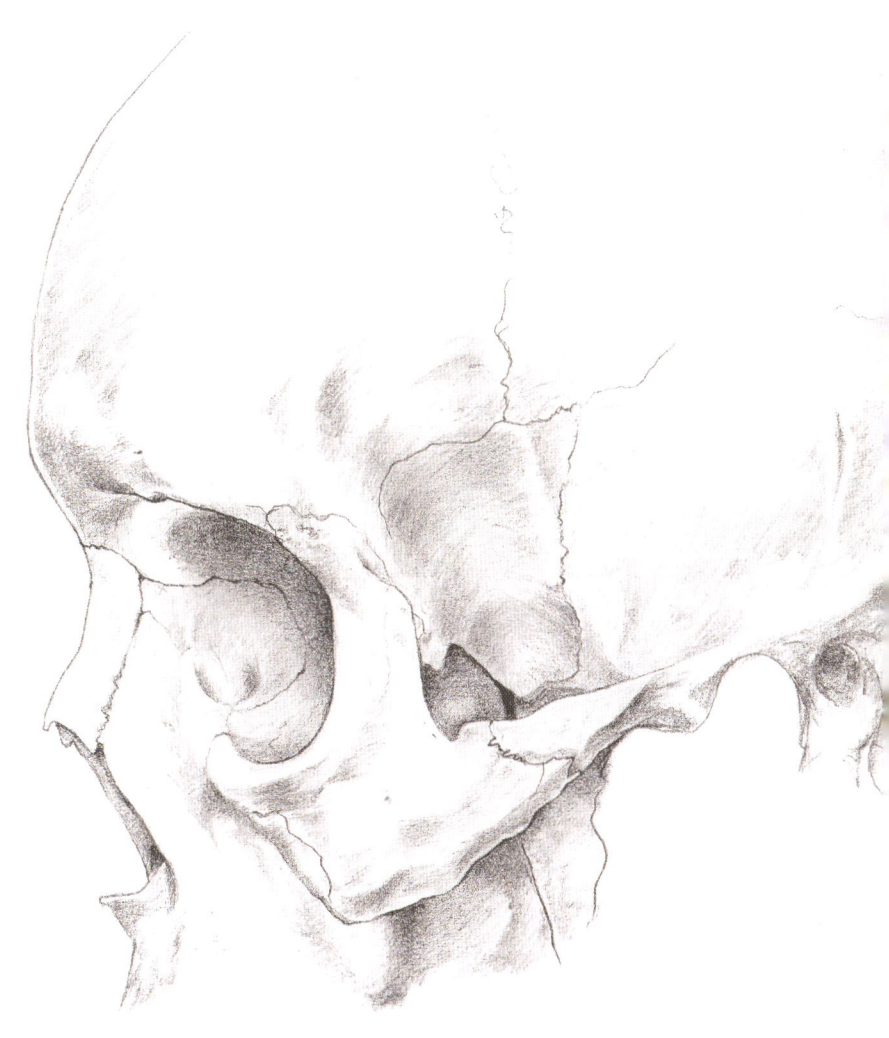

医歯薬出版株式会社

This book was originally published in Japanese
under the title of :

NAITO MASAHIRO NO HOTETSU RINSYO —OVERLOAD TO MUKIAU

(Naito's Clinical Prosthodontics—Facing up to the overload problems)

NAITO, Masahiro
 Director of Naito Dental Office

© 2015 1st ed.

ISHIYAKU PUBLISHERS, INC.,
 7-10, Honkomagome 1 chome, Bunkyo-ku,
 Tokyo 113-8612, Japan

Recommendation by Prof. Dr. Rudolf Slavicek

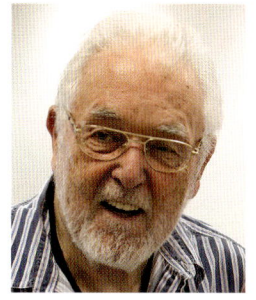

Dr. Naito has always been a practice oriented "creating" dentist. I am trying to say that he has always been working in practice, he actually used his hands, eyes and brain and has not been in theory only.

Self criticism should be an ability of every dentist. His practical work disciplined Dr. Naito to be self critical enough to realize any mistakes and to correct and eliminate them.

Precise documentation is a sine qua non in dental work. For the purpose of reviewing everything for analyses Dr. Naito always photo-documented his cases very well. This documentation can be reviewed over and over to possibly detect details which otherwise could easily have been overlooked.

Dr. Naito is an aesthete. He contemplates the form of the teeth and odontoid process with the covering mucosa as an entity and under aesthetic criteria. He loves beautiful and fast vintage cars, and in my personal (psychoanalytical) opinion it is derived from his affinity to aesthetics.

Dr. Naito started teaching early. Everything had to be worked up didactically in order to pass it on to students and teachers in an easily understandable way. It is his strength to impart his knowledge step by step from a didactic perspective. In all his works Dr. Naito shows his passion for details, like in the remarkably precise documentations including atraumatic preparations, tissue retraction, and impression. And in all these details he recognizes the entire restorative dentistry.

He is always ready for changes and looking for new findings. This is reflected in his teaching concept. His scientific work focuses especially on knowledge of materials. Keeping in mind gold as a basic material for restorations and only with mature reflections using materials matching in color the human teeth is directly connected to Dr. Naito's scientific work.

This book written by my colleague Dr. Naito is an exceptional piece of writing. Meeting him at his lectures was true highlight in my professional life. The text and vivid presentation of his present work confirmed my positive impression of his skills. In a sublime manner, Dr. Naito's didactic concept focuses on two superordinate comprehensive terms, namely, aesthetics and functions.

His didactic abilities, his scientific skills in detecting essential features, his lucid presentation of details and his overall design, express his mastery and command of his subject.

I have profound respect for Dr. Naito and hold him in high esteem. I admire him for his clarity and thoroughness as well as for his humane and warm hearted humor. For the sake of our patients, I hope this work will be publicized far and wide.

Prof. Dr. Rudolf Slavicek

CONTENTS

Recommendation by Prof. Dr. Rudolf Slavicek　　3
はじめに　　6

序　まず症例から　　7

1章　「科学」の共有　　13

①歯学の位置づけ　14 ／ ②分解の思考　15 ／ ③データ——客観的な判断？　15 ／ ④眼に見える「事実と思われているもの」　16 ／ ⑤パラダイムシフトとしてのインプラント　19

2章　咬合概論　　25

①咬合論の変遷　26 ／ ②機能のヒエラルキー　30 ／ ③開口とは　32 ／ ④側方運動　36 ／ ⑤咬合の変数　Variables　37 ／ ⑥戦略的な順序立て　38 ／ ⑦動揺性の再考　43 ／ ⑧微小循環から見た歯根膜（高橋 和人）　46 ／ ⑨鑞着 Solderless joint　48 ／ ⑩咬合診査の優先項目　49 ／ ⑪進化の道のり　62 ／ ⑫咬合平面　64 ／ ⑬咬合器　70 ／ ⑭咬合調整 その1 咬合接触　73 ／ ⑮咬合の分類 誘導 Induce　78 ／ ⑯中間運動　81 ／ ⑰犬歯誘導 その1　83 ／ ⑱咬合の垂直化　88 ／ ⑲犬歯誘導 その2 それほど大切なのか　104 ／ ⑳咬合調整 その2　足す調整と削る調整　108 ／ ㉑臼歯咬合面のあり方　110 ／ ㉒顎位（中心咬合位，中心位，RP）　115 ／ ㉓変化を続ける基準位　122

3章　修復各論　　129

①アマルガム充塡とコンポジットレジン　130 ／ ②ラミネートベニア　131 ／ ③セラミック修復　133

4章　審美修復　　141

①原則としての数値と比率　142 ／ ② Dent-gingival complex　歯と歯肉の複合体　144 ／ ③微小循環から覗いたシーリング機構（高橋 和人）　144 ／ ④ Dent-gingival complex　各論　148 ／ ⑤再び辺縁骨頂について　Osseous crest　155 ／ ⑥ Guided papilla growth（GPG）　156 ／ ⑦修復の材料論　165 ／ ⑧ガラスの応力腐食現象　170

5章　歯冠形成　　173

6章 歯肉圧排　　*181*

①歯肉圧排の意味　182 / ②歯肉圧排の分類　183 / ③歯肉圧排 Type 1　183 / ④歯肉圧排 Type 2　184 / ⑤歯肉圧排 Type 3　184 / ⑥歯肉圧排 Type 4　186 / ⑦歯肉圧排 Type 5　186

7章 印象採得　　*187*

①印象前後の比較 1　188 / ②印象前後の比較 2　190 / ③印象材　192 / ④印象採得の術式　193

8章 修復物の適合性　　*197*

①歯科技工上のテクニック　198 / ②適合性の確認　201

9章 歯冠外形　　*203*

①全体としての形態　General contour　204 / ②エンブレジャー　Embrasure　205 / ③歯肉縁からの立ち上がり　Emergence profile　208 / ④ Concavity & Convexity 凹面と凸面　209 / ⑤凹凸移行部　Transitional area　210 / ⑥溝状の陥凹 Fluting　210

10章 咬合の最終局面　　*211*

①再び歯が接触する局面　213 / ②力によって歯と周辺に現れる現象　216 / ③微小破断　Abfraction　218 / ④歯の破折　Tooth fracture　221 / ⑤修復物の損耗　Restorative damage　226 / ⑥新たなオーバーロードとは　228 / ⑦筋肉論　229 / ⑧再び，力について　232 / ⑨骨格とインプラントの咬合　235 / ⑩なぜ，強い力が生まれるのか　237 / ⑪ストレスマネジメント　240 / ⑫ブラキシズムとの共存　243 / ⑬力による新たな現象　244

おわりに　　250
引用・参考文献　　251
索引　　254

はじめに

　ナソロジーが築いた咬合学の帝国は歴史の彼方に消え去ろうとしている．インプラントの出現によって，これまでの成功体験だけでは咬合学のガイドラインを示せなくなったのだろう．

　天然歯列とインプラントが混在するとき，咬合に未知の問題が浮上してきた．我々は先の見えない不安のままで上部構造を作り続けるわけにはいかない．人体の動的平衡の嵐のなかで，咀嚼器官に降りつもるのは静かな時間だけとはかぎらないのだから．

　研究と臨床の温度差が少なくなり，再生医療やインプラントの応用が日常的になった．同時に，両者の時間差が減少し，概念の移り変わりが異常な速さをみせているのも事実である．現にエビデンスと呼ばれるものの23％が2年以内に脱落するのが現状といわれる（Shojania KG et al., 2007[1]）．科学の一分野としての十分な検証と反証が果たせないままに，新たな段階に突入し，共通理念の獲得が難しいことも浮き彫りになった．我々臨床家は移り気であるのかもしれない．

　科学というキーワードによって互いの溝は少なくなるだろう．だが，ナソロジーの衰退とともに，共通言語としての咬合論は戸棚の奥にしまいこまれ，上部構造の長期の考察は求心力を失ってしまった．多くの人々は審美とインプラントという快適そうなグリーン車に乗り込もうとしている．目的地の判らない急行列車「インプラント号」は途中停車もせずに，霧に包まれたゴールに向かって突進しているにちがいない．「何のために」や「なぜか」という問いかけは列車の勢いに吹き飛ばされているようだ．

　臨床医は，何が今起きているか，という現象を見ることには慣れてきた．しかし，「なぜか」という推測はやや苦手としている．このあたりで臨床医は現象の記述だけではなくその理由にも眼を向けておきたいとの思いから，自分の臨床を振り返り，修復治療についてまとめてみた．学術論文や，引用文献を並べることが目的ではなく，先人たちが積み重ねた概念をベースにして，私なりの物語と詩編を組み，全体像をながめたいと思う．多くの人たちが築いた基礎と臨床に敬意を表しながら，その上に新たな組み立てをつくり，いつの時代のどの分野にも存在する問題点を整理して，共通項に隠された本質を発見したい．

　「考える」ことを技術論に先行させることが大切だと思う．そこで煩雑になったが，許すかぎり源流をたどってみた．そのため，たとえば「犬歯誘導」について肯定したり，否定したりする．初めから答えは出さずに，通読すると全体としての流れが判るようにした．面倒になればそこは読み飛ばして，次のページに進んでからもう一度戻っていただければと思う．24ページの咬合論だけの中間目次が参考になるだろう．

　今起きている現象の記述からスタートし，次に，まだ気づいてはいないが，街角に隠れているかもしれない現象にアンテナを向け，そこを正しい方向に進んでみたい．そして，なぜ曲がるのかという意味を探ってみよう．

　　　　　　　　　くれなゐ塾主宰　内藤正裕

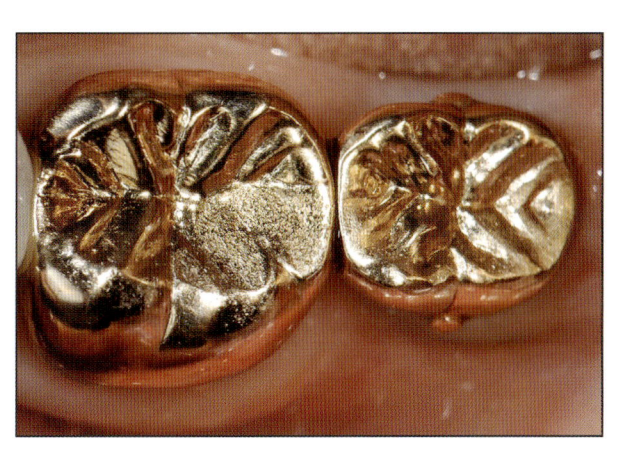

まず症例から
First of all—a clinical case

序説 First of all— a clinical case

まず症例から

修復治療の起承転結のルールを無視して始めよう．このケースを通して私たちが直面する課題を「考える」ことから出発したい．細かいことは各論にゆずる．

最初のケースは，治療開始時65歳の女性．骨格的にはⅡ級2類傾向．下顎右側小臼歯の欠損により，上下の正中に少しズレがあり，右側は犬歯のⅡ級，左側はやや犬歯のⅢ級だが，かなり確実な犬歯誘導である．修復の本数は少なく，咬合状態は良好．

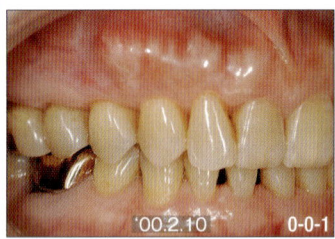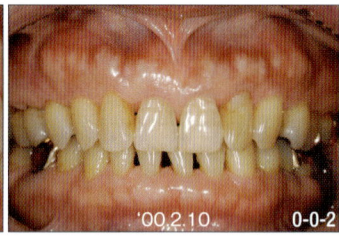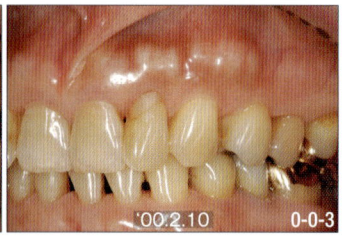

インプラントの埋入

2000年10月，欠損した下顎左側にスリーピングを含めて2本のインプラントを埋入（小宮山彌太郎先生による）．インプラントの長軸は理想的な角度である（p.235）．翌年5月にアバットメントをセットしメタルクラウンを合着した．

0-0-5, 6の上下顎の左側第一大臼歯は装着後10年2ヵ月，上下顎左側第二大臼歯は4年1ヵ月になる．初めの段階では「下顎の2本は白い修復を……」という希望もあった．最後臼歯のインプラントであり，あと2年観察を続けることになった．

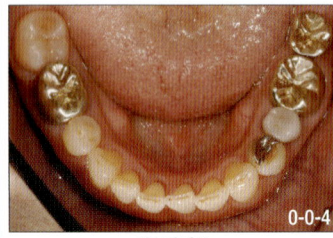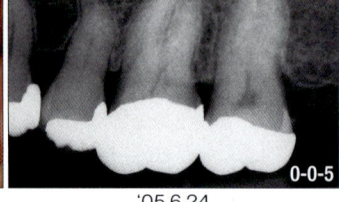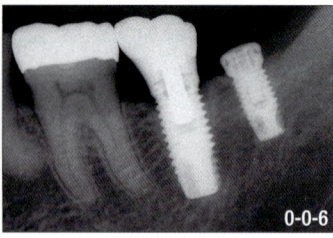

日常臨床では最後臼歯に対するオーバーロードの観察が優先される．特にこの上顎左側の第二大臼歯はインプラントが対合歯となっている．次に観察されるのは下顎のオープンコンタクトではないだろうか．

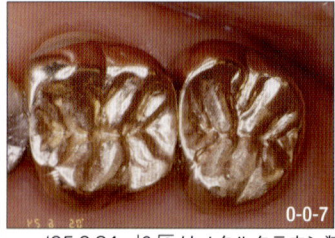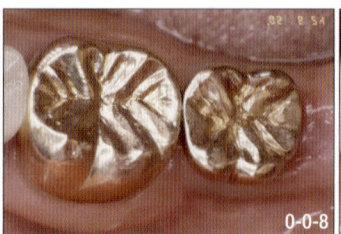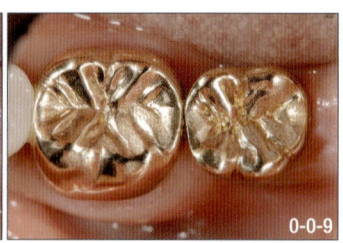

'05.6.24　|6 6| はメタルクラウン装着後10y2m, |7 7|は装着後4y1m　　'08.11.7　|7|は装着後7y6m

マテリアルの選択

この2点が問題となるのは当然予測されるが，どのような現象が起こるのかを把握しておきたい．メタルの修復は観察を容易にしてくれるが，メタルが良いか，セラミックが良いか，という性急な結論をここで出そうというものではない．

まず，下顎左側第二大臼歯の咬合面から経過を追ってみる．装着初期の写真は撮影していない．全ての症例で画像記録を残すべきだが，これは大失敗であった．

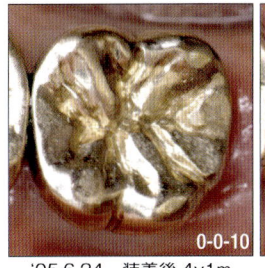 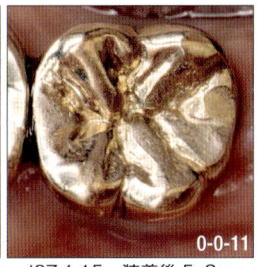 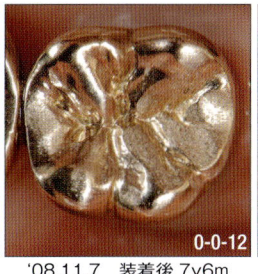 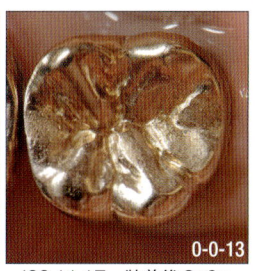

'05.6.24　装着後 4y1m　　'07.1.15　装着後 5y8m　　'08.11.7　装着後 7y6m　　'09.11.17　装着後 8y6m

4年1ヵ月（**0-0-10**）から5年8ヵ月（**0-0-11**）までは大きな変化がないように見えたが，7年6ヵ月の **0-0-12** に至り，咬耗が急激に拡大．近心のコンタクトはゴアテックスのフロスが容易に通過するようになった．8年6ヵ月目（**0-0-13**）で，コンタクトが完全にオープンになり，食片の圧入が生じるようになった．**0-0-14** で辺縁隆線に落差が生じ，第一大臼歯の近心傾斜（Mesial inclination）を疑う．

咬耗の拡大
オープンコンタクト

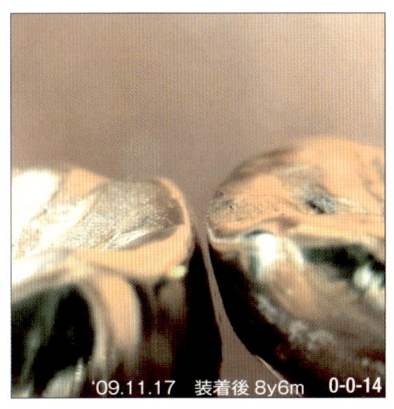 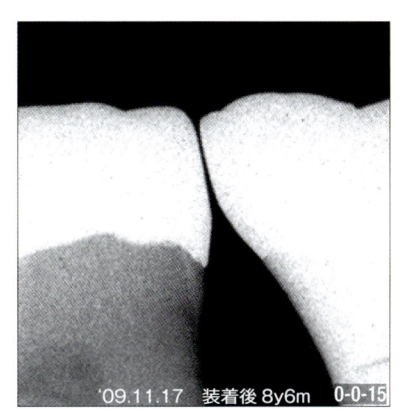

'09.11.17　装着後 8y6m　**0-0-14**　　　'09.11.17　装着後 8y6m　**0-0-15**

肉眼でもX線写真でも開いたコンタクトが見える．こうなるとセラミックには交換できなくなった．1年半後，10年目の観察をして第二大臼歯の上部構造の再製を決定．

観察する間にも，コンタクトはもっと離開していく（**0-0-16, 17**）．咬耗は最後の数年は拡大したようには見えない（**0-0-18**）．咬合面からアクセスホールを開けて，再製をするが，セラミックに変更する約束は果たせなかった．

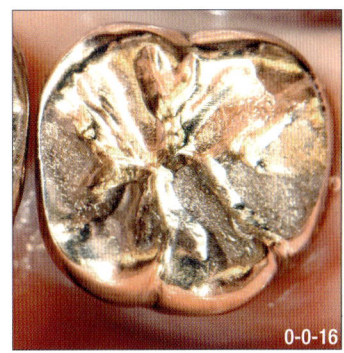 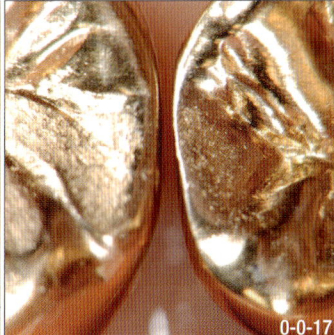 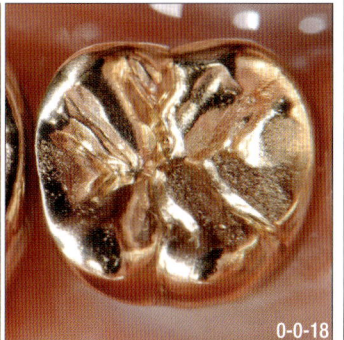

'10.11.25　装着後 9y6m　　'10.11.25　装着後 9y6m　　'11.4.14　装着後 10y

最初（2001年5月）に使ったプロビジョナルレストレーション（以降 Provi. とする）を再使用したものが **0-0-19**．結局ここまでコンタクトが開いたことになる．**0-0-20** は新しいクラウンを仮着して5ヵ月．Premier 社の Implant Cement™ という仮着剤の登場によって，定期的に撤去が可能となり，万一の備えが楽になった．上部構造をセメンティングするか，仮着するかの意見はまだ決着がついていない．再製して2年後（**0-0-22**）．まだコンタクトはタイトである．

まず症例から

上部構造の再製

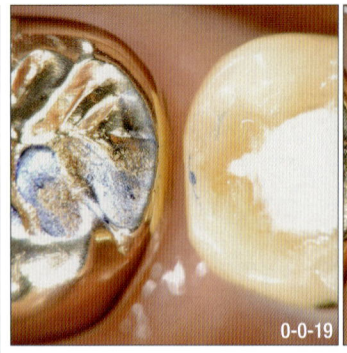 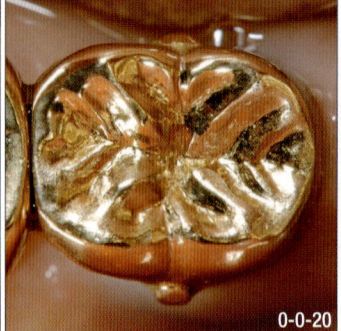 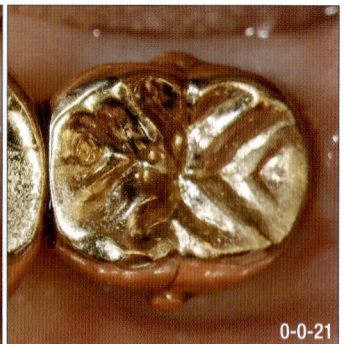

再製後 5m 　　'13.6.14 再製後 2y

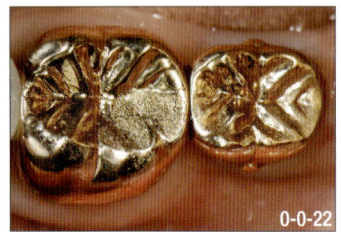

'13.6.14 再製後 2y

　0-0-8 に比べて咬合面のバランスは良くなった．第二大臼歯だけに注目していた 0-0-18 の説明で，咬耗は特別に拡大した様子はない，と書いたが，0-0-22 の第一大臼歯を見るとそれは甘い観察であった．平衡側への咬耗が拡大している．新しい第二大臼歯にこの咬耗が生じないだろうか．次の 10 年の観察をしたい．

　全体像を見ると，13 年半前の抜歯のときと比較して，特別に変わった様子はない．歯列に変化はなく，犬歯が大きく咬耗した形跡もない．上顎左側の第二小臼歯にメタルインレーを入れただけである．歯周組織も健康で，歯に動揺は見当たらない．0-0-17 で見えたオープンコンタクトのスペースは一体どこが吸収したのだろうか．単独歯のインプラントなので，遠心移動（Distal migration）でも起こしたのだろうか．

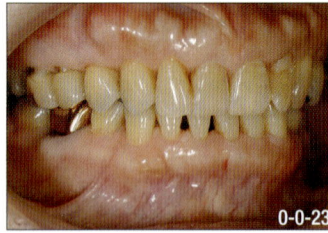 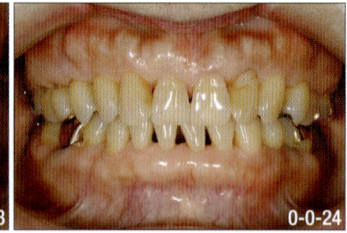 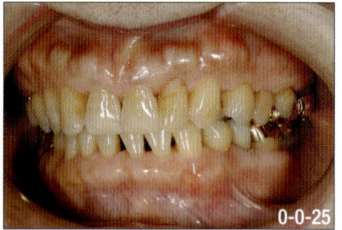

'13.6.14

対合歯の観察

　上顎左側の対合歯の経過を追ってみる．4 年目あたりから第二大臼歯の近心舌側咬頭の内斜面に咬耗が出現（0-0-26）．反対側の右側の上下顎犬歯の II 級関係が不利であったのだろうか．この咬耗面も誘導（p.78）して初めて咬合紙のマークが出現する．第一大臼歯は，0-0-28 では 18 年になる．オープンコンタクトは生じていない．

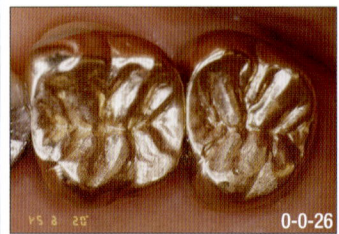 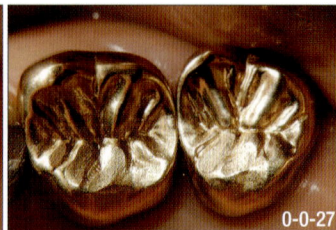 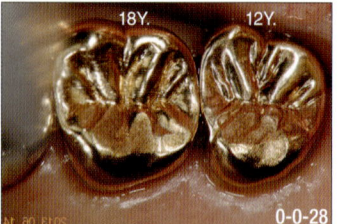

'05.6.24 |7装着後 4y1m　　'09.11.17 |7装着後 8y6m　　'13.6.14 |7装着後 12y

　頰側の辺縁近くに Jumping bruxism（p.106）の形跡はない．このような大きな咬耗を予測して，観察のために咬合面にサンドブラスターをかけておくべきだった．
　上顎左側の第二大臼歯の舌側咬頭だけを拡大してみよう．こうして比較すると，顎位の変化や下顎の回転（Rotation）などから始まり，メタルの劣化や歪み，咬合調整の不手際，あるいは歯槽窩への押圧（Depress）も生じたかもしれないが，計り知れない力の影響を教えられる．

もし歯周組織に弱点があれば，このような咬合面を咬耗という形で眼にとらえるのは困難であったろう．

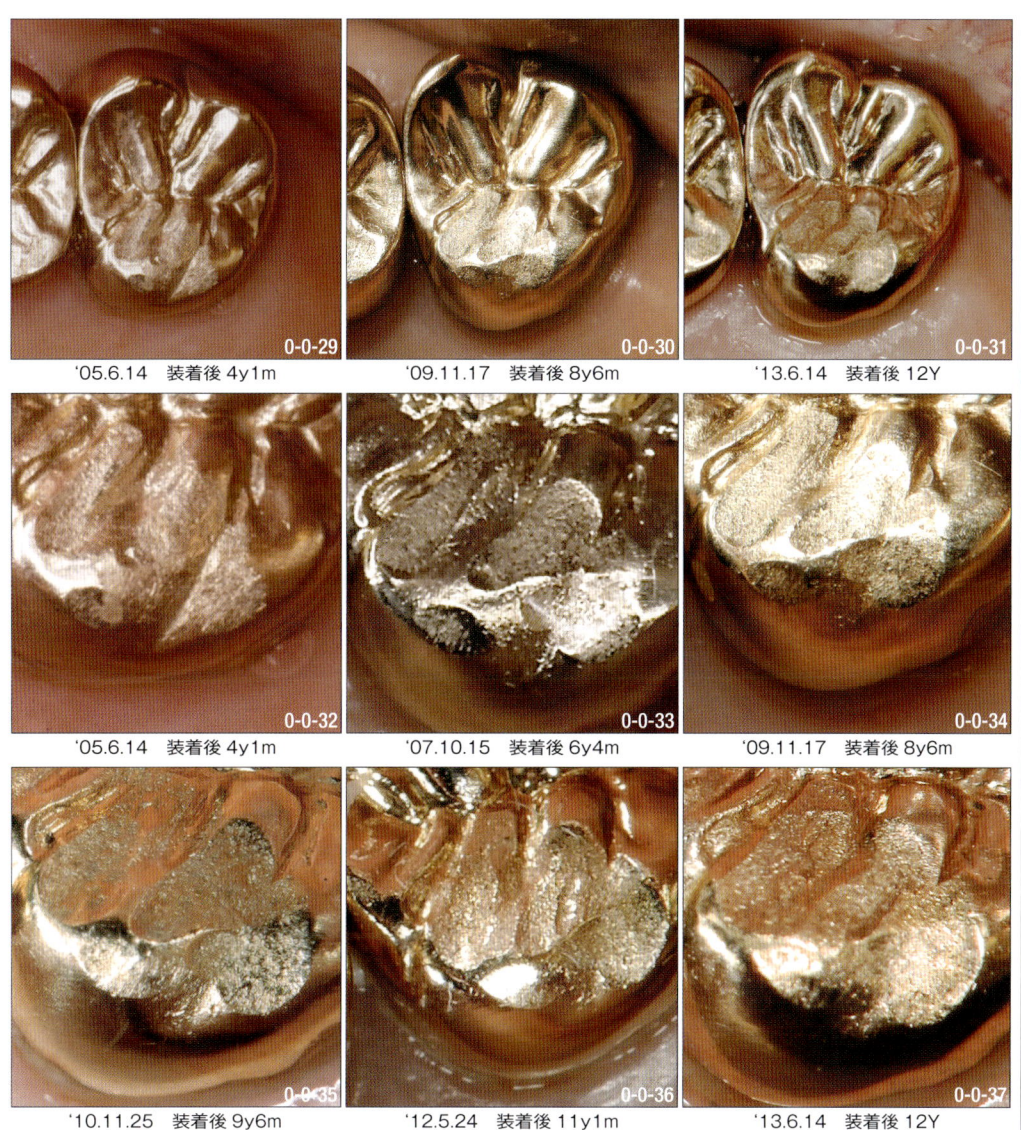

上下顎左側の大臼歯の最近の姿が **0-0-38〜41**．全体に咬耗は拡大している．インプラントの上部構造は2年目に一度撤去したが，仮着剤もウォッシュアウトはしていない．スケーリングクリームで少し荒らした咬合面には偏心位での干渉がもう登場した．コンタクトもタイトだが，いつまでこの状態が続くだろうか．

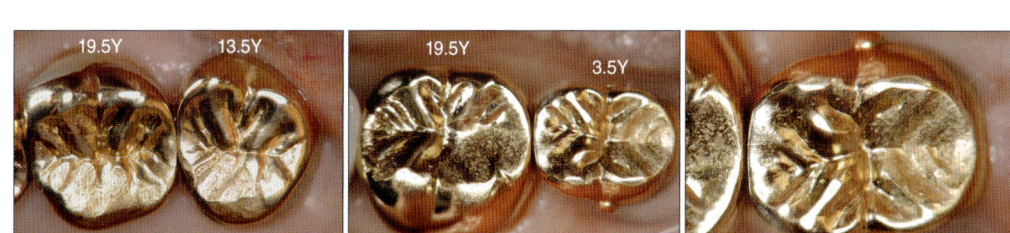

この数歯の修復にはたくさんの問題点が見え隠れしている．使用材料，咬合調整，歯の移動と傾斜，顎位の変化，インプラントの植立方向と上部構造のあり方，最後臼歯の宿命やブラキシズム，その他，修復治療が抱える山のような課題が浮き彫りになってきた．

長い間の経過を追うと，修復治療の全てが動的平衡（後述）の荒波に呑みこまれるような気

動的平衡

まず症例から　11

がする．どんな現象を観察するべきか，何に注目するのか，それが判らなければ成功や失敗の基準もはっきりしない．ME 機器も，咬合面の観察も，X 線写真もただ変化を追うだけであり，配られたカードを最後に判断する我々自身の診断力も疑わしくなる．

　観察の大切さを痛感するが，観察を続けたとして我々は一体どうしたらよいのだろうか．何か答えがあるとでもいうのだろうか．何か判りかけるのだろうか．

　おそらく答えは向こうからやってはこない．科学や生命の本質，咀嚼器官の由来や，ヒトをヒトたらしめる原点との共通項を求めるなかに，真実の扉を開ける鍵が隠されているにちがいない．これから歯科治療に覆いかぶさった敷石を 1 枚ずつはがしてみよう．

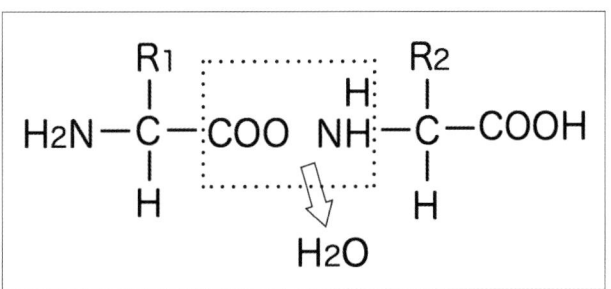

「科学」の共有
Scope of science

1

第1章 「科学」の共有
Scope of science

① 歯学の位置づけ

歯学の変換

歯学における生体とモノは主に表面同士の接触であったが，インプラントの登場によって，界面の科学から内面の科学へと姿を変えてきた．表面と表面が向き合えば界面となり，その内側は内面となる．フィクスチャーを通して，歯科は内面に向き合うことになり，重層扁平上皮を考えるだけの時代は終わった．

TiO_2に対して骨組織が何物をも介在せずに接しているのか．細胞外マトリックスと骨化のメカニズム，TiO_2と骨との情報交換の仕組み，炎症と力の要素が与える結合破壊のプロセス……還元と分解の思考をたどるにしても，解明へはまだ遠い道のりがあるだろう．

インプラントは，骨結合をキーワードにして，歯学と医学の仕分けの壁を通過しようとしている．代謝を示さないモノとしての存在である酸化チタンと，骨細胞との接点を軸に，生命とは何か，咀嚼器官とは何か，修復とは何か，という橋渡しの科学が問いかけられているのだろう．

医学が自然科学の枠内だけに存在するのは時代錯誤になろうとしている．研究室の中で顕微鏡を覗き，物性を調べ，化学式を分解し続けると，還元主義的な医学は修められるが，心や生活と乖離した，学問のための学問となっていく．システムとしての人体，情動をもつヒトの理解ができない何かに直面してしまう．図の黄矢印への多少のシフトが望まれている（**1-1-1**）．

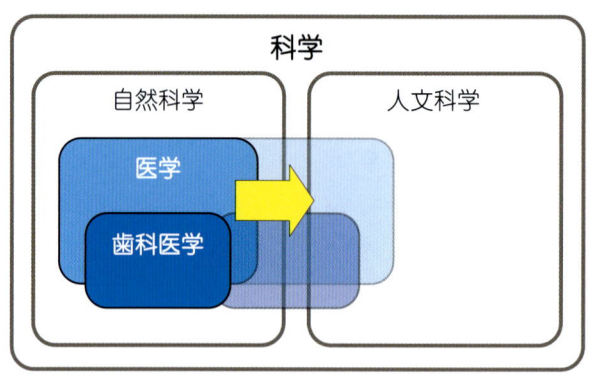

1-1-1

QOL

しかし，外部の圧力に屈し過ぎると，QOLという定性化，定量化が困難で，耳ざわりは良いが不安定な表現に振り回されてしまう．自然科学の基本原則は流行や社会体制，政治，経済，宗教と契約を結ばない独立性にある．時代と社会に媚びた規範は見透かされる．歯学の理念と独立性が欠けたとき，そこには行為としての臨床だけが残る．

歯学の世界では，この20数年で飛躍的に進展したインプラントの研究と情報の量が急速に増大したおかげで，臨床の視野は驚くほど様変わりし，解像力も向上した．

しかし，全てが鮮明に見通せるようになったわけではない．むしろ「進歩」のたびにそれまでの系統仮説が覆され，新たな仮説の構築が始まり，まとまってきたかと思うと，研究者間の合意ができないうちにまた次の試みがなされて，検証さえすんでいないその仮説がご破算になる，というプロセスの繰り返しとなっている（金子隆一：アナザー人類興亡史－人間になれずに消滅した"傍系人類"の系譜．技術評論社，2011．より）．

アノマリー
Anomaly：それぞれの時代の科学的常識や原則からは説明できない逸脱した現象．通常は員数外として捨て去られてきたが，集積すると今までの概念を変更せざるをえなくなる．

今まで積み上げてきた咬合の系統仮説の検証を放棄して，我々はインプラントを既存の事実でもあるかのように素早く受け入れてしまった．天然歯とインプラントの間には，多くの矛盾の修正と事実の検証が必要なのに……．欠損＝インプラントという新しい仮説について性急に合意を取りつけようとしていないだろうか．

我々の臨床は仮説だけでは成立しない．研究と臨床による評価を得て，確立された術式に従う．インプラントという大転換のあとに，多くのアノマリーが登場して，小さな修正が必ず行われる．積み重なった少しずつの検証も受け入れなければならない．

咬合の概念は？

それでは，我々の歯学の世界を支配してきた概念が，どのように総括され，どのように検証されたのだろうか？　新しい概念に対して少しずつ顔を覗かせているアノマリーとどう向き合おうとしているのか？

> 全てに君臨したCR（Centric relation：中心位）はどこに消えたのか
> 全調節性咬合器はどこに消えたのか
> 犬歯誘導は絶対的な条件なのか

ナソロジーの嵐が吹き荒れていたとき，誰もエビデンスの存在など気にせず，この3点の記述に奔走していた．今は正しい反論も出さず，功績も残さず，全て無視することに決めたようだ．おそらくこのような「古くさい」概念はまだ確実な検証を受けたとはいえないだろう．むしろ「新しい」とされるインプラントとのすり合わせをこころ待ちにしているにちがいない．

② 分解の思考

自然科学は，モノを構成要素に分解し，それぞれを理解すれば物事全体も解明できるはずだ，との答えを示してきた．その還元主義は決して誤りではない．科学はこの方法で進歩し，成功を納めた．これからも多くの成果を手に入れるだろう．しかし，本当に全体像が解明されようとしているのだろうか．また，あまりに細部だけに集中し過ぎれば，関係性や全体像を見失うこともあるだろう．

ばらばらに分解して構造と機能を学ぶだけでは，無意識という精神プロセスの不思議な背景をもつブラキシズムは理解できなくなる．精神プロセスとはパーツ間の相互反応の連続であり，複数の部分の組織のあり方や，関係性が重要である．部分を造る最小構成要素にバラしても精神の萌芽は認められない．

言語学では「単語は体系全体から切り離しては存在しえない．意味的関連もなく一つひとつが孤立するのではない」とした．無数の単語の知識だけでは言語の体系は成立しないし，意識や精神の流れも表現しえない．

フロイトの述べた無意識も言語により構成される．これは我々と密接な関係にある．無意識と相補的な睡眠を探ることはブラキシズム解明への手がかりになるだろう．精神や無意識への入力と，筋肉の出力としてのオーバーロードは修復治療とダイレクトに結ばれている．咬合論の最後の章で，裏側に隠された内分泌の科学とブラキシズムの関係性も覗いてみたい．

③ データ――客観的な判断？

科学が客観から出発するならば，観察されたデータや統計，エビデンスと称されるものは客観的であり，科学的であるはずである．ところが，我々が対象を「○○として見ている」かぎり，初めから解釈を背負うことになる．対象は素のままの裸の客体ではなくなり，その後でデータと呼ばれるものが生み出される．理論負荷性と呼ばれる．

もし，データが強い負荷のかかった研究によって集められたとすればその「証拠」の山がエビデンスなのだろうか．客観的な事実とされるものは，言語や学習，記憶による構成，流れによってつくり出されるならば，頼りとするエビデンスとは言語と記号の集積に左右されてしまうのではないか．

本当に人間は主体性をもってエビデンスに基づく客観的な判断を下せるのだろうか．構造主義的な観点からは「人間は，時代，地域，社会，家族のシステムなど個人では左右できない構造や，宗教，言語など表面から見えない深層に支配されている．そんな人間が事物を客観視できるのか」と異論が唱えられ，人間は自分の本質に関与できず，客観的ではないとされた．これは，フロイトによる「意識と呼ばれるものは，意識できない『無意識』によりコントロールされている」という主張に共通する点もある．我々は「眼に見えないもの」によって構造化されている，ということなのだろうか．

エビデンス

昨今の疫学調査に基づくエビデンスは対象をランダム化し，観察者の介入の恣意性を排除するなど科学的客観性を担保しようとする試みのなかで普及してきた概念であり，個人の経験や恣意的に選別された症例報告とは客観性の次元は異なる．ただし，その客観的データを臨床に落とし込むのは主観とバイアスから逃れることのできない一個人である．とはいえ，歯科におけるエビデンスの問題は「どう臨床に反映させるか」というアプリケーションの段階にはない．齲蝕学と歯周病学の一部を除き，疫学調査は不在のまま「エビデンス」という言葉が，しばしば一人歩きしていることが大きな問題だろう．

「科学」の共有

| 客観性？ | 自戒を込めて，チェックリストを作るとすれば…… | 見たものを自分だけの言語に変換していないか
既視の映像による思い込みで見ていないか
立場による分類，切り捨てをしていないか
経験による偏り，負荷による歪曲をしていないか
既成概念，偏見，宗教により規制されていないか
時代の解釈や流行に左右されていないか
恣意的な改変，変換，選択，省略，誘導が隠れていないか
誤解，錯覚に支配されていないか |

④ 眼に見える「事実と思われているもの」

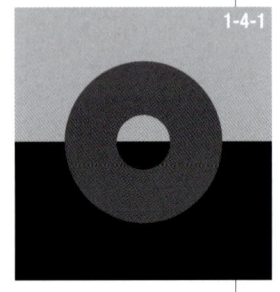
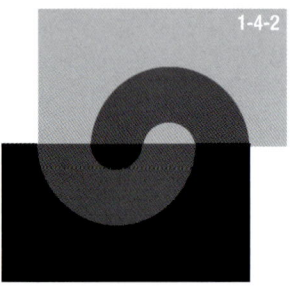

周囲との対比

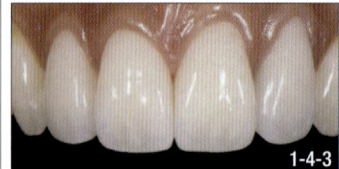

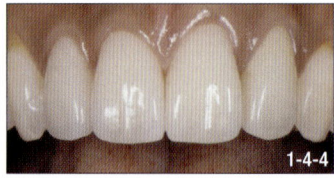

倒立の視覚

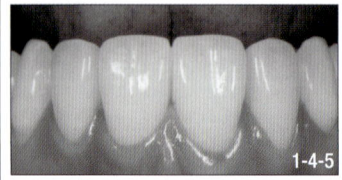

肉眼で見える「事実と思われるもの」について考えてみる．左図はKoffka ringと呼ばれる影の知覚についての図で，上が白，下が黒の背景の上に灰色のドーナッツが乗っている．上下をずらすと，**1-4-2**のようにドーナッツの濃さが変わったように見える．同じ明度だが，周囲との対比で，表面反射率を脳が自動的に計算して異なる明度だと知覚してしまう．

視覚は感覚信号（実在世界の脳内表現）であり，いくつものフィルターを通している．眼に見える信号をそのまま受け取っているわけではない．その意味では背景を黒くした症例写真（**1-4-3**）が気になる．切端の連続性はクリアに判りやすいが，周囲との対比により事実はゆがめられている．発表には向いているが，実際の口腔内とは異なる．**1-4-4**は明度の落ちていた左上の側切歯を再修復した通常の写真．対比の問題が少なく，自然感があり，他の歯との比較をしやすいが，明瞭さには欠けるかもしれない．

慣れない倒立像を受け入れるのには時間がかかるが，我々の仕事では頼りになることもある．上顎前歯では切端のエンブレジャーの切れこみが最も重要であり（Incisal embrasure），審美的な配列を見るとき，正立像の**1-4-3，4**では脳が受け取る情報量が多すぎるので，倒立像も見るべきだろう．

通常，人の視線は画像の（枠内）中央，上方1/3寄りに集中してから他の場所に移動する．**1-4-3，4**を見るとき，視点は正中からコンタクト近くに集まり，次に歯肉ラインへと動く．白と黒の境目のエンブレジャーは最後になる．歯の長さや幅，形態，長軸，歯頸線などあまりに多くの情報が与えられ，視線が動きまわる．**1-4-5**では切端に集中しやすい．カラー写真より，情報が限定されている白黒のほうがイメージを喚起する．

光学信号から電気信号へ

眼に入る光情報は光学信号であり，10層の細胞層が重ねられた網膜の光受容器（杆体と錐体）で電気信号（神経情報）に変換され，網膜神経節細胞から視床にある外側膝状体を介し，後頭葉の第一次視覚野（V1）に届く．

そこから高位の頭頂連合野，側頭連合野に伝達され，空間，形態，色彩，動きなどを認識するのだが，回路の途中でその電気信号の認識を個が変換してしまう．脳の神経細胞の軸索にあるチャネルをナトリウムやカリウムイオンが出入りして情報を伝えるシステムである．筋肉によりどのように出力されるかは，この入力と伝達に左右される．

光学信号は受け取っているのに，我々の視力は実際には角度にしてわずか3°，全情報量の数％程度しか脳は正しく認識できない．識点のみの意識になり，全体を意識しようとすると，画像処理の能力が不足する．色の情報は中央の3％でしか得られない．

そのわずか3%しかない情報は瞬間的に変換されるうえ，個人が時間とともに，思い込みや，意識の水面下で増幅や強調，選択や忘却などを入力して，改変してしまう．

脳に損傷がなくても第一次視覚野の部分的な失認が起こる．光学情報自体は変わっていないのに，同じものを見続けると，色や形の部分的失認や変換が生じやすい．歯のシェードテイクはバイアス（Bias：偏向，先入観）が入りやすく，疲労する肉眼だけに頼らず，機械的な測色計を使用すべきである．

光学的に見えていないのに，脳が「見ている」と思い込むこともある．睡眠中の夢見でも，第一次視覚野が刺激され，電気信号が生じることがある．つまり光学情報が存在しないのに，脳は見たと認識し，記憶の引き出しの奥深くに収納するといわれる．咬合にもこの記憶痕跡という極めて厄介な現象があり，咬合採得が信用できないことが多い（p.52）．

このように物事を見る我々には常に負荷がかかっている．下顎運動の測定器の臨床での位置づけや，意味合いも問題となるにちがいない．電気的な測定機器は，目測や感覚ではつかめない生体の運動や反応をデジタル信号を用いてデータとして映し出し，可視化された数値や画像に変換してくれるのだが，それは独自のアルゴリズム（計算と思考の様式）で導き出した見せかけのデータかもしれない．

仮に有効と思われるデータが採得できても，それは決定打にならない．ある瞬間だけの記録の可能性がある．経過のなかで，繰り返し可能な記録であるか，別の角度からの考察と一致するか，臨床像との重ね合わせができるか，など術者の思考経路とすり合わせる必要がある．局所の精密な計測だけでは，患者の全体像を把握し，診断に反映することは困難である．

全体の中でそれが良いのか悪いのか，生理的な範囲なのか否かを計測機器自身は判断せず，記録を採得するだけである．限定された定量化はできても，定性化は困難で，平均化された範囲を基準とした判定となる．現象を解釈するのは人間である．その基準（それが正しいかどうかは別問題）は人にしか備わっていない．

全体像の枠の中におかれたデータを拾い上げ，関連づけ，処理することができるのは唯一，人の脳であり，コンピュータには到底不可能な作業である．ME機器により得られるデータは，全体像の枠の中に転がっている数あるデータのうちの一つにすぎない．どれがノイズ（雑音）で，どれが本質をつくものかをまず記述し，次に分類する能力が問われる．素のデータだけでは比較は困難である．しかし，データがなければ比較もできない．

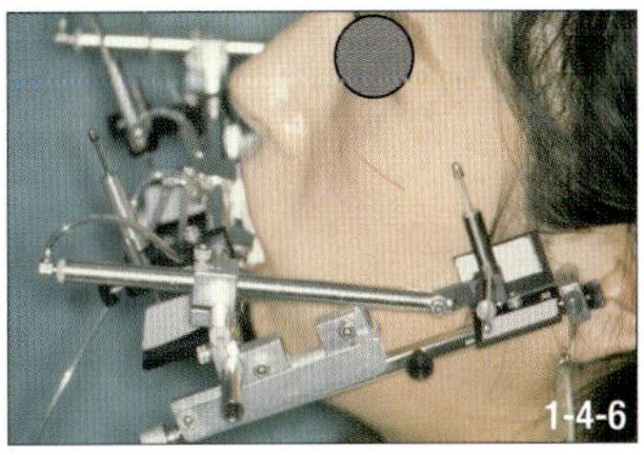

側注
情報の変換
記憶痕跡
アルゴリズム
定性化と定量化

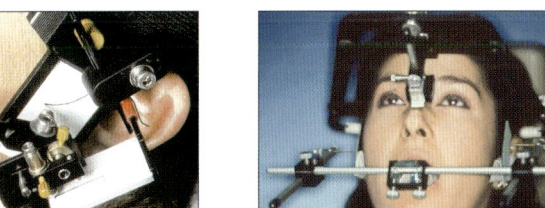
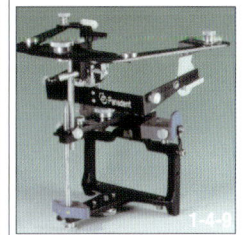

Panadent咬合器と記録装置の組み合わせ．非常に簡単である．咬合位も狂いにくい．

1-4-6はデジタル以前の機械式測定器具．Denar社のPantograph（1-4-6）の動きの原理はGirrbach社の機械式Axiograph™（1-4-7），Panadent社のAxi-Path Recorder（1-4-8）などと同じである．Robert Lee考案のPanadentのAxi-Path Recorderは咬合器との組み合わせが簡単で，関節部に5種類のMotion analogueが用意され，日常臨床のほとんどがカバーされる．

これらの機械式モデル（1-4-6～8）はデジタル機器に替わる前に，顎運動測定器として私も長い期間にわたって愛用した．信頼性が高く，非常に簡便で，顎運動の理解にも有用であった（上顎に描記針があるので，上下が反対の動きに見える）．Panadentシステムは計測だけでなく咬合器へのトランスファーも容易で，デジタル式に比べて安価でもあり，かなり普及したが，精密度とY軸の動きに難点がある．その欠点を埋める簡便さを臨床応用では高く評価したい．

「科学」の共有　17

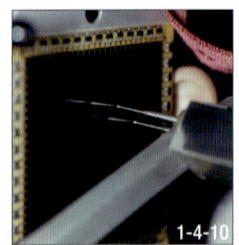

センサーに対して出入りする片側2本の描記針が電気信号の三次元の計算を行い，独自の思考形態によって多様な観点からグラフ化して計算結果をモニターに重複して投影してくれる．

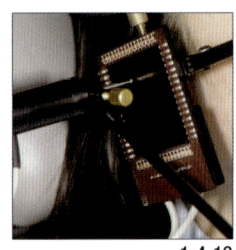

アキシオコンパクト．描記針が1本で，それほどの精密度は期待できないが，容易に咬合器の選択が可能などの簡便な機能をもっている．

2. Tsiaras A: Body Voyage. 1st ed. NY, Little Brown & Company, 1997.
3. U.S. National Library of Medicine: The Visible Human Project®. http://www.nlm.nih.gov/research/visible/visible_human.html (accessed on May 12th, 2015).

顎位に問題があり，運動の制限や不安定さに疑問が生じ，微細な運動軌跡を診断したり，1/100 mm 単位で何かを探すときにはコンピュータ制御の ME 機器が非常に有効である．

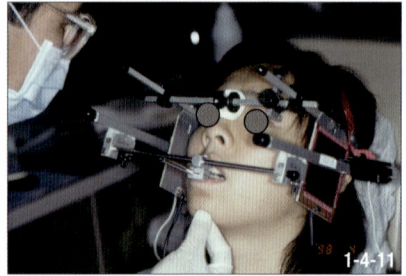

1-4-11～13 は SAM 社の Axiograph ™．私にとって最初のデジタル計測機器で，SAM II 咬合器とのコンビで使い始めた．アメリカンナソロジーの限界に気づき始めたころ，デジタル機器と出会い，同じ現象を別の角度からとらえることの大切さを学んだ．機械式の計測を精密化させればこのような ME 機器に変化するのは当然なのだろう．

見せかけであったとしても，定量化されたデータは目視できないものに対する裏づけに多少の色を添える．たとえば，夜間のブラキシズムの推量も，咬合面の観察や思い込み以上の手がかりになりうる．幅のある（この「幅のある」という表現については p.121 で述べる）基準位としての Reference position との関係の中で，下顎が動きたがっている方向や量，運動の性格や安定度（Stability），可動域の拡大や縮小の傾向などが推測できる．少なくとも咬合紙のマークや模型をながめるより物語性はあるにちがいない．

ある範囲の中で定性化も視野に入ってくる．眼に見えない情報を浮き彫りにして，目視できる情報同士の関連づけに役立つ場合が多い．ある程度の客観性があり，全体像の把握に有力なので，データだけでは NG だが，データなしではもっと NG だろう．その反面，どれだけ大量で精密な科学的データを集めても，全てを読み取ることはできない．

非常に象徴的な写真集[2]を開いてみよう．主人公はテキサスの強盗で大量殺人犯．逮捕後，1993 年バルビタール製剤の投与により死刑が執行された．身体は冷凍後，厚さ 1 mm の 1871 ピースにスライス，資料は NIH が保管．以後，彼の住所は州立刑務所から 1994 年 10 月 12 日よりヴァーチャルな電子の世界に移転[3]．全身の X 線写真，CT，MRI，通常撮影の写真をスキャン，画像処理によりデジタル化してから，着色合成．生前に DNA，血液，唾液，精液，毛髪，皮膚などあらゆる資料を収集し，当時の最先端の分析を行った．

だが，それほど資料を集めたのに，なぜ彼が殺人を犯したのか，本当の理由は判明しなかった．つまり，生物学的データを山のように集めても，人間行動の最も本質的なことは何も判らなかったのである．集めたペーパーは，数字や文字の羅列となり，化学式や写真集となり，結局のところ残ったのは書棚と PC に収納された膨大な資料の山にすぎない．

我々は本のいっぱい詰まった本棚をほしいわけではない．書物を背負ったロバになりたいのでもない．背景にある心を知りたいのである．データはアルファベットであり，文字である．それを単語にし，並べ変え，文章に構成し，詩に紡ぎ，昇華して物語の流れを与える．そこで初めて文字が意味をなし，生命をもってくる．

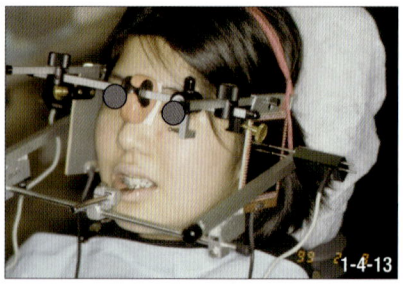

16 歳の少女の記録がある．高校に入ってすぐに，父親の指示で歌手としてデビューすることになり，学校は退学．わずか 2 ヵ月で開口障害を起こした．一横指しか開けられず，通常の方法では模型の印象は不可能で，薄い板にシリコーンを乗せて印象．咬合紙のマークをミラーで調べられず，苦労した．

何とか小さな運動だけは記録できた．さて，セファロを含めて資料を検討したが，以前の歯列矯正も，何歯かのメタルアンレーも適正で，咬合干渉が少し存在するだけで結果はなにも異常なし，ということになった．異常なし，とするこちらに問題があったのに……．

少女は数週間でブラウン管から姿を消した．若い少女が望んだ環境との落差が大き過ぎたのだった．心の問題であった．半年後，異国の地でマイクを呑み込みそうな笑顔と再会した．

運動制限が起きた時点でデータに出ない，ということが実は最も大切なデータであることに気づき，何もしないことを決意した．もし我々の理屈により何らかの介入，たとえば咬合調整や，スプリントの装着などをしていたら事態は変わっていたかもしれない．我々は心のデータに無力である．そして無力であることを眼に見えるデータはなかなか教えてくれない．

「ヒトは，心理状態と社会背景と肉体構造のユニットである」というある先人の言葉がある．"Human beings are psycho, social and somatic creatures"と表現する．我々はSOMAに注目する習慣を得た．そして，記述をしやすいSOMAの表現するデータの語り口と，方法論，技術論に集中するようになった．データはSOMAに集中しやすく，それは多くの変数の一つにすぎない．特定の変数のみを重視するとデータに搦めとられてしまう．データもまたSOMAなのである．

⑤ パラダイムシフトとしてのインプラント

歯学の世界で，かつての概念を根底から揺さぶり，咀嚼器官とは何かという根源的な問いかけをするパラダイムシフトに相当するのは，インプラントの臨床応用が唯一最大ではないだろうか．長年の研究と実験を経て，1965年9月29日，ブローネマルクシステムの臨床応用第一号が行われた．**1-5-1**はBrånemarkによるその手術記録である．歯科治療の新しい扉が開かれると同時に，混沌の幕も切って落とされた．

1983年6月7日，日本で公式な第一号のブローネマルク植立手術が行われ（**1-5-2**），日本でも事態が大きく動いた．それから7年後，1990年の年末，不安定な下顎の総義歯（**1-5-3，4**）に長い間苦しんだ私の父親に6本のインプラント埋入を試みた．スウェーデンより卓越した外科医のLars Kristerson先生を招聘し執刀を依頼した．初期のタイプであり，オトガイ孔間の植立で，後方は延長させた．二次手術（**1-5-5，6**）は別府尚先生による．

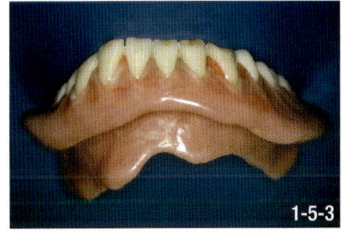 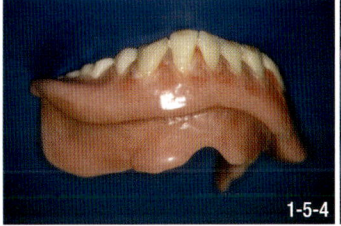 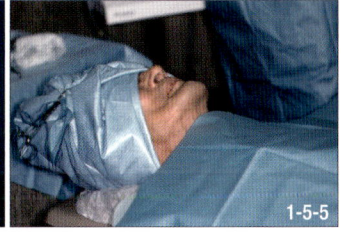

その春，片肺の摘出手術をしたばかりで，73歳の体力を心配したが，全く問題なく，亡くなるまでの14年間，食事の不便さを訴えることはなかった．付着歯肉がほとんど存在していなかったが，定期的な清掃で炎症は起こらず，骨吸収もなく，術後経過はほぼ完璧な状態を保ったと思う．このケースが私にとってのインプラント第一号症例となった．

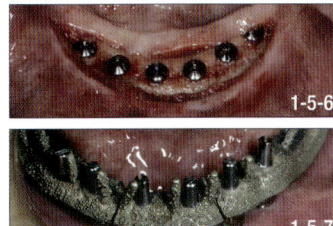
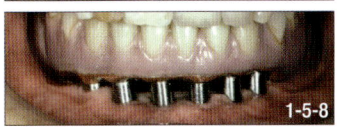

二次手術時の写真（**1-5-5**）から判るように，下顎総義歯にとっては安定の困難なIII級の骨格と切端咬合をしている．父はヴァーティカルブラキシズム（縦方向のグラインディング）を昼間から示していた．

義歯のとき，唇側の前庭が少なく，嚥下時に左側の顎舌骨筋が大きく反転し，舌下腺を挙上，床縁が持ち上がり（**1-5-3**），咀嚼には大変な苦労をしていた．**1-5-6**は二次手術，**1-5-7**は上部構造製作時，**1-5-8**は装着時．

「データに出ない」というデータ

SOMA
Somatic：精神に対する「身体」．眼に見える物体としての肉体，質量のある物体，モノ．

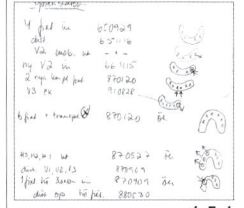
1-5-1
The Brånemark Institute 所蔵記録より．小宮山彌太郎先生のご厚意による．

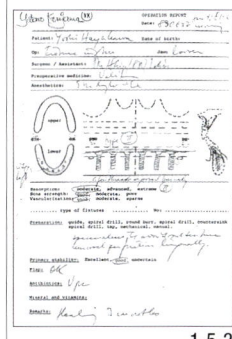
1-5-2
1983年わが国における第一号症例の手術記録．小宮山彌太郎先生のご厚意による．Prof. Brånemark記入．

最初の症例

負の遺産

臨床応用の第一号から50年の時を経て，まだ現象の記述もすんでいないし，問題点の洗い出しや，分類すら終わっていないのに，「過去の負の遺産を帳消しにできそうな」というインプラントの位置づけを続けると，深淵に覗き返されてしまうかもしれない．それはすでに現実に我々を見つめ返している（**1-5-9**）．我々は次の世代にこのような返済の困難な負の遺産を残そうとしてはいないだろうか．

1-5-9の症例の患者はこの時点で34歳，上顎は無歯顎，下顎前歯部の7歯のみ残存，7人の歯科医師により4種類のインプラント植立が行われている．ないところに杭を立ててみようということなのだろうか．その結果，失ったのは歯と歯槽骨だけではなかった．発語，咀嚼，嚥下，顎位，つまり咀嚼器官のあらゆる構造と機能と，そして何より大事な希望と尊厳を失い，我々に対する信頼は根こそぎ崩壊した．現在では8人目の歯科医により5種類目のインプラントが植立され，9人目（著者）が咬合治療に入ることになった．

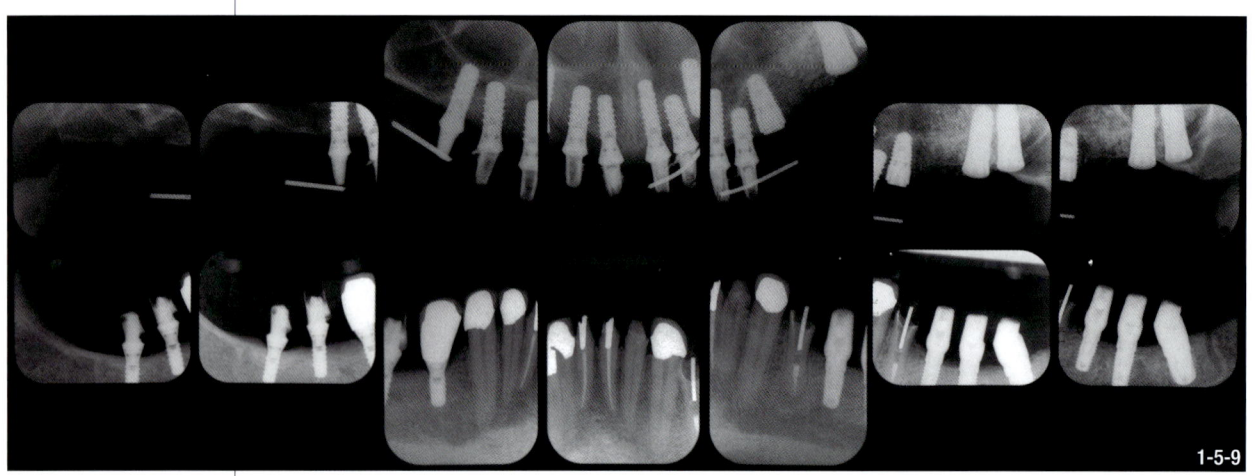

症状誘発テスト
咬合面に不自然な咬耗面があっても筋肉がまだ大きな負荷を表現しないことがある．あえてその咬耗面が接触する位置で下顎を数分間わざと偏位させておくと，触診に反応しやすくなり，診断を助ける．

およそ5年もの歳月をかけて，方向性を見失ったまま，計画性のあるProvi.を使用せず，欠損修復のために順番に（一体，何の順番なのだろう？）インプラント植立を続けた結果，いつの間にか顎位は失われ，垂直的な顎間距離も不鮮明となっている．アンテリアガイダンスは消滅し，口唇が歪み，明瞭な発音はできず，舌根部は沈み，頭位を前傾させないと嚥下も困難である．普通に直立して大開口すると，頭部をかなり後傾させる．後頭部の，特に頭板状筋，頸板状筋に圧痛を示す．

外側翼突筋，側頭筋後腹，顎二腹筋の後腹は症状誘発テスト（Symptom provocation test）により極端な痛みを訴える．腹直筋，広背筋などにも異常な緊張を生じている．

上顎洞との交通は認められないが（**1-5-9**），上顎右側の第一小臼歯相当部に持続的な不快感を訴えていた．インプラント周囲にポケット様の問題はなく，いわゆるインプラント周囲炎らしき様子は見当たらない．槌打した感触に濁りがあり，極めてかすかな疼痛を訴えたので力を加えるとあっさりと降伏した．チタンの表面に部分的には骨がせり上がっているように見えるが，周囲の歯槽骨の母材とは臨床的に強固な連結が存在していない（**1-5-10**）．

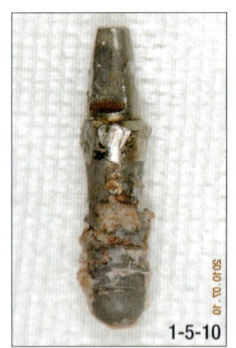

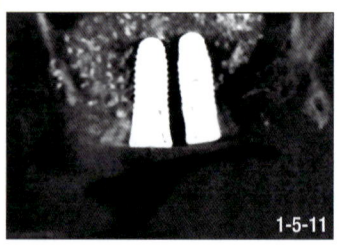

1-5-11は上顎左側の臼歯部である．CTの一部だが，まるで星屑のような骨充填材に囲まれて，近接した2本のインプラントが見える．中央はアーチファクトなのか．その前方には，どうインプラントを追加したらよいのだろうか．おそらく上部構造の製作時には位置と方向に苦労するだろうことがうかがえる．

1-5-12～14は口腔内所見．大量の歯槽骨が垂直的，水平的に失われ，下顎前歯部以外の付着歯肉は存在しない．痛みを伴うため清掃状態も不良である．歴代のドクターによるパッチワー

クの Provi. で，顎位は不安定となり，Centric occlusion（CO：中心咬合位）自体も大きな幅を示す．前歯によるガイドは成立していない．咀嚼，発音発語，嚥下などの咬合状態については後述する．

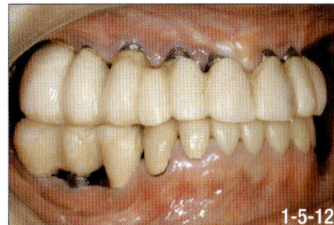 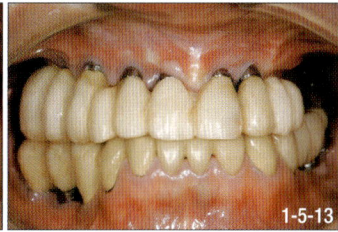 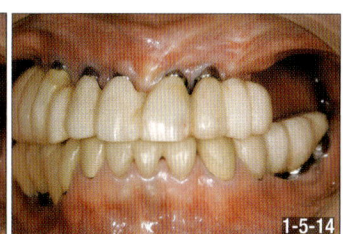

少しインプラントについての寄り道をしてみよう．細胞が生きるためには細胞外マトリックスが必要とされる．これは環境や足場依存的メカニズムで，細胞の接着機構や，破壊の機序の命運はこのマトリックスが握っているのだろう．チタン表面から骨細胞までの結合の生命活動の流れに対する考察が大切になる．

細胞同士に接着の意志をもたせるアミノ酸の配列や，接着因子，情報伝達物質の働きを知ることが課題であろう．そのプロセスの解明こそが，表面的な初期固定の次に重要なポイントではないのか．

ペプチド結合が起こり，20種類のアミノ酸がさまざまな順列で一列につながり，特異なタンパク質が合成される．生命活動の秩序はこのように，複雑な情報に基づいた精妙で，壮大な仕組みによって組み立てられる．

ところが，このような生命現象の複雑で特殊な秩序ほど少しのきっかけで素早く崩壊の道をたどる．わずかな化学的，物理的な「ゆらぎ」――我々の世界では，プラークとオーバーロードであろう――と，水の分子 H_2O があれば，ペプチド結合の中に OH と H が入り込み，ペプチド結合加水分解酵素などの働きにより結合は崩壊する．加水分解（Hydrolysis）である．

単に分解して崩壊するだけではなく，再び新しい秩序のために，次の結合が構成されていく．常に結合と崩壊は手を携えている．

人体の60兆個の細胞は排他的な性質を帯び，規制し合いながらも，身近な細胞と連携して「部分」としての組織を構成し，次第に大きなグループになっていく．別個の部分のように見えながら，ネットワークとしての網目状の神経，血管，リンパ管などの管状組織や，膜を通して，分子，情報，エネルギーの交換が秘めやかに行われ，たくさんの運び屋が大活躍している．

このように，界面は「面」として存在するのではなく，表層の末端同士が互いに入り組んだ相補的な入力と出力のやり取りのグラデーションの関係を結んでいる．

秩序と崩壊
生命活動は分解と結合の複雑な化学反応により成立する．ヒトの20種類のアミノ酸から合成される10万種類のタンパク質はその優れた能力をもっている．分解自体も大きな能力の一つである．

4. Wennerberg A, Albrektsson T: On implant surfaces: A review of current knowledge and opinions. Int J Oral Maxillofac Implants, 2010 Jan-Feb;25(1):63-74, (p.72 Fig16).

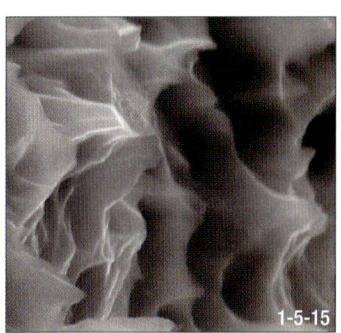

Osteotite の表面（Wennerberg, 2010（4））

組織同士の境界に面としてのラインが存在しないならば，本来は細胞との交流を遮断するインプラントの TiO_2 と，細胞外マトリックスによる細胞間接着を求める骨組織の「界面」はどのような依存，提携，交流を結ぶのか？

骨細胞からだけではなく，TiO_2 からはどのような働きかけが行われているのだろうか？　表面の酸化膜から金属イオンの放出のような現象が起きていないのだろうか？

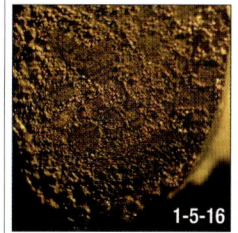

破損ブリッジの金鑞の破断面．金属冶金学的には，互いの成分が熔融し合った第3金属が存在しているわけではない．しかも金鑞の間には気孔があって密着はしていない．チタン表面と骨細胞に電荷の問題以外にも分子生物学的な交流がなければ，ことによるとこの鑞着と同じ運命をたどる可能性がある．

さて，**1-5-9** のケースに話を戻そう．おそらくインプラント埋入ごとに継ぎはぎの Provi. が装着され，顎位のゼロ点は失われ，咬頭の展開角は緩くなり，臼歯の咬合支持が不確実になったのだろう．アンテリアガイダンスは不十分で，側方運動時の臼歯離開は生じていない．長い期間をかけて顎関節部にもリモデリングが生じている可能性が高く，関節の運動制限の問題も起こしているだろう．

「科学」の共有　　21

ME 機器

この状態が長期間続いており，開閉口，咀嚼，発音などに筋肉や靱帯は大きな負担を強いられている．筋肉の触診では表現されない機能的な不調和は咬合紙のマークでは判らないし，模型の観察は思い込みにつながりやすい．この段階で顎関節についての「推察」は危険であり，何らかのME機器に頼らざるをえない．現状での「ここだろう」というCR，または参照となる下顎位も口腔内や模型で探ることはできない．咬合器への上顎模型の付着までは何とかなるが，下顎模型は咬合採得が不安定で信頼できない．

特に発語時の動きは，運動制限があるために舌が補助的に工夫した動きを示してしまうが，外からの観察では全く判らない．極めて微妙で，目測や触診では感知できず，デジタル機器の重要な出番となる．

まず術前のCondylograph（旧Axiograph ™）による開閉口の動きからチェックしてみよう．表現されたラインが下顎頭の動きをそのまま示しているわけではないが，おおよその挙動は見せてくれる．

本書で示しているCondylographの動的な後方基準点は全運動軸を用いている．それ以外の後方基準点，たとえばHinge axisは後方位での回転の中心軸であり，回転量と動きの定性化や定量化ができず，比較が困難になってしまう．

また，基準軸の設定にはテクニカルエラーが生じやすい．今回比較に使用している図のような側方から見た開閉口運動の矢状面投影はそのエラーが反映する危険性がある．基本的に動きや重ね合わせの評価は前進後退運動（Protrusion / Retrusion）に対して行うべきであろう．

本来の開閉口の性格は矢状面の評価だけではなく，左右の軸線（Condyle axis）の動きをトレースするAxis movement（2-3-13, 14：p.35）や左右を同時表示したTime curve（時間ごとの運動タイミングのライン）が必要である．

しかし，ここではCondylographを全体像にたどりつく一つのツールとして使用しており，臨床的判断（Clinical judgment）を得るための手段と考え，煩雑になりやすい部分は省略する．

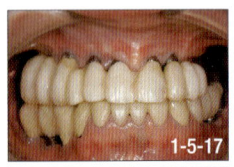
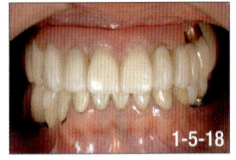
術前とメタルのProvi.の比較．途中で妊娠出産などの中断があるが，何とか顎位も安定して，運動制限もかなり解消．1-5-20の記録を採得．

術前の開閉口

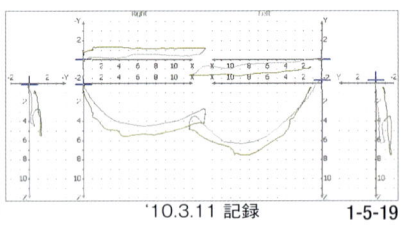
'10.3.11 記録　　1-5-19

1-5-19は初診時の記録．開口と閉口のラインが大きく異なり，変曲点も多く，動きに安定感がない．左右差が大き過ぎる．開口初期から複雑なY軸への移動があり，閉口しても出発点に戻らない．まだ全体の傾向を感じる段階である．

1-5-19のような図を眼にすると，術者は治療計画の迷路に誘導されてしまう．このような不規則なラインが出ると，器質性の変化も疑わざるをえない．しかし，このラインで何かを決めて診断とするのはまだ早い．同じ日の複数回の記録が同様であっても，それは単なる現象にすぎず，記憶痕跡によるラインかもしれないし，何かの緊張による可能性もあり，基準点か器具の設定ミス，あるいは記録自体の信頼性が低いこともあるだろう．

咬合挙上したレジンからメタルのProvi.に変えたのがおよそ6ヵ月後の2010年9月，そこから3ヵ月目の記録が1-5-20．まだ右側の顎関節に横方向のY軸への動きが残っているが，全体としてかなりスムースなラインになり，変曲点も減っている．何より，動きの出発点と帰着点がほぼ近似してきたことが良い知らせだろう．同日の複数回の記録もほとんど同じラインを描く．おそらく他のME機器を使っても同様の結果を得ていたことだろう．外観上の開閉口も左右のズレは減少している．

後頭部の自発痛は消えており，特に右側顎二腹筋の後腹の圧痛は激減．痛みを訴えた外側翼突筋は，症状誘発テストで意識的に長時間の側方位を保ったあとの触診でも反応しなくなった．これは1-5-22に示す発語時のラインの考察とも一致しているのではないだろうか．

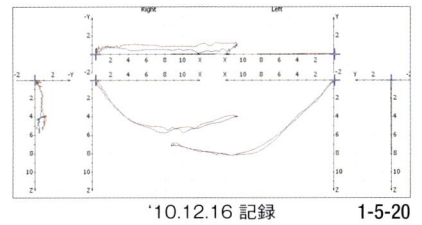
'10.12.16 記録　　1-5-20

右側の顎関節にはまだまだおかしな挙動が残っているが，かなり改善している（**1-5-20**）．発語時の**1-5-22**と合わせて最終的な Provi. を探る時期かもしれないが，まだ決定的ではない．自発的な開閉口の速度は向上し，CO でのタッピングでも明瞭な音を発し，停止の瞬間がなく，すぐに開口に移る．

Provi. の開閉口

　通常の開閉口運動や咀嚼に比べて，発音発語のほうがはるかに多くの筋肉が複雑に絡み合った動きが必要とされる．多くの舌筋群，上下の舌骨筋群，鼻母音や鼻濁音のための軟口蓋，Modiolus（モダイオラス：p.231）を中心にした口唇周囲筋，表情筋などが繊細な共同運動で機能を発揮する．母音より子音のほうが動きも大きい．通常の発音は呼気による．

開閉口と発語

　1-5-21 は術前の「高く，低く」という発音時の動き．「Ta」の発音は舌尖が上顎前歯の舌面に強く接触，「Hi」は口角を広げながら舌も広がり，「Ku」は舌骨を下後方に引きながら口唇をすぼめるので，舌，口唇，表情筋の動きを比較的容易に観察できる．「Ta, Te, To」は「Na, Ne, No」より舌尖が歯に強く接するので，上顎前歯の配列にも極めて重要である．「La, Le, Lo」はやや上方の軟組織に接触する．

「高く，低く」

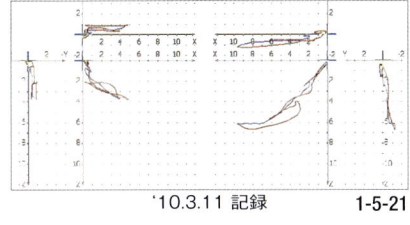
'10.3.11 記録　　1-5-21

1-5-21 の状態では下顎を異常なほど前下方に出して発音するために，外側翼突筋は大きなストレスにさらされている．同じことは下顎の後退筋にも当てはまるだろう．出発と帰着のラインも毎回異なっている，開閉口だけではなく左右の運動のタイミングの差と回転運動量も調べておくべきだろう．

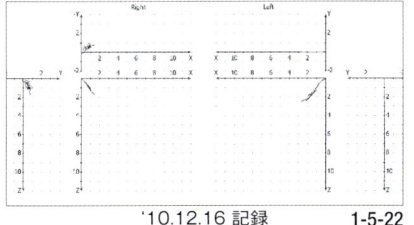
'10.12.16 記録　　1-5-22

1-5-22 はメタルの Provi. を 3 ヵ月使用したあとの発音記録．継続した発音を調べるには数字が適している．昇順はごまかしが入りやすく，通常は「39, 38, 37 ……」のように降順で確実な発音をする．1.5〜2mm の升目の中に入ってほしいが，左側がやや動きが大きめである．右側顎関節の挙動が少し怪しげだが，前図に比べれば劇的な改善である．

降順の発音

　今度はブラキシズムと開閉口を組み合わせてみよう．本来は前進後退運動と重ね合わせるべきだろう．**1-5-23** は術前．開閉口の黒いラインが **1-5-19** と少し異なっているが，再現性の少ないあたりがこの症例の不安定さを物語っているのだろう．**1-5-24** は **1-5-20** と同日の記録．出発点と帰着点がほぼ一致しているのは多少の安定性の獲得を意味するのだろうか．

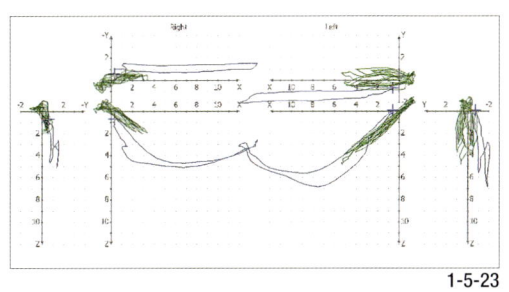
1-5-23

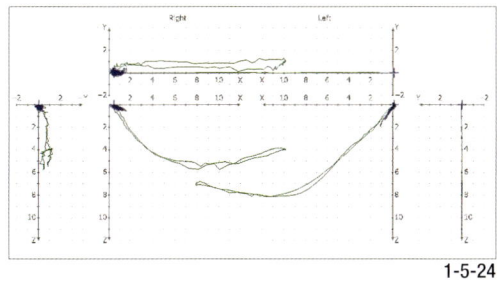
1-5-24

　まだファジーではあるが，機能的な方向性がようやく見えてきたのではないか．ここからが最終的な Provi. 修復に入る出発点になるだろうと一息ついたところで，患者さんが懐妊し，中断となった．経過は改めて報告することにしよう．

本書の咬合論の組み立ては，オーバーロードというフィナーレまでかなり変則的な構成になっている．第2章の「咬合概論」と10章の「咬合の最終局面」の順序立てを，初めに整理しておこう．それぞれは独立せず互いに絡み合い，補完しながら，系としての咀嚼器官の流れを造りあげていくので，頭の中で編集しながら読み進めていただきたい．

第2章　咬合概論

① 咬合論の変遷　　　　　　　　　　　p.26
② 機能のヒエラルキー　　　　　　　　p.30
③ 開口とは　　　　　　　　　　　　　p.32
④ 側方運動　　　　　　　　　　　　　p.36
⑤ 咬合の変数 Variables　　　　　　　p.37
⑥ 戦略的な順序立て　　　　　　　　　p.38
⑦ 動揺性の再考　　　　　　　　　　　p.43
⑧ 微小循環から見た歯根膜（高橋和人）　p.46
⑨ 鑞着　Solderless joint　　　　　　p.48
⑩ 咬合診査の優先項目　　　　　　　　p.49
⑪ 進化の道のり　　　　　　　　　　　p.62
⑫ 咬合平面　　　　　　　　　　　　　p.64
⑬ 咬合器　　　　　　　　　　　　　　p.70
⑭ 咬合調整 その1　咬合接触　　　　 p.73
⑮ 咬合の分類　誘導 Induce　　　　　p.78
⑯ 中間運動　　　　　　　　　　　　　p.81
⑰ 犬歯誘導 その1　　　　　　　　　 p.83
⑱ 咬合の垂直化　　　　　　　　　　　p.88
⑲ 犬歯誘導その2　それほど大切なのか　p.104
⑳ 咬合調整その2　足す調整と削る調整　p.108
㉑ 臼歯咬合面のあり方　　　　　　　　p.110
㉒ 顎位（中心咬合位，中心位，RP）　　p.115
㉓ 変化を続ける基準位　　　　　　　　p.122

第10章　咬合の最終局面

① 再び歯が接触する局面　　　　　　　p.213
② 力によって歯と周辺に現れる現象　　p.216
③ 微小破断　Abfraction　　　　　　　p.218
④ 歯の破折　Tooth fracture　　　　　p.221
⑤ 修復物の損耗　Restorative damage　p.226
⑥ 新たなオーバーロードとは　　　　　p.228
⑦ 筋肉論　　　　　　　　　　　　　　p.229
⑧ 再び，力について　　　　　　　　　p.232
⑨ 骨格とインプラントの咬合　　　　　p.235
⑩ なぜ，強い力が生まれるのか　　　　p.237
⑪ ストレスマネジメント　　　　　　　p.240
⑫ ブラキシズムとの共存　　　　　　　p.243
⑬ 力による新たな現象　　　　　　　　p.244

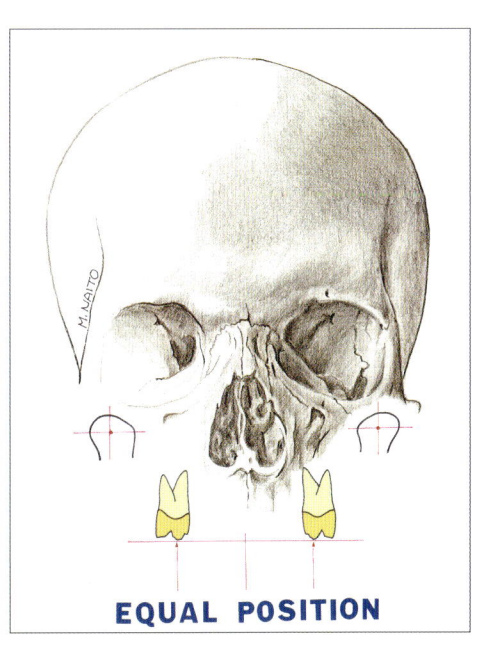

咬合概論
Outline of occlusion

第2章 咬合概論
Outline of occlusion

① 咬合論の変遷

ナソロジーの出発

各論に入る前に,咬合学のたどった道を少し振り返ってみよう.私が大学を卒業した時代に君臨していたのはナソロジーであった.Gysi(ギージー)から続いた複雑な方程式は,極めてやさしい言葉と技術論で説明された.その解は Hinge axis と CR から出発,後にアンテリアガイダンスが加わり,簡単な論理で語るやさしさと,身体的感覚になるまでテクニックと材料論を積み上げてくれた.

機械的咬合論

論理の背景として,まず下顎単独の運動論的基準軸を Hinge axis と仮定した.次に,上顎と下顎骨体の静的関係を重視した基準点を決め,名づけられたのが Centric relation である.そこから全ての体系が出発した.

顎運動の測定器

機械論から出発した特徴が咬合器(全調節性という命名も成功の要因だった)とパントグラフの二つ.上顎を不動と仮定し,下顎の限界運動路を計測するのがパントグラフで,時間軸との関係や精密度に問題を残していたが,その原理は Axiograph™ や多様なソフトと連動する Condylograph によって継承され,今も診断の貴重なデータを提供している.

パントグラフが紡ぎ出した三次元の複雑な曲線を再現するために,精妙な咬合器が開発された.記録の完全な再現に成功はしなかったが,それはナソロジーの責任ではない.下顎運動の意義が分類されずに,便宜的に限界運動だけを記録するのがその時代の計測器と咬合器の目的であった.機械式の記録に限界もあったが,電気式であったら事態はもっと深刻になっていたにちがいない.装置によって得たその特異な記録が,限界運動を表現するものではないことは「誘導」の項目で詳しく述べたい(p.79).

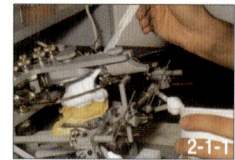
Stuart Instrument

当時のパントグラフは咬合器へのトランスファーに恐ろしいほどの熟練を要求した.Stuart Instrument(**2-1-1**)では何とか及第点のレベルに組み上げるだけで数時間も必要となる.結果は呼び名の全調節性とはほど遠く,中心咬合位すら狂うのが常であった.Stuart 自身は日常臨床では Whip Mix を使用していた.それでも記録や再現の機械には説得力があり,他に確たる指標がなかった時代には,全顎の修復治療に容易に導入できるように思えた.

記録と再現を中心にした咬合論が我々の「答え」に飢えた心を占領するのに時間はかからなかった.歯周治療や矯正なども巻き込みながら,ナソロジストでなければ歯科医にあらず,の勢いで,あらゆるページ,あらゆる座席,あらゆる路線を埋め尽くしていった.密かに存在していた慎重派や反対論は少数派として雑音の扱いを受けたのである.そしてその雑音は「非科学的」というレッテルを貼られ,疑似科学狩りの対象となった.

論文ではナソロジーが踊りまわり,引用の,そのまた引用の出所は同一で,世界中の講演会の演題も同じ旗印.確かに起承転結は明確,記録の採得,咬合器のセット,歯冠形成や印象採得から模型作り,ワックスアップ,修復物の装着,咬合調整まで,「何もかも,さあ,どうぞ」の世界は無限の求心力をもっていたのである.セラミック時代の幕開けまで予感させていた.

通常科学の検証によりアノマリー(p.14)が明るみに出るのも世の習いである.次第にナソロジーが精緻に紡いだ糸のほころびが眼につき始めた.生体を機械的に設定する顎位に問題が生じるのは,時の流れの結果として当然のことである.

批判の浮上

みずから抱えていた問題点と,その後の検証で浮上した批判のいくつかを列記してみよう.その批判にも別の批判が存在する.大多数の批判は,他の概念を排除し過ぎたことと,数多くの変数の入力方法の違いによるものであろう.時間の経過とともに,その批判自体の行き過ぎも明らかになってきたが,批判も同調もしない現在のほうが危険かもしれない.

- HAが仮想軸である
- CRを不変の定点であると設定した
- 顎位は一定であると仮定した
- 骨格性のI級でOn the discだけを対象とした
- 記録したラインを限界運動とした
- 限界運動を優先させ過ぎた
- 生体のリモデリングを無視した
- 中間運動と被圧変位を考慮しなかった
- ブラキシズムを機能外とした
- 離開を前提とした前歯誘導の位置づけに問題
- 結局，接触と離開の形式だけに終始した

　Casey M. Guzayの頸椎論，Bernard Jankelsonにより筋肉位なども主張されたが，咬合論の大きな流れを変えるには至らなかった．ロングセントリックやワイドセントリックの理論も登場したが，派生的で枠を広げるだけとの評価を受け，大きな潮流にはならず姿を消した．

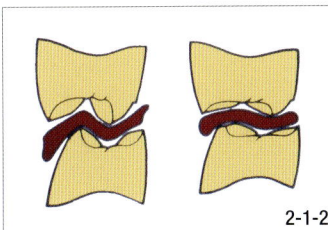

　フロリダのHarry LundeenやCharles Gibbsらとともに，ロマリンダ（南カリフォルニア）のRobert Leeが視点を変えた研究を始めた．咀嚼という生理的な機能に着目したのである．咀嚼中には犬歯同士の接触滑走（ナソロジーの得意技）が強く起こらないことから，咀嚼の効率に重きをおき，垂直的咬合を体系化した．

垂直的咬合

　この考え方は接触や滑走，離開の形式で成り立つ旧来の咬合論からの大きな離開の第一歩であった．Chewing cycleを咬合の優先項目におき，食物を介在したときのAmelogenesis（ヒトの歯は系統発生の指示通りに臼歯の咬頭頂のエナメル質から発生する）による咬頭の展開角のシャープさを重要視した．

Amelogenesis

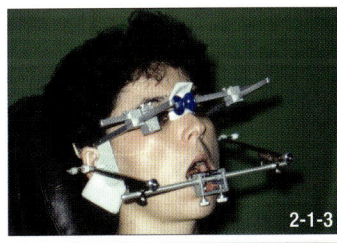

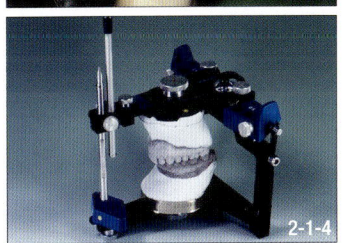

　同時に，あまりに複雑怪奇になり過ぎた計測機器と，重くて複雑な咬合器を，より臨床的に改良，セントリックの狂いが減少した．装着の容易なAxi-Path Recorderにより，下顎頭の移動とY軸への運動記録を簡略化．**2-1-3**は私が初期に使っていた試作品．
　強度を増したPanadent咬合器を開発（**2-1-4**），関節部に硬質プラスチックのMotion analogueを採用し，Immediate side shiftを0.5mm刻みにして利便性を向上させた．その結果，現実の臨床ではほとんど全ての症例に適応できるようになった．咀嚼効率や咬合の垂直化などについては後述する．

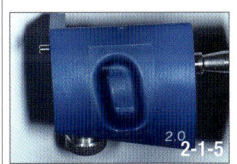

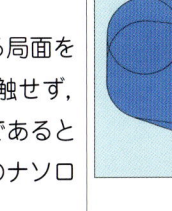

90年代にモーションアナログの設計図面の検証を依頼された．作図をしたが，三次元的な金型は門外不出であり，直径9mmの円球の中心点が描く二次元のラインしか検証できなかった．下図は私が作図したその図面の一部．

　Leeの考え方は，上下の歯が直接的に接触する，あるいは，犬歯同士が接触滑走する局面を重視したナソロジーからは大きな前進を示している．食物が介在すれば上下の歯は接触せず，通常の生活で犬歯同士がこすれ合うこともなく，大切なのは効率の良い垂直的な咬合であるとしていた（p.88）．しかし，CRを頑なに不変の顎位としている点からも，結局，旧来のナソロジーの発展形の一つに位置づけられるだろう．

　このようにして論理と実技をパッケージにしたナソロジーは幾多の反省やほころびも吸収しながら，修正を加え，世界中の研究や教育，メーカーや臨床を恐ろしい勢いで巻き込んでいった．ところで，論理的にも，社会科学的にもアメリカとは対極にあったヨーロッパではどのような姿勢を保っていたのだろうか．

ヨーロッパでは

　元来，アメリカのナソロジーとは全く異なる土壌がヨーロッパには存在していた．スイスのGysiによる古い幾何学的理論を出発点としながら，スウェーデンのPosselt（ポセット）らの

機械的自然論は，より生理学的な姿勢が背景にあった．たとえばデンマークのKrogh-Poulsen（クロポーセン）らの筋機能の考え方にそれはよく表れており，アメリカの機械論とは異なった味付けを加えていた．しかし，人文科学的な誇りだけでは，実利主義や経済原則を背景に急速に成長したナソロジーに比べて次第に旗色が悪くなったのも事実であろう．

そのようにヨーロッパでもナソロジーは大きな潮流にはなったが，発生学や生理学，進化論や心理学などをベースとした医学を学んだ人々はいくらかの疑問を抱き続けていた．思想の違いが行き過ぎたプラグマティズムへの反論となって現れた．彼らの背景には，哲学や論理学がしっかりと根づいていたのである．一部のナソロジストが機械論的な教理教条に走り過ぎ，様式学や紋章学の罠に墜ち込む姿を冷静に観察していたにちがいない．どちらが正しいかという問題ではなく，概念の設定や精神的基盤，科学的な出発点や，教育の基本をどこにおくのかの違いなのだろう．この歴史観の違いが現代のブラキシズムの考え方にも継続していると考えるべきであり，ヒトの心理や睡眠のあり方にまで体系の輪を広げる原点にもなっている．

思想の差異

R. Slavicek

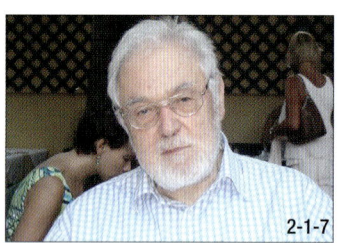

つまりヨーロッパの咬合学は突然姿を現したわけではなく，長い歴史的背景をもって登場したのである．その背景をもちながら，アメリカの咬合学を習得し，みずからの言葉をもっていたのがオーストリアのRudolf Slavicek（スラヴチェック）であった（2-1-7）．

当時のアメリカンナソロジーは変数や多様性を受け入れる体系ではなかった．そこに滅びの種があった．類似の咬合論が登場しては消滅した理由も，意識して他の変数を排除したからではないか．論点のフォーカスを絞り過ぎたことがみずからの枠を狭めたのである．

それに対し，多様性の追求がヨーロッパの源流であった．人種，性別，骨格などの系統発生の優勢な要素だけでなく，言語や習慣，年齢や発育，筋肉や態癖などの個体発生の要素も重視しようとした．上部構造は下部構造に大きく規定される，という観点に立ち，まず変数を記述することから出発した．

歯科の体系はまだ咬合の全ての変数をつかみきれてはいないが，観察した結果を記述し，分類し，整理が終わったところで，社会とのかかわりと精神という変数を入力して，最後に体系に組み込むことをヨーロッパの人々は重要視しているのだろう．初めに「体系ありき」の出発ではなかった．ここにアメリカ流の功利主義と一線を画した，思想や史観に立脚した科学の原点があるように私には思えるのだが……．

Slavicek は多様性の鍵の一つに骨格を位置づけ，成長発育の過程を考えて，矯正学の導入を強く訴え，補綴医との共通言語を模索した．顎顔面の形態や骨格の分類から矯正学的な思考を補綴医に望んだ．結果，歯の位置と対咬関係も重視するようになった．

また，Lee の触れた咬頭の展開角や咀嚼効率，アメリカでは指標を提示しなかった側方時の臼歯離開の量などから，総合的にアンテリアガイダンスのあり方，角度の基準の提示に努めた．この点ではやや旧時代的なナソロジーのコンセプトを進展させたといえるだろう．

生理学を基本にしながらも Slavicek は補綴学の立場を守り，現実に修復物を作る技術的要素にも精通していた．機械的な計測装置の精密さと再現性に難点があることから 1982 年，SAM 咬合器より簡便な機械式の Axiograph™ を開発．

Axiograph™の登場

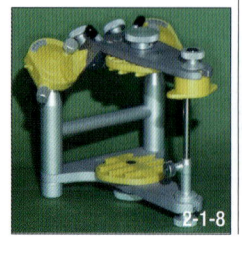 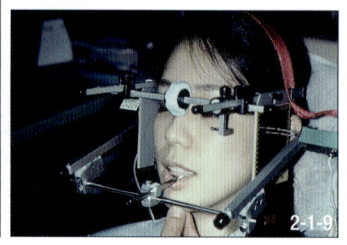

Y 軸方向へのベネット運動を臨床に取り入れやすくした．私は，機械式の Axiograph™ を入手し，Axi-Path Recorder では不鮮明だった時間軸を伴う Y 軸への動きをようやく理解できるようになった．2-1-9 は後に導入された電気式の Axiograph™，2-1-8 は連動する咬合器の SAM II．この咬合器の是非は後述する．

コンダイラータイプの咬合器では，側方運動時に実際の口腔内に比べて後方ほど離開量が大きくなることからアーコンタイプを選択．PC 制御による Axiograph™ と連動させ，顎運動を同時に何層にもリンクの可能な Cadiax というソフトで分析可能とした．

Cadiax

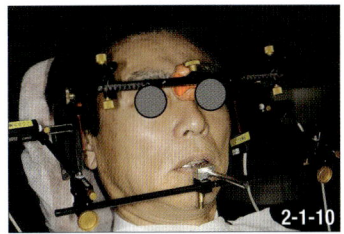
Girrbach 社の Condylograph

Reference position＊（RP）と名づけられた出発点の三次元的観察，力の加わった Forced bite，時間と運動の相関性，1/100mm 単位の分析などが眼の前のモニターに映像化される．何世代ものパントグラフに裏切られた私も，もう一度再挑戦することになった．そしてそれは失敗ではなかった．現在はシステムが Girrbach 社製の咬合器と Condylograph へと発展した．

＊Centric relation（CR）とともに後述：p.115.

ところが，ヨーロッパでは論理的な組み立てにもかかわらず，それを，現実の修復に応用し具体化した症例が不足していたのは事実だろう．歯周治療後に，広範で審美的な咬合修復を構築し，長期にわたる症例が少ないという批判が次第にアメリカから出てきた．後継者たちの視線が観察と計測に終始して，次の一歩を踏み出していなかったのである．

批判への反論

ナソロジーの咬合学（ほぼ死に体とはいえ）を背景にした審美の流れは極端な発達を遂げ，インプラントとの合流により独自の変数を提示するに至っている．目まぐるしく進歩する新素材と，次々と工夫される技術が，審美という患者のニーズを下地にその地位を確かなものに固め，多くの歯科医が恩恵を受けるようになった．

しかし，公平に見ると，全体像の診断と検証の観点から，アメリカ的な主張を素直には呑み込めない部分もある．犬歯を含んだ「審美」を目的とする症例では咬合の検証がなされていないのが常であり，特に著しいのがラミネートのケースで，咬合に関する長期経過の検証がほとんど提示されていない．

そのうえ，最近は審美的な要求に膝を屈して，下顎の最後臼歯まで破折を恐れてフルのジルコニアで修復をするような風潮が生まれている．修復材料の破折を「硬さ」で押さえ込む手法には大きな問題があるだろう．材料と技術の進化に頼り過ぎると，検証が終わる前に次の材料が登場し，口腔内は材料の展示会場になってしまう．

問題は通常の修復だけでない．臼歯のインプラント症例である．被圧変位のないインプラントでは，顎関節への圧迫やフルクラム（p.107），特に夜間の Forced bite への配慮が非常に重要となるが，その考察が語られることは稀である．

Forced bite

極端なケースで，全ての臼歯がインプラントになると想定しよう．筋肉のアクティビティは向上し，舌筋，頬筋の強さや機能が変化し，咀嚼や嚥下，発音発語も変化する．舌骨の位置も上がる．乳様突起の形まで変わり，顎関節のリモデリングが生じる可能性もあるといわれる（インプラントと関連したとき，私自身でこの点は証明できていない）．

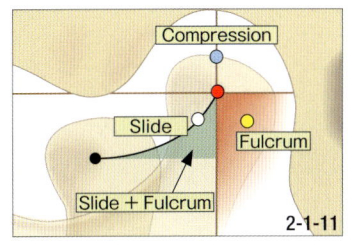

下顎頭の位置がどう変化するかは大きな問題となる．修復によって下顎頭が強制的に下に下がる現象はインプラントの修復にオーバーロードを生じやすい．特にフルクラムによる現象は歯のレベルだけではなく，筋・靱帯を含む顎関節にまで強大な力の影響を与える．

天然歯列であっても，咀嚼器官は常に変容し続けている．咬合が変われば，顎位に微妙な変化が生じる．特に後方歯であるほど，わずかな修復が加えられるだけで Compression（関節窩への下顎頭の沈み込み）や，Distraction（下顎頭が離れようとする現象）が起こる．顎関節に大きな応力が発生したり，臼歯の歯冠修復やインプラントのフィクスチャーやアバットメント，スクリュー，または上部構造に強い力が加えられる．

Distraction

最後臼歯の問題

　そのような強い力によって臼歯の修復物が破損したとき，ほとんどの場合マテリアルを責めるべきではない．破損の多くは咬合による．それも日常生活ではなく，夜間のブラキシズムによることが多いと私は受け止めている．考え方によっては，他の組織がダメージを受けずに，修復物が破損してくれたことを感謝するべきかもしれない．もし硬くて割れないとすれば，引き換えに失うものがあまりに大きい．被圧変位の観点で，微妙で審美的な修復であるほど，また，歯列では後方歯であるほど，単独の歯では遠心ほど，そして，インプラントが介入するほど，旧来のナソロジーの手法だけでは問題点は増大する．

　骨格や関節，筋肉，習慣などの観察が必要となるだろう．マテリアルとテクニックは常に咀嚼器官のあり方を背景とする必要がある．このあたりでアメリカ流の，そしてそれに追随する日本の考え方も再考しなければならない．実際の咬合は，ある切り取った瞬間の臼歯による咬合支持や，診療室のユニットの上で表現される，いわば「自発的」な犬歯誘導とは異なっている．

② 機能のヒエラルキー

　咀嚼器官を SOMA に分類したままで，その延長線上にインプラントを位置づけるという単眼視の感覚のままで，大切な咀嚼の機能を，現象として眼に見える行為に限定する習慣に我々は再び支配されようとしている．それはナソロジーが犯した大きな失敗であったのに……．

　インプラントの登場以前は，運動論的な咬合の考え方を構築し，研究を行い，理想像に当てはめようと多くの時間を SOMA の研究に費やしていた．通常の修復ではその方法である程度の成功は収めたかのように見える．

　その時代の咬合に対する考え方と，インプラントによるその後の混沌を明確に分類しておかないと，咬合論自体が成立しない．その前に，咬合とは何か，咀嚼器官の機能とは何か，という問いかけをしておきたい．単に歯と歯の接触，または，離開の形式を運動論的，方法論的に追うだけでは科学の一分野を担うことはできない．

動的平衡

　咀嚼器官は人間の体の一部であり，基本的に細胞からできている．細胞は微妙な動的平衡（Dynamic equilibrium）の上に成り立つ．細胞は消化，吸収，排泄，分解，再構成，増殖などを繰り返しながら離合集散し，変性，癌化や，アポトーシスの嵐のなかで一瞬といえども同じ状態に止まらず変化を示し続ける．

　それでも全体として一定の姿を保とうと必死の努力をしている．それは細胞レベルだけではなく，集合体としての組織や器官，系などの形態と機能にまで及ぶ．

　ダイナミックに変わりながらも，ホメオスタシスによる平衡状態を維持する意味から，動的平衡と称される．次第に平衡のバランスが変化し，全体としてゆっくりと確実に個体の死の方向に向いている．しかし，それは単に個の消滅を意味するのではない．遺伝子の継承の観点からは系統発生としての動的平衡を維持している．

　修復物も生体の流れに逆らうことはできない．細胞とその組み合わせとしてのあらゆる組織が動的平衡を示しながら，変化と恒常性の微妙な均衡の上に成り立つならば，自己修復能力をもたず，損耗の道しか知らない修復物には，あまりに過酷な運命が待ち受けることになる．修復物がみせる損耗は「疲れ」の表現として大切な意味をもつ．

Striation

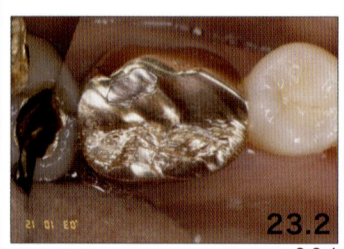

2-2-1

　2-2-1 は 23 年の時の流れが咬合面に Striation（p.227）を刻み込んだ．ほとんどフルバランスで，極端な咬耗により，頬側咬頭は支台築造も露出している．対合歯にもかなりの問題が存在する．華奢な 50 代の女性で，どこからこんな力が出るのだろうか．オーバーロードに関連する項目で上部構造に生じる多くの現象を追求し，その原因にも近づきたい．

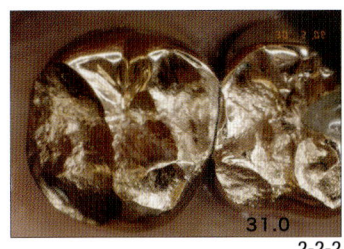
2-2-2

別のケース（**2-2-2**）を見てみよう．術後30年も経つとワックスアップの形は頬側にかすかに残るだけである．強大な力は我々の都合は少しも考慮しない．メタルなので咬耗だけですんでいると解釈すべきか，天然歯なら何が起きていたかと考えるべきなのか，判断の決め手はなさそうである．

特に修復物のなかでも被圧変位を示さないインプラントに対して，人体はおそろしく非情である．**2-2-3**は最後臼歯を含んだ3本の例．メタルのProvi.を装着．他の治療を続ける2年半の間に骨の暗影像が生じた（**2-2-4**）．歯周病専門医の努力で，2年後に**2-2-5**のように回復．原因に思い至らず，まだ単独のメタルのProvi.にしてある．

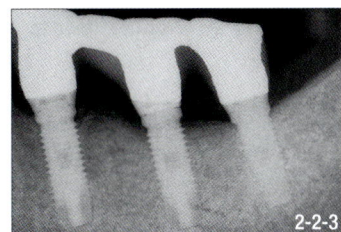 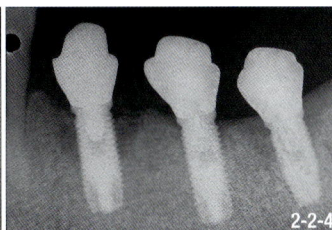 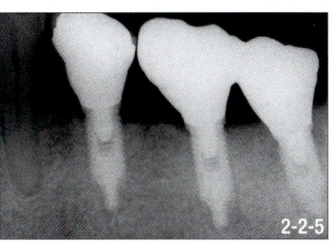

2-2-6は極端に開口量が少ないケースで，埋入の角度が難しい．上部構造装着から2年弱で本体が矢印のように破折（**2-2-7**）．インプラント体破折の初めての経験となった．フィクスチャーの植立に成功すれば歯槽骨にしっかりと保持され，上部構造に加わった応力は骨との境界部に集中する．そこにスクリューの入る中空部があれば，ネックで折れるのは当然かもしれない．

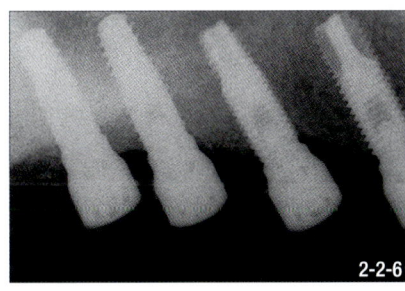 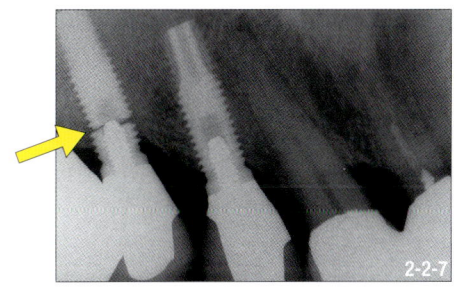

このような咬耗から破折に至る損耗の流れはどこから生じるのだろうか．生物は広義の意味では，環境の変化に適応し，形態や機能を変化させて個や種を維持するロバスト能力をもつ．ロバスト（Robust）とは工学用語で，強靭な，たくましい，と訳される．たとえば人工衛星に生じるわずかな問題が機能停止にまで発展しないように，想定された障害に対する準備をロバスト設計と呼ぶ．

ロバスト

広義では，環境の変化に対応し，生物が形態や形質を変化させて種を維持するのもロバストであり，個体では免疫系やホメオスタシスがその例で，不確定な変化に対する強靭さをもたないと個や種は絶滅する．ところが人工修復物はロバストをもたず，形態と機能の一方通行の崩壊を示すだけであり，その崩壊はときには生体のロバストをも攻撃する．

咀嚼器官のもつロバスト能力と，修復物に違いがあるとすれば，咀嚼や嚥下，発音発語とともに大脳の機能のヒエラルキー（階層）を理解しておく必要がある．

動的平衡は形あるものだけに存在するのではない．拡大解釈をすれば，捕捉の難しい大脳の領域もその網の目に捕らえられているのではないだろうか．それを前提にして，咀嚼器官をヒトが獲得した極めて高度なシステム同士を結びつける複合体と考えてみよう．その機能は咬合

|機能のヒエラルキー| 以外にいくつもの側面がある．そのなかで個体の生命維持や種の保存に必要な行為，すなわち，咀嚼や嚥下，唾液の分泌，呼吸や体液循環，体勢の維持などは機能のヒエラルキーの上層に属してはいない．単位として完結する．

多くの動物が意思を少し明確にするために，音声を利用することを覚え，合図や警告のためにかすかな母音の発音を手に入れた．機能の拡大であり，咀嚼より上層のヒエラルキーに属している．

動物が獲得した高い機能として，咀嚼器官を，怒りや悲しみ，威嚇や従順などの意思の表徴や伝達に利用することが挙げられる．他者を意識する脳の高度な発達が必要であろう．しかし，これは霊長目や他の哺乳類でも獲得している．それに対して，ヒトは他の動物も獲得した母音だけでなく，子音の発音を得て，言語体系を構成．意思を言語に変換する能力は，咽頭構造の獲得とともにヒトだけがもつ極めて高位の機能に位置づけられる．会話能力の有無は問われない．同時に右脳と左脳を結ぶ脳梁も非常に発達した．

言語の獲得

ヒト（ヒト属）は単なる「知恵のある」を意味する *Homo sapiens* ではない．言語能力を獲得，第二者や遠隔の第三者に意思を伝達し，記号と文字を得て，時代を越えて記録を残す知性と文化を獲得した *Homo sapiens sapiens* である．

無意識との交錯

ところが，自己を意識する思考体系や言語構造に支配されたヒトの思惟と感性は深層にある無意識の支配下に入りやすい．意識と無意識の交錯が，睡眠の境界線をうつろうとき，構造をもおびやかす機能となって我々を攻撃する．その結果がブラキシズムとして表現されると考えられる．多重構造をなすヒトの思考や感性と睡眠が結びついたときに表現する反応は，咀嚼器官の機能のヒエラルキーの最上層に分類される．その最上層の機能は SOMA の世界には属さず，構造や形態を容易には示さない．

SOMA からの脱却

このように，物を食べるという機能を追うだけでは，咀嚼器官の役割のごく一部を覗くことになってしまう．ヒトを一つの「生態系」として考えると，構造を拡大して観察するだけでは「系」としての人体，情動をもつヒトを我々は理解できない．機能も構造も閉鎖や孤立をしていないので，かつての咬合論のように SOMA による機能を追うだけでは解決の糸口にすらならない．しかし，咀嚼の機械的な運動論の役目が終わったわけではない．まずはそのあり方から考えていくことにしよう．

③ 開口とは

初めに，ごく当たり前に使われる「開口，閉口」という言葉から考えてみる．運動制限のある症例を探るときに，たとえば，

「○○療法で口が開くようになった」
「二横指の開口量が四横指になった」

という表現を耳にすることがある．筋肉のマッサージやツボの指圧，リンパの流れを……といった民間療法やトリガーポイントの麻酔，因果関係の不可解なスプリントなど，二重，三重の blind test による検証の洗い出しを受け付けない経験重視の療法でよく使われる耳には快い言葉である．補綴家の嫌う表現であるが，どんな療法にしても運動制限が緩和されて，開口できるに越したことはない．開けないより，開けたほうがよいだろうが，それが開口本来の姿か否かを検証する必要がある．

スプリントの検証

たとえば，顎関節の不快症状や運動制限がスプリント療法により減少した場合に，その緩和がスプリントによるか否かを鑑別しなければならない．スプリントを装着して1週間で緩和したら，スプリントが有効であるか，スプリントを使用せずとも自然に治る時期であったかのどちらかである．どちらであるかはこの段階では判断できない．翌週は装着せず，症状が再発するかしないかを検査する．

再発したら再び1週間の装着をする．その後，同様に使用しない1週間の後に，運動制限が緩和されたかを診査する．この繰り返しで初めてスプリントの評価を行える．

2-3-1 大笑いした瞬間．表情筋の制約を受けずに笑うことはないので，単なる開口より制限されている．

これは鎮痛薬を投与する例と同じで，頭痛が消えたときに，本当に薬が効いたのか，自然治癒の時期だったかによって薬の有効性の判断は大きく異なる．

開閉口に話を戻そう．まず第一に「開口する」とはどういうことなのか．「開けるようになった」という患者の言葉や，外からの観察にはそれなりの意味があるのだろう．だが，それは自発的で持続的な開口なのだろうか．定性化，定量化ができるのだろうか．感覚だけでは理論の無政府状態になってしまう．

実際の開閉口はそれほど簡単なものではない．眼に見える上下前歯の単なる目測や，動きの感触による評価は困難であり，危険でもある．その中心にある顎関節は，普通の蝶番関節ではない．機能するときは別個に動くが，開閉口時には左右が同調し，共通軸をもった回転（Rotation）をしながら，同時に全体も結節のカーブの丸みに合わせて移動していく（Translation）．左右の同調した移動と回転が重要なポイントになる．家具の戸棚に使用する「かぶせスライド蝶番」（**2-3-2**）に近い動作である．

家庭の戸棚に使用するとき，通常の蝶番では側板の上から扉を付けるが，干渉し合って 90°前後しか開扉しない．そこで扉自体が回転しながら浮き上がりの移動をしてほぼ 180°まで開くという複雑な蝶番である．

回転と移動

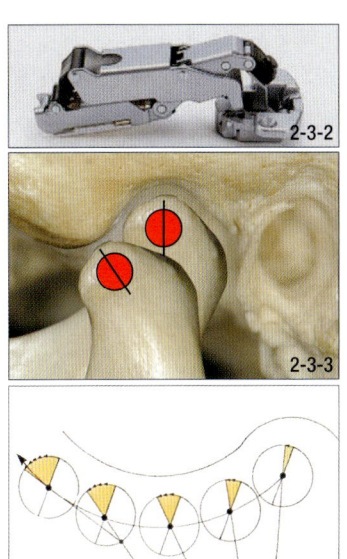

移動しながらの回転軸をもっているのはヒトの顎関節に似ている．しかし，扉に使う場合，二つの蝶番の軸線は同一線上にないと開かない．

ヒトの顎関節では二つの軸線がねじれて，運動する．どこかに不調和が生まれても当然かもしれない．

下顎頭に黒い垂直線をつけた赤い円（**2-3-3**）を記入して開口すると，赤で示す下顎頭は回転しながら移動する．咬合器はこの動きを再現できない．

拡大して模式図でやや強調して表現すると **2-3-4** のようになる．これは片側だけの単なる平面図で，側方への開口運動をした正面観にはねじれの要素が加わる．顎関節には Disc があるので側方位では三次元での六体運動となり，計測器では再現できない．

2-3-5，6 では Hinge axis に赤丸の目印をつけてある．**2-3-5** は前歯の被蓋に従った前方運動を示し，ほぼ平行移動をしており，回転の要素は少ない．**2-3-6** は開口運動で回転しながらカーブした結節を乗り越え，傾斜移動という複雑な運動をする．側方運動では，反対側を中心とした内側（Y 軸）への要素が加わるのでもっと複雑になる．

開口のとき，関節窩と下顎頭の間に関節円板を介在し，主に外側翼突筋の働きにより，回転と滑走がほぼ同時に起こり，閉口時には左右同時に収束してほしい．下顎頭を結んだ軸線も一定の動きであれば筋肉にも負荷が少ない．

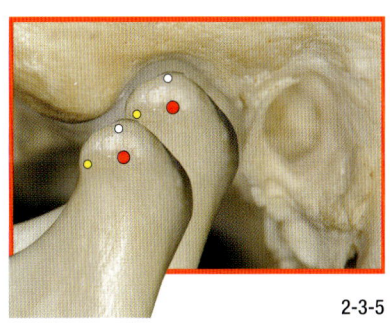

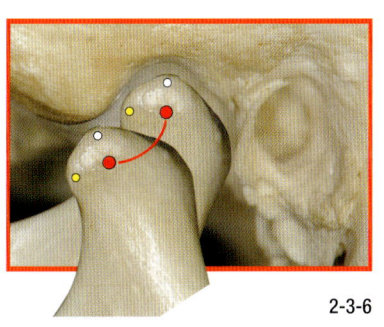

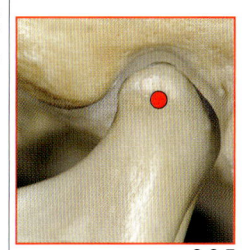

開閉口の初動あるいは終末で，移動せずに回転のみの運動をすることがある．外観では開閉口したように見えるが，移動を伴っていないので正しい動きとは判断されない．

咬合概論 33

計測の記録

実際の臨床例の動きを ME 機器で計測してみる（**2-3-8**）．Condylograph によると，左右の下顎頭が単位時間あたりに等量の移動を示し，往路の開口，復路の閉口ともに，ほぼ同じカーブを描いている．出発点と終末点が完全に一致．動作の途中で顎が Y 軸，すなわち左右方向にもズレていない．開口と閉口が，質も量もごく当たり前に，新品のかぶせスライド蝶番の扉のように動いている．全運動軸を基準にしないと回転量の評価はできない．

しかし臨床では **2-3-8** のような素直なラインに遭遇することは少ない．私がゼロ点と称する RP（あるいはその中の特定の一点）から出発し，左右がほぼ同一の運動量の相似したカーブを描き，再びゼロ点に戻っている．変曲点はほとんど存在しない．

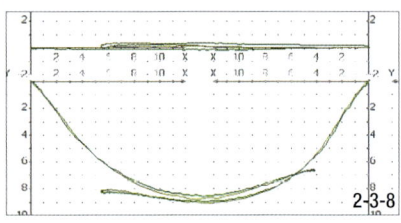

このケースは骨格性の I 級，犬歯も I 級関係で，修復の必要もない．発語時に下顎頭は下前方に 1〜1.5mm しか移動せず，ブラキシズムも RP 近辺でかすかに揺れを示す程度である．筋肉の触診にも反応は皆無．**1-5-19**（p.22）と比較されたい．

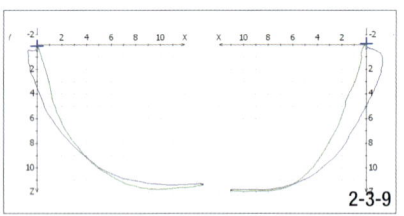

2-3-9 は別の症例．目視では大きく動き，素直な開閉口のように見える．だが何かが潜んでいる．単なる電子機器ではあるが，隠された情報を具体化し，ある程度の客観性をもつ現象として眼の前に広げてくれるのが ME 機器の利点であろう．また，Axis movement の評価も必要である．

この Condylograph という機械が優れているかどうかが問題なのではない．複数回にわたり反復して使用し，同じ現象が現れるのか，異なったキャラクターを示すのか，などが意味をもってくる．

開閉口を別の視点で検討する．**2-3-6** の赤いマークで示された下顎頭の移動と回転を注視する．次の **2-3-10** は，スムーズかつ左右ほぼ同時に運動をしていることを表している．

横軸に移動量が 13mm，縦軸に回転角度が 30°（ガンマ値）という結果が得られた．理論的には直線が描ければ最良とされる．ここで回転と移動のバランスが良好なことから，左右の関節の上関節腔（主に滑走に関与）に運動制限がないだろうと推察され，回転だけの開口ではないことが判る．

ゼロ点に戻るとき，移動と回転がほとんど同時に収束しており，咬合高径にも大きな問題がないと思われる．

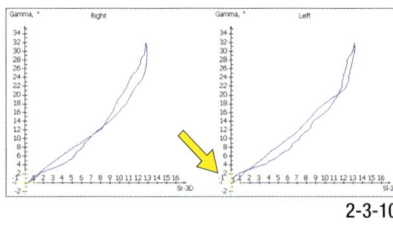

実際の症例で，このラインが左右ともに完全な 45°の直線になった例は経験していない．**2-3-10** の症例の左の顎関節に閉口直前にかすかな回転成分（黄矢印）が残っているが，問題となる量ではないだろう．右の顎関節は回転と移動が比較的同調している．

2-3-11 の場合，閉口する最後の段階で，下顎頭が移動を停止，その後わずかな範囲で回転のみを示す．開口の開始と同時に同じ挙動をみせるので，顎間距離が縮小した低位咬合が疑われる．しかし，これだけで咬合が低いと決めつけてはならない．

低位咬合？

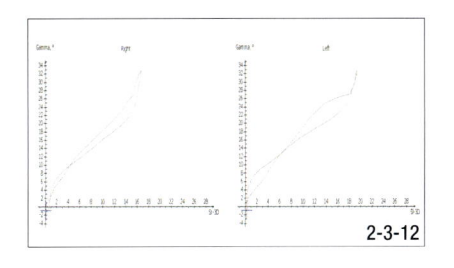

2-3-12 のグラフでは回転成分が多く残っている．これが決定打とはならないが，低位咬合を疑う大きな一つの資料となるだろう．低位咬合の扉に関してはマスターキーが存在せず，多くの観察が必要であり，順を追いたい．

2-3-12

さらに，今度は異なった角度から Axis movement という顆頭軸の動きを調べてみよう．**2-3-13** は左右の顎関節（R.L.）を結ぶ軸線の動きを頭頂方向から見たグラフである．この患者は開口，閉口ともに運動制限による引っかかり（スタック）もなく，同調しながら顎関節がスムースに動いている．

Axis movement

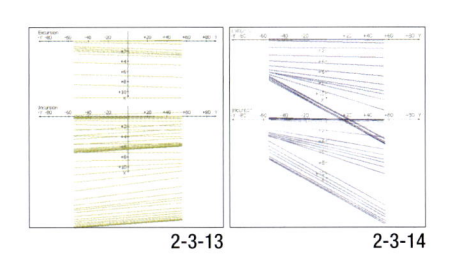

一方，**2-3-14** の患者では，右顎関節にスタックが生じ正常に開閉口していないが，外からの観察では不自然さがわずかに感じられる程度で，正確にどこで何が起きているかは分析できない．感覚は大切だが，ME機器の検証は欠かせない．

2-3-13   2-3-14

運動制限もなく，楽に大きく開閉口できる，という場合でも，目視だけでなく，何らかの客観的で比較の可能な検証をしておきたい．感覚的な要素を排除して，伝達のできる資料を検討する必要がある．

目視と伝達

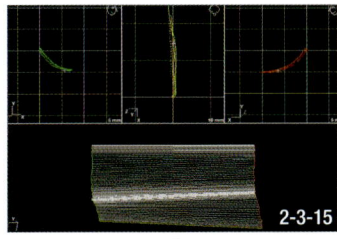

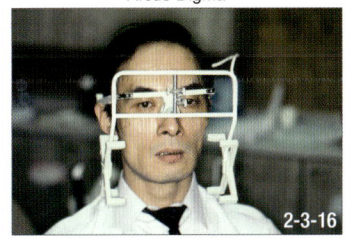

ツールは精密さが重要である．装着が簡単で軽量なら使いやすく，安価であれば臨床的だろう．Y軸方向の動きもほしいし，ゼロ点は細かい再現性もほしい．モニター上のグラフはノイズが少なく，記録が PC 上で伝達・保存できることが望ましい．**2-3-15** のラインは Arcus Digma による．Condylograph と類似したラインが獲得できる．

その測定をするには筋肉の状態も大切である．30年以上も前に Bernard Jankelson の筋神経学を学んだが，機械（**2-3-16**）を使いこなせなかった．

2-3-17 の左半分は筋肉が負担を背負った状態である．

2-3-15
Arcus Digma

2-3-16

このまま運動を計測しても記憶痕跡の山になるだけである．右半分のように負荷が減少してからの計測で，初めて顎運動の診断ができる．もっと普及してほしいのだが．現在その原則を忘れて ME 機器による運動形式を問うだけのことが多い．

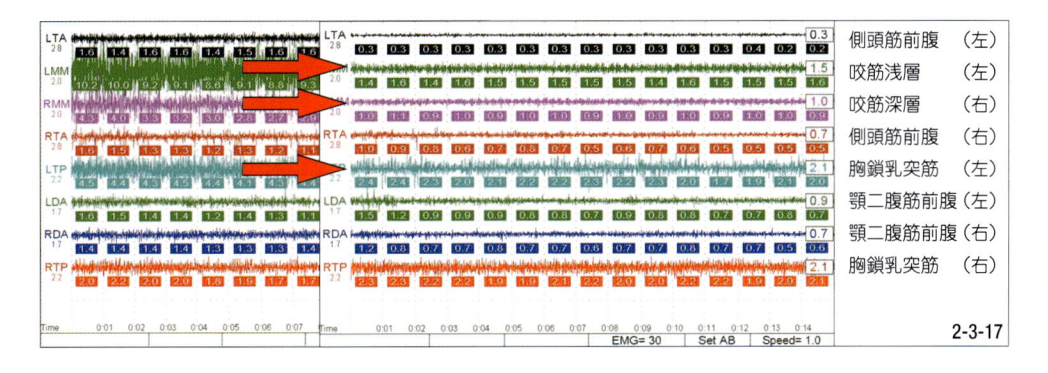

LTA		側頭筋前腹（左）
LMM		咬筋浅層（左）
RMM		咬筋深層（右）
RTA		側頭筋前腹（右）
LTP		胸鎖乳突筋（左）
LDA		顎二腹筋前腹（左）
RDA		顎二腹筋前腹（右）
RTP		胸鎖乳突筋（右）

2-3-17

咬合概論   35

④ 側方運動

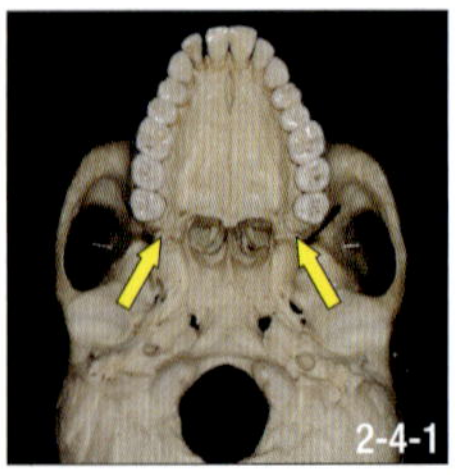

今度は側方運動を考えよう．外側翼突筋は主に両側が収縮すれば下顎は前方に，片側が収縮すれば反対側に偏位する．ある学派はこれが主な機能だと要約し，そこから咬合論を展開していた．下顎のY軸方向への牽引役としての働きだけで外側翼突筋を解釈していた．

このような咬合の分解は極めて危険である．側方運動にはねじれの複雑な要素があり，生体は咬合器と同じ動きを示さない．構造と機能を単純化し過ぎては事の真相に迫れない．

外側翼突筋は上下に分かれ，下頭は閉口筋の内側翼突筋に挟まれており，翼状突起外側板の外側から起こり，下顎頭頸部の翼突筋窩に停止，上記のY軸とX軸への動きに関与する（XYZの呼び名はp.53参照）．

上頭は蝶形骨大翼の側頭下面に起こり，関節円板と関節包の前面に付着する．下頭は扇状ではあるが，やや下向きに咬合平面に並行している．上から見るとかなりハの字型に内側に向いており（**2-4-1**），同時収縮で下顎骨体はスムースに前方移動する．

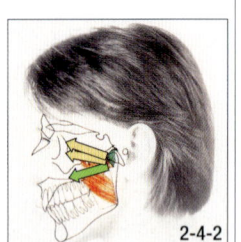

確かに外側翼突筋は主たる機能として，下顎の前方あるいは側方への機能運動を行う．加えて，下顎頭の回転および移動時にディスクの動きにも関与する．

2-4-1

2-4-2 Dr. Slavicekのご厚意による．

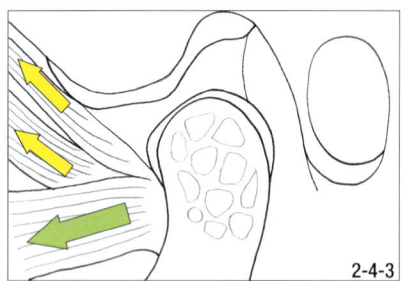

2-4-3

外側翼突筋の上頭は，側方観では下頭に対し30°上向きに走行しており，よく観察するとそれは上下の二束に分かれている．上半分は咬合平面に45°（**2-4-2, 3**）にもなる．閉口時に相当の電位が生じ，他の閉口筋と連動し，噛みしめ時には強く働く．開口時には他の開口筋と連動して収縮．関節円板や下顎頭の回転と移動に関与し，走行の方向をみてもX，Yだけではなく，Z軸への力のベクトルも負っている．

5. Krogh-Poulsen WG, Olsson A: A Management of the Occlusion of the Teeth. Philadelphia, WB Saunders, 1968.

1960年代，コペンハーゲン王立歯科大学のKrogh-Poulsenが症状誘発テストについての知見を発表していた[5]．

故意に負荷を与えると，本人も気づかない咬合干渉による筋の疼痛を発見できる．外側翼突筋の上頭はこれに反応しやすい．顎二腹筋後腹はこれに次ぐ．すでにそのとき，二束に分かれた外側翼突筋の触診法は鑑別されていたが，寡聞にして私はその上頭の二束の命名を知らない．

肉食獣（**2-4-4**，Bobcat）では，下顎の前方・側方運動は存在せず，外側翼突筋は上頭，下頭ともにかなり貧弱．咬筋と側頭筋は非常に発達しており，回転運動で噛み砕くだけである．左右の顎関節の外側極（Lateral pole）と内側極（Medial pole）は一直線上にある．

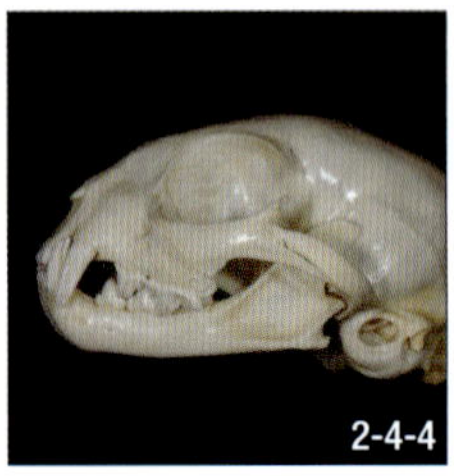

2-4-4

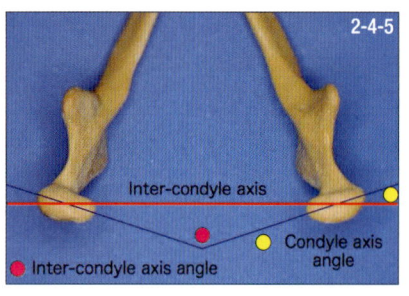

Inter-condyle axis

2-4-5

雑食，あるいは草食動物では側方運動の要素が加わり，下顎頭に角度が生じ，外側翼突筋も発達する．**2-4-5**のように左右下顎頭の中点を結んだInter-condyle axis（赤線）に対して，下顎頭は外側極と内側極を結ぶとCondyle axis angleという角度を有する．ヒトでは平均18°．明らかに側方運動には有利な角度であろう．

ここでは外側翼突筋についてだけ記したが，側方運動時には開口筋，閉口筋，後退筋も協調して機能する．II級1類で運動量が大きいとき，舌尖を下顎前歯の舌側に当てることも多いが，舌筋だけではなく，舌骨の上下筋群も複雑な働きを示す．

単独の筋肉は限られた目的のために働くが，複合するとその機能は複雑になる．ブラックボックスだと思われた顎関節がほんの少しだが，ME機器によって時間軸の中で密かにうごめく素顔を見せてくれる．だがしかし，それは全てではない．どれほどコンピュータで制御された精密な機械に対しても，咬合が全てをさらけ出すことはない．

その原因は我々の側にある．顎運動の記録に限界を求めることに問題があったのだ．限界の追求で咬合器も発達したのだが，結果として二つの大きな失敗を犯すことになった．

第一に，採得する記録が本当の限界ではないことである．口腔に装着した器具では限界は記録できず，誘導（Induce：詳細は p.78 の咬合調整の項目で）をしなければそれらしいラインも描けない．

第二に「限界」の意味づけを明確にしなかったことが挙げられる．「限界」が限界であるが故に，真実の機能がその内側にあることに思いつかなかった．この問題については中間運動の項（p.81）で明らかにしたい．

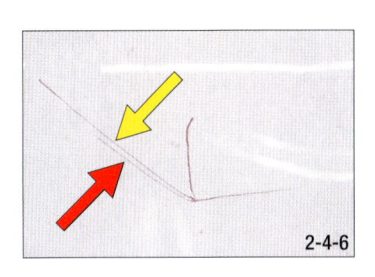

限界運動

2-4-6 は 38 年前の Denar の Pantograph の記録．矢印が示す 2 本のラインの間にかすかな差が見える．このわずかなズレが後方歯では大きな問題をつくり，干渉が外傷に至ることも多い．赤い矢印が臨床的に得られた限界運動に近いラインを示すだろう．これも後述する（p.80）．

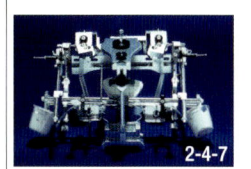

Denar の Pantograph．

器具で限界を探すことは，咬合器も限界を追うことを意味していた．しかし，咬合器の機械的な関節部の天板と，ベネットガイドと，切歯ピンに支配された動きは咬合の局面の一つしか表現できない．咀嚼でも嚥下でも，発音発語でも，ヒトの口腔は滅多にそんな動きはしない．全調節性の名前からはほど遠い機械となった（**2-4-7**）．

だが，こんな大仰な器具で計測するのはもう終わりにできないだろうか．同一条件での比較対照はできるとしても，**2-4-8** のような重い不自然な機械では計測や診断自体が疑わしい．雑な機械を使えば補正量が増えるし，精密であるほど臨床とは乖離した微細な問題点が登場する．次世代の新しいツールによって扉は開かないものだろうか．

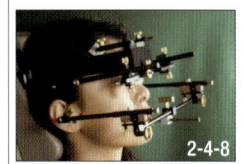

RP を探すために Almore のヒンジロケーターをセット．まだ上顎のフラッグは着けていないが，もう少し簡単な計測ができると日常の臨床に取り入れやすい．複雑であるほど誤差が大きくなる．

⑤ 咬合の変数　Variables

変数とは数学の世界では，定数に対して変化する未知の数，あるいは不定の数，対象のこと．ここでは咬合の既知の要素だけではなく，他のまだ検証のすんでいない，あるいは普遍性の不確定な要素を意味する，という解釈をしておきたい．

自然には多様性という変数はあるが，「不正咬合」というカテゴリーはない．何かの代償（Compensation）の結果が，我々の眼に不正として映るだけである．それは我々が急ぐあまりにつくった便宜上の分類にすぎない．審美も同様であり，神と自然は「どう見えるのか」より，生物多様性という変数には興味津々である．

生物多様性

多様性には，種多様性，生態系多様性，遺伝的多様性の三つが挙げられる．多様性は生命を構成する要素が極めて多く，結びつきの組み合わせが無数に存在するためであり，それぞれの種と個体は独自の変化を示す．我々にとって，遺伝的多様性における，同じ種の中での個体間の差異と，個体群間の差異と，個自体の変化が問題となる．

地域の差による集団遺伝学的な差異と，Phenotype による個体の表現型や年齢差などで，骨格や筋肉の付着，習慣的な筋・靭帯の使い方によって個体の数だけ顔つきが異なる．

Phenotype

Phenotype とは表現型，遺伝子（群）によって表現された形質の型と訳される．基本は系統発生により決定されるが，個体発生が遺伝的な要素をいくつか拾い上げて表現を増幅する．隠された変数による偶然の要素が強く，強調度に差異が生じる．

個の表現形

インプラント治療のとき，骨格や，歯列のもつ変数を変更できないことも多く，咬合によっては新しい変数が発生するため，単に歯槽骨量（Housing）だけでインプラントの植立を考えてはならない．咬合の力学が優先される（p.235）．

骨格が異なれば，筋肉の使い方が変わり，開閉口や咀嚼，嚥下，発音などのあらゆる機能に差異が生じる．最頻値は I 級であることが理論立ての根拠になった．

|標準モデルの設定とその弊害|　2-5-1のような骨格によってナソロジーは物語を組み上げたが，ナソロジーの論理は，幾多の変数の中のⅠ級を中心に据えていた．これでは機能の仮死状態が起こるのは当然である．
　人口比率でⅠ級は，東洋人で53％，ゲルマンで43％でしかないという統計が信じられるならば，ナソロジーの物語は扉を開かれることもなかっただろう．そのうえ，骨格のクラス分けに明確な線引きがあるわけでもなく，中間域は常に忘れ去られることになる．現実の臨床における最頻値は中間域にある．

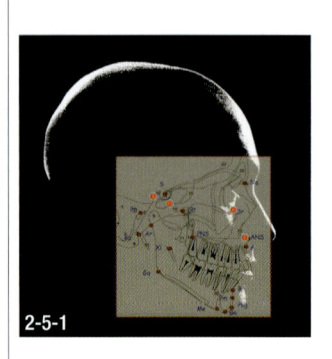

　ナソロジーは半数しかない骨格性のⅠ級を標準モデルにしたため，たとえばⅡ級の前歯修復では連結固定を前提にしたり，Ⅲ級の運動は単なる開閉口だとして切って捨てることが多かった．切端咬合では1mmほどの幅のなかに微妙な滑走運動が隠されていることにも注目していない．出発点からもっと骨格の変数を入力するべきだった．

　Ⅰ級，Ⅱ級，Ⅲ級の動きと発音を前進後退運動と重複させてみると，2-5-2ように骨格の違いによって筋肉の使い方に個体差が生じている．出発点と帰着点はほぼ一致しているが，発音時のラインに特徴が出ている．
　グラフではわずかな差に見えても，実際の筋肉の使い方には大きな違いがあると考えるべきだろう．Ⅰ級の骨格を見るだけでは機能の全体像にはたどりつけないことが判る．かつてのナソロジーでは犬歯関係のⅡ級やⅢ級すら考慮しなかった時期もあった．

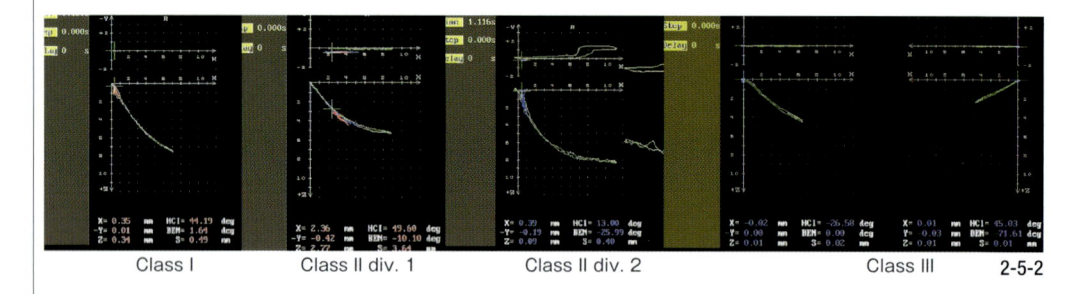

Class I　　Class II div. 1　　Class II div. 2　　Class III　　2-5-2

|治療という変数|　個体の表現型も時間や習慣により修飾されていく．同じ個体でもProvi.という変数が加わると，1-5-22（p.23）のように短時間で発音時に異なったラインを表現する．我々の作るProvi.や修復物が，咬合高径や顎位の変化，筋肉の使い方など新たな変数を引き出していくようだ．
　治療そのものが新たな変数となったとき，それが正の調整（Up regulation）となるか，負の調整（Down regulation）となるのかを予知するのはほとんど不可能である．我々が把握しやすいSOMA以外にも無数の変数が動的平衡の流れにただよっている．それが混ざり合ってオーバーロードにひとたび成長すれば，折り合いがつけられると考えるのは幻想なのかもしれない．わずかな形態の違いが機能に大きく影響し，新しい変数を生み出し，予想もしていなかった負の調整に傾いていく．

|新しい変数|　加えて，他の変数との共存が困難なインプラントという新しい強力な変数が登場したので，天然歯との混在を受け入れざるをえない臨床現場は混乱の渦と化している．これは比喩的な表現ではない．次々と登場する新しい材料と，すぐに消えさってしまうエビデンスなるものがそれを増長しているのもまた現実であろう．多くの臨床家はそれを十分に承知したうえで実際の症例に立ち向かっている．

⑥ 戦略的な順序立て

　次の2-6-1〜3は我々が受け継いだ負の遺産の典型である．この患者は50年間同じ歯科医を受診していたという．臼歯による咬合支持が失われ，下顎はNo home（帰るべきゼロ点が不

鮮明な状態）となり，犬歯誘導は消失している．水平的，垂直的に顎位が失われ，機能運動は困難となり，筋肉・靱帯にも不調和が発生している．何を失い，何が残っているのか，戦略的な方向性を見極めるのも難しい．総義歯と同様な診断能力が問われる症例である．

　当院での初診時に70歳であった．糖尿などの影響を受けながら，全顎の歯周治療からスタート．下顎の前歯以外が人工物であり，上下の顎間距離，水平的位置，前歯による運動ガイドなどの咬合の三大要素が全て崩壊している．顎位という戦略的な問題だけではなく，ペリオ，エンド，マージン，外観などたくさんの戦術的なエラーの集積がこの結果を招いたのだが，顎位や咬合という複雑な組み合わせが必要なとき，一つひとつ積み重ねた知識や技術だけではゴールにはたどりつけない．

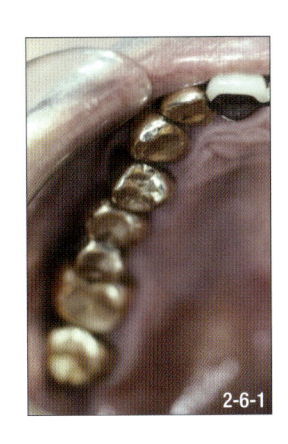

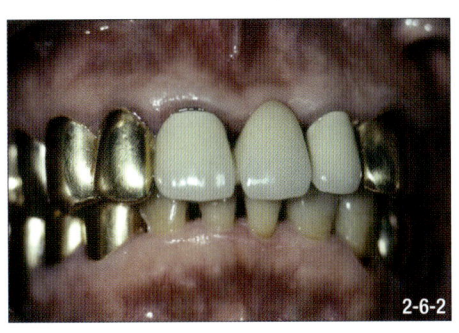

天然歯として残った下顎前歯も切端の咬耗の点では崩壊していると考えられる．

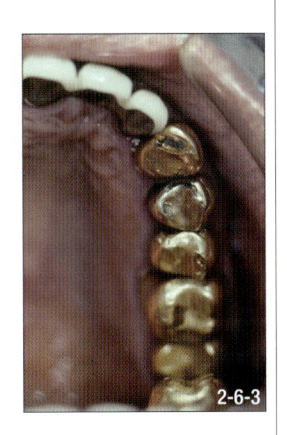

2-6-1　2-6-2　2-6-3

　この症例は各論（p.54）にも登場する．このように炎症と咬合の問題が重なったとき，問題の核心に迫るためには，何が失われ，何が保存されているかを見極めることが先決である．輻輳した症例に対して，Amsterdamが「歯周補綴*」という古くて新しいジャンルを確立し，炎症と咬合のコンビネーションの考え方を提示している．これは修復の有無を問わず今日でも治療の体系づけの基本となっている．

　続いて，LytleとSkurowがそれを四つ（Class I～IV）に分類し，それぞれのダメージのレベルによる修復，歯周，咬合の治療指針を判りやすく発表した（1987[6]）．

　インプラントの発展により，一部の人々は歯周補綴は終焉を迎えたと受け取ったが，それは大きな誤りであろう．歯周補綴の考え方の第一歩は，「治療計画の順序立て」（Sequential treatment planning）にある．同じ治療の組み立てであっても，順序立てによっては正しいゴールにたどりつけないことを意味しており，これはインプラントが加わった現在，より大切なルールになろうとしている．

　私は1970年代の前半に，当時USCの教授で歯科衛生士校のディレクターをしていたH. Colemanと森克栄先生からこの順序立てを指導された．有利なゴールのためにはただ努力を重ねても無駄になる，努力の順序を考えなさい，ということであった．

　2-6-4～8は，その教えを生かそうとした40年ほど前の未熟な第一号のケースである．1974年，矯正の専門医から上顎右側中切歯の抜歯の依頼があった．数年前に自転車事故で打撲をしている．前歯は齲蝕による無髄歯が多く，治療計画の順序立てを考える良いチャンスであった．

　Colemanの教えの一つに，矯正とは歯の移動だけではなく，歯槽骨をつくる，あるいは添加する学問でもある，というのがあった．この考え方はAdjunctive orthodontics（補助的な矯正）と名づけられて今でも残っている．

　もし矯正医の依頼通りに抜歯を先行すれば，その唇側の骨は矯正から取り残されて，正しく運ぶことができず，大きな骨の陥凹が生じる．将来のブリッジのポンティックは不利な形態になるだろう．そこで，この歯は矯正とともに唇側の骨を運んでからの抜歯を決定．その間，病変が爆発しないように根管治療を行った．結果がApexification（未完成の根尖が完成すること）と呼べるか否かは不明だが，根尖の形は改善された．矯正期間中に問題は生じていない．

歯周補綴

*詳細は同名の論文を参照されたい．
Amsterdam M: Periodontal Prosthesis, Twenty-five years retrospective. Alpha Omegan, 1974 Dec;67(3):8-52.

6. Lytle JD, Skurow H: An interdisciplinary classification of restorative dentistry. Int J Periodontics Restorative Dent, 1987;7(3):8-41.

治療計画の順序立て

Adjunctive orthodontics

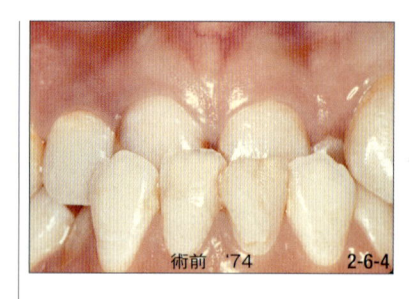

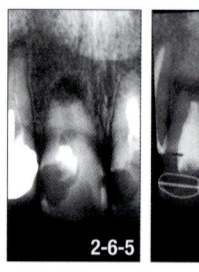

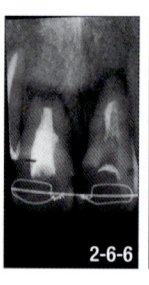

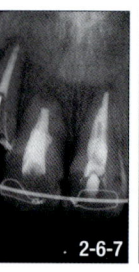

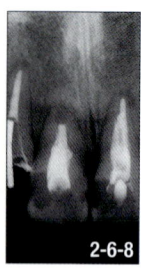

Slow extrusion

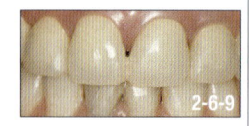

　これは，依頼通りに外科（抜歯）を先行させるか，矯正が終了してから外科をするかの順序が大切になったケースである．抜歯の場合，現在ではインプラントという選択肢があるので，矯正治療に意図的な挺出の要素を加えて歯槽骨の活性を高め，抜歯による垂直的，水平的な骨欠損を少なくしてからの外科処置になる．インプラント前の骨造成の苦労が減少するだろう．ゴールに近づくための大切な順序立ての一つである．ゆっくりとした挺出なので Slow extrusion と呼ばれる．歯冠歯根比が悪いながら，結果としてこの歯を残すことができたのは怪我の功名で，全くの幸運である．その後，患者は **2-6-9** の Provi. のまま，結婚で東京を離れた．

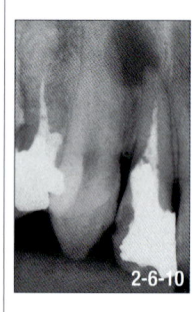

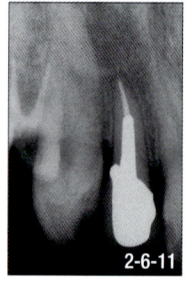

　2-6-10 の上顎右側側切歯は単独歯でも順序立ての大切な 30 年前のケースである．穿孔（Perforation）を起こした巨大なメタルの支台築造（これは外側のインレーと同体），不十分な根管治療，境界のはっきりした根尖病変，齲蝕や中切歯との根近接など山積した問題が見られる．隣在歯との距離の修正や，穿孔部を骨頂から離すには，修復に取りかかる前に，挺出と歯体移動を含んだ部分的矯正を欠かすことはできない．

病変の治癒機転

　おそらくこのまま支台築造を撤去し，根管治療をしても，病変が消えるにはかなり時間がかかるだろう．また，根尖病変の治癒は病変周囲の壁からではなく根尖から起こるので，その機序を助けるためには骨の活性を高める目的から，挺出という部分的な矯正を根管治療に先行させた．小さなことでも，順序立ての工夫で異なった結果を得られる．術後の **2-6-11** は MTM をスタートしてからまだ 23 ヵ月．歯冠歯根比が悪くなるが，欠損になるよりはよいだろう．切端咬合の中切歯は中間運動に関与していない．

水平破折

　2-6-12〜16 は上顎右側中切歯の水平破折で，いくつかの選択肢が考えられる．根長が短く，単独で残すのは難しい．根尖に病変もないため，歯根の破断面を骨レベルのわずか下まで削り込み，残根を残す方法も考えた（RST: Root submergence technique）．抜歯による骨吸収を起こしにくいといわれるが，長期の予後が不安であることと，左側中切歯は無髄歯で，実質欠損も大きく，右側側切歯が先天欠損しており，右側犬歯を含んだブリッジは選択肢から除外された．

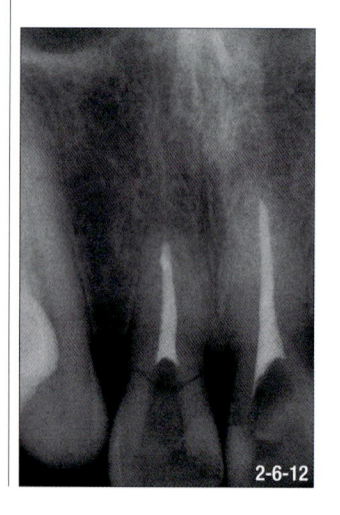

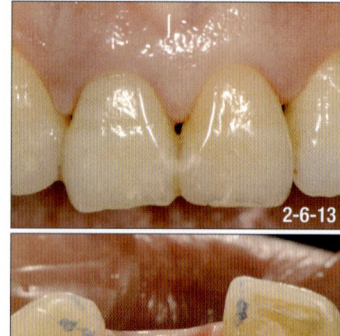

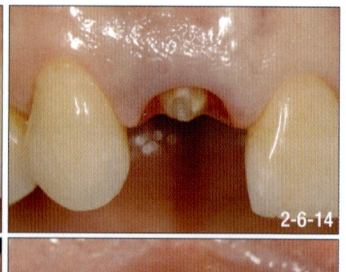

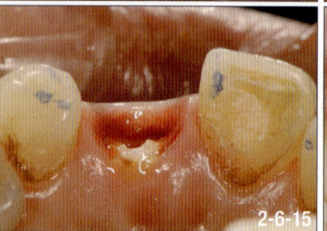

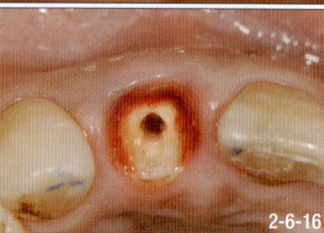

側方運動のガイドとなる右側犬歯を削りたくないとすればインプラントになるが，初期固定は得られそうにしても抜歯即時埋入はまだ予知性に不安が残る．また，破折線が唇側では歯肉縁のかなり下であり，抜歯時に骨を壊す可能性が高い．そこで抜歯時の骨吸収や歯肉退縮を減少させるように，ゆっくりと4mmほどの意図的挺出を試みた．ただし，歯頸線が持ち上がる分だけ MGJ（歯肉歯槽粘膜境）も切端方向に持ち上がる．

そこで，2-6-18 のように右側犬歯と左側中切歯を固定源として右側中切歯の挺出を図る．残根に埋め込んだピンはチタン製のポストで（2-6-17），尖端にエラスティックを通す穴が開いている．2本の歯を結ぶワイヤーはそのピンの残りを利用．ラフな表面なのでエラスティックの位置を近遠心に移動でき，残根の挺出方向を調整できる（2-6-18）．

インプラントの植立は2mmほど口蓋に寄せたいので，ワイヤーはそれを見越してできるだけ口蓋側にセットする（2-6-19 では固定に入っている）．根尖は口蓋側には移動できない．2009年12月に抜歯．その後，インプラント埋入手術を専門医（松井徳雄先生）に依頼．2-6-20 は Provi．2011年に上部構造を装着（2-6-25）．2-6-21～24 は装着までの X 線写真の流れ．

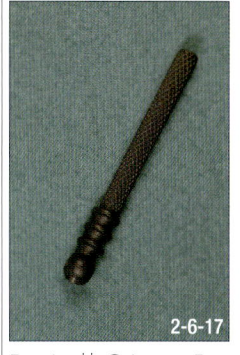

Premier 社の Integra Post（白水）．長さ15mmで太さは5種類．

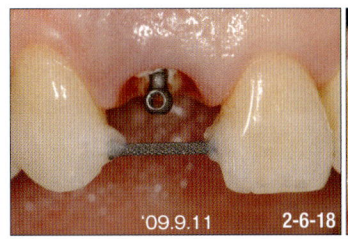

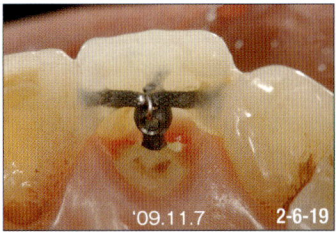

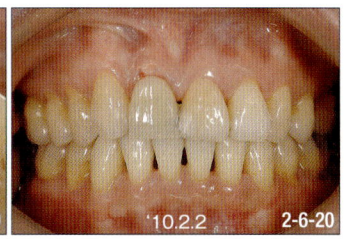

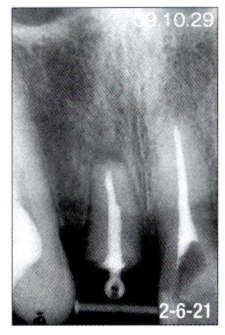

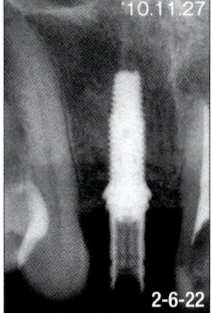

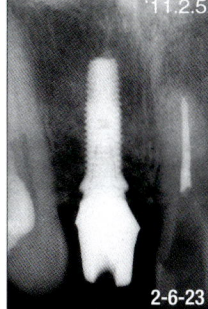

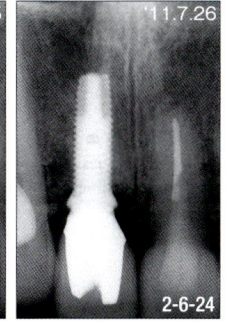

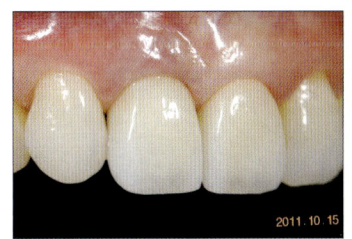

'11.10.15 装着後 2m 2-6-25

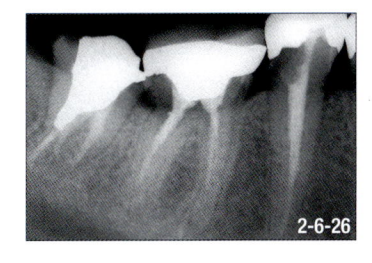

2-6-25 のケースは上顎右側側切歯，下顎右側第一小臼歯が欠損し，上下顎右側の犬歯によるガイドが存在していない．上顎犬歯は捻転しており，上顎右側第一小臼歯と下顎右側犬歯によるガイドも考えられる．本来は歯牙移動による修正もありうるだろうが，成人の患者で，このような犬歯を矯正して通常の犬歯誘導の役を負わせて長期の成功を収めるケースは少ない．

2-6-26 のケースは局部的だが，問題点が多く，一つずつ解消する他ない．初診時の下顎右側には無髄歯が連続し，それぞれに細かな問題が見える．第二大臼歯には巨大な支台築造，第一大臼歯には齲蝕か，パーフォレーションか，内部吸収などを疑わせる部分と，わずかな骨吸収の暗影像がある．破折の可能性も疑われる．第二小臼歯の遠心には大きな齲蝕がある．

まず第二小臼歯を挺出させ，齲蝕の下縁を骨頂から4mm離すことにした．このときは歯槽骨や歯肉が歯と一緒に持ち上がらないように，歯頸部歯根膜に沿ってメスを入れ，2～3週間の急速な挺出（Quick extrusion）を行う．2-6-27 で挺出用の Integra post が見えている．

Quick extrusion

咬合概論 41

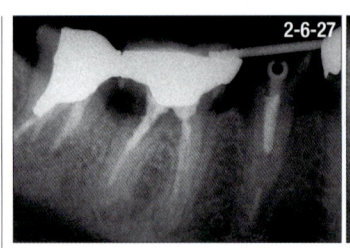

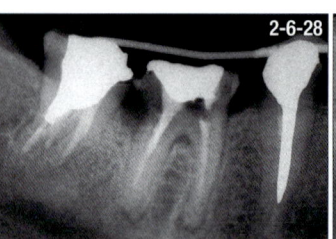

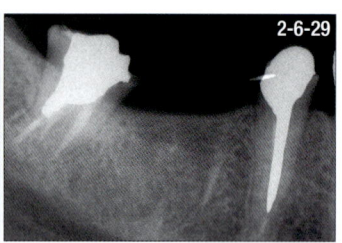

第二小臼歯の根管治療後の支台築造で、根長測定に失敗をした。歯冠部が大きく失われ、挺出量の計算にミスをして、異常に長いポストになってしまった（**2-6-28**）．固定後、問題をはっきりさせるために第一大臼歯の急速な挺出に入った．結局、この歯の根分岐部の直上も、遠心部の暗影像も齲蝕であり、抜歯せざるをえないことになった．

　第一大臼歯の抜歯後11ヵ月の **2-6-29** を見ると、急速な挺出であっても、それにより骨の活性が高まり、抜歯による骨の大きな欠損を防ぐことができ、骨頂のラインも平坦になったのではないか．通常、骨の高さと幅を確保したいときは抜歯に先だって時間をかけて挺出させるが、このときはこの歯の問題点を早く発見するためにやや急いだ．

　第二小臼歯の歯槽骨のラインも明確になっている．これで欠損部の選択肢に、ブリッジだけではなくインプラントも加わった．というところで、出身地のドイツに帰国してしまった．その後どんな修復をしたのだろうか．

　2-6-30 は20年前の悲惨なケースで、抜歯だけはしたくないとの要望である．かつて2人の歯周病専門医に、上顎は全ての歯の抜歯、下顎は大臼歯のみ残せる可能性があり、欠損部は義歯になるだろうと診断されている．患者は自身のプラークコントロールの悪さと、若いときに矯正治療を受けなかったことを十分に承知しており、そこに罪の意識すら感じている様子であった．「歯周治療と矯正の専門医に紹介しましょう」という言葉だけで強い反応を示していた．専門医という表現がどこかのスイッチを入れるらしいと、歯科衛生士からの進言があり、人の心理の複雑さを教えられた．治療の初期には口腔内写真の撮影も拒絶していた．術前術後の2枚の写真（**2-6-30** と **2-6-43**）のトーンに大きな差があるが、その間、15年という時間が流れたのでご容赦願いたい．

　人工的な修復こそ少ないが、歯周組織のダメージが大きく、臼歯群による下顎の位置決定ができない．骨の喪失による動揺で、咬合高径は決まらず、中心咬合位は安定していない．

　側方運動は不可能．横に動くと歯を失うのではと危惧しており、指示をしても動かしてはくれなかった．筋肉にも負担がかかり、咀嚼だけではなく発音発語や嚥下にも苦労している．

　上顎の右側第二小臼歯と左側第一小臼歯はX線写真で保存不可能と判断するが、この時点で告げるより遊離歯肉移植をしてから抜歯の説得をしようと決定．この両歯はもはや意図的挺出の対象ではない．この状況で抜歯をすれば歯槽部に収拾不能な欠損が生じるので、先に歯肉移植をしてから抜歯することにした．大きな陥没を防ぐためにこれは大事な順序立てではないか．**2-6-32** になったところで多少の落ち着きが生まれ、第二小臼歯の抜歯の同意が得られた．

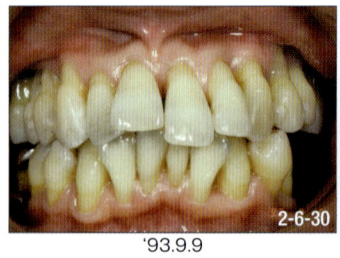

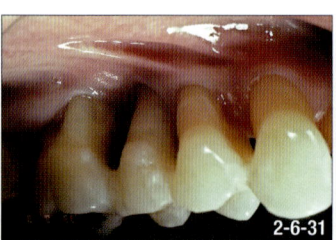

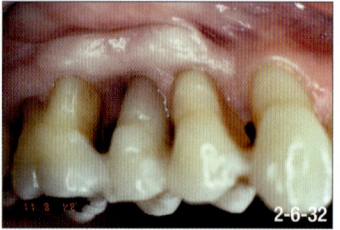

　2-6-33 のX線写真で大事なことは、第二小臼歯を助けることではなく、第一小臼歯の遠心に少しでも骨を得ることである．前者の抜歯時に後者の根尖がほぼ露出していた．第一大臼歯の近心にもわずかな骨の改善があり、骨頂も少しばかり平坦になっている（**2-6-34、35**）．

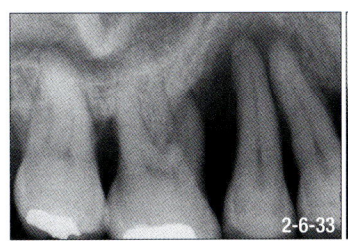

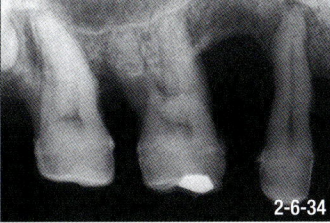

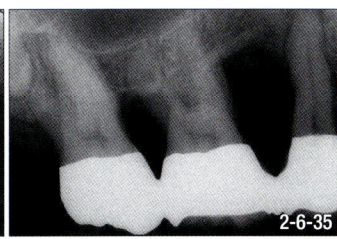

上顎左側については，第一小臼歯もホープレスであり（**2-6-36**），歯肉移植をしたが，小帯切除に失敗．結局は抜歯後の問題を増やしたかもしれない（**2-6-37**）．第二小臼歯はセメント質が肥厚している．さらに，隣接する第一大臼歯の頬側根は近遠心ともにリーマーが折れ込んでおり，特に遠心根は第二大臼歯と接触して骨を大きく喪失している．口蓋根を残せただけであった．第二大臼歯は口蓋側から遠心にわずかに残る歯槽骨で「ただそこにあるだけ」なのだろう．第一小臼歯の抜歯により第二小臼歯の近心の骨を少し増やせたのはわずかな慰めだったが，結果は右側より不十分である．

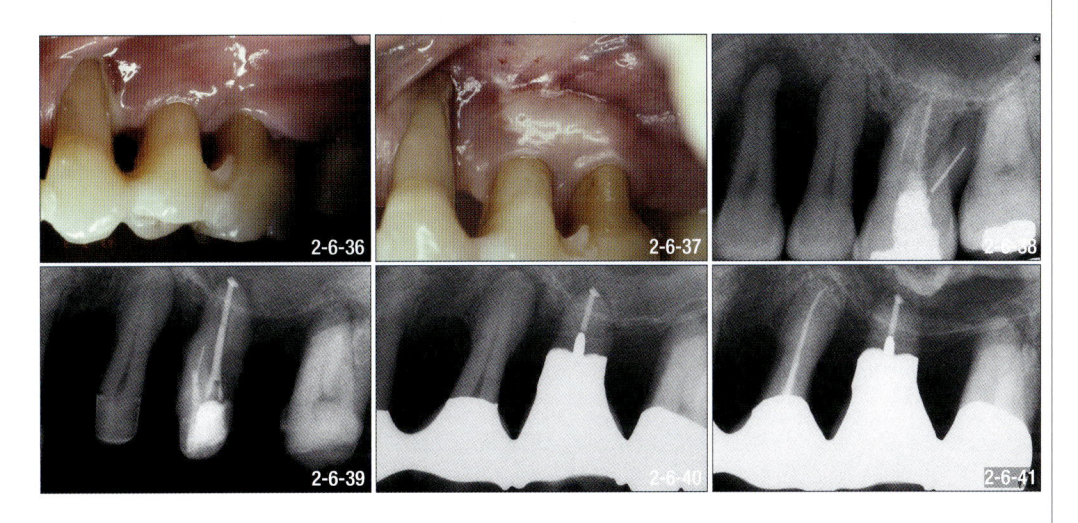

矯正によってわずかに咬合を挙上（**2-6-42**），上顎の四前歯は固定もせず15年経過した．その後，階段で転倒，上顎右側中切歯を破折してコンポジットレジン（以下，コンポジット）を充填（**2-6-43**），側切歯とは 4-META で固定．現在 20 年が経過している．矯正で何とか辻褄を合わせ，犬歯誘導もとりあえず確保はできている．珍しく全部歯肉縁上の修復になった．

専門医による下顎の前庭拡張と結合組織移植（Connective tissue graft）の承諾を得たが，なかなか実現しないのが悩みの一つ．20 年は経ったが，この状況が継続するとは思えない．将来はマグネットの力を借りて，上顎は総義歯形態のインプラントになるだろうと予想している．何段階もの手術が必要だが，はたしてインプラントの理解が得られるかどうか……．

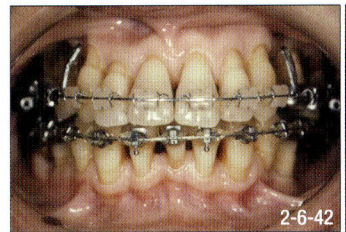

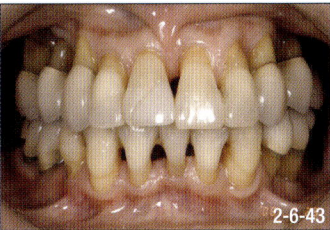

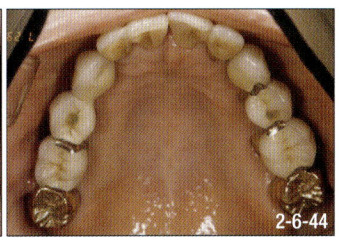

⑦ 動揺性の再考

治療の順序立ての集積は全体への切符ではない．咬合のゴールを見るにはまだ戦略的なたくさんの関門を通過する必要がある．そこで，今後の咬合論へのターニングポイントとして，広範で比較的長期の症例を提示しておきたい．20 年以上にもわたって，歯の動揺性を戦略の主

軸として考えてきたケースである.

このケースもかつての歯科医療の縮図そのものであった. 無造作な修復物, 結果としての圧倒的な無髄歯の数, 広範な歯周組織の崩壊, 運動範囲が大きなⅡ級1類への咬合の与え方, パッチワークの修復を繰り返し, 天然歯としては下顎5前歯が残るのみとなった.

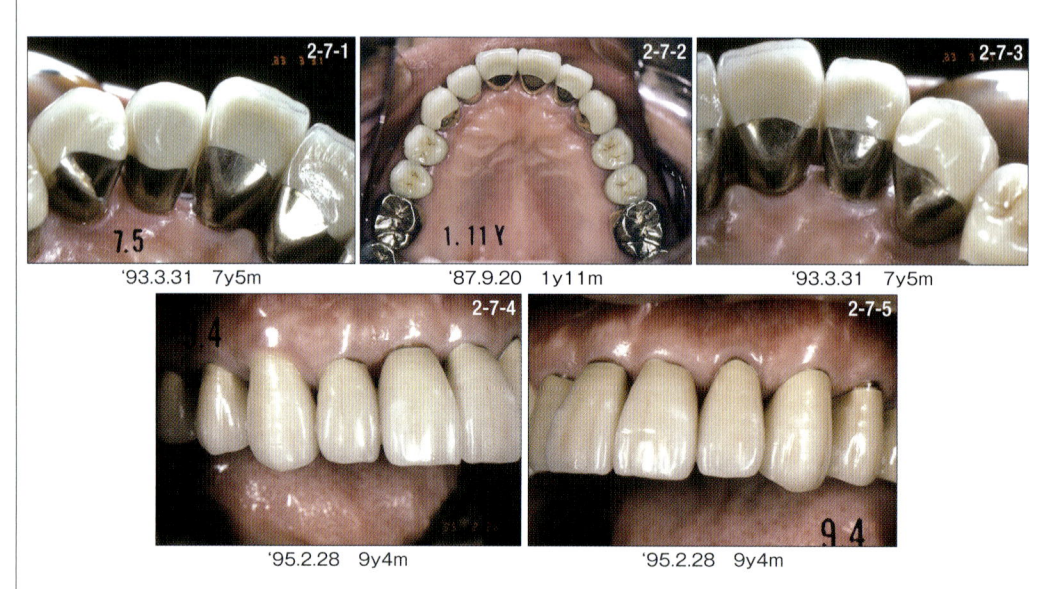

上顎右側の第一大臼歯は耳鼻科で上顎洞の手術を2度受けている. 歯性上顎洞炎だったが歯根端切除後はアンキローシスの状態になった. 2本の小臼歯も根端を切除せざるをえなかった.

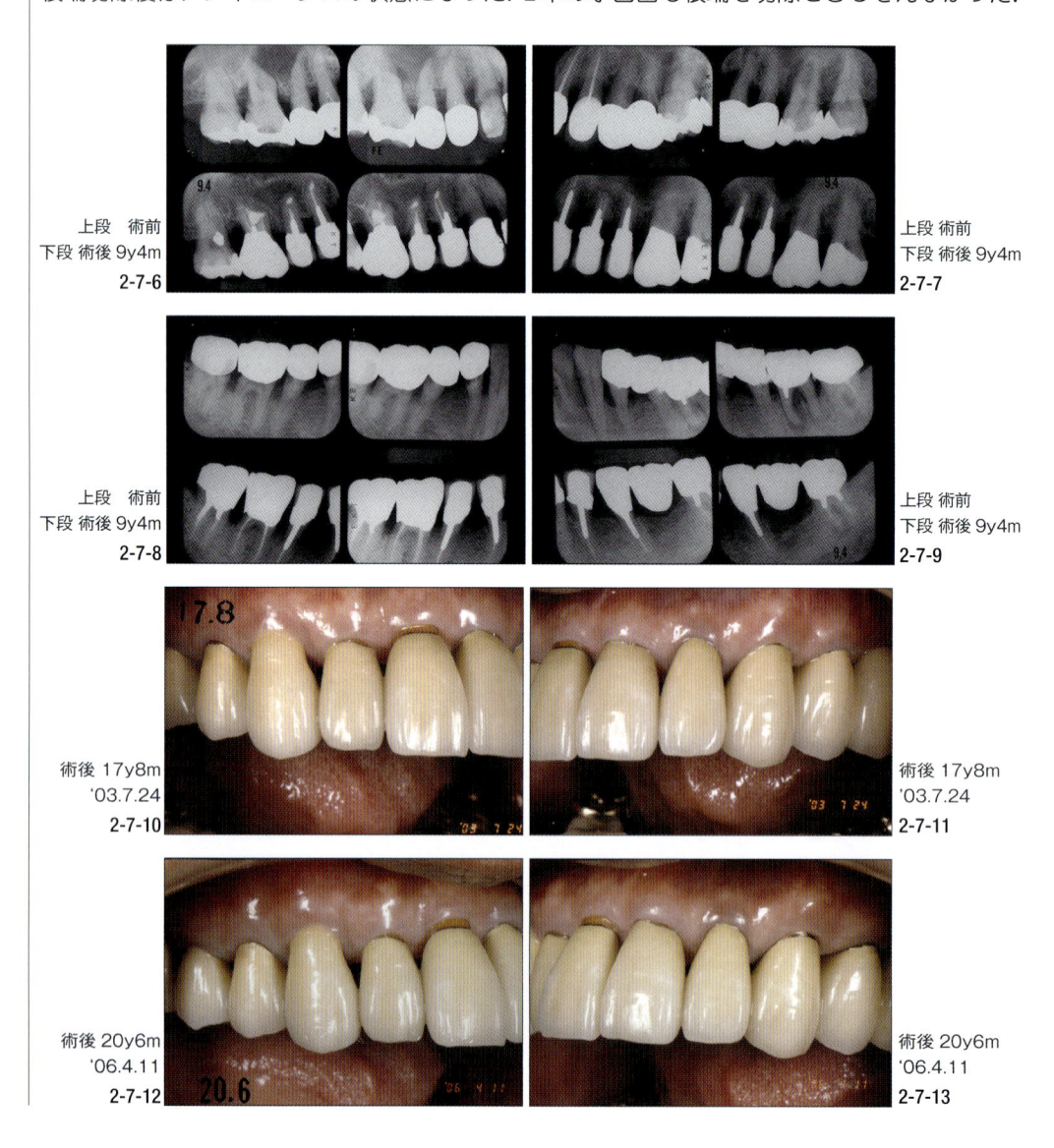

1997年に上顎右側の犬歯と中切歯が歯髄炎を発症，5年後に，犬歯が破折した（**2-7-15**）．破折は骨縁に及んでいなかったので，ポストを立て，セラミックで修復ができた．エンブレジャーを大きく開けていた外形を，新しい修復物で少々改善した．その直後が **2-7-16** で，3年7ヵ月後の姿が **2-7-18**．他のエンブレジャーと近似したスペースとなり，清掃性が改善したという．

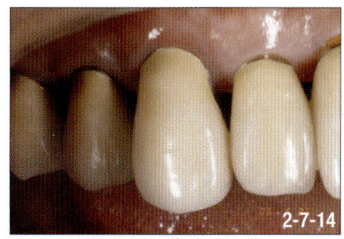

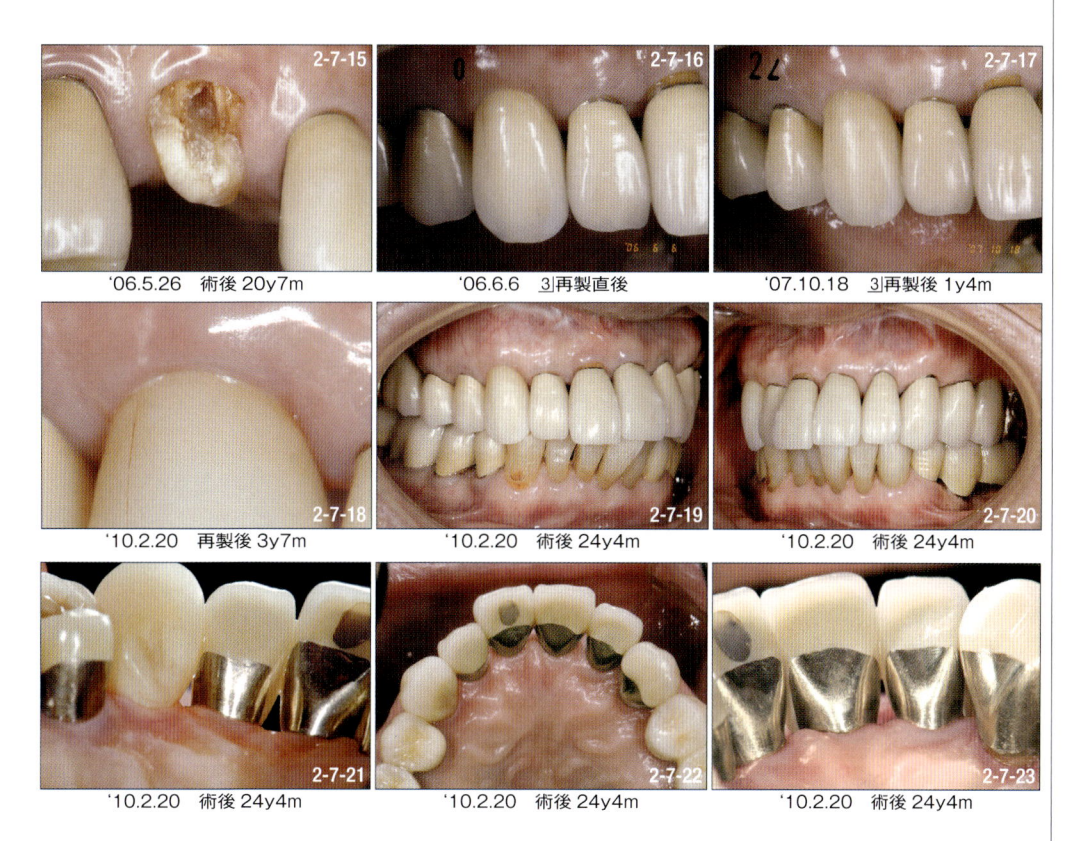

'06.5.26 術後20y7m

2-7-15 '06.5.26 術後20y7m
2-7-16 '06.6.6 ③再製直後
2-7-17 '07.10.18 ③再製後 1y4m
2-7-18 '10.2.20 再製後 3y7m
2-7-19 '10.2.20 術後 24y4m
2-7-20 '10.2.20 術後 24y4m
2-7-21 '10.2.20 術後 24y4m
2-7-22 '10.2.20 術後 24y4m
2-7-23 '10.2.20 術後 24y4m

　上顎中切歯の近心口蓋寄りにはかなりの頻度で側根が出現する．1997年に上顎右側中切歯の近心に小さな暗影像があり，そこから歯髄が壊死した．2012年のX線写真（**2-7-26**）では歯周ポケットと交通していることが疑われる．上顎前歯は歯冠歯根比が4対1となっており，動揺は Class II プラスである．確かにこの根の長さでは繊維性の硬い食べ物は嚙み切れないだろう．連結をするか否かの瀬戸際は越えているかもしれない．

　その決定のために，まず，修復中に Provi. を連結せずに装着して，フロスでコンタクトの強さをチェックする．フードパックの有無を毎回質問．次に，6本を連結して仮着材の溶出を調べる．動揺性に差があるとき，骨植のよい歯ほど容易に溶けてしまう．タッピング時の震盪感（フレミタス，Fremitus）もチェックしたが，結局，安易に鑞着をするべきではないという古典的な結論にたどり着き，下顎左側のブリッジ以外の全ての修復物を単独で作製．17年後の2003年ごろより上顎右側中切歯の切端が少しずつ挺出をみせ，2012年に至って動揺が Class III になり，抜歯のやむなきに至った．ようやく認可の下りた Bio-Oss® を抜歯時に使用した（**2-7-27**）．

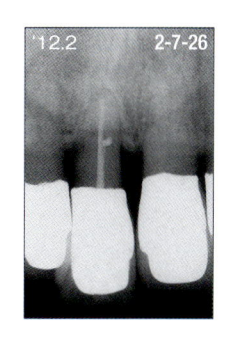

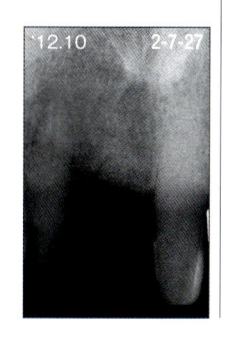

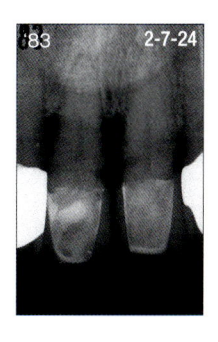

2-7-24 '83
2-7-25 '97
2-7-26 '12.2
2-7-27 '12.10

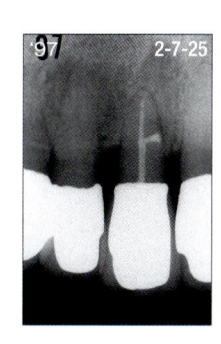

ジルコニアのセラミックブリッジを装着（**2-7-28**）．歯槽骨の唇舌的な退縮は少なかったが，やや長めのポンティックになっている．

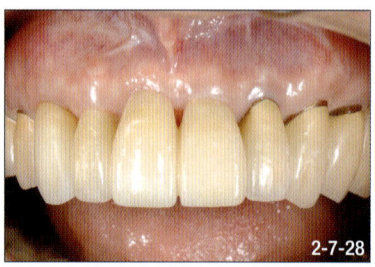

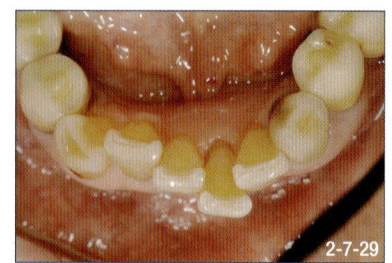

'13.1.29　1┘欠損以外は27y3m　　　　'10.2.20　24y4m

歯の傾斜と移動　　ここで二つの問題が浮き彫りとなった．一つ目は歯と歯列の前方への傾斜と移動である．25年という長い経過観察の間の少しずつの変化だが，下顎の前突と叢生が強くなり，左側中切歯が歯列から突出して弱体化した上顎右側中切歯を攻撃したのかもしれない．この歯列の変化は咀嚼器官の全体像と密接な関係をもち，オーバーロード，インプラントなどと関連する項目で再登場する．

動揺性の問題　　二つ目は個々の歯が示す動揺性と修復との関係である．これは単なる咬合だけの問題ではなく，支持組織そのもののあり方を考える必要があるだろう．

　ヒトの歯はその部位，根の数，開き方，位置，方向，歯根膜に支えられる表面積，対咬状態，咬合の形式などにより，固有の三次元のわずかな動揺性をもっている．その動揺のなかで，歯根膜中の微小循環も，咬合圧の変化により極めて微妙な挙動を示す．それは短期の問題だけではなく，長期にわたって大きく影響する．

　わずかな血流の変化が，ある種の呼吸や心臓の鼓動のような働きをみせながら，歯周組織の健康を保とうとする．咀嚼器官の中で自然の驚異をみせる大事な隠された鍵である．セメント質から周辺の歯槽骨，間を結ぶ歯根膜線維，その中をうごめく微小な血管と，そこを流れる血液，これらは全て力の様相に対して，実にダイナミックな対応処置を講じることで局所の動的平衡という舞台の主役を務めている．その舞台は炎症と咬合のせめぎ合いの最前線であり，崩壊と秩序，再生の輪廻を再現している．臨床を支える基礎の出発点でもある．

⑧ 微小循環から見た歯根膜　（高橋和人）

(a) 顎骨をめぐる微小循環

　まず，歯を支える微小循環の全体像を覗こう．顎動脈によって供給された血液は，顎骨骨髄に分布し，フォルクマン管を通過し歯根膜に入る．ここで歯根膜の血管網を通って静脈血となり歯肉に出ていく．そして歯肉の静脈と吻合し，歯肉と歯槽粘膜（非可動粘膜と可動粘膜）の境界部にある静脈弁を通過して顔面静脈に合流し，最終的に心臓に達する．ここで大切なことは，顎動脈によって供給された血液が顔面静脈に流入して心臓に戻ることであり，すなわち血液は往き（動脈血）と帰り（静脈血）では経路が違うことである．

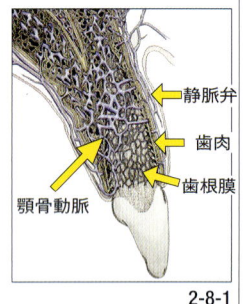

(b) 歯頸部歯根膜

　2-8-2は付着上皮直下の血管網と，歯頸部歯根膜の血管網を示す．図の上半分に見える付着上皮直下の血管網は網目が細かい．付着上皮が終わる歯頸線で，その下端の血管は上方に翻転してループを形成し，歯頸部歯根膜の血管網と明瞭な境界線を作って終わっている．下半分に見える歯頸部歯根膜には発達した太い健全な線維束があり，血管はその間を縫って血管網をつくるために，その網目は粗くなる．

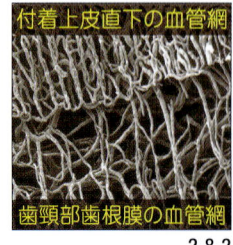

(c) 歯根膜線維束の構築

2-8-3 は正常な歯根膜の矢状断組織像である．歯根膜線維束が脈管神経隙の間を縫って歯槽骨と歯根を結んでいる．図の左側は歯槽骨，右側はセメント質，歯槽骨に付着する歯根膜線維束がセメント質側より発達している．歯根膜線維の間を縫って脈管神経隙が形成され，脈管と神経の通路となっている．

(d) 正常歯根膜の血管構築

歯根膜の血管網を詳細に観察すると，歯根に沿って形成される「歯根側血管網」と，歯槽骨に沿ってつくられる「歯槽骨側血管網」との2層構造であることがわかる．前者は歯根周囲の組織を養い，後者は主として歯槽骨に栄養を送っている．歯槽骨表面に存在する細胞成分や組織はこの歯槽骨側の血管網によって養われている．

2-8-4 は，除去した歯の側から観察した SEM．歯根膜血管網の奥には壁のような歯槽骨表面が存在し，処々に丸いフォルクマン管の開口部への血管の出入りが観察される．縦走する血管を基調とした血管網は歯根に接近したところに形成される．これを「歯根側血管網」と呼ぶ．この血管網の特徴は，動脈性毛細血管と静脈性毛細血管が伴走していることである．

この歯根側血管網の一部を除去すると歯槽骨に沿って細静脈によって構成される歯槽骨側血管網が現れる（2-8-4）．この血管網は網目が粗く歯根側血管網の受け皿になっている．ここから出た静脈はフォルクマン管を通過して歯槽骨骨髄にある静脈網に合流している．

歯槽骨側血管網の一部を除去し歯槽骨表面を露出させると，2-8-5 のように大小のフォルクマン管の開口部が出現する．小さな開口部には細い血管が出入りしており，大きな開口部には太い血管が出入りしている．この穴の大小は歯根膜の緩衝機構に大きな役割を担っている．

歯槽骨側の血管網から出た細静脈はフォルクマン管を逆走して骨髄の静脈網と吻合している．この連絡路によって歯根膜血管網の血液は骨髄の静脈網との間を往復することができる．つまり咀嚼圧によって歯根膜血管網が圧縮されると，血管網の中にある血液はフォルクマン管を通って骨髄の静脈網に流れ込み，歯根膜の圧迫が解消すると血液は逆に歯根膜に流れ込む．

歯槽骨を隔てて歯根膜血管網と歯槽骨骨髄の静脈網が存在する．すなわち二つのタンクが存在することであり，二つは大小の静脈によって交通している．そして歯根膜タンクの容量は，歯根膜の変形によって容易に変化する．すなわち咬合圧によって歯根膜タンクが圧縮されると，タンク内の血液は連絡路である静脈を通って，骨髄タンクに流入する．

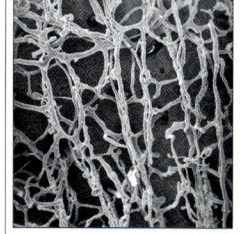

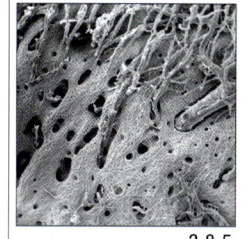

(e) 血管網タンクと，骨髄タンク

骨髄に分布した細動脈は分岐を繰り返し，フォルクマン管を通過して歯根膜に入り，歯根に沿って歯根側血管網をつくる．歯根側血管網は前述のように動脈と静脈が伴走する血管網である．この血管網から出た静脈性毛細血管は，歯槽骨表面につくられた歯槽骨側血管網に流入する．歯槽骨側血管網から派出した大小静脈は，フォルクマン管を通じて歯槽骨骨髄の静脈網と合流している．

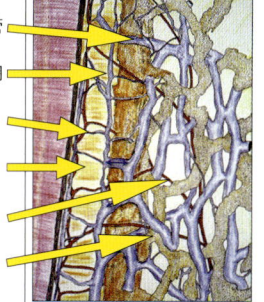

骨髄タンクの容量は不変で，歯根膜タンクに比べ数倍の容量をもっているので，歯根膜タンクの血液は容易に移動することができる．しかし，血液の移動の際に連絡路である静脈の口径（フォルクマン管の口径）の大小によって，流体抵抗が変わる．連絡路が太いときは抵抗が少なく，その中の血液は骨髄タンクに急速に移動できる．

口径が小さいと抵抗が大きく，血液はゆっくりと移動する．そのことはどんな加速度による力にも対応できる機能をもったショックアブゾーバーであるといえる．歯根膜線維による緩衝機能を補完するものとして，フォルクマン管の口径が重要な役割を果たしていることは言うまでもない．

咬合概論　47

この歯根膜と骨髄との間の血液の移動によって歯根膜，歯槽骨，骨髄などの新陳代謝の恒常性が保たれている．

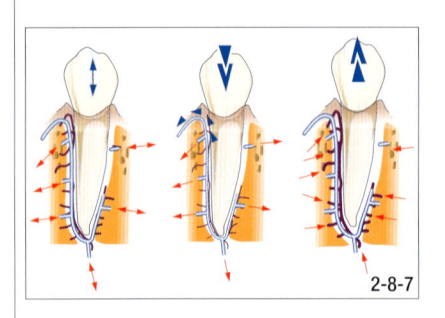

　2-8-7 は咬合圧による歯根膜の圧縮によって起こる血液の移動状態を示している模式図である．図の左は正常状態の歯根膜タンクと骨髄タンクの関係を示している．歯根膜タンクと骨髄タンクとは歯槽骨を貫通するフォルクマン管の中を走る静脈によって連絡している．歯根膜に外力が加わっていないときは細動脈によって歯根膜タンクに動脈血が供給されている．

　咀嚼圧が歯根膜に加わりタンクが圧縮されると，タンク内の血液は血圧の低い骨髄タンクに流れる．歯根膜タンクのもう一つの出口からオーバーフローして歯肉に流出，歯肉の静脈に流入し，静脈弁を通過して顔面静脈に注ぐ．咬合圧が解除されて，歯根膜タンクが広がり内圧が低くなると，内圧が高い骨髄タンクから血液が歯根膜タンクの方へ再び移動する．

　ここでようやく本文との関連性が見えてきた．それぞれの歯には固有の動揺性があり，力が加えられたり，リリースされると，繊細な微小循環の流れの中でいのちの営みが絶えず繰り返される．通常の咀嚼，会話，嚥下，睡眠中のクレンチングなどの機能を営むとき，上下の歯に加えられるかすかな，あるいは強い力は咀嚼器官の枠を越えた壮大な動的平衡の役を果たしているのだろう．

　何本かの歯を連結し，一括りに固定してしまうことは，特に限られた歯根膜の微小循環の観点を超えてなお，いくつもの問題が見えてくる．もちろん臨床の立場ではさまざまな条件があるが，初めに連結ありき，という考え方には多くの問題があることを提起しておきたい．歯根膜中での血管の挙動についてはここまでにして，筆を内藤に返すことにする．辺縁歯肉の血管像の項（p.144）で再び読者とお会いしよう．

⑨ 鑞着　Solderless joint

　高橋（⑧節）により微小循環が果たすミクロの姿の一部が把握できた．これは，連結，あるいは鑞着について多くを示唆している．微小循環の挙動でも判るように，力が加えられたときの歯の固有の動きは冷酷なほど合目的性に富み，実に優雅でしなやかでもある．基本的には各々の歯がもつ個別の生理的な可動性を封印するのは好ましくはない．

　「力のコントロール」という表現をするが，ほとんどは単に修復物の連結を意味するだけである．咀嚼器官に加えられる力はそんなに簡単なものではない．これはこの本の最も重要なテーマの一つであり，後半で集中して考えていきたい．

微小循環の封印

　「力のコントロール」とは，強引に押さえ込むことではなく，咬合の局面において，ある範囲の圧力に耐えて，正しく顎位を保ち，正常な機能運動が行えることを目的とする．物理的な連結によって微小循環の生理活動を封印することではない．前記の **2-7-1〜29** のケースではかなりの動揺があっても鑞着をせずに，全てを単独で修復した．

連結のルール

　しかし，臨床的には単独で処理できず固定することも多い．もしやむをえず固定するならば一定のルールに従う必要がある．模式図で連結固定について考えてみたい．

　まず，**2-9-1** で大臼歯に動揺があるとしよう．この2本を修復するとき，通常は2本の歯を鑞着（**2-9-2**）して，**2-9-3** のようにセットする．ところが，連結したクラウンをセットしても，動揺性の性格は **2-9-2** の赤い矢印のように内在したままで残る．時を経ずして，**2-9-4** のように大臼歯が力によって振られて，動きのない小臼歯のセメントがウォッシュアウト（溶出）する（**2-9-5**）．

　この動揺のない歯の修復が決まって脱落するというのがミソである．ウォッシュアウトすれば図の小臼歯は内面にプラークが入り込み，齲蝕になってしまう．全体が脱落するわけではな

いので事が大きくなるまで気づかない．そこで，**2-9-6** のように内冠（Coping）を装着すればセメントがウォッシュアウトしても，内冠が残るので齲蝕にはならないとされた．しかし，プラークが内部に入るのは同じで，異臭を放つことになる．内冠のある歯に動揺があれば歯槽に沈下する．

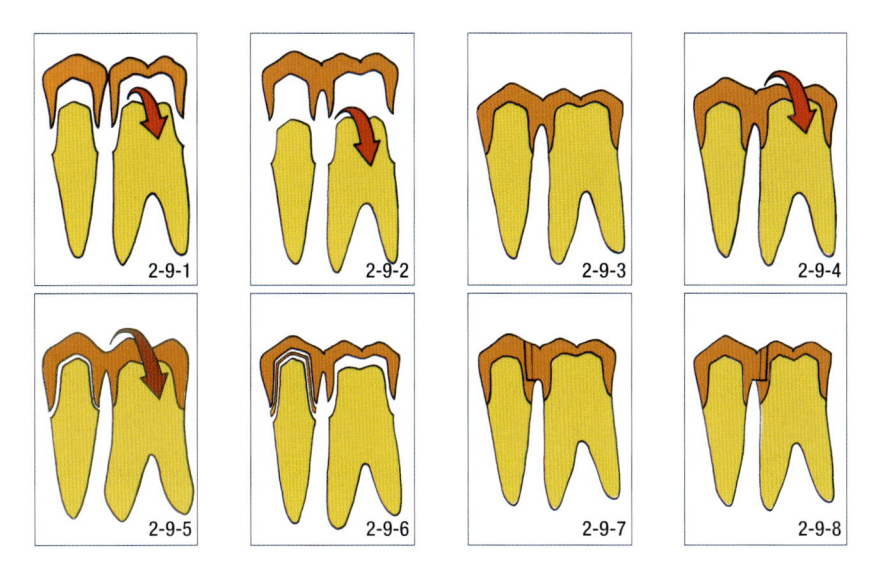

一時，小臼歯の遠心に Solderless joint の雌部（Female）を彫り，動きを示す大臼歯の近心に雄部（Male）を加えて，ある限定された範囲の動揺を「中和」させると称して **2-9-7** のような仕組みが流行した．**2-9-8** は雄部と雌部が反対であり，歯が近心方向に傾斜することで，雄部が雌部から浮き上がってしまう．

Solderless joint は上記の目的と，平行性の修正の二つがあるが，いずれも雌部と雄部の良好な適合性が条件である．そのため雄部は本体のクラウンとは別個に作り，後から **2-9-9，10** のように鑞着をする．雄部と雌部はシリコーンで適合性のチェックが必要なほどしっかりと組み合ってほしい．両者の間に許される動きは水平方向で 2°程度が限界．

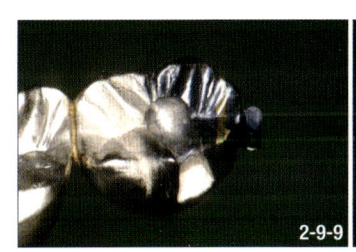

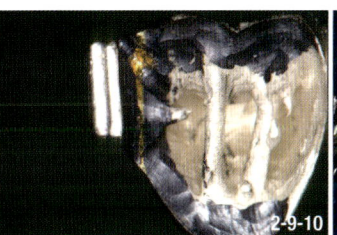

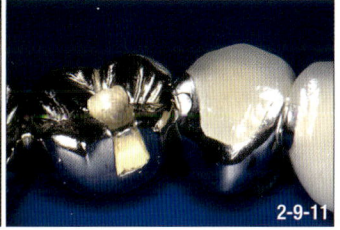

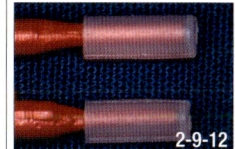

市販の Solderless joint 用の成型品．ワックスに埋め込んで使うと適合不良になる．雄部だけ鋳造しておくと半永久的に使える．雌部は鋳造した雄部に直接ワックスアップをする．

さて，ここでよく考えねばならない．この鑞着固定をしたり，内冠をセットしたり，Solderless joint なる仕組みを使ったとしても，歯の動揺性という本質に何の変化も生じてはいないのである．このあたりに歯冠修復のみによる治療の限界が垣間見えてくるのではないか．

⑩ 咬合診査の優先項目

ここまでは，順列組み合わせから出発して，いくつかの小さな戦略論を考えてみた．次にそのような基礎的な技術を前提にして，咬合の全体像を覗くページをめくってみたい．**2-6-1〜3**（p.39）のケースを通して，まず，問題点の把握から解説する．

前述したように，このケースは 50 年間同じ歯科医を受診しており，対症療法を主体とした歯科治療の展示会になってしまった．齲蝕があれば充填，痛ければ抜髄，欠損したらブリッジ，縫製冠から鋳造冠へ，メタルからセラミックへという介入の流れが，そのまま次の介入を生み出すサイクルへと入っていった．Ⅱ級 1 類は運動量が大きく，下顎位も不安定で，局所だけではなく全体の問題を抱え込みやすいことも不運だった．

戦略的な組み立てに入る前に，一体何を相手に戦うのかをはっきりしておきたい．このケースの最初の問題点は中心咬合位そのものであった．咬耗は大きくても，人工的な介入のない下顎5前歯だけが天然歯として残っているが，これを天然歯と受け取るか，その咬耗を異常と考えるかで方向性が異なってくる．

　咬合位の修正にはどうしても下顎前歯部へのアプローチをしたい．この点についてのコンサルテーションには時間をかけた．歯科治療に疑いをもっており，過去50年の間に，多くの歯が，齲蝕，充填，二次齲蝕，抜髄，支台築造，破折，抜歯……というお約束のコースをたどり，現在に至ったこと，もし下顎前歯を触らずにすませられるならば，という申し出にそれ以上の答えを私はもっていなかった．

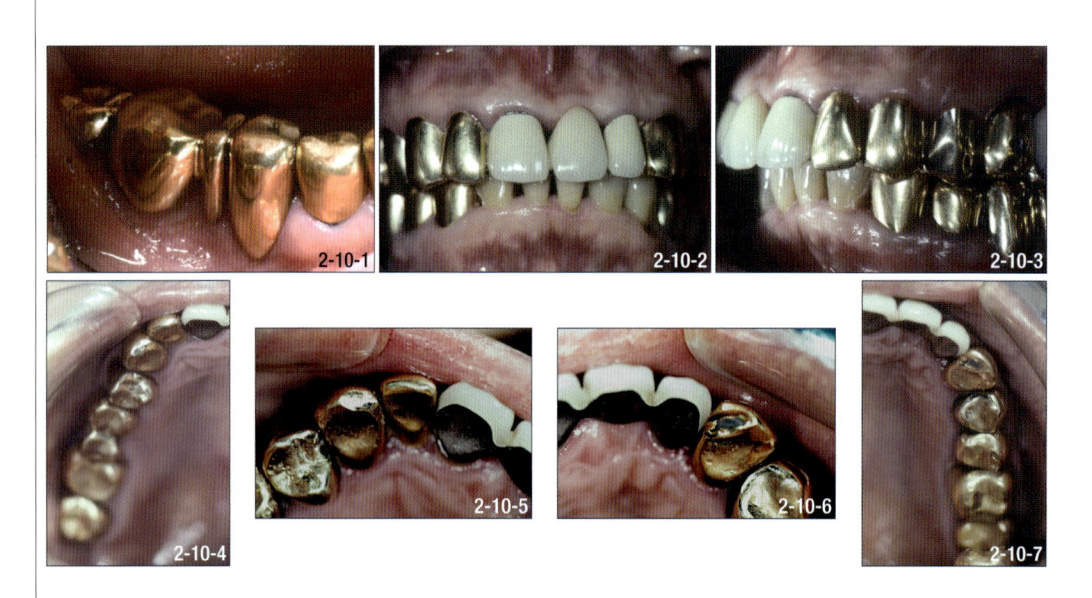

　現在の中心咬合位は存在するが，それは運動の結果，咬耗をしながら挺出，移動，そして咬耗という負のサイクルに入った挙句の中心咬合位であろう．どこかに記憶痕跡も強く残っているはずだ．主要な問題点（Problem list）の把握には次ページのように三つの項目があり，その第一項目から正確さを欠くことになる．

　通法通りにフェイスボウにより操作のシンプルな咬合器に模型をマウント，上下を組み合わせてみる．**2-10-8**の舌側観で，下顎の前歯を何とかするべき理由がよく判る．上下の模型を石膏で固定，前歯から縦に切断して，それぞれの被蓋を調べる（**2-10-10**）．しかし，この段階ではまだ「直感や経験」などを頼りに作戦を立ててはならない．

　このケースの流れを追いながら，咬合診査の優先項目や，手順，How-to などの各論に入っていこう．

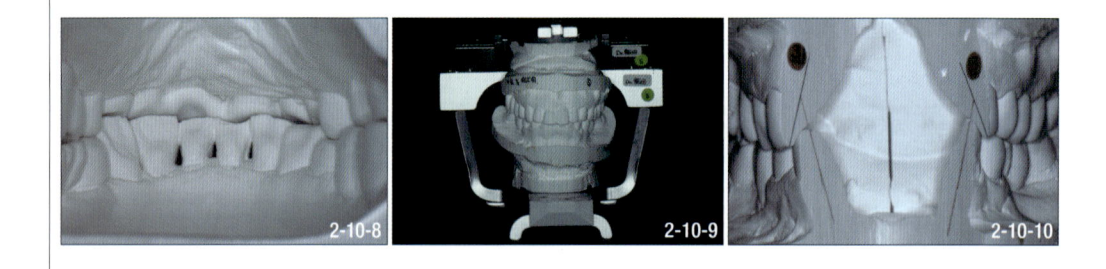

Problem list

Priority

　X線写真や動揺度，プロービング値，顎関節の動きなどのたくさんの資料とともに，Problem list を確実に作る．しかし，この段階では前に述べたように，一つひとつの骨欠損や動揺性，付着歯肉や粘膜，根尖病変，歯の欠損，色や形，審美性，修復の適合性などは大きな意義をまだもってはいない．問題点の把握は，優先順位（Priority）の置き方で変わってくる．このケースでは咬合が最も重要であり，次の三点が最優先される．

> 咬合診査の優先項目　(Problem list)
> ① Vertical displacement　　　顎間距離は正しいか
> ② Horizontal displacement　　水平的位置は正しいか
> ③ Loss of anterior guidance　　前歯誘導は正しいか

1) Vertical displacement　顎間距離は正しいか

　このケースは全ての歯に前ページの 2-10-4～7 のような咬合面形態の補綴修復が入っているので，現在の顎間距離（Occlusal vertical dimension：OVD）は疑わしいと考えるべきである．32 ページで述べた開口の基準に従って，本来は何らかの ME 機器による診査と検証が必要となる．

　さて，ME 機器が適切な顎間距離を探し出せるのだろうか．結局，単一の情報では垂直的顎間距離は決められないし，ピンポイントの顎間距離がはたして存在するのか，というもっと基本的な問題にも直面する．生体の示す一定の許容範囲で，顎間距離は幅のあるレンジの中に納まるという結論になる．これは Reference position（RP：参照点）と共通する性格をもっているのではないだろうか（p. 121）．

　大変重要な安静位（Rest position）という概念がある．一言で言うと，安静位とは「下顎骨の重量に対して，筋が代謝を示さない状態」と定義される．その安静位から歯と歯が接触するまでの安静位空隙（Free way space）はどれくらいなのか，これは長い間論争の種であった．多くの研究者や補綴医がいくつもの数値を発表している，ということはピンポイントの決定版がないことを意味しているのではないだろうか．

　代表的なものに Ramfjörd の報告[7]がある．安静位空隙にはレンジが存在し，前歯部において平均値 1.7mm の距離が認められる．筋電計で調べると，11mm までは電位が少なく，平均すると 3.29mm である．

　単に筋肉だけの観点だが，平均 3mm 程度の咬合挙上をしても筋には特別なオーバーロードが加わらない，ということなのか．11mm まで挙上してもよいことなのか．

　この数値は報告者によってバラつきがあるが，こんな 1/100mm の数に大きな意味があるのだろうか．3.29mm というのは単なる平均値で，人によっては 1mm でも高く感じることがある．5mm でも受け入れることもある．場合によっては 1mm や，1/10mm という数値に意味があるかもしれないし，ないかもしれない．同一個人の複数回のテストをするとどのような値が出るのだろうか，これもよく判っていない．

　臨床的な感触から，咬合の挙上は比較的容易かもしれないが，高過ぎた咬合を低くすることのほうがクライテリアが見当たらず，困難ではないだろうか．実際のところ，私は全顎の咬合再構成で咬合を低くした経験は極めて少ない．

　さて，この数値はあまり意味をもっていない，という印象をもたれた読者も多いのではないだろうか．事実その通りである．Ramfjord の報告で最も重要なことは，安静位空隙は"Undoubtedly learned"，すなわち，「疑いもなく後天的に学習し，再構成される」と結論されている点である．すなわち可変性で，状況に応じて生体がある範囲（Ramfjord は筋の電位という見方）の幅を示すものだと私は解釈している．

　安静位空隙が平均 1.7mm，筋肉に大きな電位差が生じない平均が 3.29mm．極論すると，顎関節に異常がなければ約 3mm の咬合挙上は大体のケースで受け入れられる可能性が高いのではないか．臨床的には，前歯部で 2mm 程度，小臼歯部で 1mm が安全な挙上量の範囲といえるだろう．

　そこには問題が二つある．挙上するときの水平的な位置をどこに設定するか，これが第一の問題．第二が，咬合を挙上することは，結果として全ての歯を人工的に修復しなければならなくなることである．私はこの第二の点でいつも躊躇してしまうのだが……．

OVD

安静位

安静位空隙

7. Ramfjord SP, Ash MM：オクルージョン：咬合治療の理論と臨床．東京，医歯薬出版，1973．

咬合挙上

OVD の再構成

水平的位置

咬合概論　51

2）Horizontal displacement　水平的位置は正しいか

　かつて，この問題は天然歯列の咬合調整，歯列矯正，単独冠から全顎の咬合治療まで，全てを巻き込んで，何が何でもという原理主義の罠に落ち込んでいった．その反省から，今では周辺の考察を含めて完全に否定するか，無視する方向に流れているが，真実は中間のどこかに隠れていることだろう．

　とりあえず，いくつか存在したCRの定義を私なりにまとめてみると「下顎の回転運動が可能なある垂直的位置において，関節結節の遠心面と下顎頭が，関節円板の最も薄い部分を介して密に接触しており，安定し緊張が少なく（比較的）再現性の高い，機能的な頭蓋と下顎骨体との関係」となる．簡単に言うと「歯と歯の位置関係」ではない．

　この定義は，あくまでもSOMAを対象とした機械論，幾何学論から一歩も踏み出してはいない．実際の下顎骨体は浮遊するシステムの一部であり，それは，単に硬組織としての側頭骨の関節窩だけではなく，筋肉，靭帯，滑液，結合組織などの柔らかい組織と，反射や学習，全身のおかれた状況などと関連する神経機構によって支えられている．

　それならば，今日のCRと明日のCRが本当に同じかどうかは誰にも保証できない．組織やシステムに何かストレスが加われば，言い換えると，正常ではない要素が加われば，あるいはリモデリングが起これば，昨日のCRとは変わる可能性は否定できない．

　閉口した位置を維持するのは歯か，修復物の咬合面である．その咬合面が接触の位置と形態を保ち続けることは絶対にありえない．必ず咬耗が生じる．しかも，全ての歯列が生涯にわたって前方傾斜と移動を示し続けるならば，上顎骨に対する下顎骨体の三次元的な位置をある特定の瞬間に記録してもそれを維持することはできないであろう．

　通時的な記録ではあるが，Condylographで顎位を追うと，異なる採得時の下顎位なので定性化，定量化は不可能かもしれないが，臨床的には基準位も変化していくように感じる（p.122）．同様に，浮遊するシステムの一つに舌骨がある（p.127とp.229）．

　舌骨は生理的な嚥下のとき，舌骨上筋群の力で下顎下縁より上方に持ち上がる．嚥下は咀嚼以上に筋肉の共同作業を要求し，全体が動的平衡の流れにある浮遊するシステムとして働くのは，発音発語や頭部の姿勢と同じである．全ては他の組織との関係性のなかでシステムとして働く．咀嚼器官の一員として，下顎の位置と舌骨は決して無縁ではない．

　しかし，ある日，ある時点での上下顎の位置関係が決まらなければ，天然歯列でも修復でも我々には手持ちのカードがなくなってしまう．そこで日常的に選ばれるのがCOだが，これは歯の接触による位置関係で，あまりにも浮遊し過ぎる．タッピングごとに異なった接触を示す．

記憶痕跡

　また，記憶痕跡（Engram）という妖怪も顔を出す．どこかに本来は適正ではない干渉があっても，筋・靭帯に大きな不調の出ない範囲で楽な咬合位を探して，そこをCOと認識して，その位置で習慣的に閉口する原因となる．これは歯と歯の接触を遮断しないと，本来の位置で閉口しないことを意味する（p.118）．

基準位としてのCR

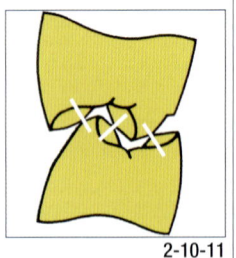

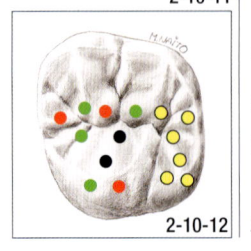

　そのようなCOと比べれば相対的にCRのほうが信頼性は高いだろう．同一時点でのバラつきが少なく，歯の接触を遮断して，CRが定点として記録されるならば，そこを「ある日，あるときの咬合診断の基準位」として採用せざるをえない．最終的にその位置を修復治療に採用するか否かは別問題である．ここを拡大解釈してはならない．

　診断のための共通言語としてはこのCRしか利用できないだろう．COはその任を果たせない．たとえば咬合の挙上をする時にCOは不安定で，共通言語とはならない．ただしCRが明日も，来月も，来年も同じ定点であり続けるとはかぎらない．

　本節の「水平的位置が正しいか」という表現は，一般にCO，あるいは多少意味合いが変わるが，ICP（Intercuspal position：咬頭嵌合位）とCRとのズレを意味する．ここでは，どちらが正しいという問題ではなく，両者が近似するほうが臨床的に望ましい，という解釈をしておきたい．

　負荷が加わらず，自然に閉口した時，**2-10-11** のような咬合面であれば歯に頬舌的な力が加わりにくい．**2-10-12** には上顎大臼歯に理論上の全ての接触点を記入したが，こんな微細な点

2-10-11

2-10-12

52　咬合概論

は現実の臨床ではナンセンスである．1週間と保存できない．遠心の黄色い丸印は通常は接触点とは考えない．

2-10-14，15 には大臼歯咬合面の接触点の Closure stopper と Equalizer が記入されている．煩雑になるので，他の接触点は省略してある．2-10-14 の頬側咬頭内斜面の近心三角隆線の遠心寄りと，近心舌側咬頭の遠心寄りの2ヵ所に，下顎が閉じた時の Closure stopper（閉口時に下顎が前方にスライドをしない方向のコンタクト）が赤丸で表記してある．緑色の丸印は下顎が後方にスライドしないための Equalizer（平衡させるもの）としての作用をする．結果として両者は歯に対して近遠心方向への力のベクトルとならず，垂直圧だけが加わるように働く．ここでは静的な関係だけを考える．

Closure stopper
Equalizer

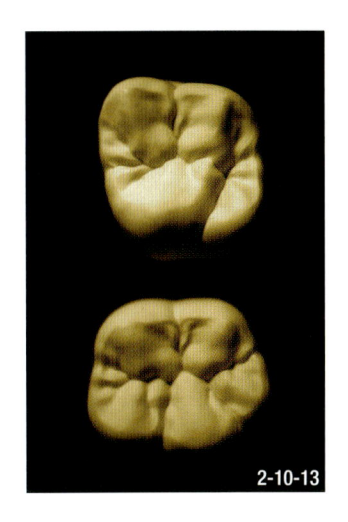

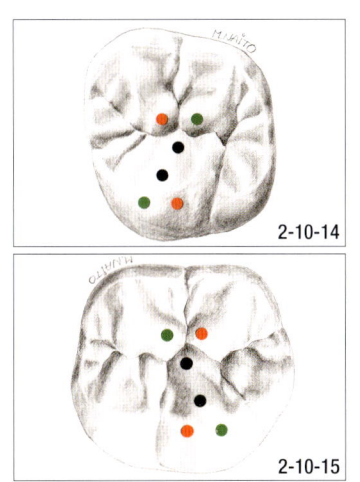

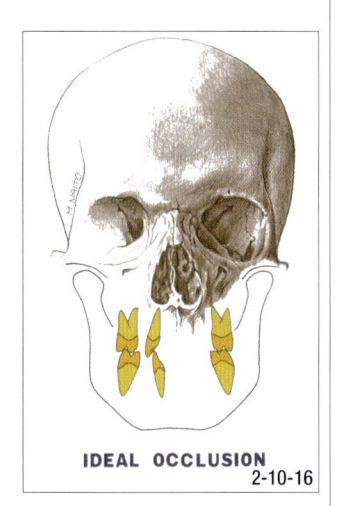

2-10-15 は下顎の歯で，2-10-14 とは反対の斜面に赤丸と緑丸が記入されている．黒丸は3点接触のため2ヵ所に表記されているが，臨床での製作は不可能に近く，実際には合わせて一つの黒丸になってしまう（動的な関係は p.76 参照）．これらの微細な接触点が咬頭嵌合位を構成し，歯と歯の位置関係を安定させると同時に，上顎に対する下顎の位置を固定させ，顎関節にストレスを与えず，無理なく継続できれば理想的であるだろう．

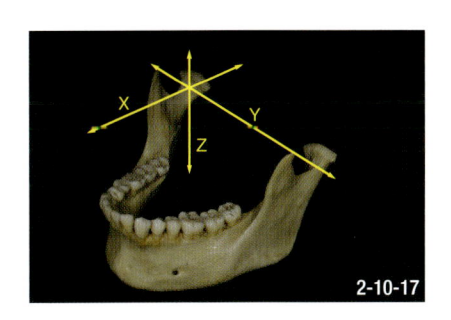

ここで下顎骨体のスライドやズレを表現する時の約束事を記しておこう．多くの場合，CO と CR などの水平的位置のズレを X 軸の前後的方向と解釈するが，ある範囲の Z 軸も含めて，Y 軸方向も考えるべきである．この X，Y，Z はそれぞれ，前後，左右と上下の方向を意味している（2-10-17）．

運動方向の命名

2-10-19 は動きの方向の呼び名だが，2-10-17 とは多少意味合いが異なる．元来は下顎が側方へ運動するときの 2-10-18 の○で示す機能側顆頭の動きを表現する呼び名であった．現在では下顎骨体の動きを表現することが多い．

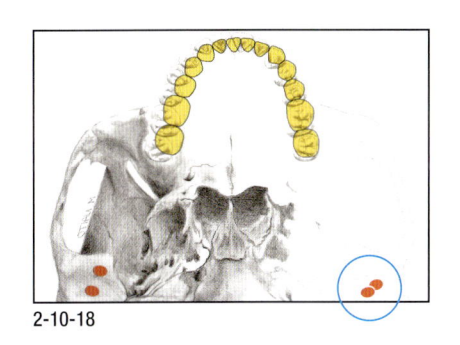

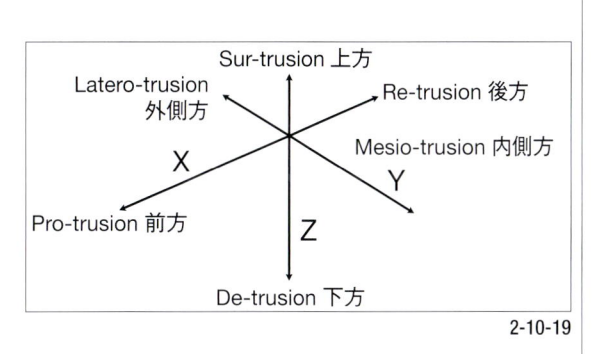

| Anterior Guidance
アンテリアガイダンス

3）Loss of Anterior Guidance　前歯誘導は正しいか

　ようやく最近の咬合論での主役が登場．ここでは犬歯による側方ガイドを主役として取り上げてみよう．主役，と書いたが本当に主役なのか，そこにどんな基準が存在するのか，かなり概念的にすぎない曖昧な主役である．ナソロジーでは，犬歯誘導と，臼歯群による顎位の保持が確保されれば良しとされ，それは今でもそのまま受け継がれているようだ．骨格の分類，咬合平面の方向，調節彎曲のカーブ，犬歯の位置によるクラス分け，など少しずつ解明されようとはしているが，結局「犬歯によって臼歯を離開させる」というレベルの考え方に終わっており，その意義を解明する本質には全く迫ってはいない．進化論から見える犬歯の意義，その機能の本質，犬歯誘導の基準などについては，後節の咬合論で解明の扉を叩いてみたい．

　50ページのケースの上顎犬歯を観察すると，上顎右側には大きな咬耗があり，上顎左側は内部の歯質が顔を出している（**2-10-20, 21**）．骨格性のⅡ級で，この咬耗は下顎の側切歯によるものである．左右ともに小臼歯の近心にも強い咬耗が見られ，それぞれ範囲がかなり広くなっているので，このガイドの斜面は生理的ではないだろうと判断される．

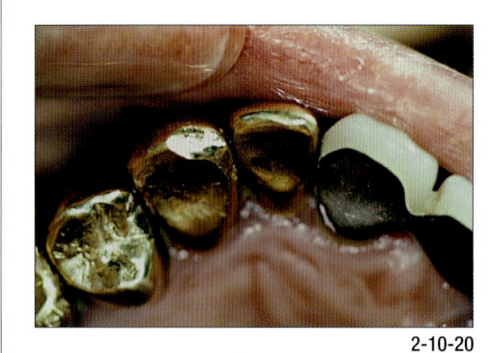

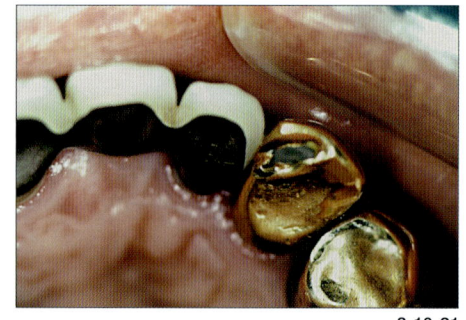

2-10-20　　　　　2-10-21

*HCI: Horizontal condylar inclination，またはSCI: Sagittal condylar inclination とも呼ばれている．

　前歯による誘導の意味は後ほど次第に明らかになるが，ここでは平均値の観察から得られたかすかな基準からスタートしてみたい．まず顎関節の前方顆路角（Condyle path angle のこと*）と上顎歯のガイド角を表した **2-10-22** を見てみよう．

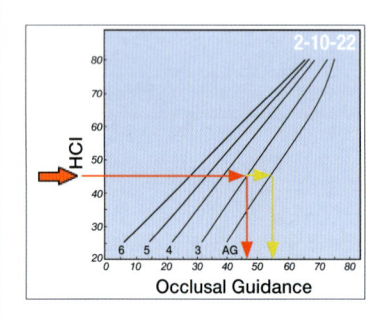

　図の縦軸はHCIの角度，横軸は頬側咬頭内斜面または前歯舌面のガイド角，全体の水平線はAxis orbital plane（AOP）を意味する．図中の最も右の斜線，アンテリアガイダンス（AG）は上顎中切歯の前方へのガイド角で，黄の矢印は55°の前歯ガイドを示している．HCIの平均値45°の赤矢印の線と犬歯の斜線との交点は，AOPに対して大体47〜48°に相当する．

犬歯の平均的角度

　次の **2-10-23** は骨格性Ⅰ級で犬歯に咬耗の生じていない平均値を観察したオーストリー学派による図である．**2-10-24** はアメリカンナソロジーの経験による前歯ガイドの角度を表現したものである．ここで両者の前歯ガイド角に対する考え方に大差がないことが判明する．ただし，アメリカではHCIの角度との関係はあまり追求されていなかった．このあたりの角度の2°や3°の角度差は問題ではなく，右往左往する必要はないだろう．

　ナソロジーでは当初，前歯ガイドの角度を **2-10-24** の赤字のようにHCIに対しプラス5°としていたが，次第にプラス10°のほうが安全で，大きな離開が得られるとして55°を前歯舌側の傾斜角とするようになった．緩い角度で怪我をした経験則だろう．

　このケースでは，犬歯誘導は何度が適当であろうか．HCIは45°とそれほど悪くはない．運動量が大きく，臼歯の咬合面はフラットで，グラインドも強そうである．犬歯の角度がAOPに対して平均値の48°ではⅡ級1類には強過ぎるので，44°くらいが安全かもしれない．

2-10-23

2-10-24

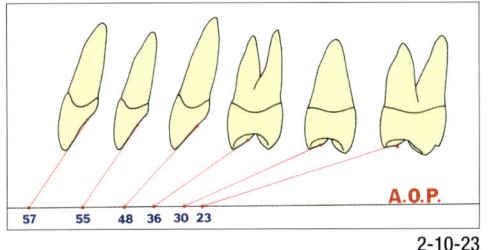

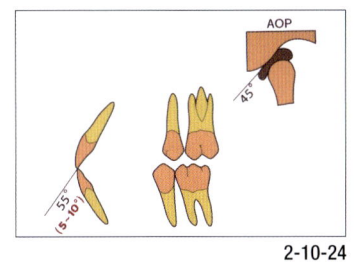

　しかし，何度が適当なのかを考えること自体が変である．不自然である．確たる基準になっていない．このように個別に確実なカードは配られてはいないのが真実ではないか．適切な誘導の決め手は存在しない，後からの検証しかないというのが結論となる．そのうえ，その角度を決めることが本当に必要なのか，という質問にも答えは見当たらない．もっと基本的な質問の，犬歯誘導自体が咀嚼という機能に必要なのか，と聞かれたときにも解答はない．

　この節の最初に，垂直的位置，水平的位置，前歯誘導，の優先項目を挙げた．だが，優先というのは名ばかりで，現実の症例では，三つとも曖昧で，不確実で，術者のさじ加減に左右されてしまい，極めて科学性に乏しいことを賢明な読者は気づかれたであろう．

　それが臨床である．データや数値，グラフや機械に全てを支配されないのが歯科臨床である．個の技量と綿密な観察，時間の経過，他の組織との関係性，患者の感受性がことの主役であり，データは脇役にすぎない．しかし，脇役が居なければ主役は引き立たない．

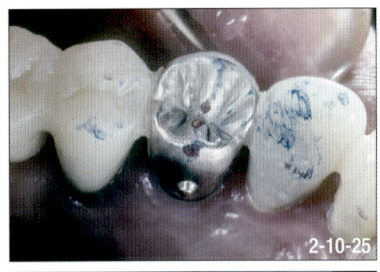

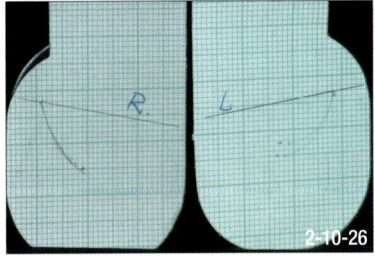

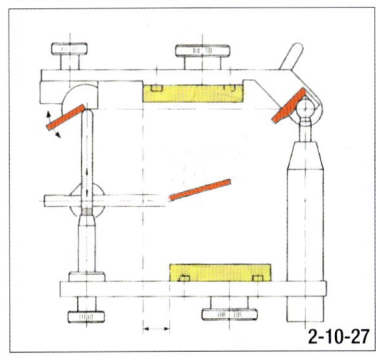

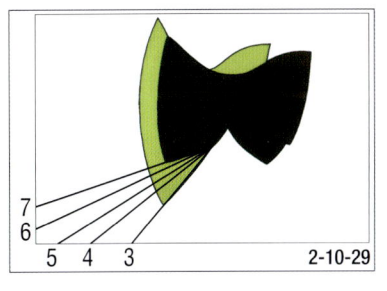

2-10-25

2-10-26

2-10-27

2-10-29

　症例に戻る．巨大なメタルの支台築造や根管治療，歯周組織の炎症と戦いながら，Provi. へ変えていく．水平被蓋が深く，下顎前歯の切端の咬耗が顕著である，常に口角に炎症があり，舌側縁に歯列のマークが残っている，これらのことから咬合高径の挙上を考えた．第一小臼歯部で1mm挙上したメタルによるProvi. を装着．他の歯はまだレジンのProvi. である．

　この時点で機械式のAxi-Path Recorderで検証をした（**2-10-26**）．修復の手順は『補綴臨床』（医歯薬出版）Vol. 25 No.3（1992）とVol.26 No.5（1993）も参照されたい．

　前項の48°は遠慮して，犬歯にはもう少し緩めの約45°のガイドを与えた．この角度の設定はかなりあやしい．咬合器に各歯の角度を決める仕組みは存在しないからである．Incisal tableの目盛りは咬合器の水平線，すなわちAOPに対する角度を表すだけである．歯の位置は顆路角や，咬合平面の傾斜などのXYZ軸上での三次元の中にあるため，テーブルの角度がそのまま歯の角度というわけではない．

　Provi. の咬合を維持するためにメタルを使用する．かつては咬合を挙上して，暫間修復の高さを保つときは最後臼歯のメタルアップをしていたが，これは誤りである．今までルースであった犬歯に突然理論上の急な角度を与えると，レジンは短期間で咬耗する．咬耗は後方歯へと拡大し，最後にはメタルの7（**2-10-29**）と同じ傾斜になる．前方歯全てにレジンを追加しないと，誘導を再び確保できなくなる．

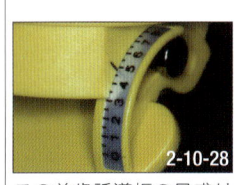

2-10-28

この前歯誘導板の目盛りは1枚の平坦な板が水平線に何度であるかを示すだけであり，それ以上の意味をもたない．

メタルの Provi.

2-10-29 の焦げ茶が後方の大臼歯，黄緑色の歯が犬歯を表す．上下顎の第一小臼歯をメタルにすることで，急峻になったレジンの犬歯が咬耗しても，この小臼歯の内斜面には 35°程度の角度を与えてあるので，再築盛が容易になる．
　　　他の治療と並行しながら Provi. の検証を続ける．メタルの小臼歯によって咬合高径は維持されている．検証はすんでいないが，犬歯によりとりあえず後方の離開を確保したい．口角の炎症の消退，舌側縁の歯列のマークなどとともに，嚥下や発音も毎回の診査に組み入れる．特に「Ta」「Ku」の発音の観察が大切なのは前述した通りである．
　　　高さを保つ何歯かがメタルになっただけで，全体はレジンの Provi. にすぎない．闇の中にあった問題点の三項目に多少の光明が見えてきたところで，それを何とか維持し，下顎のガイドを強化をしておくために，犬歯をメタルの Provi. に変える．
　　　Ⅱ級 1 類では 2-10-25 のように下顎小臼歯の頬側咬頭は上顎の近心窩に入らず，中央に入ってくる．その接触点に咬耗面のスライドや拡大が生じないことを確認したら，犬歯を含んだ前歯のワックスアップに入る．

Diagnostic wax-up
　　　ここでようやく三項目の Problem list をある程度追求した診断用の形態が姿を現したことになる．初めてこれを Diagnostic wax-up と呼ぶ．この二代目に相当する Provi. は長期に使用するので，最終的な修復と同じレベルの修復を行う．ただし，まだメタルを鑞着すべきではない（2-10-33，34）．鑞着をすると，機能運動の押さえ込みに入ってしまい，下顎前歯の咬耗を促進するかもしれない．

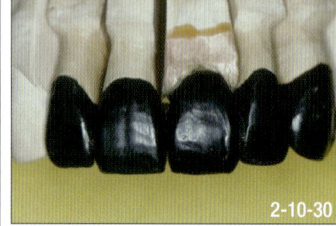

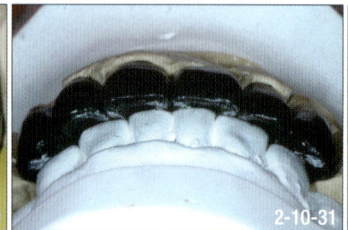

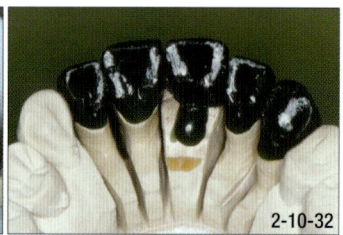

　　　上顎左側中切歯の欠損はブリッジで修復するが，他は連結をしていない．アポイントごとに各歯の動揺度と，フロスによりコンタクトの強弱をチェックする．舌面には酸化アルミナのサンドブラスター処理をし，接触滑走の観察を容易にしておきたい．このメタルは硬化熱処理をしないほうがよいだろう．白金加金を使うが，使用後の回収ができるので無駄にはならない．金銀パラジウム合金では硬過ぎる．

Intra-incisal angle

機能面の余裕
　　　2-10-35 の Intra-incisal angle は上顎犬歯の舌側機能面と下顎の唇側のなす角度で，あまり大きいと（赤矢印），調節彎曲が強く，尻上がりの咬合平面の場合，臼歯部に干渉を生む恐れがある．チューイングサイクルの閉口路に 20°程度の余裕をもたせたい．

Distal displacement
　　　逆にあまり角度が小さく，2-10-35 の細線で示した犬歯のようになると，窮屈な咬合となって，Ⅱ級 2 類のように下顎骨体を後方へ誘導（Distal displacement）しやすくなる．また，自由度の少ないチューイングサイクルが強制され，顎関節がルースになる傾向があり，サイドシフトの量が増加する．ときに開口筋と閉口筋が同時に働くことになり，筋肉に余分なストレスをかけることも多い．

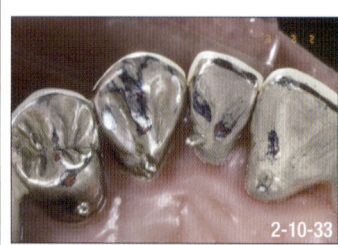

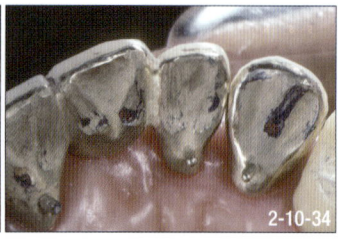

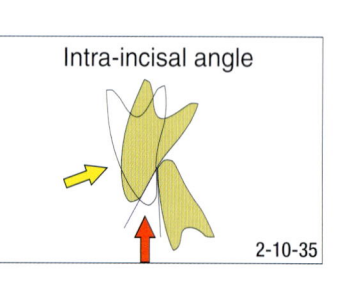

すなわち必要以上に切り立った犬歯は危険な要素が多くなってしまう．歯列矯正後に，下顎犬歯が舌側傾斜したケースに遭遇するが，同じ現象を起こす．後に述べる Jumping bruxism の原因ともなりやすい（p.106）．

前歯修復の中心咬合位は 10μm のマイラーテープで診査する．普通に噛んだとき，テープがこすれながら抜けてくるが，しっかり噛むとちぎれる程度に調整するのが安全だろう．ちなみに咬合紙で○○ μm という表示があるが，これはテープの厚さで，印記材を含むともっと厚くなっている．**2-10-60**（p.59）の赤いマークは CO で 10μm，青いマークは側方位で 40μm の咬合紙による．側方運動時の干渉を知りたいときは厚手の咬合紙のほうが安全だろう．側切歯の遠心のマークが弱いことについては後述．上顎左側の第一小臼歯は次のステップの Provi. がセットしてある（**2-10-37**）．

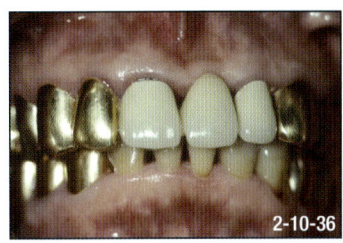

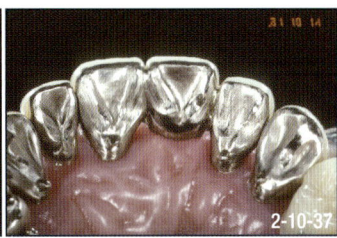

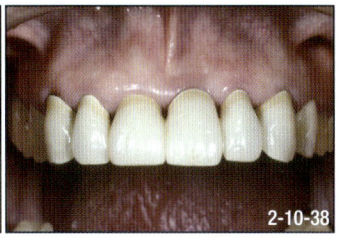

メタルの Provi. のセット後，上下顎の切断模型により，被蓋をチェック．**2-10-40** は術前．ここでは下顎前歯の切端のシャープさが足りないことが咀嚼効率の観点からクローズアップされる．**2-10-39** は上顎左側犬歯，**2-10-41** は中切歯．

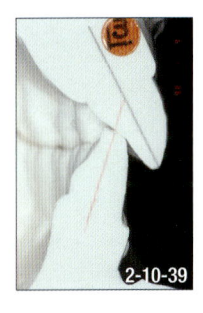

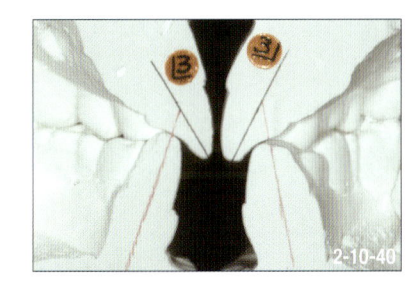

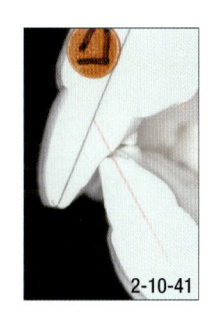

前歯機能面のブラストされた面や，コンタクトの強さ，発音，咀嚼などを観察しながら三項目の Problem list を少しずつクリアしていく．次に「ある目的のために」臼歯部の確定的な Provi. を製作する．最終的な修復と同様に，歯冠形成，歯肉圧排，印象採得をし，咬合器に装着，ワックスアップをする．この時，できるだけ咀嚼効率が良く，観察と調整のしやすい咬合面をこころがけること．

頬側内斜面の展開角はとりあえず **2-10-23** の角度に作るが，前述したように，これは現在のシステムでは正確に再現できないし，正確である必要もない．大体の平均値に納まれば十分であると考える．その検証は後述する．

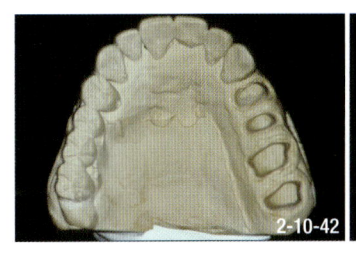

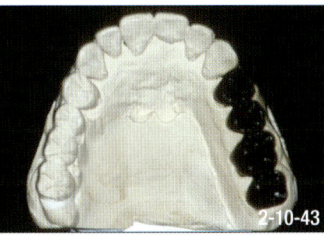

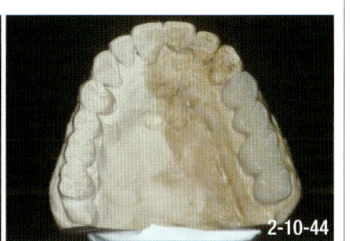

常温重合の筆積みレジンは気泡が多く，長期の使用ができず，正確さに欠ける．流し込みレジンが適しているだろう．歯冠修復用のコンポジットは上下 16 本を作るこの段階ではあまり

咬合概論　57

に手間がかかり過ぎ，全体の流れやバランスをつくるのに困難である．

　咬合器上で一塊となってできあがるので（**2-10-44**），切り離してからコンタクトを再調整し（**2-10-45**），1歯ごとのマージン模型で正確なマージンの仕上げをしておく（**2-10-46**）．まだ歯周組織が成熟していないので，歯間部は清掃性が優先されている．

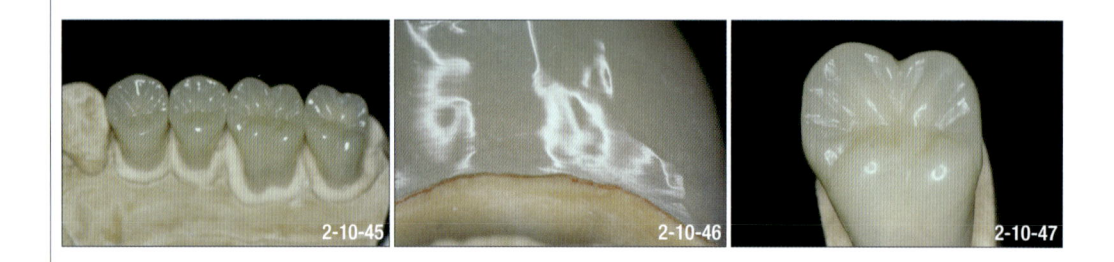

　2-10-48, **49**は技工室でできあがったままで，口腔内での調整前である．赤い咬合紙でCOが，青い咬合紙では干渉部が表現されているが，もし不足するなら光重合型のコンポジットを追加する．ある意味ではこのProvi.が最終的な修復の命運を握っているので，十分な時間をかけること．模型（**2-10-54**）を見ると，被蓋が深く，犬歯の移動量が非常に大きいことが判る．臼歯部で1歯対1歯なので，上顎小臼歯の頬側をYの字型の隆線にしてある．

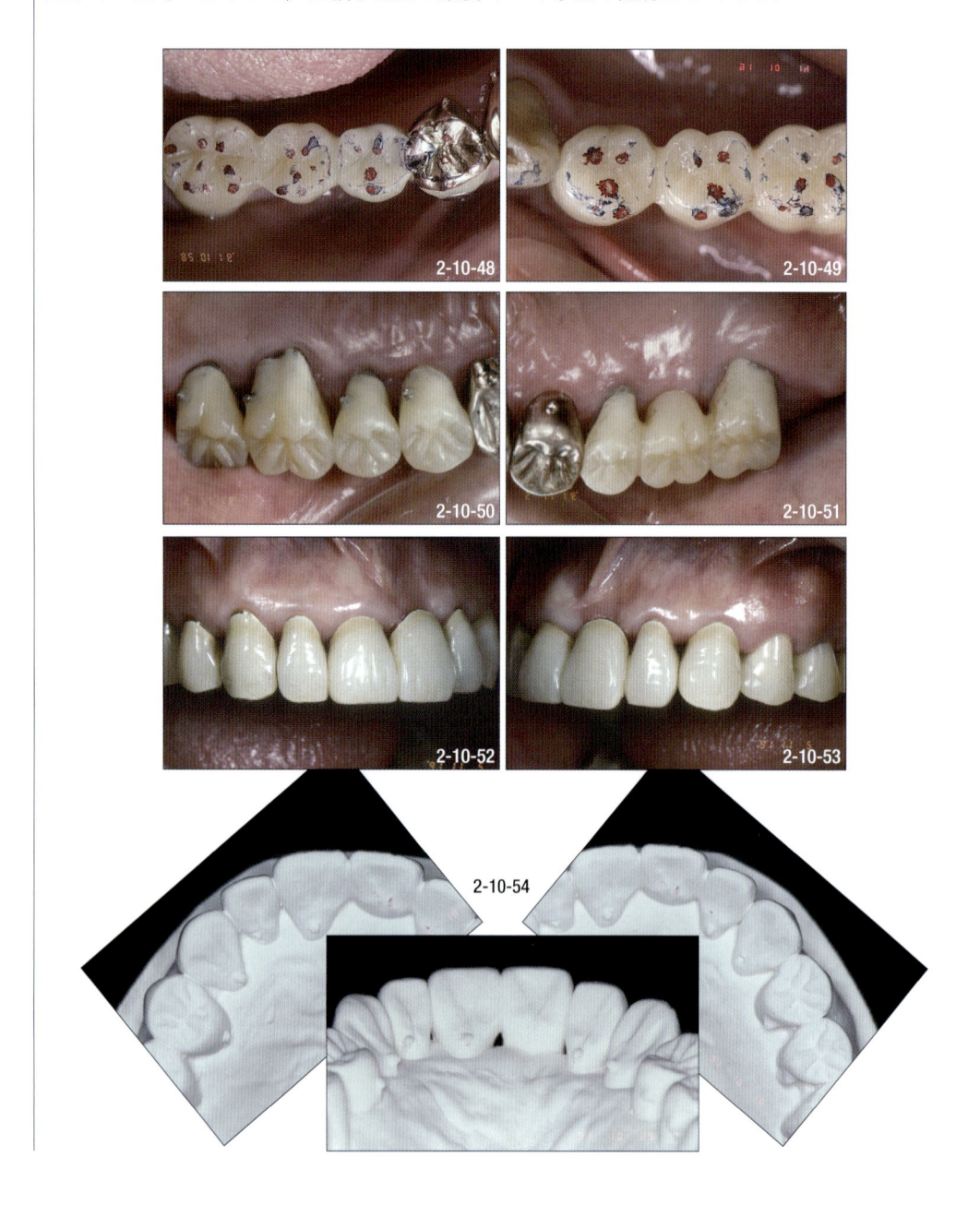

58　咬合概論

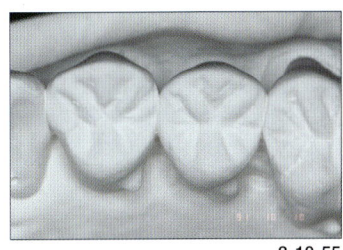

2-10-55 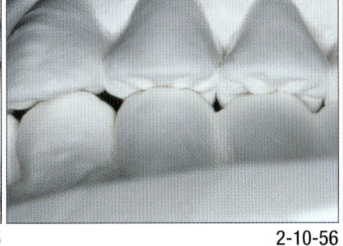　　　　　　　　　　　　2-10-56 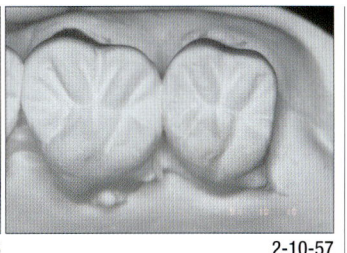　　　　　　　　　　　　2-10-57

　この確定的な Provi. には二つの注目点がある．まず初めに，大きな咬耗をしていた犬歯のガイド角をメタルによって急峻にしたことで，こすれ合いによってメタルに生じる咬耗面（**2-10-58**）をどう解釈するべきかである．もしこの咬耗面を許容するなら，無理に起こされた上顎犬歯によって臼歯の離開が生じても，長期の維持継続は期待できない．材質の違いにより，天然歯である下顎の犬歯が急速に咬耗するからである．

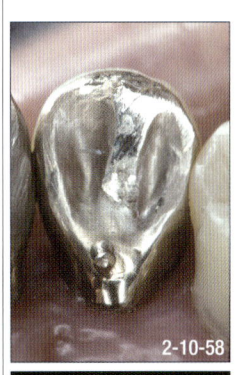

　次に，なぜ臼歯部の Provi. に手間をかけて，微細な咬合面を作ったのか（**2-10-47**）．この二つの問題点はおそらく咬合理論のなかで最も重要な点であり，後節の咀嚼効率の項目でゆっくりと解明する．現段階ではこれをとりあえず受け入れて，読み進んでいただきたい．

　ここまでくると，あとは座して待つだけである．**2-10-45** で示した Provi. を使用することで「ある目的」が達せられたら，臼歯部の最終的な修復に入る．ここでは上顎左側犬歯の機能面に大きな光沢面，すなわち **2-10-58** に出ていた咬耗面が減少したことを **2-10-59** に示しておく．後述する犬歯誘導の説明で前歯と臼歯の役割分担について触れるときに，臼歯 Provi. の咬合面が示す「ある目的」の意味がはっきりするだろう．

　臼歯の Provi. によって咬合高径が維持され，メタルの前歯が前歯誘導を営み，下顎の位置が保たれることが確認されたら，その顎位を基準にして臼歯部の確定的な修復を行う．臼歯による咬合支持が確実になったら，前歯の修復に入るが，すでに Provi. により機能的な条件が整っているので比較的に平穏なステップが進行していく．

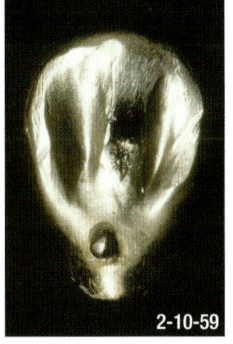

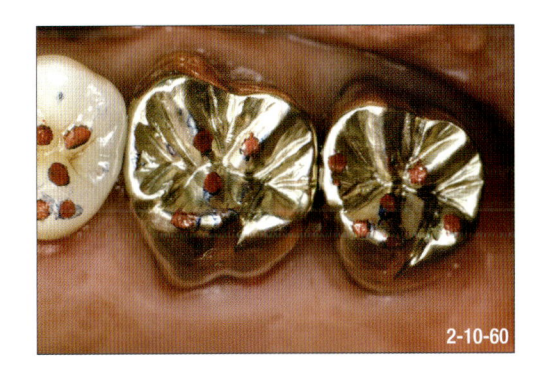

2-10-58

2-10-59

2-10-60 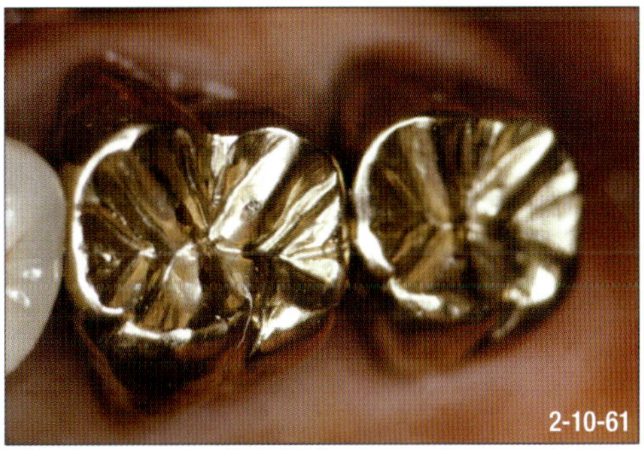　　　　　　　　　　　　2-10-61

　装着 2 ヵ月の **2-10-60** では中心咬合位の赤印が大きな面積のように見えるが，実際の接触点は 4 ヵ月後の **2-10-61** で判るように極めて小さい．第一大臼歯の近心舌側咬頭の内斜面は **2-10-12**（p.52）の黒丸のように 2 点ではなく 1 点になっている．**2-10-60** にわずかな側方位の青印が見えているが，厚めの印記材なので実際上はほとんど問題にならない．しかし，要注意のマークである．臼歯部が決定されたら，メタルの Provi. に従って，上顎前歯の最終的な修復を行う．**2-10-62**〜**64** に各ステップを示す．

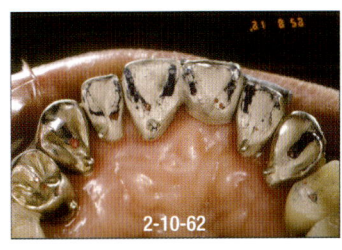

2-10-62 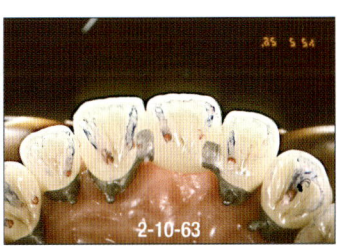　　　　　　　　　　　　2-10-63 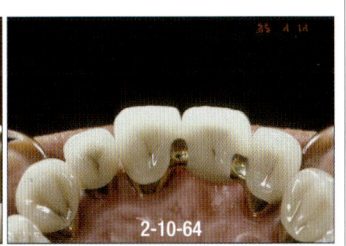　　　　　　　　　　　　2-10-64

咬合概論　59

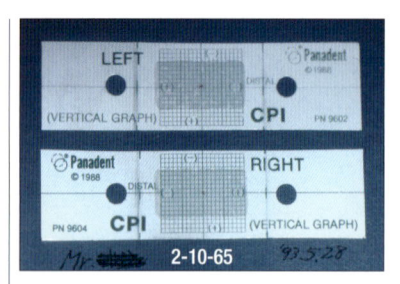

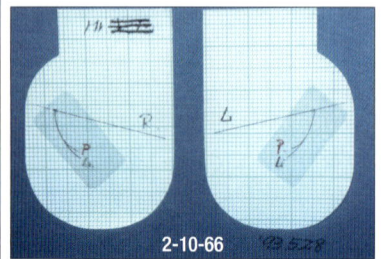

上顎前歯を装着してから1年2ヵ月後，1993年5月にAxi-Path Recorderで検証したのが**2-10-65，66**．ようやく左右が同調したといえるだろう．**2-10-65**のグラフによると左側の顎関節にわずかな関節窩への沈み込み（Compression）が感じられるが，精密ではない．

2-10-66では前方運動（P）と側方運動（L）の差が比較的明瞭に描けている．だが1mm刻みの方眼紙では顎関節のDistraction, CompressionやSlide（p.107）などの軌跡の性格を読み取ることは不可能である．問題のあるケースの診断や検証には精密なCondylographのようなME機器の必要性は高いといえるだろう．

被蓋の角度　　ここで被蓋のガイド角を探ってみよう．何回も述べたようにその角度の確認は困難で，かなり原始的な方法しか見当たらない．まず，Provi.の段階で模型を咬合器に装着して，AOPに並行な台座の上にシリコーンのパテタイプで上顎の歯列模型を印象．当時のPanadent咬合器には適当な装置がなく，**2-10-67**のような間に合わせの道具を自作するしか方法はなかった．SAM IIにはインサイザルピンを上下にスライドする装置があった（**2-10-68**）．

そのシリコーンを機能のラインに沿って歯軸方向にナイフでカットする（**2-10-70**）．下縁が咬合器の水平面と平行な面と一致しているので，分度器に乗せて1歯ごとに計測（**2-10-71，72**）．機能面の角度の検証はこんな稚拙な方法に頼らざるをえない．**2-10-69**のIncisal tableはAOPとの角度を示すだけで，三次元の相対的な指標とならないことはすでに提示した（p.55）．

上顎の犬歯はメタルのProvi.の段階で角度を測ったら最終修復に移行させる．小臼歯以降の展開角にはわずかにAOD（Angle of disclusion）という指標だけがある（p.65）．

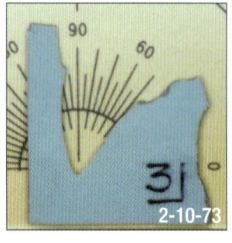

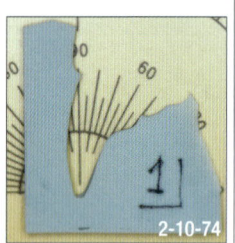

Leeの模型を輪切りにしてみると，特に上顎前歯の被蓋が急峻過ぎる．フリーなスペースが足りずII級2類に近く，通常は危険である．

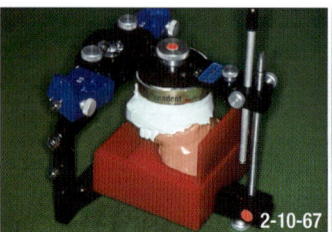

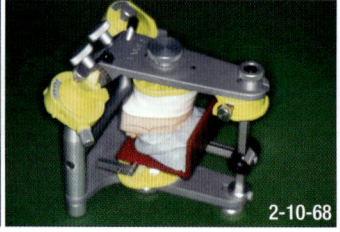

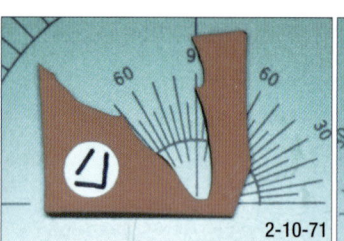

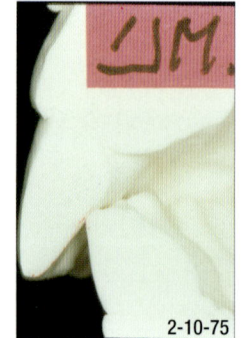

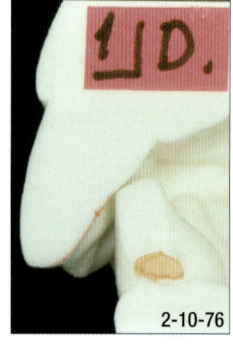

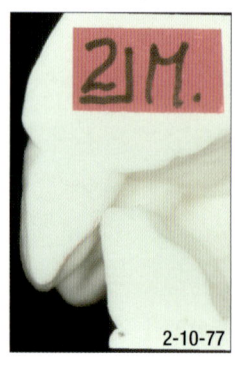

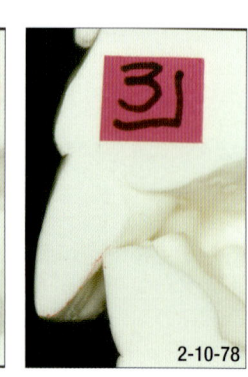

咬合概論

次に，**2-10-75～78** のように上下顎の模型を連結し，機能する部位で切断してみる．被蓋の開き方（Intra-incisal angle）を目視する．Ⅱ級1類は比較的大きなスペースになりやすい．上顎右側側切歯の遠心がない理由は中間運動の項で触れよう．ここでも下顎前歯の咬耗した切端が問題だろう．咀嚼効率のために切端の唇側の角だけを当てているが，はたして有効なのだろうか．

下顎の前歯に介入をしない問題点は残ったが，3年近くの時間をかけて何とか修復をした．修復物を撤去すると，ほとんど全ての部位が **2-10-79** のような状態であった．撤去自体が厄介であったし，歯周治療，カリエスコントロール，などいくつもの輻輳した手順一つひとつをつぶしていく気の遠くなる作業の連続が待っていた．ここでは三つの優先項目の組み立て順を説明した．「ある目的」についてはまだ触れてはいないが，少しずつ解明していこう．2014年現在で90歳，糖尿も何とかコントロールされ，定期的なチェックアップ，クリーニングも欠かさない．**2-10-87，88** の2枚は最終的な修復と Provi. を含めた印象と模型である．ピックアップの印象は残っていない．

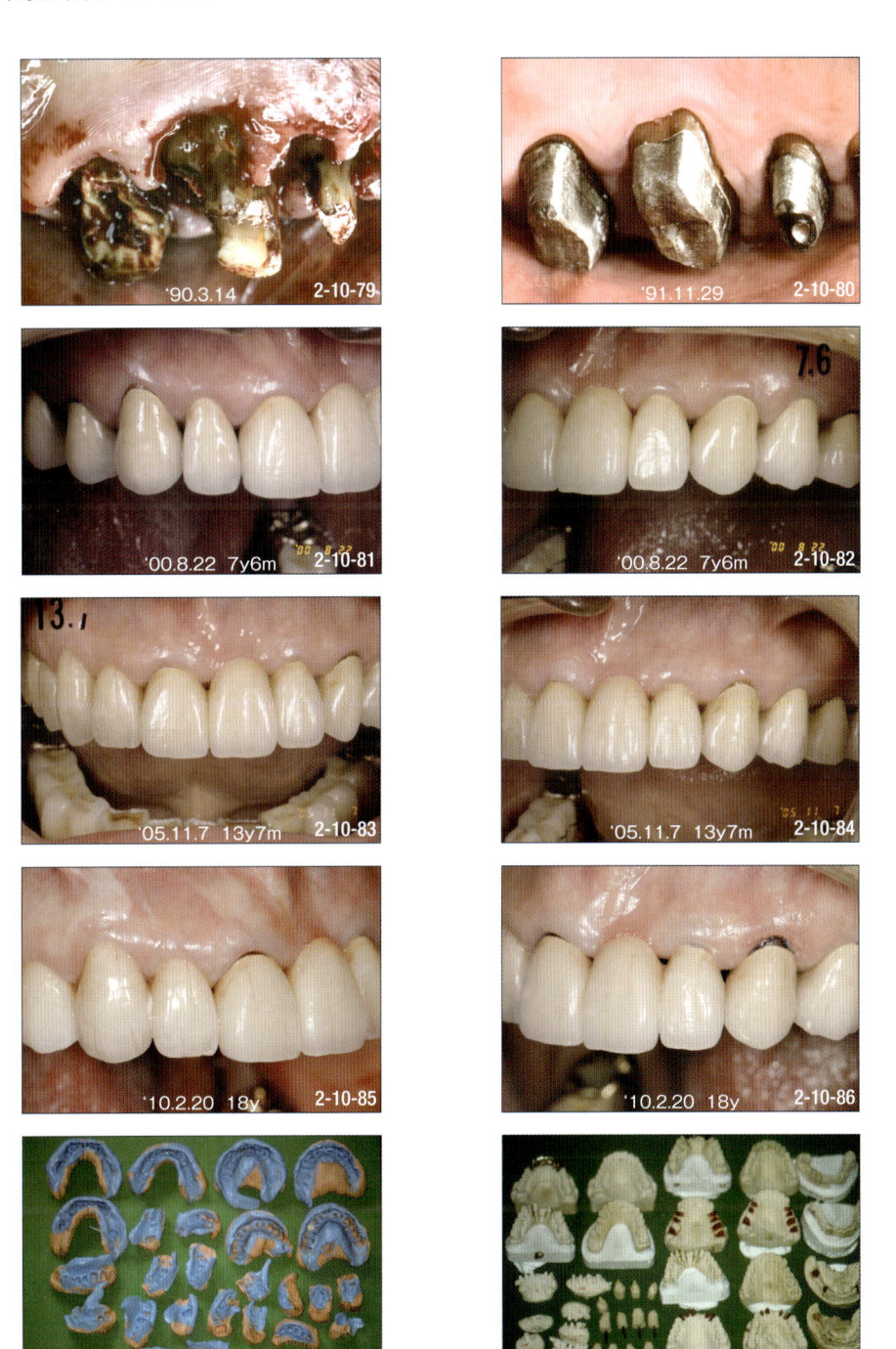

⑪ 進化の道のり

前節（p.51）の三つの優先項目を念頭におきながら，我々人類がどのような経過をたどり，現在の咀嚼器官を獲得したのか，その特徴は何なのかを考えてみたい．それは犬歯誘導や咬合平面の理解に必ず役に立ってくるだろう．

我々は霊長類の義兄弟から別れを告げて，*Homo sapiens* になった．木村資生（1988[8]）が述べるようにいくつかの偶然と突然変異が複雑に絡み合って，自然選択を原動力とした適応進化も多少は加わりながら枝分かれを繰り返した．

すなわち，適応進化の要素以上に，偶然の変異による進化が大きい．全てが突然変異によるのではないが，事によると咬合の三つの優先項目は Darwin の言う「絶えず進行している」流れに沿うのではなく，「突然出現した現在」なのではないだろうか．

特に犬歯誘導を現在の咬合学では大変に重要視しているが，それはヒトへの進化の過程で本当に必然性があったのか，連続性があるのか，と問われたとき我々は答えられない．後づけの理論にすぎない可能性も高い．

ここでヒトへと至る流れを追ってみる．ヒト亜科までは四足歩行，ナックル歩行で，頭部が前傾しているため頸椎も前彎している．ヒト科になると直立歩行へと至る．直立は多くの形態と機能の変化を生んだ．直立とともに頭部の姿勢が変化，咬合平面が水平に近くなり，大後頭孔が重力を支えるため頭蓋下面の中央に移動．大脳の拡大，霊長空隙の消失，歯列のアーチの拡大，気道と食道の重複，交差，咽頭の降下，などの形態的な変化と，咀嚼や嚥下，発音など機能の充実が読み取れてくる．

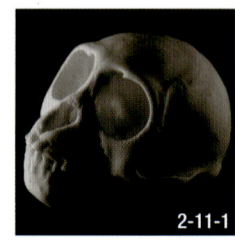

ある種の霊長類は関節窩の後部に突起をもつ（2-11-2）．下顎頭の後方への移動はできない．進化のレベルに差はあるが，2-11-1 は霊長空隙をもち，犬歯は側方時の誘導をガイドできない．下顎の側方への動きはなく，ほとんど開閉口運動だけである．骨格的な多様性はなく，いわば I 級関係で，臼歯の上下の組み合わせ（Posterior coupling）はどの個体も同じである（2-11-3, 4）．特異な個体以外はほとんど咬耗を示さない．

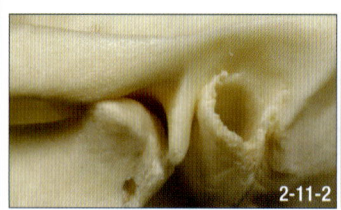

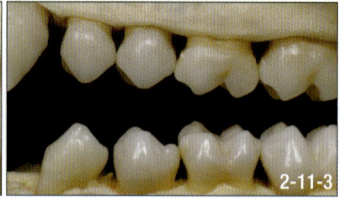

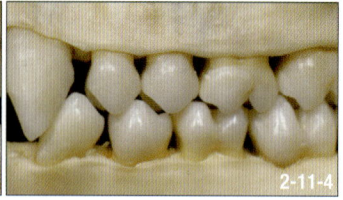

ヒト以外の多くの霊長類では歯列アーチの後方が開かず，大臼歯部は左右がほぼ平行に走っている．歯列が開いていないと，頸椎が頭蓋を垂直に支えられず，頭部を前傾しての動きが制限されてしまう．ヒトは直立した頭部の複雑な動き，たとえば首を前傾しながら横を向くような動作を獲得した．これはヒト科の重要な特徴の一つであり，直立歩行を助けている．

ナックル歩行のときに前傾していた頭部を支える後頭部の筋肉が弱体化した．浅部，深部の筋群は孤立せず，互いに牽制し合いながら姿勢を保つと同時に，咀嚼や嚥下，発語のために咀嚼筋と協調する．それは全身とも関連しているのは当然であろう．筋肉については咬合論の顎位の項目で再び触れる．進化とともにオトガイが取り残されて前方に張り出し，頭板状筋，頸板状筋，広背筋などの筋は繊細になり，表情筋と連携しながら頸部の筋肉群が発達，嚥下と発語，舌骨の上下や舌の三次元的な動きや体積のコントロールにかかわる筋群などが高度な機能を示すようになった．しかし，下顎骨体の運動性が向上した代償として種々の機能障害も背負った．

最も大きな変化は大脳の発達と言語の獲得である．直立により喉頭が下がり，咽頭が長くなり（2-11-5），音声が明瞭に出せるようになった．初めは警告音としての母音が主であったが，進化とともに子音の発音も明瞭になった．呼気による発語には吸気の 1.5 倍の筋肉や粘膜が協調し，子音のコントロールには舌の動きが大切．舌筋をはじめ，周囲の筋，骨格の発育や，歯列，咬合とも影響し合う．

---

8. 木村資生：生物進化を考える〈岩波新書〉，東京，岩波書店，1988．

進化と犬歯誘導

2-11-1 Rhesus monkey

2-11-2　2-11-3　2-11-4

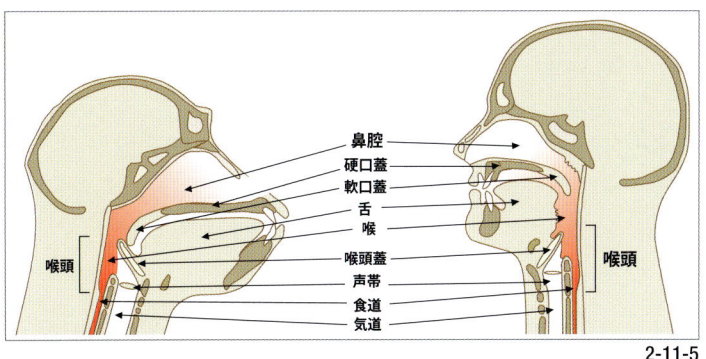

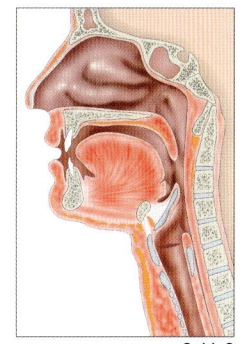

鼻腔
硬口蓋
軟口蓋
舌
喉
喉頭蓋
声帯
食道
気道

喉頭　　　　　　　　　　　　　　喉頭

2-11-5　　　　　　　　　　　　　　2-11-6

　気道と食道が交差し誤嚥の危険性が増加（小児にはない），口呼吸もしやすくなった反面，フランス語にあるような鼻母音も獲得．

　こうしてヒトは情報伝達の手段を入手して，他の種に比べて，はるかに短い時間で進化の道をたどり，広い範囲に分布することになった．環境に適応し，言語という新しい能力を手に入れた源泉である脳の容積は拡大，密度は充実してきた．機能の獲得だけではなく，抽象的で曖昧な概念まで入手できた理由の第一は構造的なサイズにあるだろう．

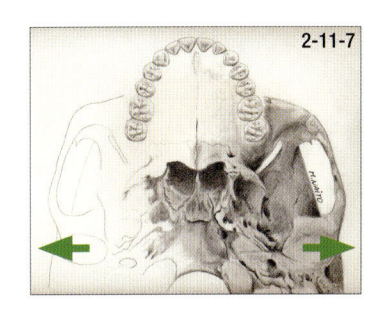

2-11-7

　進化とともに脳の容器である頭蓋が拡大し，左右関節窩の距離も広がった（**2-11-7** の矢印）．下顎が後追い成長をする傾向があり，骨格的なⅡ級となりやすい．Ⅱ級は下顎の運動量が大きく，顎関節の可動域も不安定．通常の犬歯誘導も構成しにくい．咀嚼，嚥下や発語時の筋肉も負担を受けやすい．食生活も変わり，この傾向は今後増加すると思われる．

Ⅱ級傾向への変化

　これは種としての傾向である．個体発生の Phenotype（個の表現型）による DPO の伸長など個の発育要因も大きく影響する．自然選択による適応進化も重要である．

　我々はⅠ級が主で，Ⅱ級，Ⅲ級に対して多数を占めると考えたが，Ⅰ級はモンゴロイドとコーカソイドを平均すると大体 45% にすぎない．Ⅱ級が 45%，ゲルマンでは 52% を超えるという．つまり，おおよそ半分が系統発生的に咬合治療に困難な要素の多いⅡ級である．左右の関節窩の距離は簡単には変化しないのに，下顎骨体が次第に，食習慣の影響で自然選択的に小さくなるのも原因の一つではないか．

　草食になると，食べ物を摺りつぶすために下顎頭の外側極が前方に向き，関節窩は大きく開く．側方運動が加わり，下顎の動きに自由度が出てくる．外側翼突筋が発達，咬筋と側頭筋前腹がやや退化．下顎枝が延長し，DPO が長くなる．

　DPO により運動の自由度は増えるが，筋肉に負担が生じたり，臼歯の強い挺出力によりオープンバイトが発生したり，干渉も起こりやすい．得るものがあれば，失うものもある．小児は系統発生の道と同様，咬合平面と顎関節は同じレベルにある（**2-11-8**）．成長に従い，臼歯の萌出とともに下顎枝は伸びて DPO は増加する（**2-11-9〜11**）．写真は佐藤貞夫先生のご厚意による．

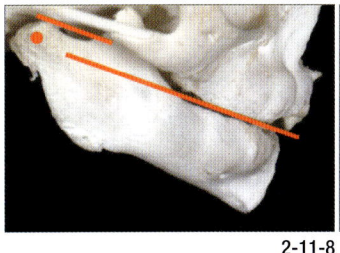

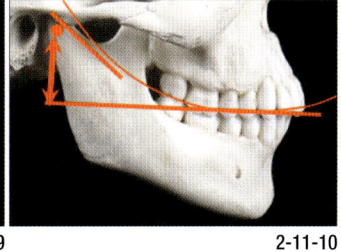

DPO
Distance of plane of occlusion：咬合平面と顎関節の距離．

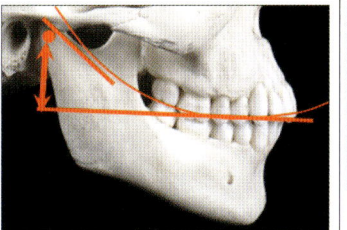

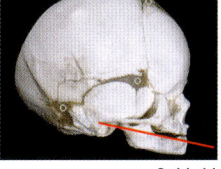

2-11-8　　　2-11-9　　　2-11-10　　　2-11-11

咬合概論　63

咬合平面

⑫ 咬合平面

咬合とは，前歯被蓋と顎関節の中間にあり，動的な条件下では，筋，靭帯，反射機構に支配されて，三次元的に浮遊する概念としてのシステムである．他の条件を大きく左右するために，真の意味で Occlusal harmony の要となる．

その概念を把握し，修復に再現するためには，いくつかの約束事がある．その約束事を理解するには，かつての先人たちが組み上げた理論をもう一度呼び出す必要がある．

　　① 関節の顆路　　　　　　（Lateral, forward, and occasionally backward）
　　② 前歯の機能面の角度　　（Anterior guidance）
　　③ 臼歯の咬合支持　　　　（Posterior occlusal support）
　　④ 咬合平面　　　　　　　（Occlusal plane）
　　⑤ 調節彎曲　　　　　　　（Compensative curve）
　　⑥ 咬合高径　　　　　　　（Occlusal vertical dimension）
　　⑦ 咀嚼効率　　　　　　　（Efficiency of articulation）
　　⑧ 中間運動　　　　　　　（Intermediary movement）
　　⑨ 1歯ごとの咬合平面　　（Occlusal surface of each tooth）
　　⑩ 歯の長軸　　　　　　　（Longitudinal axis of tooth）

これらを全て列記するには紙面が不足するし，意味もないだろう．成書を参考にしていただきたい．咬合論に関してふれたたくさんの項目全体で一つの体系として説明する．

このなかで⑦の咀嚼効率は各項目全てに適応し，数字では表現しにくい概念をつくりあげる．歯列全体と，歯単位の効率がある．犬歯誘導を通読していただいた後で説明してみたい．

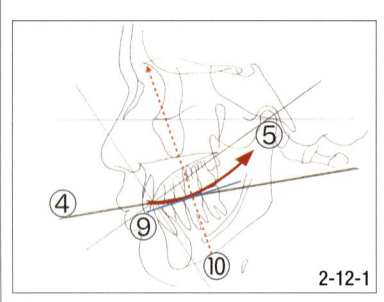

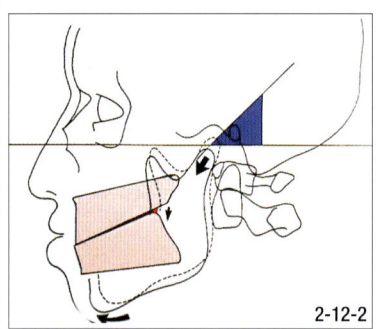

図中の④の咬合平面は，下顎前歯の切端と第一大臼歯の頰側咬頭（または第二大臼歯の頰側咬頭）を結んだ線と仮定する．前ページの DPO はこの線から下顎頭への垂線的距離である．実際の歯は前傾し，咬頭を結んだ⑤は彎曲し調節彎曲を構成する．下顎では舌側への傾斜，上顎では頰側への傾斜とともに球面の一部となる．各歯の咬合平面は異なる．第一大臼歯の咬合平面は青線⑨，長軸は赤い点線⑩（**2-12-1**）．

④の咬合平面の方向を，咀嚼効率，確実な咬合力，運動時の臼歯離開という観点で図示してみよう．まず機能時に離開（Posterior separation, Disclusion）しやすいかをその傾斜角で分類する．

2-12-2 の咬合平面は急傾斜で顆路角に近くなり離開は少なくなる．つまり，後ろ上がりの咬合平面のときは干渉が生じやすい．

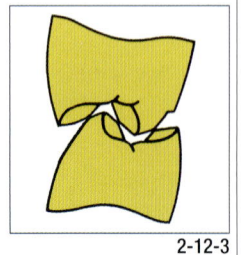

2-12-2 は一般に離開を嫌う総義歯で採用されることが多い．それに対して **2-12-4** は極端に強調してあるが，ほぼ水平の咬合平面であり，後方の離開量は大きく干渉は生じにくいが，咀嚼効率は悪い．現実には平坦ではなく，調節彎曲によりこれほどの離開は生じない．水平線は仮の基準線としての AOP を表す．咬合平面の方向により，離開量が大きくなっても，**2-12-3** に示す各歯の咬頭をあまり高くできない．

2-12-1

2-12-2

2-12-3　歯牙単位の咀嚼効率

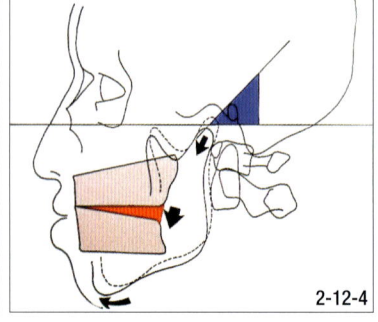

2-12-4

64　咬合概論

骨格的な構成も成長と発育のなかで，ある傾向を示し，通常，II 級（**2-12-6**）は離開量が少なく，干渉が生じやすい．これは前述の II 級傾向の拡大とともに我々には厄介な問題である．しかもオープンバイトになると修復には常に困難さがつきまとう．III 級（**2-12-7**）では時計回りの方向に下顎が成長し，咬合平面も AOP に対し後下がりになりやすく，大きな離開量をもつが，咀嚼効率は低い．I 級（**2-12-5**）が効率を失わずに離開しやすい．

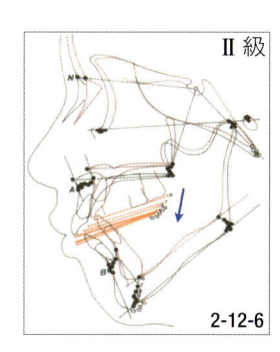

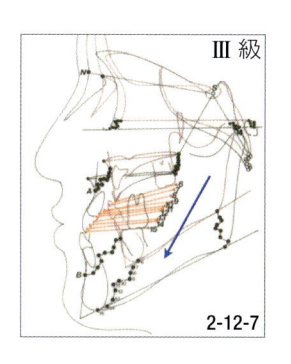

＊ **2-12-5**〜**11** は佐藤貞夫先生による．

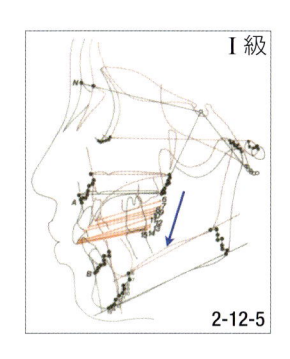

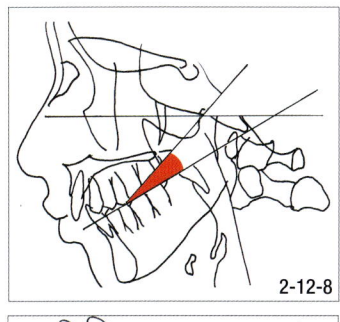

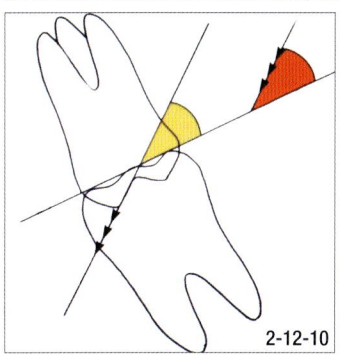

咬合平面の方向は単独では評価できず，他の要素が加味される．たとえば **2-12-8** と **2-12-9** では相対顆路角（Relative condylar inclination：RCI）を比較している．SCI − OP = RCI という数式で表す．SCI（Sagittal condylar inclination）は前方顆路角，OP（Occlusal plane）は咬合平面の角度である．**2-12-9** の赤は大きい RCI で離開は大きく，III 級に多い．**2-12-8** は小さい RCI で離開は少なく，II 級に多い．

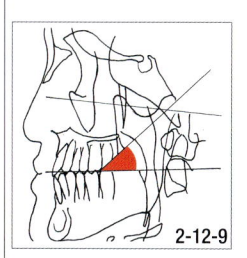

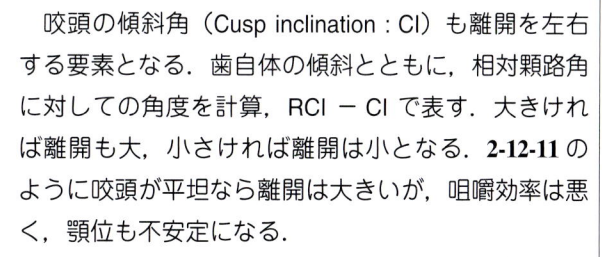

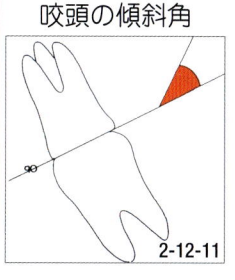

咬頭の傾斜角（Cusp inclination：CI）も離開を左右する要素となる．歯自体の傾斜とともに，相対顆路角に対しての角度を計算，RCI − CI で表す．大きければ離開も大，小さければ離開は小となる．**2-12-11** のように咬頭が平坦なら離開は大きいが，咀嚼効率は悪く，顎位も不安定になる．

咬頭の傾斜角

離開の度合いを表すもう一つの指標がある．AOD である．これは入力を少し複雑にしてあり，AOD = RCI −（CI − OP）という数式で表される．臼歯の離開は単に離れればよいわけではなく，離れ方と量が大切で，その要素は咀嚼効率に影響しやすい．**2-12-12** の矢状顆路角の HCI は現在 SCI と表現される．この AOD によって，ナソロジーでは何の指標もなかった離開量に静止画像の分析だけでなく少し動きの要素が加えられた．

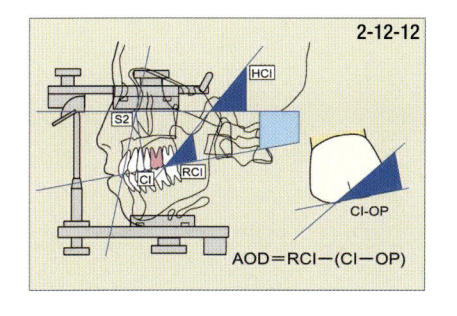

AOD
Angle of disclusion

AOD ＝ RCI −（CI − OP）＝ 8〜14°
＝ 8〜14°　　臼歯は適切な離開
＞ 15°　　　離開が大きく，効率が悪い
＜ 8°　　　　離開が少なく，干渉の可能性
＝ 0°　　　　フルバランスで離開しない

しかし，咬合平面も，調節彎曲も，咬頭の角度も，実際の計測になるとかなり曖昧で，トレースのさじ加減一つで角度は大きく変わってしまう．咬頭の展開角などはいい加減になりやす

咬合概論　65

い．**2-12-13**は絵に描いたような基準としての数値であり，側貌だけを幾何学的に見ている図で，臨床的にどこまで意味があるのだろうか．

　数字遊びのような角度や計算に惑わされ，あまり頼り過ぎると分析と臨床の境界を見失ってしまう．個体発生の終了した成人では骨格の構成に介入できないことも多く，全てが分析の通りになるとはかぎらない．修復の危険性や予後の安定性を見抜くために，全体がどのような傾向にあるのかを事前に知っておくためのある程度の約束事として，ガイドラインになるだろうという程度にしておくことが大切．

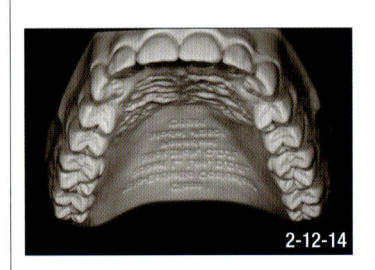

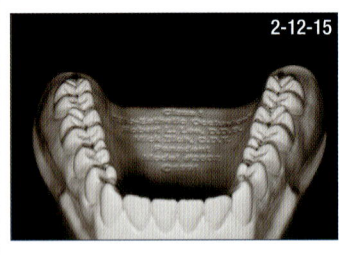

　調節彎曲について極端に重要なことを示唆しているのが**2-12-14，15**．修復のときの咀嚼効率の里程標としての模型で，Lee（パナデント咬合器の考案者）による．天然歯列とはかなりかけ離れて見えるが，犬歯誘導と垂直的咬合（Vertical occlusion），咀嚼効率という非常に大切な命題を具体化している．

　たとえば，上下の最後臼歯を修復するとき，咬合面の削除は上顎を多く削るのか，下顎を多く削るのかという問いへのアイデアを教えてくれている．これは咬合平面の方向や調節彎曲，臼歯離開や咬合面の接触点のあり方などの総合的判断が試される問いである．

　その質問に答えるための第一のヒントが**2-12-16**の図である．成長期に六歳臼歯が萌出し，続いて側方位での咬耗が生じないように小臼歯が生え，次に犬歯が出てきて運動範囲を制御する．第二大臼歯は最後に萌出するので，前方歯の規制を受けずにやや勝手な方向に生えて，歯軸が狂い，干渉をつくりやすい．

第二大臼歯の傾斜

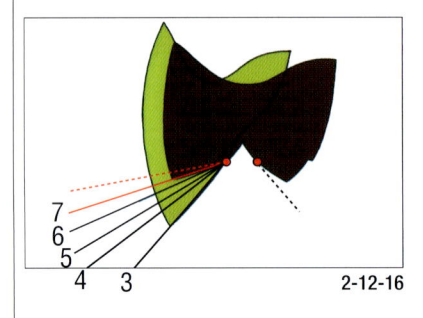

　図の第二大臼歯は焦げ茶で歯冠を，赤い実線で頬側咬頭の内斜面を表す．上顎は頬側に傾斜し，赤い点線方向になりやすい．舌側咬頭は黒い点線のような内斜面となって干渉を起こす．下顎は舌側に倒れて萌出しやすい．赤い点は咬頭嵌合位．

　第二大臼歯が自由に振る舞えるわけではない．調節彎曲の度合いや，咬合平面の方向の流れには従う．しかし，頬側だけでなく，遠心にも傾くので，顎位の変化に最も敏感な位置にある．そこでLeeの模型（**2-12-19，20**）を別角度から観察すると，ほとんど調節彎曲のカーブがないことに気づく．歯冠軸にも傾斜を与えていない．

　この考え方が正しいかどうかの判断はケースごとに異なるが，多数歯の修復をするときには臨床的な方法だと考えられる．下顎の第二大臼歯にまで審美的なセラミックが要求され，また，そこがインプラントであるとき，このアイディアは受け入れられるべきではないか．天然歯列の咬合調整にも応用できるかどうかは別問題である．

　天然歯列には微妙な全体のバランスがある．上顎第一大臼歯近遠心の頬側根の直上に頬骨下稜があり，咬合の力を頬骨弓に伝達している．その口蓋根の豊隆は，舌が嚥下の際に膨らんで口蓋をシールして陰圧をつくりやすくするために働く．下顎第一大臼歯部のすぐ外側には外斜線があり，それは筋突起へと連続している．骨体の断面は舌側に傾斜し，根尖の下方には下顎管のスペースを確保している．内方には内側翼突筋が付着，外方にはより強大な咬筋が存在する．

下顎骨体の側方，あるいは前方への自由な動きのために，構造材が準備され，それに合わせて歯軸が傾斜している（**2-12-17**）．その結果，咬合平面全体がある球体の一部をなしている．
　しかし，これはあくまで天然歯列の構成であり，人工的な修復の場合は，その模倣だけでは経年的な顎位の変化，修復材質の差異（咬耗量，硬度，被圧変位量）や，歯列の短縮，ブラキシズムなどに対応できない．一工夫が必要となる．

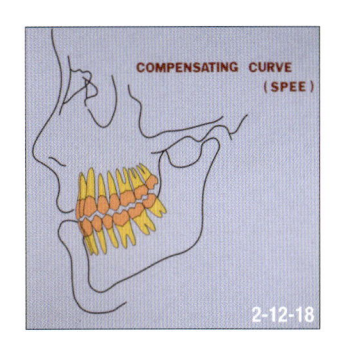

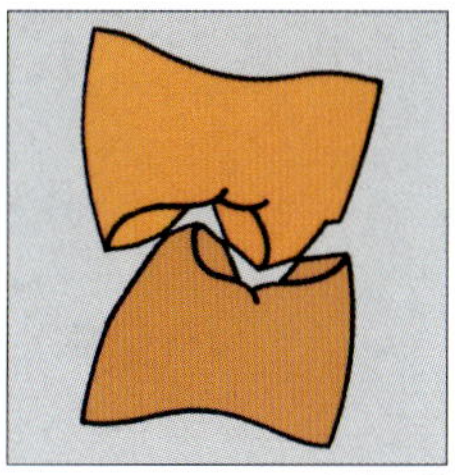

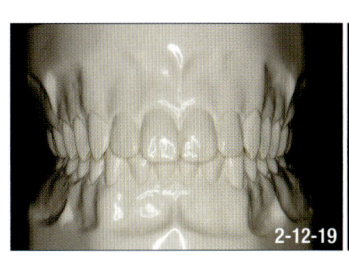

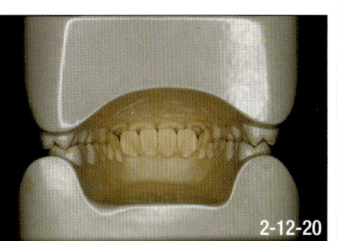

2-12-17
この傾斜こそが下顎運動に自由度を与え，強い応力に対抗できる構造を作っている．同時に干渉も生じやすくなる．人体のシステムである．

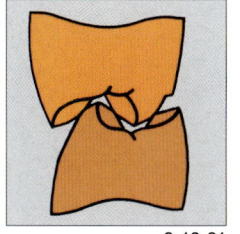

歯軸をほぼ垂直にし，咬合平面のカーブも少ない

2-12-21
修復のとき，Bennett角や，作業側の犬歯，反対側の咬頭傾斜などと協調させながら，歯軸を少し修正し，調節彎曲のカーブを少なめにする．人工的な修復のトラブルを避けるためのアイデアである．

　ここまでくれば，上顎の咬合面を多少とも多く削るのか，下顎なのか，その答えはもう明白になるだろう．下顎をやや多めに削除して，調節彎曲のカーブ（**2-12-18**）の度合いを少なくすることで，干渉を減少させるのが臨床的には正解である．修復歯の歯軸もあまり傾斜をさせない（**2-12-21**）．これはインプラント修復のときに非常に大切な配慮となる．
　まだ機械論的（Kinematic）な図説が続くがもう少し辛抱していただきたい．今度は下顎の側方運動のズレをつくるベネット運動に触れよう．側方運動のとき，作業側の顆頭が中心となって純粋な回転運動をするなら問題は少ない（**2-12-22**）．しかし，ほとんどの場合，作業側顆頭は外側へ（前方や下方，多くは後上方への要素も加わり）偏位をしながら回転をする（**2-12-23**）．
　つまり，動きだそうとするその初動の瞬間は，下顎全体が横方向にスライドを示す．そこから平衡側顆頭は斜め前下方に動いて行く．これをベネット運動（Bennett movement）と名づける．この動きが大きければ干渉が生じやすい．

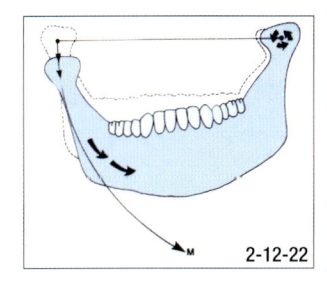

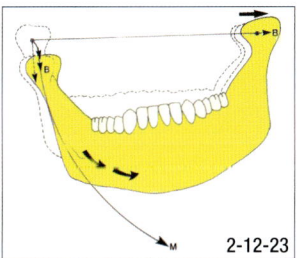

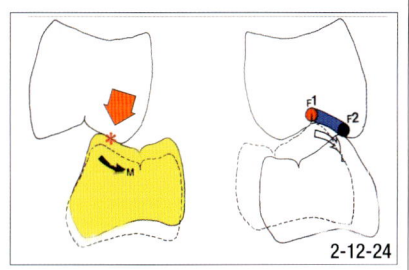

　2-12-24の黄色い下顎の大臼歯は，ベネット運動により下方に降りていく要素が減少している．本来は点線の位置にきてくれれば上下の歯が互いに衝突し合うこともないはずである．歯が傾斜すれば衝突する可能性（赤矢印）も大きくなる．**2-12-22**〜**24**は単に正面から見た図だが，ここに前方運動や中間運動の要素が加わるので事は複雑になる．矢状顆路が緩やかであればもっと衝突する成分が大となる．

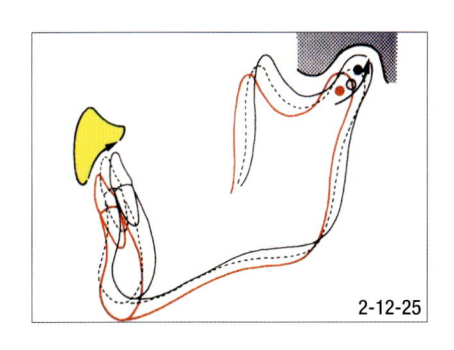

　2-12-25の黄色い前歯の舌面はモンゴロイドでは一般に陥凹をなしている．たとえ前歯の被蓋がAOPに対して55°あっても，咬頭嵌合位から前方に動こうとする初動の瞬間は，陥凹のために緩やかな角度になる．緩やかであるほど後方歯は衝突し，干渉し，外傷が生じやすい．急傾斜過ぎても問題が起こる．これは上顎犬歯の機能面にも適応され，ほんのかすかな陥凹をつくっておく．

咬合概論　67

「⑪進化の道のり」(p.62) で触れたように，骨格性のⅡ級傾向が増えているならば，この衝突の可能性は高くなるばかりであろう．前方顆路角など顎関節の構造そのものに我々は介入することはできないので，アンテリアガイダンスによる後方歯の離開が前提ならば，先ほどの咬合平面の修正や，調節彎曲の減少などは修復治療での臨床的な知恵であることが理解できる．

犬歯の重要性の項目で触れるが，何もかも離開させるのが正しいとはかぎらない．元来が総義歯のようにフルバランスになっているケースでは，修復後にも離開させないほうが顎関節に負担をかけないことが多い．最後方臼歯の修復のとき，顎関節に Compression（圧迫）の症状の誘因とならないようにする．

予防的咬合調整　もちろん，術前に問題がないことが前提である．予防的な咬合調整（Prophylactic occlusal adjustment）と同意義であろう．事前に患者と術者の両方が症状を認識していないとき，我々の理屈で平衡側の接触を削除してはならないのと同じである．

咬合面に大きな咬耗面があっても，明らかに破折や歯根膜腔の拡大，歯の異常な動揺や位置の移動，筋・靭帯や顎関節の不調和などを認識できなければ，将来こんなことが起こるだろういう未検証な咬合理論によって調整をすることは禁忌である．絶対に禁忌である．起こらないはずのことが起こる．特に最後臼歯は厄介事のかたまりなので要注意である．

咬合平面の平均　咬合平面の分解に話が進んだが，その約束事の図を記しておこう．咬合平面は Occlusal plane（OP）と称され，下顎中切歯切端の中点と，第一大臼歯の咬頭嵌合（あるいは頬側咬頭頂）の中央を結んだ線，または，第二大臼歯の頬側遠心咬頭頂を結んだ線とされる．定義は立ち位置によってこうも違ってくるものだろうか．OP は PNS-ANS と Go-Me の二等分線（やや上方54％）が平均的位置とされる．

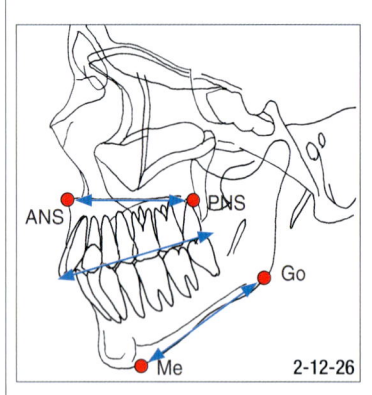

PNS（Posterior nasal spine）は後鼻棘の最切端．ANS（Anterior nasal spine）は前鼻棘の最切端．Go（Gonion）は，下顎体下縁と下顎枝が移行する部の外側に突出する点．Me（Menton）はオトガイの正中断面の最下点．

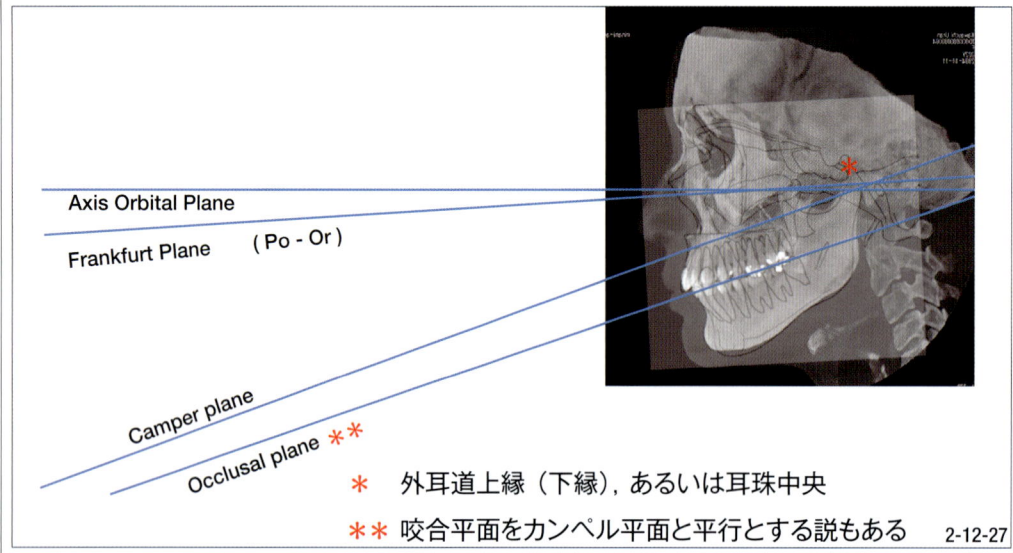

2-12-26

* 外耳道上縁（下縁），あるいは耳珠中央
** 咬合平面をカンペル平面と平行とする説もある　2-12-27

研究者や立場により，微細な基準点はいくらか変わるようである．CT の登場により，かなりポイント設定が容易になったが，結局は人間が読み取るので機械屋の設計図面のようにはいかない．口腔外の測定器で厳密に Hinge axis を設定しても，セファロの上で完璧にその通りに

は再現できない．同様に，眼窩下点もポイントでは表現できない．「大体こんなものだろう」で進むしかない．

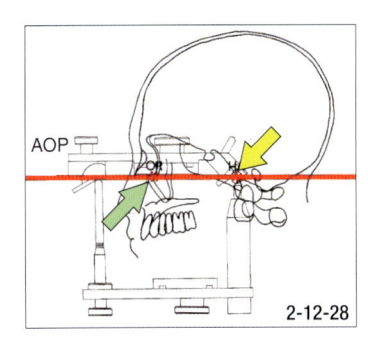

実際の生体から咬合器にトランスファーをするFace bowは容易に誤差が生じる．鼻根部にセットするNasion relatorは簡単にねじれ，眼窩下点はかなりいい加減になる．外耳道に入るEar rodは1mmや2mmは狂ってしまう．しかし，大がかりな修復が必要になると，とりあえず一定の約束事による基準を設定する必要がある．

平面の設定

口腔内の状態を咬合器に移し替えるには，外耳道と大体の眼窩下点を結んだAOPまたはフランクフルト平面（FH），カンペル平面を基準とするほうが臨床的とすることが多い．**2-12-28**の緑矢印は眼窩下点，黄色矢印はヒンジを示している．

FH Plane

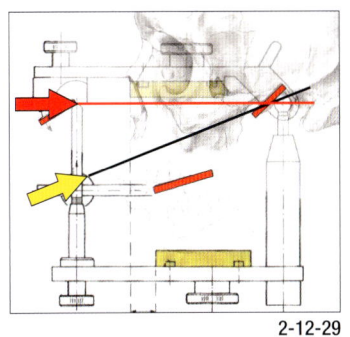

誤差があるからとして，省略してはならない．咬合器に移し替えなければ，診断も修復もできないので，便宜的にFace bowを使用する．**2-12-29**は顔の透視図と，歯列，咬合器を重ね合わせ，概略の位置関係を示している．**2-12-29，30**の赤矢印はフランクフルト平面を，黄矢印はカンペル平面を表示．図のSAMの咬合器はFHを基準にする．

咬合器はメーカーにより独特のシステムをもっている．**2-12-30**はKaVoのPROTARの説明図を拝借した．PROTARはカンペル平面を基準にしてあり，咬合平面と平行に近いとしている．この咬合器ではフランクフルト平面を基準にすると模型の装着が困難になりやすい．総義歯ではカンペル平面のほうが便利である．

カンペル平面

骨格が曲がっていたり，左右が均等ではないときがある．**2-12-31〜35**では頭蓋，眼窩，頬骨，鼻中隔，側頭骨（関節窩），下顎枝，下顎骨体，上下歯列などが全てXYZ軸で変形，彎曲している．頸椎と頭蓋，体幹との関係まで対称性に欠けている．とりあえずそのまま通常通りに一度は咬合器にマウントする．しかし，Face bowを使用して頭蓋全体との立体的関係は咬合器に移植できても，**2-12-34**では前歯の修復に困難さが生じてしまう．口唇との関係を正しく見えるようにするためには犬歯，小臼歯を水平にした位置でのマウントも必要である．だが，顔面の正中線と上顎前歯列の正中線，顎関節と犬歯の関係性を合わせることはできず，機能には問題が残ってしまう．

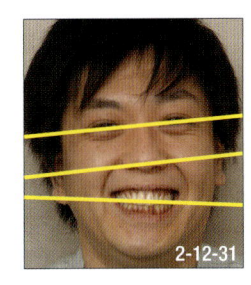

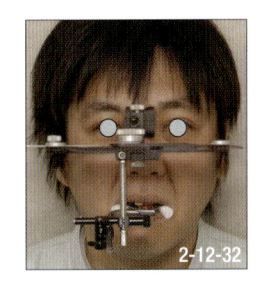

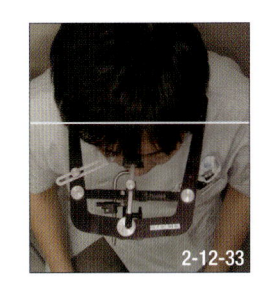

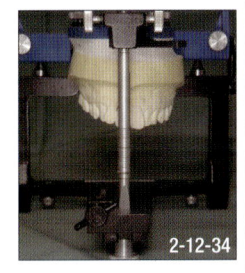

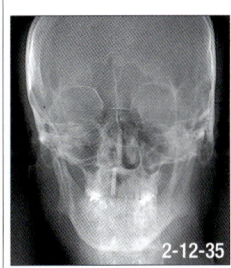

咬合概論　69

⑬ 咬合器

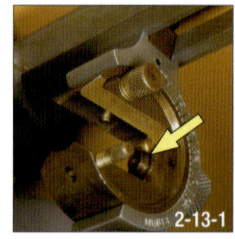

昔は調節用のたくさんのネジが付いた咬合器が精密だとされ，たとえばRetrusion（下顎の後退）用の機構（**2-13-1**）や，**2-13-2**のような怪奇なインサイザルテーブルなどに心奪われ，おかげでゼロ点を見失う羽目に何度も陥ったものである．関節窩の上壁を鋳造で作ったりした．遂にはDiscの入っている機構の設計すら考えた．

Simulator, Stuart instrument, Gnatholator, Denar D4A, 顎関節, などのシステムを次々に買い求め，あとはDePietroが作った幻のNeyの咬合器を入手すればコレクションは完了，というところまでいって眼が醒めた．大事な目的を忘れてしまっていた．パントグラフなどの計測機器と同様に，複雑精妙なシステムは理論を学習するには絶好だが，臨床ではほとんど使われないことに気がついた．その経験の結果，臨床的に大事な項目はいくつかに絞られることを覚えた．

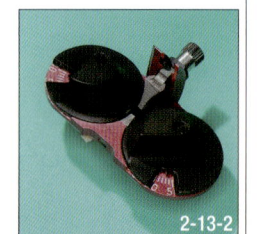

① Lower bow（下弓）がプレス，鋳造，あるいはArtexのように
  カーボンファイバー製のワンピースであること．
② セントリックロックがシンプルで確実なこと．
③ アーコンタイプ（下弓に顆頭球が付く）．
④ あまりに複雑過ぎないこと．

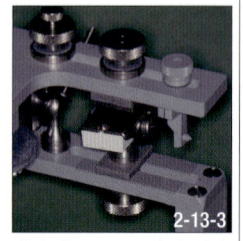

③以外はどれも機械的な誤差と，手技上の煩雑さと，その結果によるミスを避けるための要素で，理論とは無関係である．特にStuartの咬合器は**2-13-3**のように，役割の異なった顆頭球が左右合わせて四つあり，誤差が生じやすい．そのうえ，肝腎のセントリックのロック機構が貧弱で，模型装着時の石膏の膨張で，上下が浮き上がる．

しかも，顆頭球まで含めると下弓は幾つものネジで締めてあり，誤差が生じやすい．下弓がワンピース製なのは，松風のプロアーチ，Panadent，KaVoのPROTAR，Artexなどで，私は長い間この四つを使用してきた．

最も大切なことは②のロック機構である．セントリックを確実にロックしたときは，まるで平線咬合器のように純粋な回転運動のみになるべきであろう．**2-13-4**の咬合器はロックさせるために回転スイングアーム（**2-13-5**の矢印）で押さえて，**2-13-6**でロックされる．回転させてCRに追い込むときに，製品の歩留まりの問題もあるだろうが，わずかに位置がズレる．

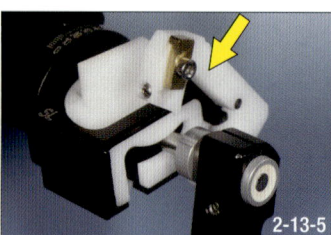

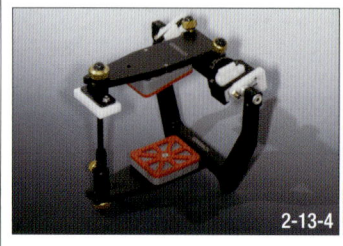

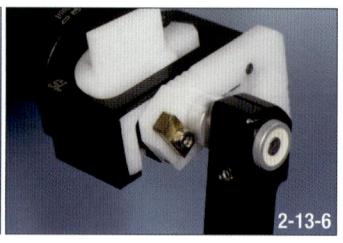

2-13-7はKaVoのPROTAR．これもスイングアームでロックするが（**2-13-8**，**9**），変位はわずかな量である．いかにもドイツ流の理論立った複雑さと頑丈さが魅力的である．

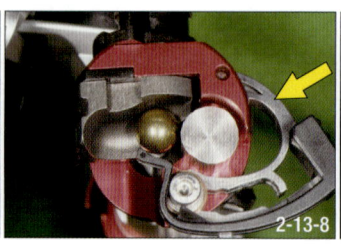

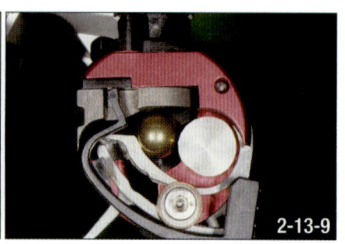

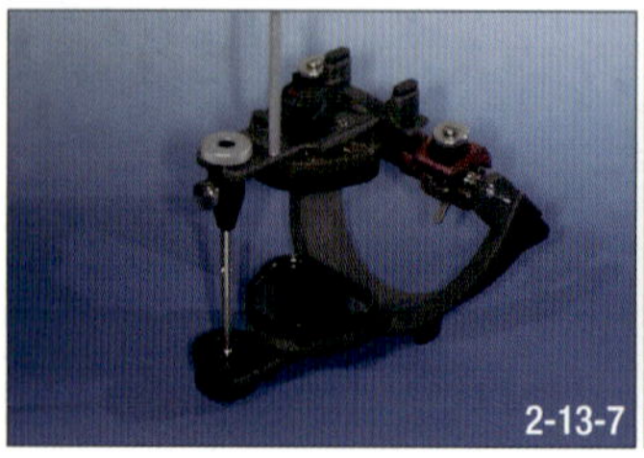

Hanau 130-21の後方移動の調節ネジ．これも誤差の原因になりやすい．

考案者のStuart自身は臨床ではWhip Mixを多用していたという．

その精密さ，丈夫さ，色使いとデザインの美しさで使っているのが Artex 咬合器である（**2-13-10**）．上弓に付くレバーによって回転軸の中心からピン（**2-13-11**）が出てきて，**2-13-12** の顆頭球の中心にある凹み（矢印）にロックされる（**2-13-13**）．上下の模型を装着し，ロックを掛けても切歯ピンがテーブルから浮き上がる量は各製品のなかでは最小．

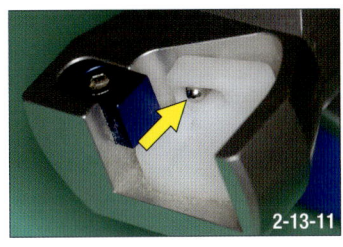

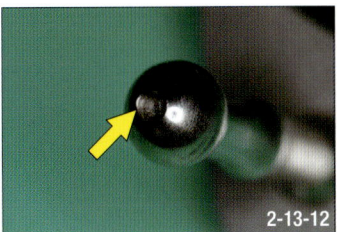

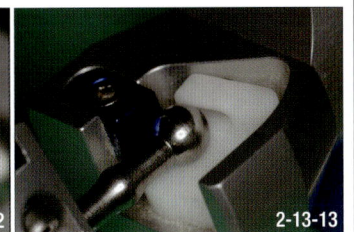

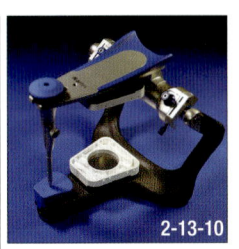

Artex-CR．カーボンファイバーの軽量さと美しさが魅力的．マウンティングプレート間の距離が大きいのも実際的である．

ゼロ点の確保

セントリックのロック機構について長々と書いたのには理由がある．初診時の顎位の確認，補綴物の製作，リマウントによる検証など全てのステップで，上下の歯と歯による「ゼロ点」が臨床で最も優先されるからである．それが中心咬合位であろうと，中心位であろうと，術者の設定した静的なスタートが狂っていれば全てが崩れる．その狂いの原点がこのロック機構の不安定さから生じる．

関節窩の調節ネジを全てゼロ点に合わせ，セントリックを完全にロックしたところでどの咬合器も純粋な回転軸からわずかに狂ってしまう．さすがの Artex でも上下顎の模型を装着して，切歯ピンとテーブルの間に 10μm のマイラーテープをぴったりと挿入，次にセントリックをロックしてみるとテープは抜けてくる．つまり，ピンの尖端で 10μm 程度，大臼歯部で 5μm くらいは浮き上がるのではないだろうか．

この考え方を発展させ，関節窩の調節機構を全て撤去，単なる回転だけの平線咬合器として働く上弓に置き換えるシステムがある．**2-13-14** の左は KaVo の通常の上弓，右がセントリックの検証だけに使用する上弓．**2-13-15** は顆頭球にスプリングで押し込まれて回転だけを示す部分の拡大．**2-13-16** では上下を組み合わせてある．

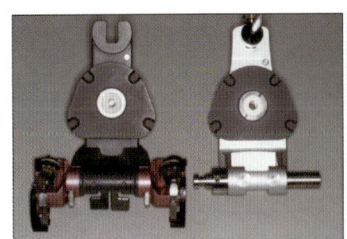

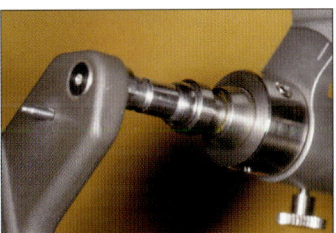

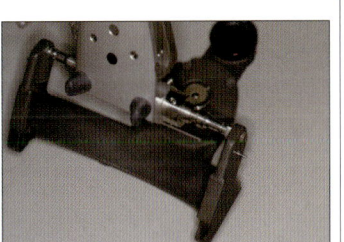

たとえば CO と CR の差を目視するとき，通常はいわゆる Retrusion 用の調節ネジを調節しながら上弓を動かすが，この方法は正確ではない．いろいろ動かすうちに元に戻らなくなってしまう．かつてはこの検証を石膏の Split cast 法で行った時代もあるが，不正確で，大体は予想外の惨めな結果に終わった．

上顎の模型をもう一つ準備し，上記のシステムに装着．CO と CR の記録により，別々の組み合わせが用意されることになる．両者の差が確実に目視できる．このシステムに CR でセットされた模型上で，咬合紙のマーキングを調整しながら，少しずつ CO に近づくか否かを検証することにも大きく役立つ．

もう一つの使い方がある．咬合器の理論づけをされた調節機構は非常に重要である．なければ役に立たない．しかし，調節が可能だということは，裏返せばゼロ点の不正確さにつながる．つまり，修復のステップのなかでリマウントを繰り返した最後の最後，さあ，装着だという段階で，ゼロ点専用のかなり旧式に見える機械（**2-13-14 〜 16**）は最強の味方になってくれる．

咬合概論

さらに，模型の装着で大切なことがマウンティングプレートである．実際の技工では咬合器からマウンティングプレートを外して仕事をする．そのとき机上にプレートを置くとワックスその他の汚物がプレートの裏面に付いてしまう．再びプレートを咬合器にセットしたときその汚れが浮き上がりの原因になる．

　2-13-18〜20 は Panadent のシステム．**2-13-18** は咬合器にしっかりとネジ止めされ，通常は外されることのない一次プレートである．**2-13-19** は作業模型が固定される二次プレートで，矢印が机上に置くとき汚れやすい部分．両者をマグネットで組み合わせると，**2-13-20** の矢印のように間に 0.5mm ほどのスペースが確保され，汚れた箇所は接触しないので浮き上がりが防止できる．**2-13-17** は KaVo のマウンティングプレート．これもまた，ゼロ点での正確さを期待するための重要な配慮であろう．Artex にも同じプレートがある．

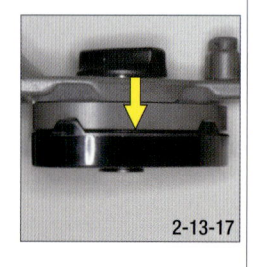

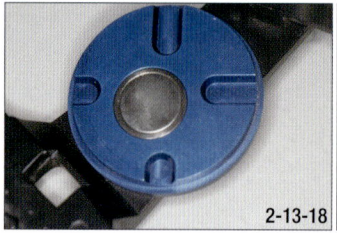

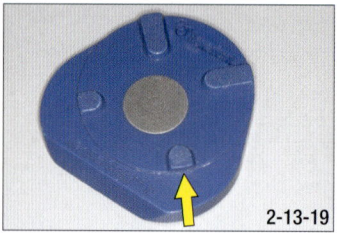

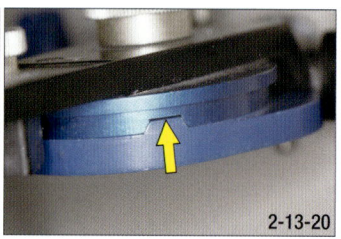

2-13-17　2-13-18　2-13-19　2-13-20

Motion analogue

2-13-23
2-13-24
2-13-25

2-13-21
2-13-22

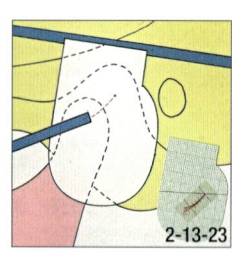

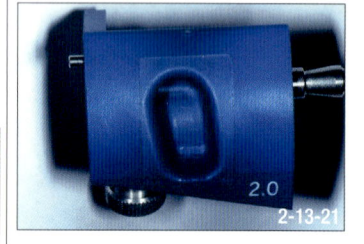

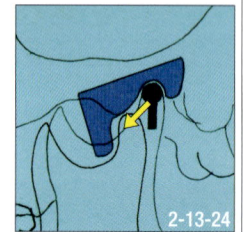

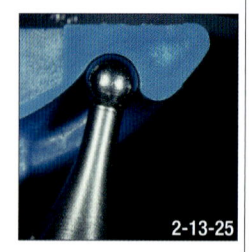

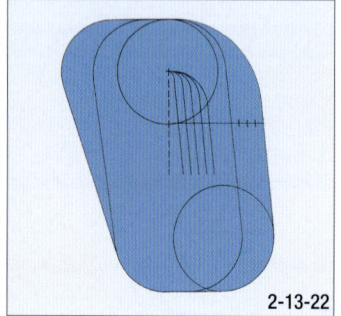

　Panadent で特筆すべきなのが関節窩の Motion analogue（**2-13-21**）である．矢状顆路は固有の角度をもつが，側方運動をするときのベネット角にはそれほどの個体差はなく，大体 6° 前後に収まってしまう．

　そこでベネット角の調節機構を一定にして，Immediate side shift（側方運動の初動時に下顎がわずかに Y 軸方向にズレてから前下内方への動きを示す）を 0.5mm 刻みの 5 種類の Fossa box とした．**2-13-21** は 2mm のサイドシフトを示す．**2-13-22** は半径 9mm の顆頭球の中心が五つのアナログにより初動が大きくなるさまを重ね合わせである．27 ページにも登場している．生体の顎関節が初動からいきなり内側壁の規制を受けて動き出すことはありえないので，ゼロという設定はない．

　また，同一患者でサイドシフトの量は拡大の傾向はあるが，縮小はしない．記録で中間の値が出たときは大きい数値に従う．たとえ，上顎犬歯の機能面に凹面を全く与えずに，下顎の犬歯が即時離開を示すように作っても，顎関節レベルでは必ず横方向の移動は生じる．

　2-13-23 は Axi-Path Recorder が計測時に示す下顎頭の動きを表し，**2-13-24** は咬合器上の模式図である．関節窩前壁は平均して半径 3/4 インチのカーブをもつ．アナログを切断，動き方を検証したのが **2-13-25**．

　咬合器は頭蓋と歯列の関係を表したもので，決して機能運動を再現するものではない．どれほど複雑精妙で三次元的な関節の調節機構があっても，時間軸との連動はできず，力の加わった機能も再現できない．上手くできそうなのは，カチカチとするタッピング程度であろう．咬合器上では名医も口腔内ではそうは上手くいかないのである．両者の差異を縮小するために，臨床家は多くの努力を積み重ねてきた．次の節から，それを解析してみよう．

⑭ 咬合調整　その1　咬合接触

　顎運動を三次元的に計測，それを咬合器にトランスファーして，診断と修復に再現するための膨大な時間と，努力の積み重ねが咬合学の歴史であった．計測した軌跡と咬合器を同調させることが，臨床家にとっての咬合学であった．そして，その結果があまり芳しくないことが臨床家を苦悩の淵に追い込んできた．

　やむなく人々は二つの方向に走った．一つは，より正確な顎運動の計測である．機械式からコンピュータ制御に変わり，咬合器もヴァーチャルになろうとしている．もう一つの方向は，筋肉や靭帯が運動を制御するという観点から，筋の鎮静化などで，静的，動的な下顎の運動をコントロールしようとするものである．整体やオステオパシー，カイロプラクティックなども導入しようとしている．そのどちら側にも真実は含まれているだろう．ようやく我々は現象の記述の扉を開けたばかりなのだから，もう少し静観しよう．

　前者は電気仕掛けのデジタルの仮面に支配され，仕事場をPCに移転した歯科医になろうとしている．ある時点で区切りをつけての計測が必要なのは確かだが，一定の局面だけでは単独冠だってつくれない．計測がLongevityのある修復にまだ活かしきれていないのだろう．そのうえ，動的平衡はデジタルの守備範囲外でもある．

　少しでも咀嚼器官の真実に近づきたかった私たちは，短兵急に前者の理論に飛びついた．簡単に眼に見える 2-14-1～3 のような機械仕掛けに毒され，機械の助けを借りて生体に適応する修復物を作ろうと努力した．生体との会話を試みたが，ある強固な線から先は常に踏み込めなかった．咬合器が示す下顎の機械的な限界の動きを把握することが咬合だと思い込んでいたのだから，無理からぬことだろう．

　後者の道を進む人々は，咀嚼器官に機械仕掛けは住み込んでいないとした．だがその記述が系統的になされているとはいえず，まだ分類が不鮮明で，前者と同じテーブルにつく共通言語への変換をもってはいない．必ずしもクラス分けで全てが決まるわけではないが，会議の議題くらいは同じ言語体系にしたい．

　機械的な下顎の動きをもう一度振り返ってみたい．上顎が固定されていると仮定して，下顎が動く標準モデルから始めよう．2-14-4 は Passive centric（下顎が入ってくる受け皿としてのセントリック）を左右に分け，左半分に1歯対1歯，右に1歯対2歯のポイントを記入した．2-14-5 はそこに入る下顎の咬頭を Active centric として記入．頭蓋を下から見上げたのが 2-14-6，緑矢印は概略の運動方向を示す．2-14-7 は1歯対1歯の関係のときに，下顎咬頭頂が機能する方向を表す古典的でナソロジカルな図である．

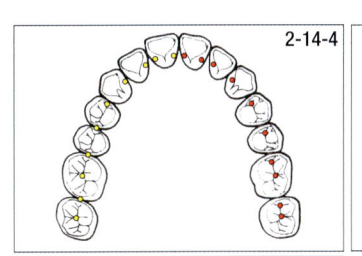

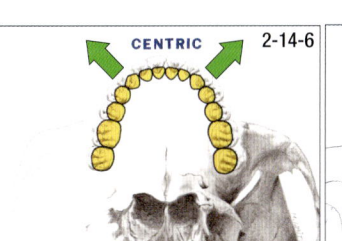

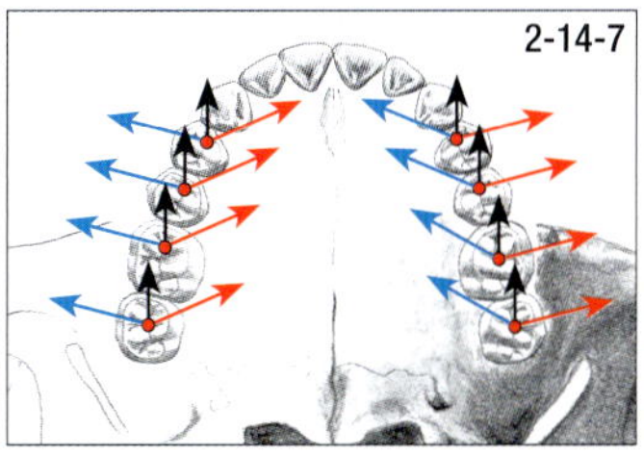

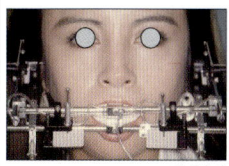

2-14-1　空気圧によって描記針が上下して，記録紙にゴシックアーチを描く Denar の古いパントグラフ．針がワックスを削ってラインを引くのでかなりアバウトな世界であるが，大変に勉強になった．Stuart の機械と異なり，上のフレームに描記針が付くので初めは少々戸惑う．

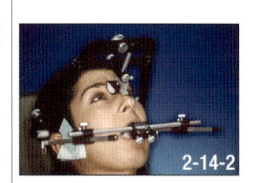

2-14-2　Panadent の Axi-Path recorder．

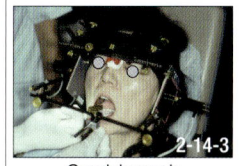

2-14-3　Condylograph

　ゼロ点（Point zero）で閉口して，そこから下顎は左右に滑走運動を示す（2-14-6, 7）．その動きは犬歯同士の機能面に支配される要素と，顎関節に支配される要素の二つに分かれる．前方歯ほど犬歯の，後方歯ほど顎関節の制約を受けやすい．

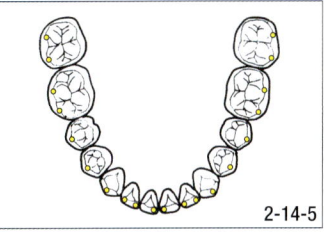

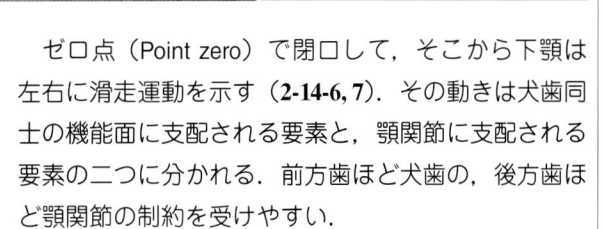

　咬合器に付着した模型の観察だけでは，顎関節部分に関与する動きは判らない．歯列と頭蓋を単に重ね合わせた 2-14-8 では理想的に見える．しかし，下顎が側方運動をするとき，咀嚼側の顆頭は回転するだけではなく，少し外方に動く．それぞれの方向と名称は53ページを参照．

咬合概論

機能側顆頭の動き　　犬歯の機能面が似た形態であっても，機能側顆頭の動きに下方への要素が加わるか（**2-14-9**の赤矢印），上方なのか（**2-14-10**）で臼歯の離開量は大きく異なる．**2-14-9** はやや下方に動き，円内の離開量は大きく表現される．実際は離開の少ない外後上方に動くほうが多い（**2-14-10**）．そのうえ，**2-14-11** の円内のようにベネット運動の要素が大きいと，初動の離開量はもっと少なくなる．機能側犬歯の舌側の陥凹が大き過ぎても離開量は少ない．

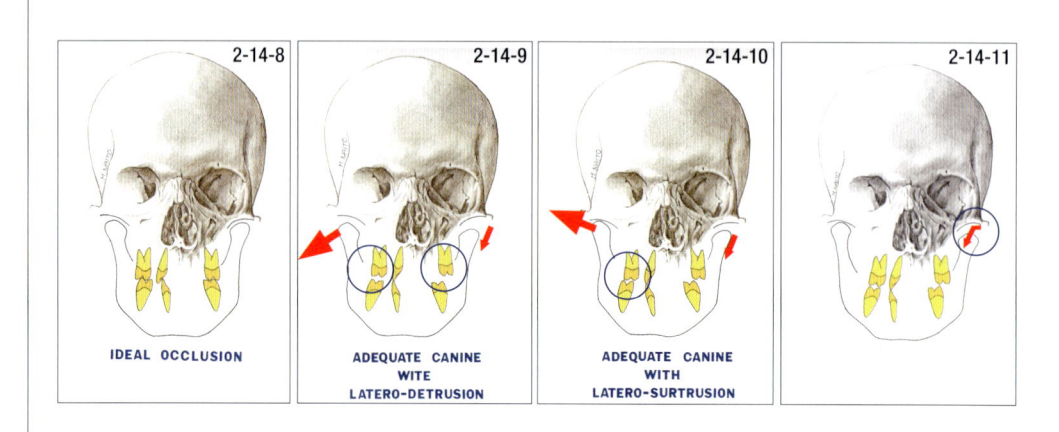

　　下顎運動の測定をするとき，本当の限界より内方の記録が得られやすいので，ほとんどの場合に実際の口腔内では干渉が生じてしまう．しかも，誘導（Induce：p.79）されない運動の記録となるので，修復物は装着のときたくさんの咬合調整が必須である．

Selective grinding

　　そのためには，限定された選択的削合（Selective grinding）のテクニックが重要になってくる．**2-14-12～15** は私の師であった D. Curnutte の名著 "Occlusal Correction——Principles and Practice"（1988[9]）から抜粋した咬合調整のスライドである．これは天然歯列での干渉の調整を示している．修復の調整ではない．

9. Solnit A, Curnutte DC: Occlusal correction—Principles and practice. Chicago, Quintessence Publishing, 1988.

Occlusal correction

　　咬合調整はかつて Occlusal equilibration（平衡をとること）という表現が流行した時代もあった．Occlusal adjustment は通俗的な訳であろう．正しくは Occlusal correction（是正，修正）と呼ぶべきではないか．

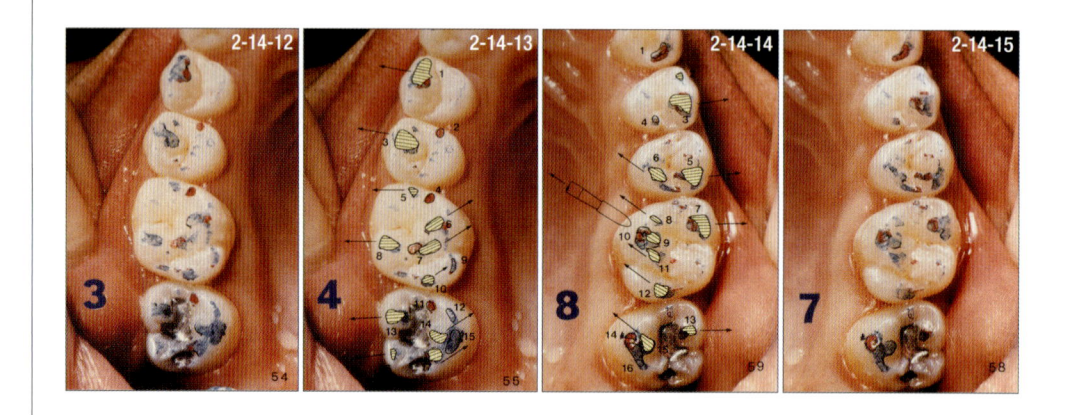

　　2-14-12～15 の咬合紙によるマークの意味を把握するには，上下の歯と歯がⅠ級関係のとき，どのポイントが接触し，どの方向へ動いていくのかを確実に理解しなければならない．次ページから示されるポイントによる接触が実際の天然歯で起こる現象であるか否かを問うのはナンセンスである．ポイントは学ぶための里程標であり，修復をするための標準モデルとして考えておきたい．53ページの図も同様である．

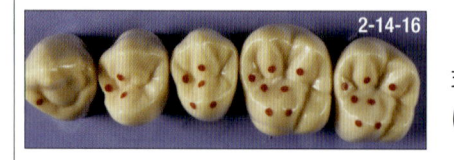

2-14-16 は1歯対1歯の接触点を簡略して示した模式図．歯の位置と傾斜，歯列や顎位の保全などと同時に，高い咀嚼効率を維持することが大切．

2-14-17 は上顎左側第一大臼歯，**2-14-18** は対合歯の下顎左側第一大臼歯．この図では，互いの中央窩とそこに入るメインの咬頭の接触ポイントを表記してある．

下顎は顎関節を中心とした回転運動で閉口し*，上顎と接触して停止する．そのとき，点線で結ぶ●同士が対合する．

上顎では隆線と咬頭の遠心斜面，下顎では近心斜面に●が位置づけられ，下顎が前方にスライドしにくい対合関係になる．閉口を止める意味で Closure stopper と称される．

Closure stopper に対して，**2-14-19** の●は平衡を保つ意味から Equalizer と呼ばれる．上顎では隆線と咬頭の近心斜面に，下顎では遠心斜面に設定される．●との咬合接触は全体としての意味合いをもち，下顎位の保全をしながらも運動時に干渉とならずに，修復物の装着のとき調整が容易であることなどを前提とする．

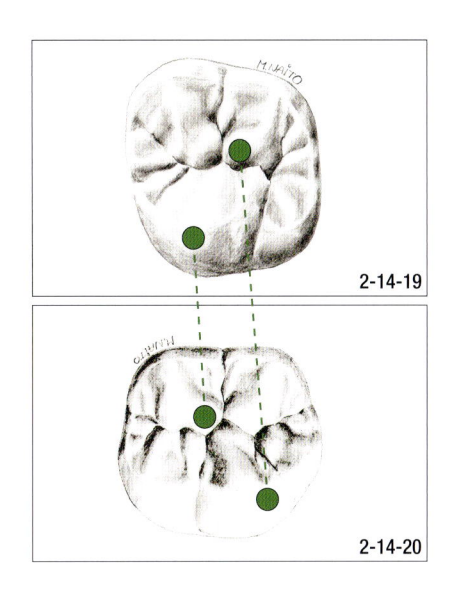

上下を組み合わせて，透視図のようにすると **2-14-23** になる．これは閉口した状態を顎の下から見上げた図である．新しく加わった●は他の●●と協同して上下の3点接触を構成する．歯の傾斜が強いと，黄丸を **2-14-23** のように2点に分けて作ることは大変困難で，結果として集合した一つの点になるだろう．左側の上下顎第一大臼歯を組み合わせたのが **2-14-24**．下顎全体は右側方への機能時に，青矢印の方向へ移動する．すると黄矢印は赤矢印の部分へスライドを示してこすり合い，干渉をつくってしまう．1点で表現するほうが安全で現実的である．

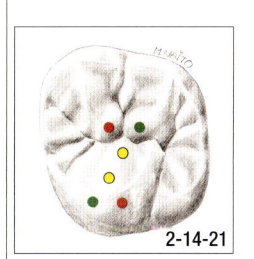

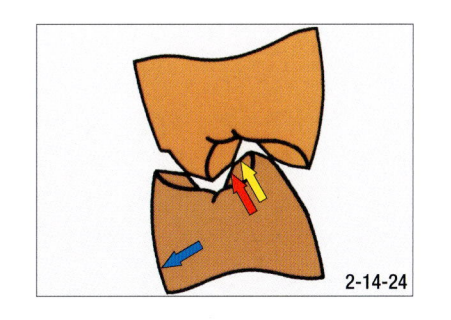

この **2-14-23** の図を展開して，それぞれの丸印が機能側，非機能側，前方へと動いていく状態を次ページに表してみよう．これは咬合の分解で最も大切な図になるだろう．

●●●の3点を一つにまとめると **2-14-25** の○印になる．これは対合する下顎第一大臼歯の頰側咬頭を意味している．下顎が機能側へ動いたときを Working（機能側）と呼び，青矢印で示す．下顎が非機能側へ動くときを Non-working, Non-functioning, Idling と呼び，黄矢印で示し，前方へ動くときを Protrusion と呼び，赤矢印で示す．

---

* Hinge axis を中心とした回転で閉口すると思われがちだが，実際の臨床では Hinge の 1〜2mm 下前方が中心となる．CR の記録で咬合器をセットしてインサイザルピンを上げても咬合挙上にはならない．㉓の「変化を続ける基準位」の項目も参照されたい．

咬頭の接触点

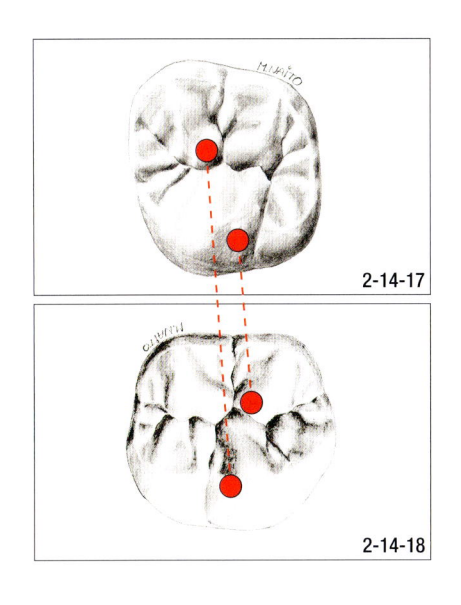

加えられた黄丸も含めて上下を展開した図．

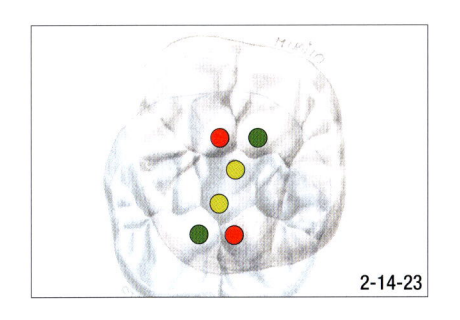

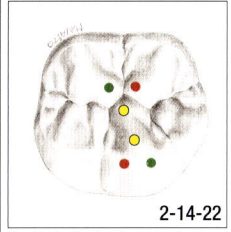

咬合概論　75

接触点の動き　次に，同じ上顎の近心舌側咬頭を考える（**2-14-26**）．この咬頭は下顎の中央窩に入る．これも3点を一つにまとめて○とする．**2-14-25**では，対合歯の下顎が移動する矢印を記入したが，**2-14-26**の矢印は上顎の近心舌側咬頭がみずから動く矢印を記入してあるので混同しないこと．つまり，実際は下顎が動くが，説明の都合で上顎が動く図になっている．

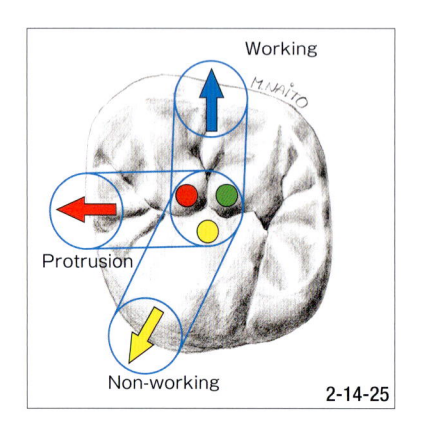

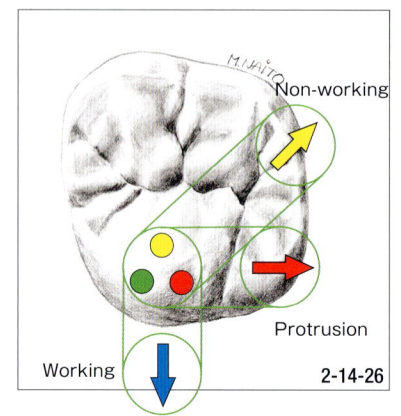

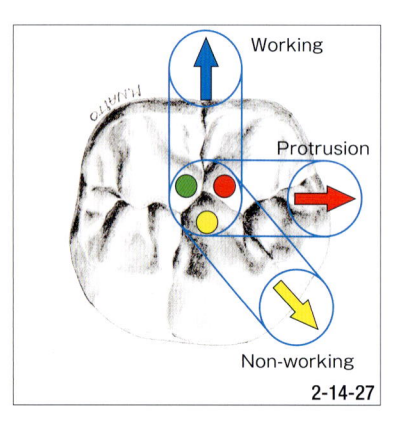

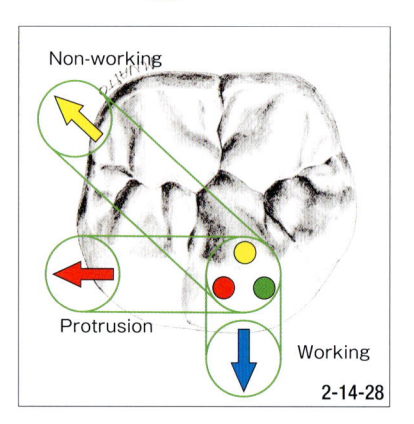

2-14-27は，上顎第一大臼歯の近心舌側咬頭が中央窩に入った後どの方向に抜けていくか，**2-14-28**は下顎の頰側咬頭自体がどの方向へ動いていくかを記入したものである．それぞれの咬頭の動きは，骨格性のⅠ級で，顎関節がルースではないCusps to fossaeの位置関係にある場合の動きを表現している．また，誘導（Induce）された時のラインは示していない．二次元の作図であり，犬歯誘導による立体的なZ軸への離開は表現されていない．

数ページにわたって幾何学的な古いナソロジーの原則を記したが，これは何年経っても色褪せない基本である．ヒトの下顎が側方へ動くかぎり，個体や歯による多少の角度差や運動量，性格の差はあっても，古びることのない大原則である．

装着時の調整　**2-14-12〜15**（p.74）は，天然歯列に干渉があるときの調整と記したが，その原理は修復物の装着時の咬合調整にも活かされる．いくつかの理由で，技工室からできあがってきた今日セットするクラウンはそのまま口腔内には使用できない．その調整は短時間で効率良く，安全に行われる必要がある．そのうえ，技工室での最終研磨が容易な形に仕上げたい．しかも時間経過後の再調整が楽な形になっていなければならない．

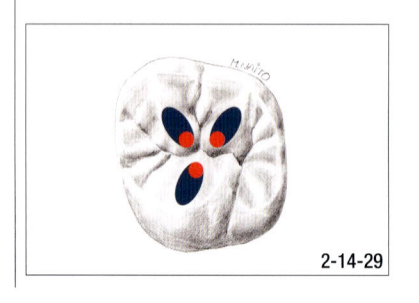

同じ上顎左側の第一大臼歯で説明しよう（**2-14-29**）．まず，隣接面のコンタクト（Proximal contact）の調整をして，確実にクラウンが定位置に収まっていることを確認．準備されたクラウンはどれだけ技工室で入念に作っても，ほぼ全てが高い咬合接触を示す（●）．そこから側方位に動いた楕円の青丸（●）は，セントリックが高ければ，同様に干渉となってくる．

咬合概論

2-14-29の遠心頬側だけを追ってみよう（**2-14-30**）．**2-14-31**でも，同じようにやや細長い青丸で側方位（Eccentric）が，赤丸でセントリックがマークされている．口腔内では先に青い咬合紙で側方位をマーキング，後から赤でセントリックを印記するので，この青マークの出発点と赤マークは共通ポイントになっている．

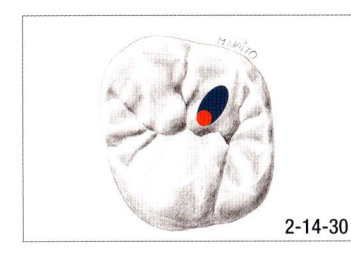

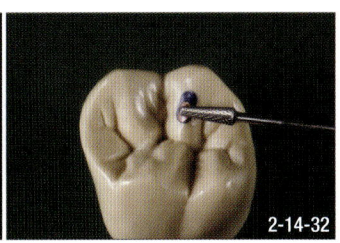

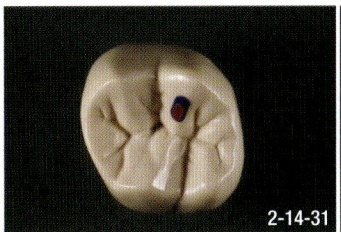

通常では咬合位の高い赤マークから調整を始めるが（**2-14-32**），これは大きな誤りである．三角隆線（Triangular ridge）の頂上にある●を削りだすと，そこは面積が大きくなるだけで，次の調整（おそらくまだ高さが残るだろう）や，その次の調整で苦労が続くだけである．側方運動の調整に入るとき●の大きな面積に往生する．

まず青マークの側方位から始める．隆線の外側から斜めにホワイトストーン（松風，HP用の#60の尖端を少し丸くする）を当て（**2-14-33**），青マーク全体を水滴状に削っていく．引き続き斜め方向に赤丸の脇も細くする（**2-14-34**）．隆線の近心斜面だけではなく，遠心も同様の調整を加えていく．その結果，青の尖端は細く短くなり，赤も狭いマークが残る（**2-14-35**）．

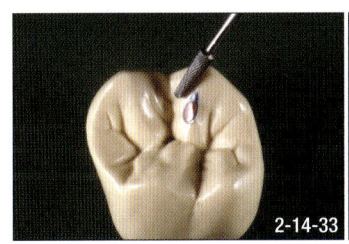

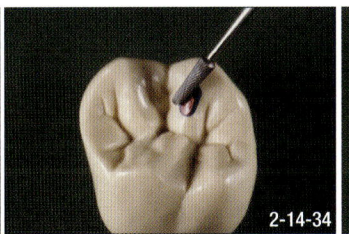

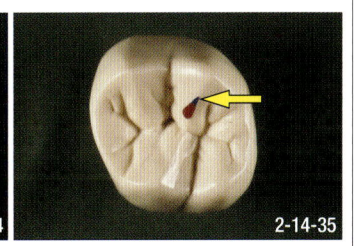

次にわずかに残った青いマーク（黄矢印）の尻尾を削除する（**2-14-36**）．しかし，残っている赤い小さなマーク（**2-14-37**）はまだ高いままなので，最後にわずかに調整．面積は小さいので，次の調整も容易である．実は**2-14-36**で調整した青マークの尻尾の調整（**2-14-38**）は非常に重要な問題を含んでいる．これは順を追いながら説明しよう．

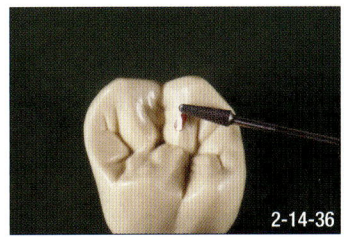

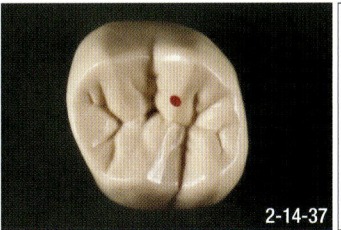

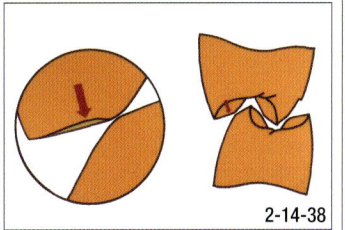

つまり，高い場所を残したまま，側方の干渉の調整を先行させるのがミソである．逆にすると，収拾のつかないほどセントリックの面積が広くなってしまう．咬合面の全ての接触の調整を行ったら，再び咬合紙によるマーキングを繰り返す．

最終的な「位置決め」がこの咬合調整で最も重要な局面である（**2-14-40**）．技工室で作った小さな点状の接触は，隆線上にあるのでわずかな調整でも面積が大きくなりやすい．調整をしながら**2-14-40〜41**のような微細な位置決めをする．そのあとで点接触を三角隆線の近心や遠心の斜面に設定するのは，**2-14-35**の水滴状の形を正確に作れるか否かにかかっている．

装着時の調整

9. Solnit A, Curnutte DC: Occlusal correction—Principles and practice. Chicago, Quintessence Publishing, 1988.

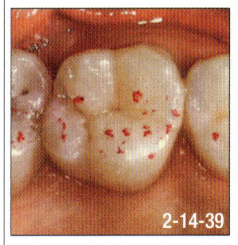

調整後の微細な点接触を表したCurnutte（9）の見事な症例より．

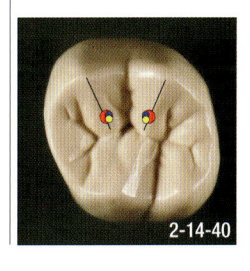

咬合概論　77

2-14-40を拡大（2-14-41）．黒い実直線は隆線の頂上．赤丸は最初のセントリックのマーク．青い楕円は側方位の干渉となっていたマーク．Closure stopperとEqualizerは斜面に最終的な接触点を作りたい．そこで前述のような調整をしながら，最後には青丸に落ち着かせる．

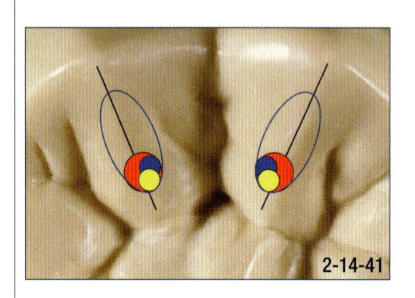

2-14-41の右半分（頬側遠心）のEqualizerは，初めの大きめの赤丸から，隆線の近心斜面に●の接触点として残す（右半分）．左半分（頬側近心）のClosure stopperは遠心斜面の●の接触点とする．側方力を少なくしたい場合は，なるべく中央に接触点を集めたいので，小さな●のポイントとしてセントリックを確保する．

この咬合調整は犬歯誘導が確実であることが前提条件になっている．青い楕円の部分は干渉として削除され，セントリックの点状の接触点から側方へ動いたときには，歯と歯がすぐに三次元的に離開（Disclusion）を示す．

⑮ 咬合の分類　誘導　Induce

さて，咬合調整を十分に理解するために，ここでもう一度，咬合の原点に戻ってみたい．我々が「咬合」として考える状態を正しく分類しておく必要があるだろう．

（1）　歯と歯が接触する局面　　（静かに閉じ，静かに動く咬合）
（2）　歯と歯が接触しない局面　（咀嚼，発語など）
（3）　再び歯が接触する局面　　（強く閉じ，強く動く咬合）

（1）歯と歯が接触する局面　（静かに閉じ，静かに動く咬合）

しばらくの間，3点接触やセントリック，中心咬合位や側方位や，Closure stopperというような言葉がいくつも登場した．これらは口腔（あるいは咬合器）を静かに閉じた位置関係を意味している．いくつかの考え方があるが，その位置を私はゼロ点と称している．そこを出発点として，下顎をそっと横に動かすことを「側方運動」と表現する．そのとき機能側や非機能側などの用語が使われ，犬歯誘導や干渉といわれる現象が生じる．口腔や咬合器を静かに閉じ合わせたゼロ点から上下の歯が静かにこすり合う状態を私は第一の局面と分類している．つまり，常に歯と歯がどこかで接触し合っている局面を総称する．（2），（3）は追って明らかにしたい．

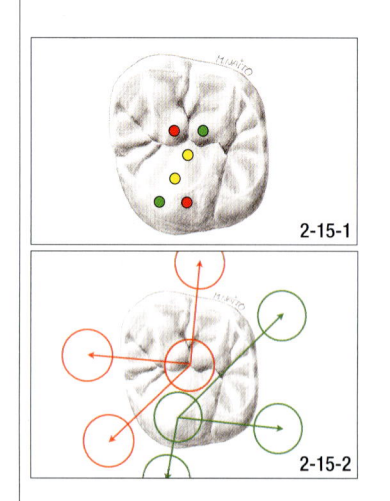

上下の歯が静かに接触するとき，どのような対咬関係にあるのか，咬合面のどこが点状に対面し，側方へどの方角に移動していくのか．その動きを制御する犬歯同士はどのような働きを示すのか．この第一の局面（滑走のガイドのために犬歯も上下が接触するので，犬歯誘導，滑走運動もここに含まれる）はナソロジーの大原則，基本概念であった．

どこが上下で点状に接するのかを2-15-1で表してあり，その接触点が側方運動時にどの方角に移動していくのかを2-15-2で示してある．その動きを制御する犬歯同士はどのような働きを示すのか，後方歯がどのように離れてくるのか，これらについては後にゆっくりと述べていこう．

上下顎の対向関係を意味する言葉の，咬頭嵌合位，中心咬合位，中心位，あるいは矯正学用語としての，Ⅰ級，Ⅱ級，Ⅲ級などが第一の局面の重大な主題であり，それこそが学問であるとされた．咬合調整，アンテリアガイダンス，側方運動などのキーワードを学ぶことが咬合を学ぶことであった．

　その動きを精密に測定するのがパントグラフ，再現するのが咬合器（**2-15-3**）であった．咬合器を学ぶことが咬合そのものを学ぶことと考えられていた．

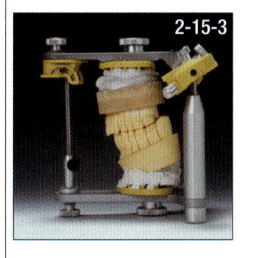

　一括りにすると，概念も機械も全てが「接触と離開」を主体とするものであり，我々の重要な指針となっていた．決して間違いではなかったが……．

　（1）の局面のどこが問題なのだろうか．上顎左側第一大臼歯のクラウンの装着を考えてみよう．**2-15-2**の機能運動により側方位の干渉とセントリックが印記され（**2-14-29**），調整の後に望んだポイントが**2-15-1**のようになり，何とか装着にこぎつける．

　ところが1ヵ月も経過しないうちに，調整したはずの側方位での干渉が登場する．必ず咬耗面が発生してくるが，そこに咬合紙のマークが印記されることはほとんどない．メタルのクラウンならば，咬合面に光沢面（Shiny spot）が明瞭に出現しているのに，なぜ咬合紙ではマークできないのか．多分，ここも咬合論の最大の問題点の一つになるだろう．

干渉の再登場

　我々は各種の計測器で顎運動を記録するとき，それが限界運動を示すと思い込んだ．それを咬合器に移植すれば，咬合面は余分な干渉を生じないはずであった．多分，この思い込みが我々を袋小路に追い込んだ主犯ではないだろうか．

本当の限界位か？

　2-14-29の●は真実の限界の側方位なのだろうか．単に診療室のユニットの上で患者が「思い切って横に動かした」だけなのではないか．限界位としての信頼性は高いのだろうか．限界位はもっと違うところに広がっているのかもしれない．

　それを知るためのテクニックがある．これを顎運動の誘導（Induce）と呼ぶ．**2-15-4**は40年前のパントグラフの記録時で，ゴシックアーチの限界ラインを誘導により記録している．咬合調整のときもほとんど同じ方法を用いる．

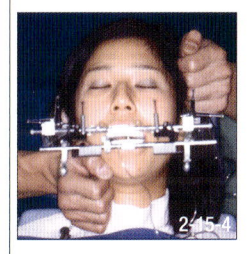

誘導　Induce

　この写真では，空気圧のコントロールボタンを持つ左手で被験者のこめかみを支え，右手の拇指球は右の下顎角から，反対側の顎関節の方向へ下顎を「誘導」している．

　修復物の試適をする際に，咬合紙のマーキングに同じ方法を使う．クラウンを試適してから，何回か前方と側方運動の練習をする．咬合紙ホルダーを使うと口輪筋やその他の表情筋に余分な反応が生じるので，ペーパーだけを口腔内にセットする．

　まず，ゆっくりした前方と後退運動から始める．次に，定位置から，左への運動を始める．「左への運動ですが，まだですよ……」と動かないように指示しておく．ここで少しずつ右の下顎角に力を加えながら，まだ動かないことを再度指示し，10kg程度の力になったらゆっくりと左に動かすようにさせる．力の加減は体感で覚えること．

　左側方から戻ったら，必ず前方運動を加え，下顎がセントリック（この言葉の詮索はここでは止めておく）に戻るようにする．続いて，右側方への運動を調べる．

　必ずしも動く方向に誘導するだけではない．あえて反対側に力を加えて，抵抗させるようにすることもある．また，下顎下縁から頭頂方向への誘導もある．これは片側だけ，あるいは両側から力を加えることもある．

　ここで絶対的な注意が一つある．どんなレベルであれ顎関節にクリックを触診で感じたときは，無理な誘導を行うと，関節円板の位置異常を起こす可能性があり，避けておくこと．

　2-15-5はパントグラフの記録板に記録されたゴシックアーチ．右前方を拡大したのが**2-15-6**．防護シートによる反射があるので，ラインを模式図に描いてみる（**2-15-7**）．

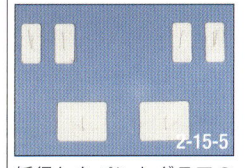

　2-15-6，7は2回の記録を採得してある．●（全く任意の中心咬合位）からスタートし，左右へ動かしたのが内側の青いライン．後退時に多少の指圧を加えて記録されたセントリックと思われるポイントが●．オトガイにわずかな指圧（約100gといわれる）を加えて，左右に動いたのが**2-15-7**の下側の赤いライン．

採得したパントグラフの記録をカルテに保存．膨大な枚数になった．現代のME機器ではPCに保存ができる．

咬合概論　79

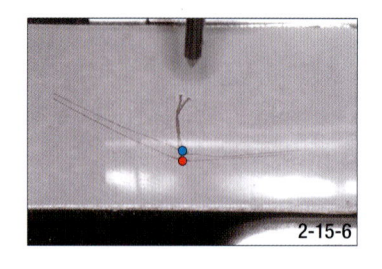

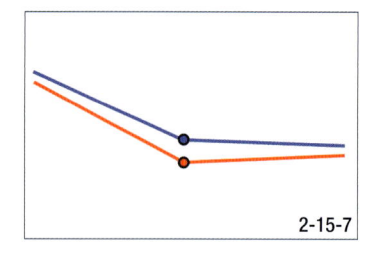

次も別の動きを1枚で記録（**2-15-8**）．セントリック●と，そこからの動きにも **2-15-6** と同様にオトガイに軽い指圧を加えたものが内側の赤いライン（**2-15-9**）．少し長めの線になったが，**2-15-7** の赤いラインと一致している．問題となるのが，●から前ページの **2-15-4** のように運動に誘導を加えた外側の緑のラインである．両者の差を **2-15-8** では矢印で表記してある．このように，任意のラインと，誘導によるラインには必ず差が生まれる．

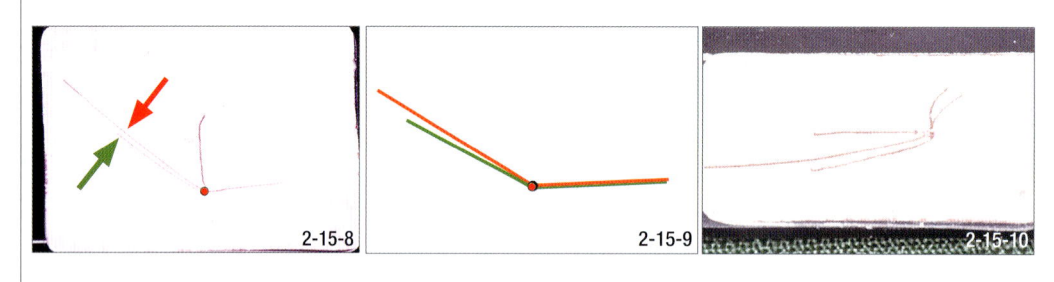

2-15-8 の赤と緑の矢印の差はほんのわずかにしか見えないが，後方の描記板には左右とも恐ろしいほどの落差が現れている（**2-15-10**）．下顎に装着したクラッチから延長した後方描記板なので，そのまま大臼歯の咬合面と同じにはならない．しかし誘導された直後からラインが大きく分かれていることは，臼歯部の限界運動の影響と恐ろしさを物語っている．これらは全て同一の患者の記録である．

誘導による臼歯部の運動ライン

臼歯ほど，任意の運動による咬合紙のマークだけでは把握できない限界運動が大きくなり，重大な干渉が生じやすい．誘導によって得たラインが，通常では表現されない限界への広がりである．天然歯や，修復歯を破滅に追い込むオーバーロードがわずかにみせる素顔の一部なのではないか．

犬歯，あるいは小臼歯のガイドが弱くて，垂直，水平ともに被蓋が浅いケース，咬合平面が後上がりで調節彎曲のカーブが強いケース，II級1類で機能範囲が広く運動量も多いケース，II級あるいはIII級のオープンバイト，咬合紙で印記されない咬耗面がルーペで見えるとき，片側性のグループファンクションあるいはクロスバイト，最後臼歯の修復等々，何ということだろうか，ほとんど全てのケースがこの誘導を必要としているではないか．

任意の側方運動では筋肉がフルに力を発揮できないことが最大の理由だが，次のケースのように，わずかな干渉が広範囲に存在するとき，記憶痕跡による小さな運動制限が集積し，接触を避けようとして側方位の印記は不鮮明になりやすい（**2-15-14**）．誘導が必要な理由はここにもある．

2-15-11 では，咬合紙を上下の大臼歯間に入れ，左の下顎角に圧力を加えている．後頭部が安頭台に固定されていることが大切．「さあ，動かして……」という初動のときに，下顎が確実にゼロ点に固定されていることも大切．この時点で咬合紙は臼歯部に入っている．

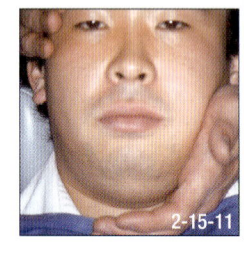

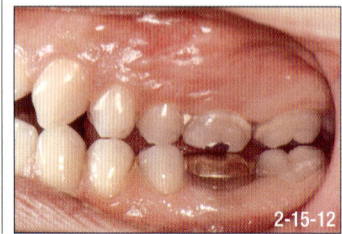

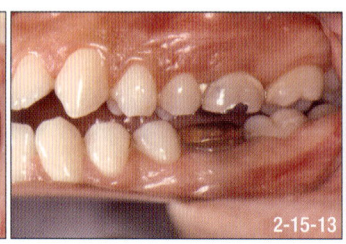

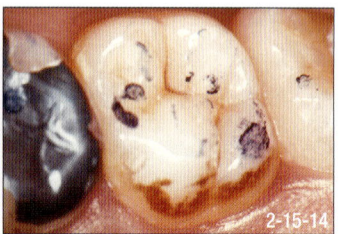

ここで示すケースは被蓋が浅く，調節彎曲の度合いも大きい．下顎臼歯は舌側に，上顎は頬側への傾斜が強い．上下顎とも智歯が存在する．その結果，ほぼクロスバランスになり，どちらに動いても後方歯は接触している（**2-15-12，13**）．

上下顎の第一大臼歯の修復が必要になり，咬合状態を診査．第二大臼歯に何ヵ所かのスライドマークが存在する．任意のマーキングはあまり鮮明ではない（**2-15-14**）．特に遠心舌側が面積は小さいが，下顎と長時間接触している．誘導するとマークがより鮮明になり，同時に遠心頬側咬頭と近心舌側咬頭の内斜面に干渉が姿を現した（**2-15-15**）．強い誘導ではマークがはっきりする．それらの干渉を **2-15-17** で調整する．

68 ページで，予防的咬合調整には疑問があると述べたが，修復歯以外の調整をする場合がそれに当てはまるかどうかは答えが出ていない．**2-15-16** で見える遠心舌側の矢印を全部削除すると，新しい反応が出る可能性が高く，削除は限定的にしておく．自覚症状もなく，我々も問題を認識できないとき，クロスバランス状態でうまく平衡がとれているのかもしれない．

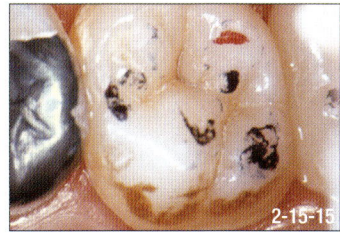

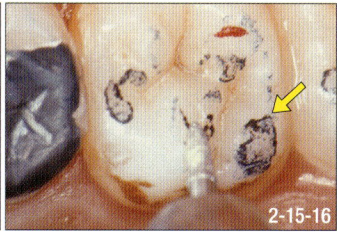

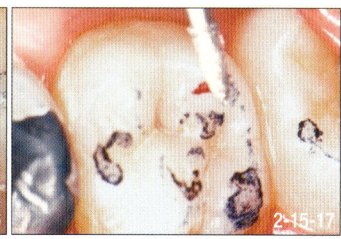

第一大臼歯のワックスアップまでは上下顎同時に行う．咬合器上で，下顎左側の CO を確認（**2-15-18**），薄くベビーパウダーを塗り，点状接触を調べる（**2-15-19**）．次に咬合器を平衡側に動かすと **2-15-20** の黄矢印に干渉が出現．口腔内での CO は咬合器とほぼ同じであったが（**2-15-22**），誘導して大きく動かすと遠心頬側に **2-15-20** と同様の位置に矢印の干渉が出てきた（**2-15-23**）．しかし，口腔内でこれが本当に干渉となり，外傷にまで結びつくかはまだ不明である．

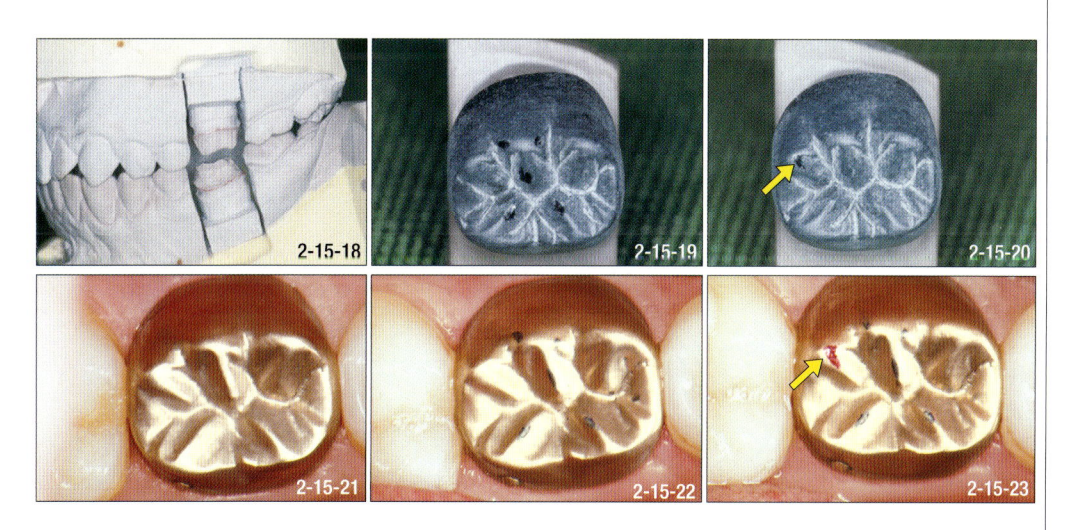

⑯ 中間運動

ここまで，(1) 咬合の第一の局面にとって盲点であった限界運動の「誘導」について述べたが，実はもう一つ，大きな盲点が隠されていた．限界内運動である．どの計測機器でも限界運動を記録するのは咬合器の設定というその性格上やむをえないが，限界と前方との間の中間運動についてほとんど問われることはなかった．

下顎が中間運動でスライドを示すには，中切歯と犬歯の間のどこかが接触しているという意味で，(1) 静かに閉じ，静かに動く咬合の局面に含まれる．ナソロジーでは前方と犬歯ガイドの動きは克明に追ったが，この中間運動に関してはほとんど放棄していた．

数ページを費やして，限界運動だと思われるその外側にまだ余分な真実の限界が広がってい

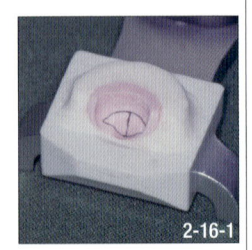

ることを説明してきた．真の限界を追いかければ干渉は調整できるかのように．

　顎運動の記録のとき，誘導を加えれば，咬合器は真の運動を再現できるかもしれない．そう思い込んだ我々は咬合器のセットアップで，大きな，あまりに大きな間違いを犯していた．ある程度の限界は追えても，限界内の動きを忘れていたのである．

　通常の被蓋をもつ場合，前方運動は上顎の中切歯がガイド，側方運動は犬歯がその役割を果たす．中間運動では主に側切歯の遠心半分が働くが，極めて流動的である．前歯の水平被蓋が浅いときは，中間運動は多くの歯がグループとしてガイドを行う．

　咬合器の関節部は前述したように，非常に精密で，微細な調節ができる．しかし，その調節は全て限界運動のラインに沿ったものであり，言い換えれば，咬合器の顆頭は関節窩の壁に接触を続けながら動くシステムとして作られてきた．

　そこで我々は Incisal table に特殊なレジンを盛り上げて，ピンが中間のどこでも動けるようにした．上下顎の石膏模型の間に薄いビニールを入れて，下顎を中間運動させて硬化前のレジンに逆合成をさせたのが **2-16-1**，これで下顎が本当に中間領域に動けるのだろうか．

　つまり，後方の関節部の調節機構を限界にセットして，前方のピンだけを中間に動けるようにするのが咬合器である．多少強調した作図をしてみよう（**2-16-2～4**）．ベネット角は本来ならば 6°前後の角度を大きくし，関節の移動量も極端に誇張した図になっている．

　2-16-2 は純粋な前方運動，**2-16-3** は右側方位（作図の都合で右と呼ぶ），右の顆頭は顎関節の後壁に沿い，左の顆頭はベネット壁に沿う．

　2-16-4 が問題になる中間運動．下顎が赤矢印の方向に動いた中間運動のとき，関節部を見ると，顆頭は関節の後壁とベネット壁に沿ってはおらず，天板に乗っているだけである．つまり，せっかくの調節機構は何の役も果たしていないことになる．

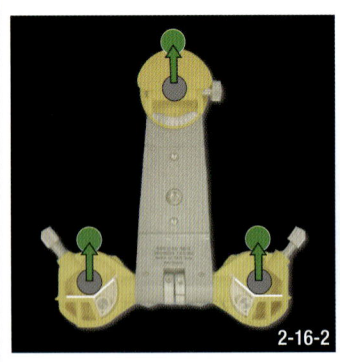

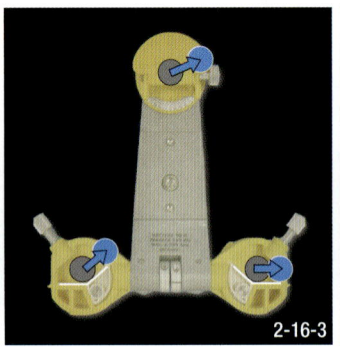

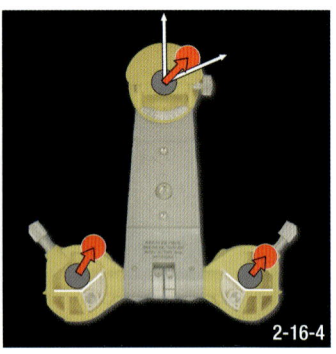

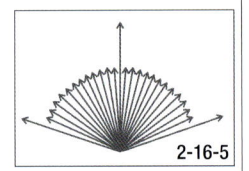

限界運動は左右の展開角で約 120°だが，やや強調してある．中間の矢印は便宜上の図で，実際はフリーに動く．

　Incisal table 上での切歯ピンの動きを拡大すると欄外の **2-16-5** になる．長い矢印に挟まれた部分は全部中間運動で，その角度は無限に存在する．もしこの無限にある中間運動を再現するなら，無数のチェックバイトを採得し，咬合器のベネット角を毎回調節しなければならず，これは不可能である．

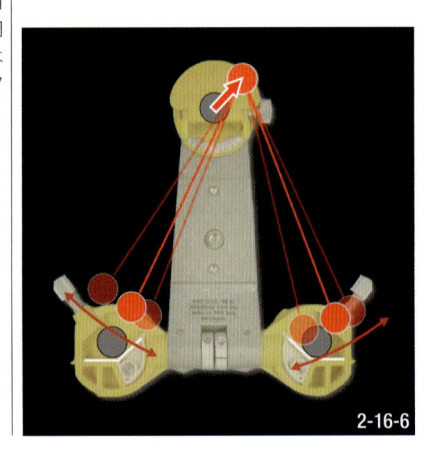

　完全な前方位では下顎全体が純粋に前に出るが，中間のときは下顎にねじれの要素が加わり，少し回転しながら斜め前方に移動していく．これを調節できる機構はない．**2-16-6** の切歯ピンを中間に移動しても（赤矢印），顆頭の位置を決めるのは天板だけである．すると下顎模型は，切歯ピンを中心にして関節部の赤矢印のように内側のベネット壁に当たるまで振り子のようにカタカタと回転してしまう．つまり，どれほど Incisal table を精密に仕上げても，後方決定要素は本当の位置を再現はできていないことになる．

被験者に中間運動を指示してみよう．すると，**2-16-5** のように中間に 100 回動けば 100 回の異なった方向に動く．つまり，中間運動は二度と再現できず，咬合紙による同じマークも印記されない．計測機器は中間を記録できず，咬合器もセットできない．全てできない尽くし，あらゆる機械も，患者も，歯科医も，歯科技工士も中間運動には無力である．

　その不鮮明な中間運動のガイドとなる受け皿が上顎の側切歯，そこに入って，あちこちに動いていくのが下顎前歯の切端，ときに下顎犬歯の近心隅角も加わってくる．

　天然歯列では互いに接触し合いながら，少しずつ微妙な咬耗をし，**2-16-5** の扇型の内部でバランスのとれた咬合状態を示すようになる．すなわち中間運動は小さい範囲でのグループファンクションを常に呈している．これが現実の中間運動の姿であろう．

　上顎前歯の舌面は，力の強さに従い，あるいは時間の経過とともに，数歯の下顎前歯の切端と協調していく．これはあらゆる修復のなかで，下顎前歯が最も困難であることを示している．咬合の多くの局面で常に対合歯と向き合っており，わずか 1mm の切端の幅にどのような場合でも咬合紙のマークは必ず印記される．硬いセラミックで修復されれば，上顎前歯の機能面（舌面）に負担を強いることになる．思いつきや，単なる審美のわずかな改善のために下顎前歯の修復をすべきではない理由がここにある．

　下顎前歯の難しさ

　反対に不用意な上顎のセラミックが，天然歯である下顎前歯の切端に大きな咬耗を生むことも多い．中間運動のガイドとして主に上顎の側切歯が働く．この歯の歯根は短く，唇側の歯槽骨は薄い．結果として前歯のなかで最も大きな力を受けるので，欠損が多い理由はこのあたりにあるのだろう．そこでインプラントの適応症となり，見事な骨や歯肉の回復とともに，美しい上部構造の症例報告が増えてくるのではないか．

　ところがその術後経過の発表のとき，下顎前歯の切端の経年変化が一向に提示されないのはなぜなのだろう．頑丈なインプラントと，硬いセラミックの組み合わせが生き残って高い生存率を誇るよりも，下顎前歯の切端の保存のほうがはるかに難しいのに……．

⑰ 犬歯誘導　その 1
　（1）歯と歯が接触する局面　　　（静かに閉じ，静かに動く咬合）
　（2）歯と歯が接触しない局面　　（咀嚼，発語など）
　（3）再び歯が接触する局面　　　（強く閉じ，強く動く咬合）

　咬合の局面の分類に再び戻ろう．分類の「(1) 歯と歯が接触する局面」のなかで主役とされるのは犬歯誘導であろう．しかし，誤解をされる最大の主役も犬歯誘導ではないだろうか．ここでは主役の役目と，それを支える脇役の役目を分類しておきたい．

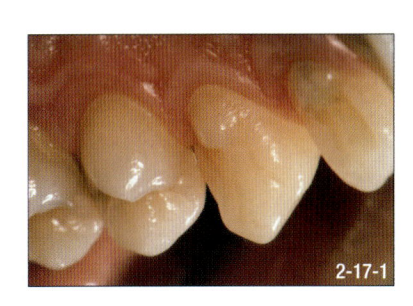

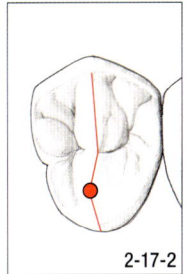

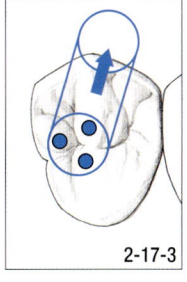

　2-17-1 は，我々が理想的とする犬歯である．50 代前半の男性．基底結節がこれほど明瞭で，咬耗のほとんどない犬歯に出会うことは滅多にない．

　Lee が第一小臼歯を第二犬歯と諧謔を込めて呼んだ理由もよく判る．これは第一小臼歯の頰側咬頭の内斜面が犬歯に続いてシャープであり，下顎運動のガイドの役をサポートしていることを意味していた．

　ここで第一小臼歯を考えてみよう．舌側咬頭は中心線より近心に位置し，第二小臼歯より中央寄りにある．そのため舌側の歯軸は近心傾斜しているように見える（**2-17-2**）．頰側咬頭の内斜面は犬歯に次いで急斜面である．**2-17-3** の青矢印のように下顎の小臼歯はやや斜めの遠心方向に動く．舌側咬頭は下顎と接触せず，Out of action になっている．

咬合概論　83

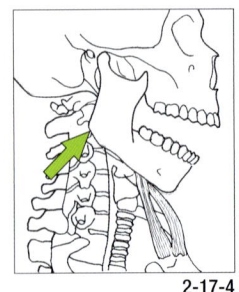

2-17-4

犬歯の役目に入る前に，もう一度進化の道をたどろう．ヒトは直立し，頸椎は頭蓋骨の直下（大後頭孔）に移り，ほぼ垂直化，AOP は地面と水平になった．第二頸椎のすぐ前方に下顎角の内面があるが，内側翼突筋との間に数センチ以上の余裕があるため，頭部全体の運動域が広がった．下顎の歯列弓の後方が拡大して頸椎と干渉せず，下顎を開口して回転，傾斜，捻転などの運動が自由に行えるようになり，顎関節の形態変化とともに，側方運動がより容易になった（**2-17-4**）．前顔面は下前方に成長しなくなり，いつのときからか霊長空隙は消失し，現在の歯列と咀嚼器官を獲得した．その後の解釈によると，臼歯部による下顎位の確保と，犬歯による側方運動のガイドが咬合の二大要素ということになった．

咬合の二大要素

咬合の二大要素	① Posterior occlusal support	臼歯による咬合支持
	② Anterior guidance	前歯誘導

元来，犬歯の機能は威嚇と捕食であった．ほとんどの霊長類の犬歯は大きくて長く，鋭い牙の形をしている．性差もある．その犬歯の形態と機能は，ヒト科の系譜のなかでも連続性はまるで認められない．どの道をたどって現在のようになったのか，これは全く定かではない．時間を追って少しずつ形が変わってきた証拠は，700 万年の流れにほとんど発見されていない．ヒトの犬歯に至る退化（退化は明らかに進化の一形式である）の経時的な変化は整理されていない．

過去数百万年の間にいつのまにか犬歯は小さくなり，性差も減少した．ヒト属ではあるが別の種の系譜にも，犬歯が時の流れに従い，次第に形を変え，新しい機能を獲得したという確たる証拠は見つかっていない．*Australopithecus africanus* あたりの咬合平面は平らであり，*Australopithecus afarensis* では霊長空隙が残っている．*Homo Erectus* の犬歯は異常に尖っていたり，空隙さえ見られる．

こうしてヒトの系譜のなかで，連続性に問題がありながら，犬歯は全体としてヒト科の過程でみせる比較的新しい退化器官であることを示している．だからといって，種としての *Homo sapiens* のなかでこれ以上に縮小することはありえないだろうとされている．

基本的に，獲得形質は遺伝されず，おそらく現在我々がもっている犬歯の位置と形態は突然変異の積み重ねだと考えられる．あるとき偶然手に入れた形質が，*Homo sapiens* の「種として生き抜いた幸運と，強力な生存力」と重なり，自然選択の力も作用しながら，そのまま現在に至ったのではないか．

犬歯誘導とは？

だとすれば，犬歯誘導が臼歯の保存にも働くという Mutual protection の考え方は現代のヒトの咬合状態を観察した後づけの理論の可能性があるのではないか．後述するが，犬歯による下顎運動のガイドを前提とするならば，神はもっと頑丈なエナメル質を準備したか，再生，あるいは継続した萌出能力を与えたにちがいない．

外側翼突筋や顎二腹筋の後腹などが，閉口筋と比べると疲労を蓄積しやすいという性質を考えると，側方運動はまだ付加的な機能と考えられる．ことによると，犬歯誘導の崩壊しやすい現状は側方運動とは別の原因があるかもしれない．

2-17-5～7 はわずかな不正があるが，犬歯の位置関係はかなり良好であり，咬合問題で苦しむことは少ないだろう（40 代後半の女性）．骨格性の Angle の分類に対して，犬歯の位置による分類があり，このケースの右側（**2-17-5**）は Canine class I，左側（**2-17-7**）は Canine class II になっている．前者より，後者のほうが臼歯の離開量は少ない．

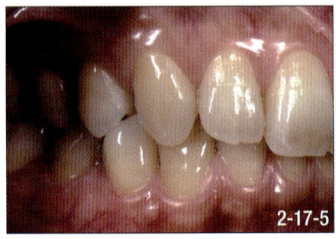

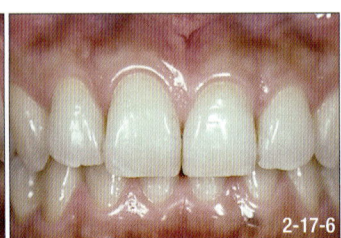

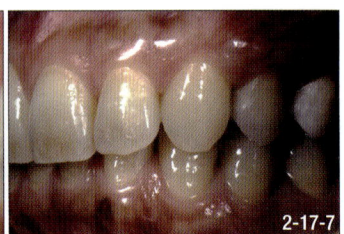

84　咬合概論

2-17-5〜7のような犬歯関係をもつケースが側方へ滑走運動をするときに，臼歯が離開することから"Dis-occlusion"という用語が使われた．それを短縮し，"Disclusion"と呼んだのはナソロジストの矯正医 Harvey Stallard である．あくまで離すことを主体とした概念である．現在でも「臼歯を離す」概念としてアンテリアガイダンスを考えることが多いようだが，本当にそうなのだろうか．

前歯が臼歯離開のガイドをする形式を DePietro が次のように分類した（1979[10]）．

I. Disclusion　II. Secondary disclusion　III. Progressive disclusion　IV. Group function

III の Progressive とは累進的という意味であり，後方の歯から次第に離れるという表現なのだろう．中心咬合位付近では，強い力を負担するために多くの歯同士が嵌合し，運動するときには，後方から順番に離れていく，と現代風には解釈されるのか．

中心咬合位から側方へほんの少しでも動いたら，後方歯から少しずつ離れていく，これは Slavicek の提唱した順次離開咬合（Sequential guidance）に通じる部分があるだろう．最終的な段階に至って犬歯が単独で離開のガイドの役を果たし，犬歯が優位になる（Canine dominance）という形式なのではないか．

順次離開の概念が登場する前に，咬合器という機械の上で作業するにはもう少し都合の良い即時離開咬合（Immediate disclusion）という形式がアメリカで考案された．

臼歯が順番に少しずつ離れるという現象は，頭蓋全体の被圧変位の観点から実際の口腔内では起こりにくい現象である．しかし，修復物の製作や調整のときには容易な作業になることと，少しでも下顎が動いたら，離開したほうが臼歯にストレスが加わりにくいということから，即時の離開が提唱された（**2-17-8**）．

上の図は，犬歯がわずかでも動いたら，臼歯部に離開が生じることを表している．たとえば，犬歯のガイドで咬合器を動かし，臼歯が接触しない咬頭を作れば（咬合器の上では）干渉が起きない．少し動かしてもすぐに離開してくれる．実に容易な作業となる．

こうして，臼歯に干渉が生じにくい，安全性のある修復物を作ることがナソロジーの流れとなった．それを過補償（p.91）と呼び，安全性と同義語にしてしまった．

ところがここで臼歯の咬頭の展開角が低くなりやすい問題が浮上する．それは咀嚼効率を低下させ，多くの新たな事態に直面することになった．この点については後述する．

2-17-9〜14 は被蓋の深いケースで，咬合の不快感が主訴であった．前方歯が鋭い傾斜をもっているので，外観通りに臼歯の離開があるか調べる．臼歯部に 10μm のマイラーテープを挟んで嚙み締める．術者はしっかりとテープを引っ張っておきながら（**2-17-11**），側方運動を指示，本来は少しでも動いたらテープは抜けてくるはずである．

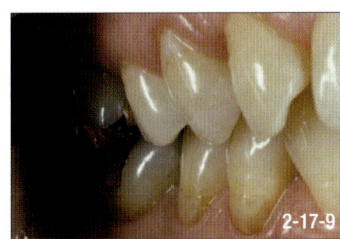

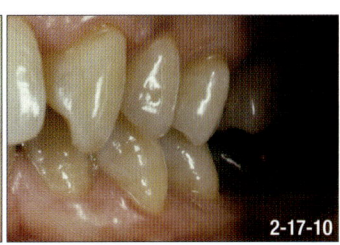

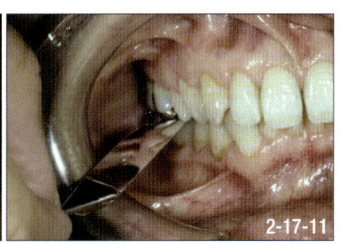

普通に動くとテープは簡単に抜けるので，即時離開があるように見える．ところが誘導をしながらテープを使うと左右とも全く抜けてこない．そこで咬合の記憶痕跡をある程度遮断して（**2-17-12，13**），CR をチェックすると，今後の大きな課題である顎位のズレが発見された（**2-17-14**）．このズレの問題も後で説明しよう．

臼歯の離開
ディスクルージョン

10. DePietro AJ: The articulator as a dental instrument, not a dental philosophy. Dent Clin North Am, 1979 Apr;23(2):213-29.

順次離開咬合
Sequential guidance
Canine dominance
Immediate disclusion

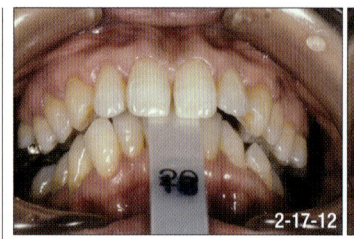

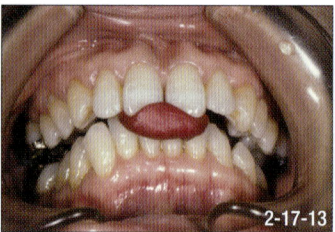

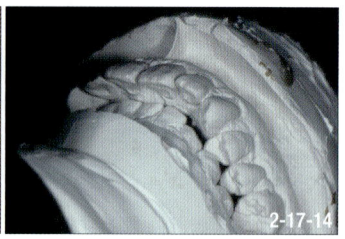

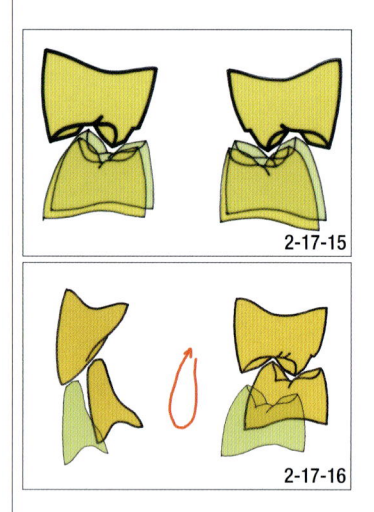

ここで離開の本質を考えよう．偏心位へ少しでも動いたら上下の臼歯が接触しなくなることが前述の即時離開であった．上下の犬歯同士の働きにより，臼歯部が離れ，側方圧が制御され，歯周組織に負荷が加わらなくなる（2-17-15），というのが離開の主たる目的である．その目的だけが一人歩きを始めてしまうのも危険ではあるが，まずは離開を一つの目安にはしたい．

2-17-16 の薄い緑は犬歯の Edge to edge の位置で，臼歯は大きく離れているが，ここに至る道中での接触が干渉となり，外傷に至れば歯周組織にダメージを与えたり，歯や修復を破壊する原因になるかもしれない．

下顎が偏心位に動いて，臼歯に干渉を生じる「機械的」な要素から考えてみよう．

為害性のある
機械的要素

① 前方顆路角がゆるい場合
② サイドシフトが大きい場合
③ 歯の位置異常の場合，特に犬歯
④ 前歯が短い場合
⑤ 被蓋が適正ではない場合

2-17-17 の赤い線で示す関節結節（Eminentia）がゆるい角度だと，運動時に臼歯が下りる量が少なく，干渉となりやすい．反対にあまり急角度では咀嚼効率が低下する．2-17-18 は前述した Panadent 咬合器の Motion analogue（p.72）で，関節窩の中で下顎頭がみせるサイドシフト（Side shift）を表している．下顎頭の動きに横方向の成分が大きいと干渉を生じやすい．

2-17-19 ではガイドとなる前歯の位置が良好とはいえず，臼歯部が接近しやすい．そのうえ，上記の④，⑤の被蓋の問題もあり，適正な臼歯離開は生じにくい．2-17-20 は上下犬歯の対咬関係を示し，おそらくＤとＥが臨床的に許容しやすい範囲で，臼歯部が離開しやすく，運動も正常に行える組み合わせだろう．Ｇは矯正後に起こりやすい関係．

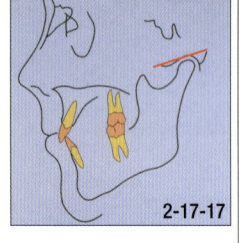

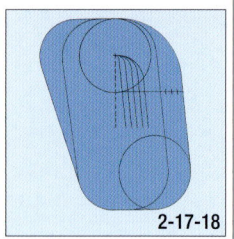

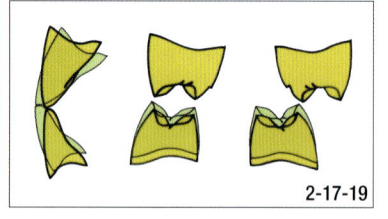

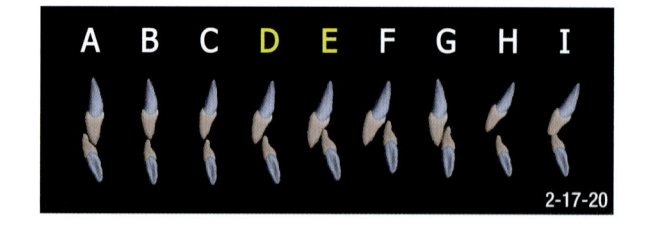

上記の五つの要素は「機械的」でナソロジカルなものである．幾何学的に計算できるものであろう．ところが実際の生体は，別の機能的で生理的な力の要素に支配される．

為害性を生じる
生理的要素

① 頭脳頭蓋，顔面頭蓋の変形
② 顎関節内部への圧力
③ 歯根膜への圧力

④ 応力が生じる筋肉の緊張
⑤ 下顎頭のズレ（わずかな亜脱臼）
⑥ 頭蓋の縫合のズレ，下顎骨の変形
⑦ 歯，修復物の被圧変位

頭蓋は剛体ではなく，力を加えれば変形し（被圧変位），位置も変わる．骨縫合も力によって容易にズレを示す（**2-17-22**）．咀嚼器官に対する応力には閉口と開口の二つがあり，骨縫合の変形は閉口により生じやすい．この閉口による上下顎の歯の変位については，長谷川成男著『咬合学序説』（医歯薬出版）を強く推薦する．その他の強い閉口によっておきる問題はオーバーロードについての第10章で述べる．

反対に，開口をすれば下顎の幅は狭くなる（**2-17-23**）．インプラントの印象では，大開口を続けるので，下顎の幅は狭くなる（**2-17-24**）．つまり，オープントレーの印象で作った模型は実物より変形している可能性がある（p.215）．通常の印象でも開口度が小さいほうが変形も小さい．一般に上顎の歯列は強い閉口では幅は小さくなるが，開口の影響は少ない．

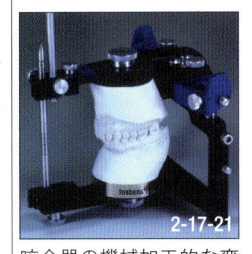

咬合器の機械加工的な変形はここで問題にする主題ではない．圧力を与えれば変形するが，咀嚼器官の被圧変位とは意味が違う．

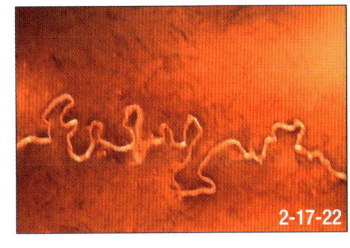

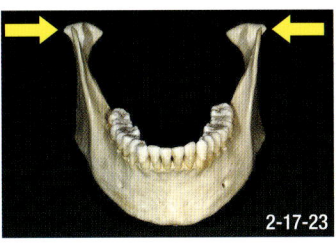

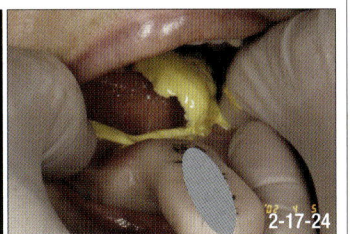

咀嚼器官は任意の力によって変位と変形を示す．任意以上の強大な力を出すブラキシズムでは想像を超えた被圧変位が生じるだろう．前述した誘導（p.79）でもブラキシズムが示す変位と変形の全てを再現できるわけではないが，単に咬合紙を使うより，犬歯誘導と臼歯離開の意味合いが判りやすくなる．このように変位と変形を示すので，単に咬合紙を使うだけでなく，誘導が大切になってくる．前ページの「為害性を生じる生理的要素」の観点から即時離開とのつながりには以下のような要素が考えられる．

再び，即時離開について
　① 即時に，といってもどの部位がどれだけ離れたかは曖昧である
　② 10μm のテープが抜けた程度で，おそらく最小限の離開だろう
　③ 最小限の量であれば，その離開は長続きしないだろう
　④ 誘導で荷重を受ければ離開は少なくなる
　⑤ 口腔内の現象は咬合器上では起こらない
　⑥ 中間運動では何が起きているのかは全く不明

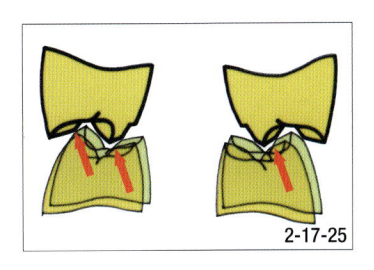

2-17-26 は下顎の犬歯がわずかに移動した状態を示す．そのときの左右の大臼歯の位置が **2-17-25** の薄い黄色で，下顎がほんの少し離開している．歯の咬合面には咬頭などの凹凸があり，三次元的な離開量ははっきりしない（赤矢印）．もし紙1枚のわずかな離開なら，強い力によって接触するだろう．犬歯に咬耗が生じれば離開は消失する．

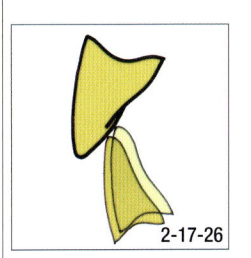

このように即時離開は実際の口腔内ではなかなか生じにくいし，維持継続も困難である．しかし，咬合器の上で修復物を作るときにはこの運動時の離開を確保しておかないと，口腔内ではすぐに干渉になってしまうかもしれない．

即時離開とは別の意味で，インプラントは衝撃を吸収できないから，対合歯とCOで30μmくらい隙間を開ける，といった説もあった．臨床の現場で，どうやって30μmを確認するのか，対合歯の挺出を防げるのか，側方や中間運動で離開を保てるのか，力が加えられたときどのような挙動を示すのか，最後臼歯もその状態を維持できるのか，検証がないままである．

⑱ 咬合の垂直化

ここまでは全て，咬合の局面の一つ目「(1) 歯と歯が接触する局面」であった．接触と離開の形式を問うナソロジーの得意分野であろう．しかし，それは咀嚼の全体像のごく限定された一分野にすぎず，機械論で終始したナソロジーの大きな弱点にもなった．

前方運動の模式図を描くと 2-18-1 のようになる．たしかに中心咬合位から下顎を前方にスライドさせると，このような前歯の切端位になるだろう．

しかし，これはこすりながら前方運動した図で，機能するときの位置ではない．実際に前歯で噛み切るときは，下顎をやや前方に出して，上下の歯の間に食物を挟みながら内方に入るスライドイン（Slide in）の動きをみせる．しかし，咀嚼中に下顎を 2-18-1 のように前に出しても切端同士が接触するわけではない．咬合器上でのみ起こる現象である．

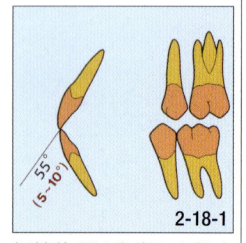

2-18-1
切端位だけを表した静止画像．いかにも中心咬合位からこすり合わせる機能のようにみえる．

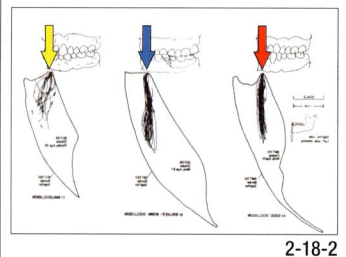

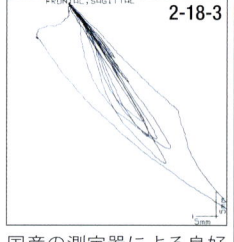

2-18-3
国産の測定器による良好な咬合の側面観．

2-18-2, 4, 5 は Gibbs と Lundeen による *Advances in Occlusion* (11) より．

11. Gibbs CH, Lundeen HC (Eds): Advances in occlusion. Boston. John Wright-PSG Inc., 1982.

2-18-2 の赤矢印は，良好な咬合の被験者が食事をするときの下顎前歯の軌跡を記している．青矢印は咬耗の大きいケースの動きである．咬耗があってもなくても，下顎が前方に出る成分は少ない．側面観では上下に動いて，咬頭嵌合位近くに入っていくだけである．2-18-3 も同じ線を描く．

Malocclusion のときは 2-18-2 の黄矢印のように干渉を避けて下顎を前方，あるいは中間方向に出しながら咀嚼を営んでいる．途中で衝突はしない．これも記憶痕跡のなせる業であろう

正常な咬合の咀嚼運動では下顎を前方には出さないことが判る．では，正面から見るとどのように動くのだろうか（2-18-5）．赤矢印の良好な咬合でも，咬耗の多い青矢印の咬合でも，サイクルは左右に幅をもち，側方への要素が大きくなっている．

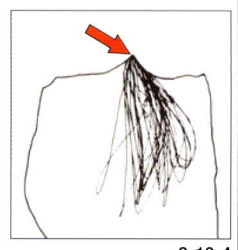

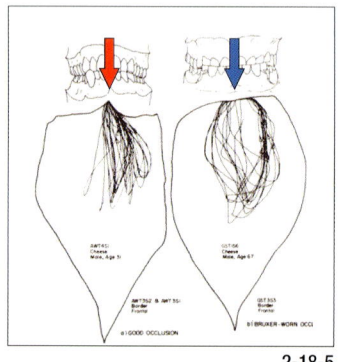

つまり咀嚼のとき前方へはあまり働かず，側方運動の要素のほうが重要になっている．咬耗の有無とは関係がなく，側方運動が主役であることが判る．もちろん左右への動きのパターン（Chewing cycle）は咬耗によって大きな広がりの差がある．2-18-5 の右側の図では青矢印の尖端の中心咬合位からほぼ水平方向に動き，サイクルの幅も大きく，咀嚼側も明瞭ではない．犬歯の切端は平坦に咬耗し，水平的な咬合パターンをつくっている．

ここで一つの点に注目しておきたい．**2-18-2, 4, 5** はどれも咀嚼中に下顎前歯がゼロ点に達しているが，これはありえない．通常ではまず大きく開口して食べ物を取り込み，初めのストロークで噛み込んでも，上下の歯は接触せず，歯と歯の間は一定の距離を保っている．

食べ物の大きさ，硬さにより上下ストロークの閉口ごとに1/4秒ほど下顎は静止（Pause）する．次のストロークでは上下顎の距離はやや縮まるが，接触はしない．同じように一瞬静止する．

こうして食事中に数回のストロークを繰り返しても，歯と歯がカチカチと当たることはない．嚥下のとき，わずかに接触するだけである．さらに，2-18-4 ではどのストロークもゼロ点（赤矢印）に戻っており，本当に食事をしているときの測定図なのか疑わしい．しかも，その閉じ

る軌跡が犬歯に接触しており，意図的なラインの可能性がある．

咀嚼のときには3点接触や，犬歯でのこすれ合いの現象は生じない．歯と歯がどこで当たるのか，というようなこととはほとんど関係のないのが咀嚼の局面である．

ここで繰り返しになるが，咬合の三つの局面が再び登場する．そして，食事中の咀嚼がどこに当てはまるのかを確実に分類しておきたい．

　　（1）歯と歯が接触する局面　　（静かに閉じ，静かに動く咬合）
　　（2）歯と歯が接触しない局面　（咀嚼，発語など）
　　（3）再び歯が接触する局面　　（強く閉じ，強く動く咬合）

咀嚼を理解するには，上下の歯の接触点や，接触滑走「歯のこすれ合い」という概念を消去する必要がある．食事をするときは，基本的に歯同士の接触が起こらず，こすれ合いも行われないのである．こすれ合いが常にあるならば，我々は永遠に咬耗を受け入れる咬合をつくらねばならない．84ページで述べたが，自然はその準備をしていなかった．

この食事のときの状況を私は咬合の「（2）歯と歯が接触しない局面」として分類している．かつてのナソロジーでは重要視しなかった咀嚼や発音，発語の局面である．

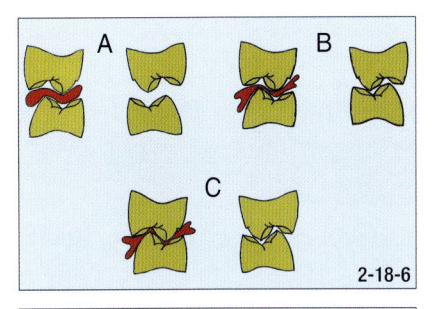

| 咀嚼と滑走は別物 |

ある局面での犬歯による Canine guidance の重要さがはっきりしたところで，咀嚼の動きを追ってみよう．**2-18-6**は食事のストロークを左右両側の大臼歯部でA，B，Cの順番に分解してある．

| 咀嚼のストローク |

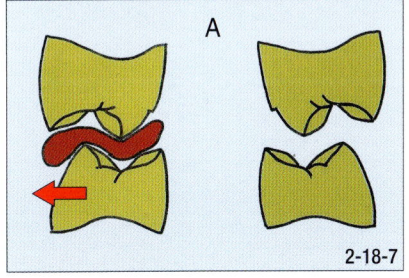

2-18-7は硬いビーフジャーキーのような食物を右側の大臼歯で嚙む最初のストロークである．下顎は食物の入る側に少しシフトしている（赤矢印）．この動きに咬合器は対応できない．

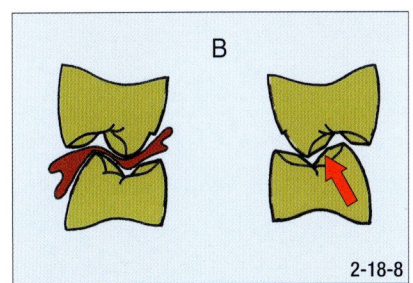

もう少し嚙んでいくと，食物の抵抗によって，右側より左側のほうが近接する．下顎の右へのシフトの量によってはこのストロークで平衡側が接触する可能性がある（赤矢印）．このような平衡側の接触は干渉であると脳は知覚する．生体はこの干渉を嫌い，次のストロークから下顎を偏位させずに，もっと縦のサイクルで動くように指示をする．これは反射ではない．

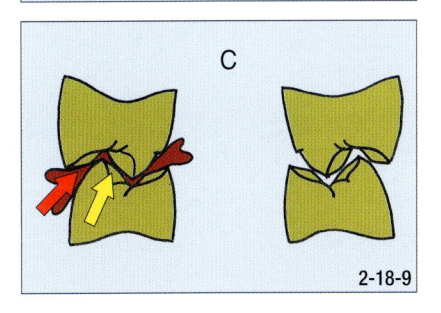

右へのシフトの少ないストローク（黄矢印）が大脳により筋や顎関節に指令される．つまり，咬合サイクルの垂直化（Occlusal verticalization）という現象が生じ，縦方向のサイクルを保とうとする．赤矢印はもっと水平的なストロークである．

側方成分の大きい水平的なサイクルの赤矢印に対して，黄矢印はもっと縦のサイクルで，垂直線に対して約20°が良好な咬合だとされる．筋肉や靭帯にとって，咀嚼効率の高い垂直的な

咬合概論　89

（単純な開閉口に近い）ストロークのほうが負担が少ない．

犬歯誘導が重要であるために，我々は「こすれ合い」の概念に縛られて，咀嚼のときに歯同士のこすれ合いという現象は生じないことに気づかなかったのであろう．そこを出発点として，咬合面を考えてみよう．

Phylogenesis
Ontogenesis

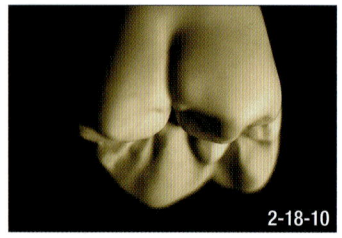

咬合の水平化

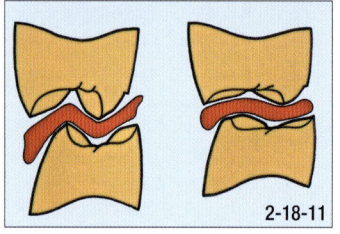

咬合の垂直化には咀嚼効率という大前提がある．歯のエナメル質は咬頭頂から発生，Amelogenesis と呼ぶ．つまり，咬頭の展開角は完全に系統発生による（Phylogenesis）．個体発生（Ontogenesis）の影響を受けず，遺伝的にシャープであり直角に近い．天然歯は咬耗をもっては生まれてこないのである．

2-18-11 の左は咬耗のないシャープな咬合面である．**2-18-9** で下顎を横にシフトしない垂直的咬合を説明したが，これは臼歯のシャープな咬頭による高い咀嚼効率が絶対的な条件である．もし図の右のようにフラットな咬頭であれば横方向の咬磨運動となってしまう．これは Horizontal occlusion と呼ばれる．

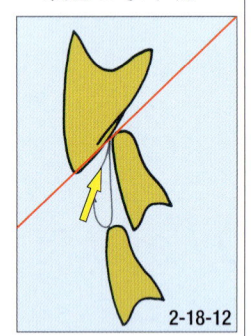

臼歯の咬頭がシャープで効率が高いと，垂直的なサイクルで咀嚼が可能になる．**2-18-12** は良好なチューイングサイクル（黄矢印）と，AOP に対して 48°弱の上顎犬歯の機能面（赤線）を記入してある．この差を Intra-incisal angle と呼ぶ．動的な見方である．

学派によっては，上顎の舌面と下顎唇面の静的な角度差を同様に呼ぶこともあるが，機能ラインの角度差の方をとるべきだろう．この差は 20°で，少ないと窮屈な咬合となり，下顎骨体が後方へ下がる Distal displacement や，顎関節をルースにさせることがある．Ⅱ級２類のケースや，矯正治療後に下顎前歯の舌側傾斜が強いときに起こりやすい．

画面の水平線を AOP に設定．赤い線が AOP に対して 48°の犬歯機能面の角度で，矢印は水平に対して 70°の咀嚼サイクル．両者の差は約 20°が望ましい．

12. Gibbs CH et al.: Functional movements of the mandible. J Prosthet Dent, 1971 Dec; 26(6):604-20.

　　垂直的なチューイングサイクルを維持している患者の前頭面でのストロークは，
　　垂直線に対して 20°である（Gibbs，1971[12]）

臼歯の咬頭がシャープで，垂直的なチューイングサイクルで咀嚼をするとき，上下の犬歯はこすれ合うことはない．臼歯も一定の距離を保っている．犬歯の角度と咬頭のシャープさは互いに関連している．狭い窮屈な咬合ではなく，自由度の高いものとなる．

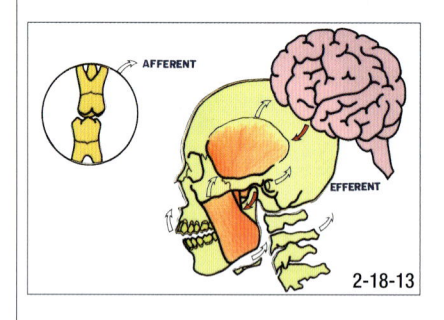

シャープな咬頭展開角がつくる垂直的な咬合により，咀嚼効率が高いことが求心性（Afferent）に大脳皮質に伝達される．脳は咀嚼のサイクルを垂直的に保つことを顎関節と筋肉に遠心性（Efferent）に指令する．咬頭の展開角や犬歯の角度，筋肉や靭帯，顎関節は全体が一つのユニットとしての機能をもっている．この段階で上下の歯が接触することはない．

Posterior occlusal guidance

このようにして，咀嚼効率の高い臼歯が垂直的な咬合を維持することを，Lee は Posterior occlusal guidance と名づけた．臼歯が咬合サイクルのあり方を決めるという意味である．顎関節の後方決定要素を意味する Posterior guidance とは別の用語である．

すなわちこのチューイングサイクルは機械的な要素に支配されるのではなく，脳が学習の結果として記憶する生理的な動きで，咬合器や咬合紙で表現できるものではない．

咬合の垂直化は咀嚼のときの現象であり，古いナソロジーの範囲には入っていなかった局面である．この考え方と，犬歯誘導や後方離開を混同すると，咬合の局面その①とその②を混ぜ

合わせて，収拾がつかなくなってしまう．

　2-18-14 のように臼歯も犬歯も咬耗したケースを考えてみる．2-18-15 では下顎犬歯が薄緑色のところまで動いても臼歯に離開が生じにくい．そこで犬歯誘導が後方離開の役目を負わせるために，2-18-16 のように犬歯にビルドアップする試みが増えているようである．

犬歯のビルドアップ

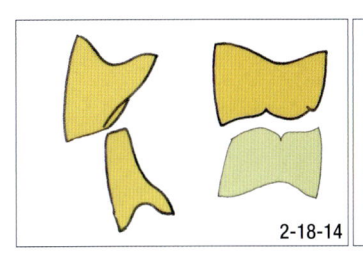

2-18-14	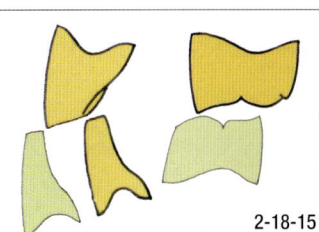 2-18-15	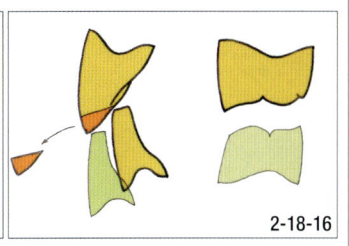 2-18-16

　これは重大な問題を提起している．確かに 2-18-16 では後方歯に離開が生じているが，臼歯の咬耗した低い咀嚼効率の咬頭は事前と変わらず，水平的咬合の要素を残したままで，犬歯だけに垂直的な咬合の役目を強制している．これはシャープな臼歯の咬頭の角度をもたない，単なる犬歯の引き起こしにすぎない．もし犬歯切端がコンポジットによるビルドアップならすぐに咬耗してしまう（2-18-16）．セラミックなら破折する．犬歯がフレアアウトする．あるいは下顎前歯の咬耗を増長させる．無髄歯なら縦破折が起こる可能性もある．犬歯が，臼歯の平坦な咬合のチューイングサイクルとは違った役目を負わされているので，無理もない．

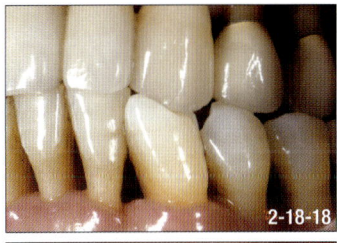

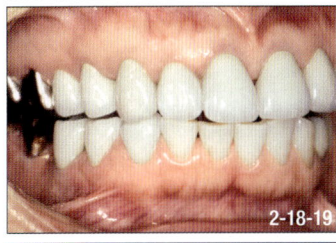

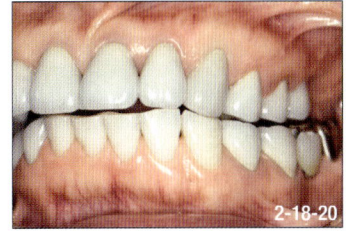

犬歯だけの垂直化

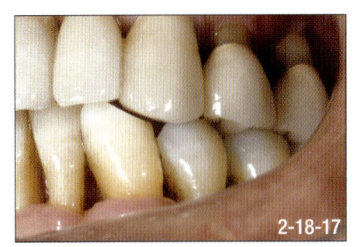

　左の 2 枚の図はその典型的なケースである．下顎が天然歯列で，上顎にフルのセラミック修復が装着された 14 年後．2-18-17 が中心咬合位で，犬歯同士の間に不自然なスペースが生じている．その位置からゆっくりと側方に動かすと 2-18-18 のようにほとんどクロスバイトの状態となる．臼歯部の平坦な咬合面を保ったまま，離開を作るためだけのセラミックの犬歯が装着された結果，下顎の犬歯に予想外の咬耗が生じたのだろう．

　接触と離開が主題だった時代の名残りであり，効率の低い水平的咬合の臼歯と，垂直的咬合を与えられた犬歯が協同作業を発揮できなかったのである．

　2-18-19，20 のケースも，犬歯による離開をつくるために，臼歯の咬頭がフラットになっている．咬頭の角度がないため顎位は不安定で，水平的な咬合となり，咀嚼効率は低い．下顎の小臼歯の頬側は水平以下になっている．天然歯として残った下顎左側の犬歯にもっと咬耗が生じれば，離開自体も消失するだろう．

　製作した時点だけの犬歯誘導による臼歯離開が主目的であり，「咀嚼」という本来の目的に焦点は当てられていなかった．垂直的な咬合では咀嚼できず，臼磨運動が強制されている．側方圧も制御されず，離開自体に意味がない．

　かつて，犬歯による離開を助けるために，過補償（Over compensation）という考え方があった．咬合器の顆路角を実際より 10〜15％ほど緩い角度に設定したり，咬頭の高さを低くすることで，離開量を多くして干渉から余分に逃げようとしたのである．

過補償

咬合概論　91

その結果，干渉からは幾分逃げられたが，側方成分の多いチューイングサイクルをつくり，臼磨運動を助長することになった．余計に犬歯に負担をかけてしまう．

つまり，単に犬歯を鋭く立ち上げるのではなく，また，臼歯を低くするのでもなく，両者のバランスが大切なのである．全顎治療のときは，咬合平面，調節彎曲，AOD の計算，上下の犬歯関係，AOP に対する犬歯の傾斜，臼歯の咬頭の展開角などの多くの変数を入力することが大切である．単に臼歯を離開させて終了と考えてはならない．離すことだけを目的とした離開になってしまう．

臼歯の展開角

2-18-21 は Lee の示す天然歯の咬頭の展開角である．角度の設定に多少恣意的な感じはあるが，対合歯の窩に入る咬耗のない天然歯のスタンプカスプは，系統発生的にかなり鋭いことを指摘している．犬歯の角度とともに，垂直に咬合しても咀嚼効率が高いことを表す．

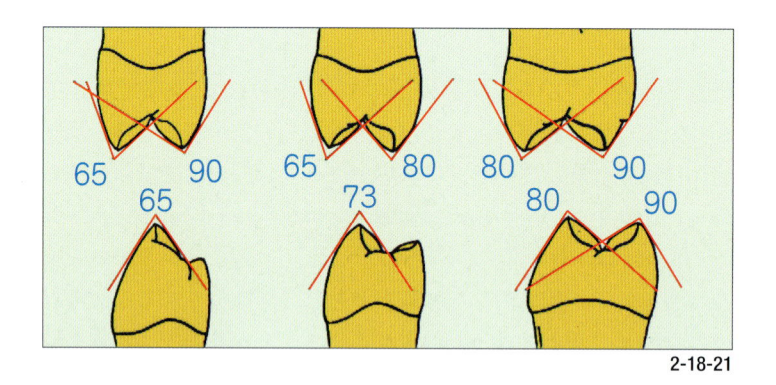

2-18-21

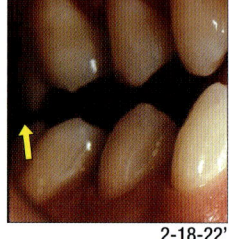

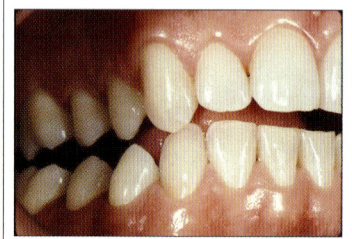

左は 50 代男性の見事な犬歯誘導．この年齢まで確実な犬歯のシャープさと臼歯離開が保存されているのは，下顎小臼歯の頬側咬頭の鋭さも鍵となっている．咀嚼効率も高く，垂直的な咬合で日常生活が保たれている．いわゆる顎位の問題も全く見当たらない．下顎前歯の切端に若干の咬耗があるのが少し気になる．

2-18-22'　2-18-22

さて，ここで上のケースに面白い現象が生じている．犬歯誘導によって，後方歯ほど離開量が大きいはずだが，上顎の第一大臼歯の遠心頬側咬頭は離開が減少している（**2-18-22'** 黄矢印）．混合歯列になったときに，下顎の遠心頬側溝と確実に接触して，上下の第一大臼歯同士の位置関係（嵌合位）が保たれるような仕組みになっていると考えられる．

40 年前に我々が指標としたナソロジーの模型は「初めに離開ありき」からスタートしたので，咬頭は非常に鈍角であった．それでは咀嚼効率が低くなるとした Lee の模型が **2-18-23，24**．眼を閉じて指先で咬合面に触れると，咬頭のシャープさが感じられる．ただし，下顎の舌側咬頭は，やや鋭過ぎて舌感を損なうのではないだろうか（**2-18-25**）．最後方歯の展開角がここまでシャープである必要はない．

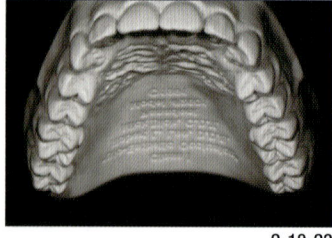

2-18-23 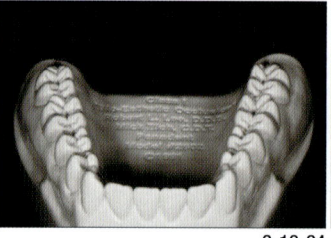　2-18-24 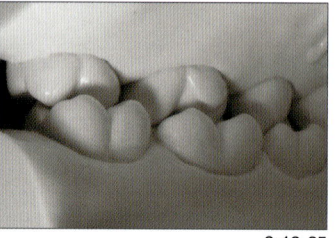　2-18-25

2-18-23 の模型の形態は空想ではない．現実に **2-18-26〜30** のような天然歯列のケースがあり，全顎治療の目標像とするのは決して誤りではないだろう．少し調節彎曲が強いが，犬歯に助けられ，確実な離開も生じている．第一小臼歯に咬耗面はない．

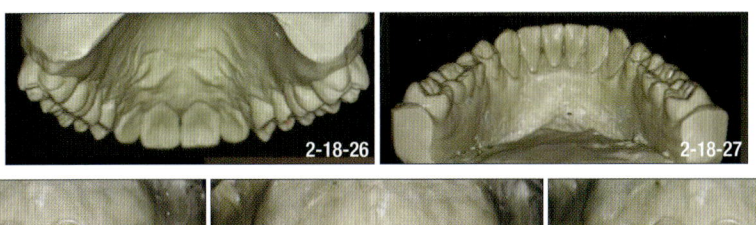

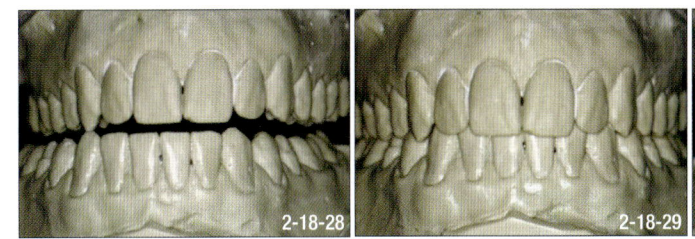

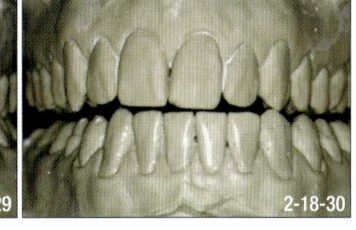

修復のとき，全てのケースで，理想的な臼歯咬頭のシャープさと，犬歯の角度を確保できるとはかぎらない．ある範囲での妥協を受け入れるのが現実の姿だろう．咬合調整で臼歯の展開角を緩くするのも臨床の選択肢の一つだが，それは咀嚼のサイクルの水平化を招きやすく，咬頭を平坦にさせる可能性があることを承知しておきたい．

2-18-31～35 は40代後半の女性．残念ながら下顎に何歯かにアマルガムが充填してある．写真では伝わりにくいが，下顎の頬側，上顎の舌側の咬頭は天然歯のシャープさを保っている．上下犬歯の間にできる Intra-incisal angle もあまりきつくない．犬歯は AOP に46°と理想に近い．下顎の犬歯にわずかな咬耗が生じている．大臼歯の歯軸の傾斜が少ないのも幸運だろう．

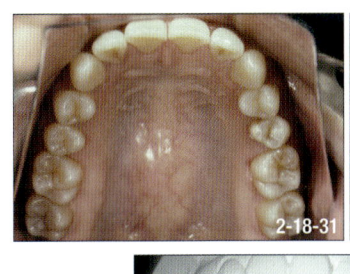

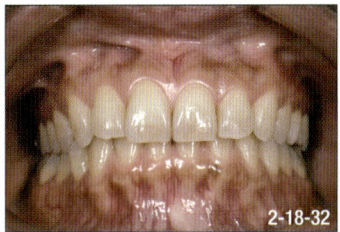

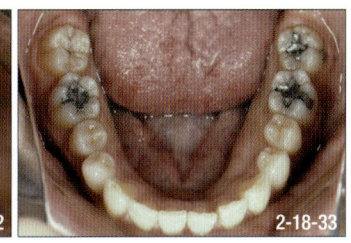

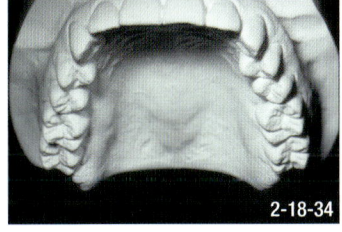

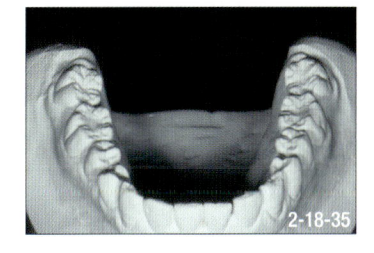

2-18-36～46 は矯正医からの紹介のケース．転居のため，矯正を中途で断念，あまり時間をおかずに，大臼歯の修復を終了せざるをえなかった．歯列の変化を避けるために，確実なセントリックの上下関係と，咬頭の鋭さを作った．犬歯関係はⅠ級，上顎犬歯は AOP に45°の角度をもち，シャープな臼歯の咬頭でも離開を示している．下顎をセラミックにしたいとの希望もあったが，予後の確かさからメタルの修復にした．

垂直化の実際

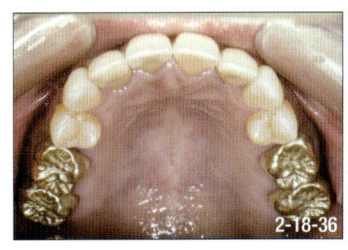

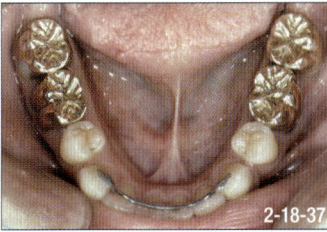

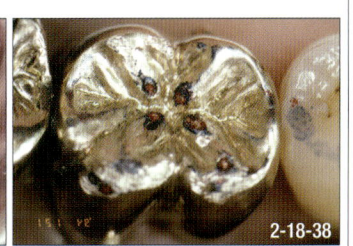

2-18-38 は装着前の咬合調整．下顎の第一大臼歯では通常，その中央窩に3点接触を作るが，意識的に4点にした．咬合面のワックスアップのとき，咬頭と窩の位置決めはナソロジーの基準に従って，ワックスコーンという古い手法を使った．**2-18-41～44** は装着直後．

咬合概論　93

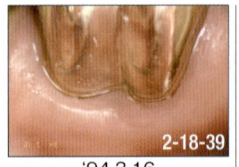

'94.3.16

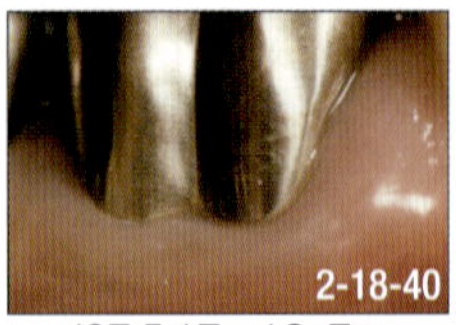

'07.5.17　13y7m

装着直後と，13年半後の下顎右側の第一大臼歯．

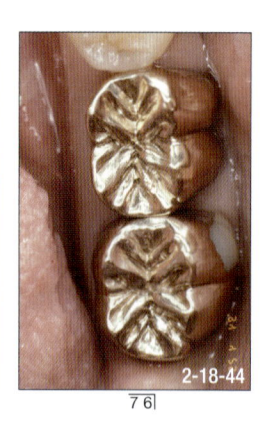

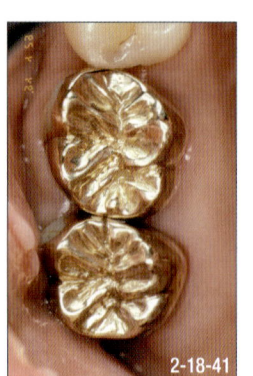

下の2枚は10年後の姿である．上顎第二大臼歯の遠心舌側咬頭にまず最初の咬耗が出現（黄色の円内），次第にそれが拡大していく．修復物の負った宿命だが，これについてはオーバーロードに関する項でゆっくり説明したい．天然歯でもここは最も早期に咬耗が生じる部分である．

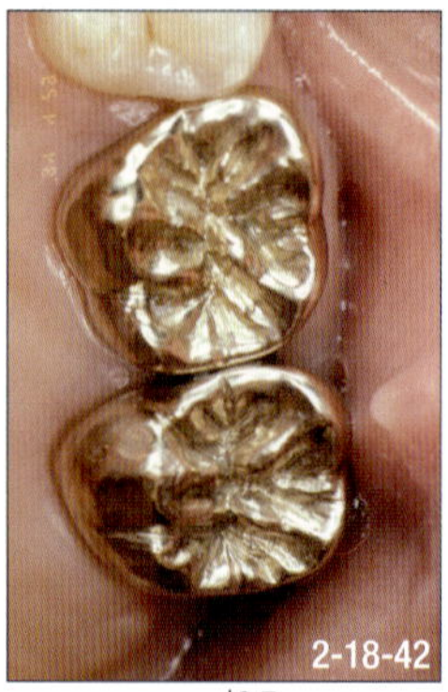

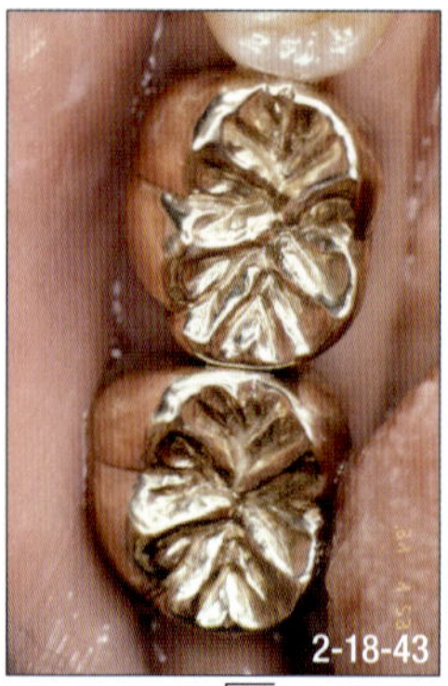

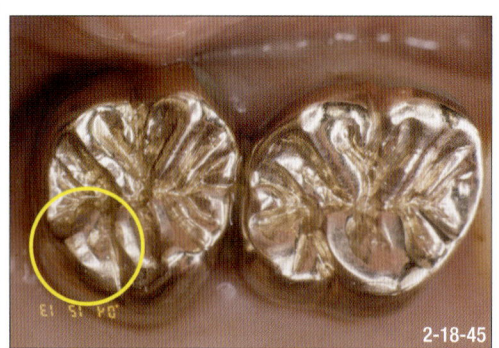

'04.12.13　10y8m　　　　　　　　　　　'04.12.13　10y8m

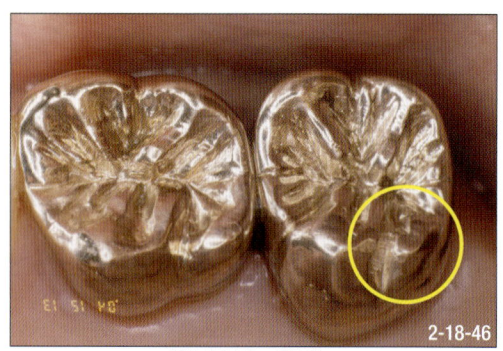

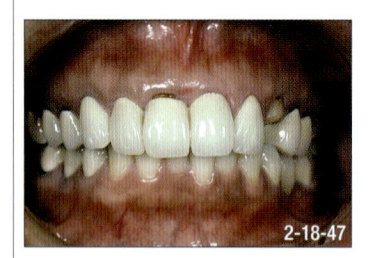

同様に咀嚼効率に注目しながら，GPG（Guided papilla growth）のケースを考えてみる．主訴は上顎左側の犬歯の脱落である．ここでは臼歯の咬頭と犬歯誘導との関係に話を絞る．初診時にこの犬歯にはProvi.を作ったがすぐに脱落．理由は臼歯の平坦な咬合面とシャープにしたProvi.が同調しなかったからであろう．

　他の治療と並行しながら，咬合を探す．顎間距離に問題のないこの段階で大切なことは，咬合の垂直化と犬歯誘導なので，まず犬歯の機能面をAOPに対して平均値48°に設定した．何回か述べたように，咀嚼効率に主眼をおいた臼歯のProvi.の製作を始める．**2-18-48〜50**はGPGの項目で説明するようにフラップ後まだ2ヵ月である．

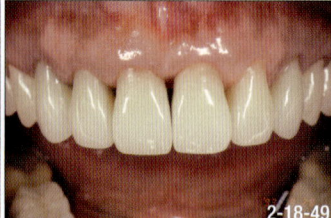

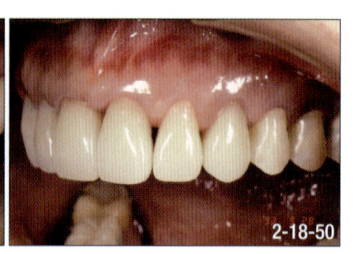

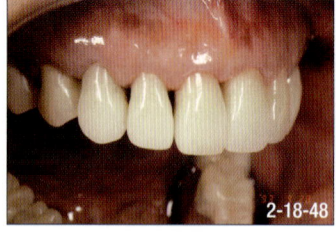

　Provi.のそれぞれの段階で，正確な歯冠形成，圧排，印象採得をする（**2-18-51，52**）．常に全顎とマージンの模型を準備しておく．歯周治療からまだ日も浅いことと，近い将来のGPGによる最終修復のマージンを考慮して，歯肉縁ぎりぎりの形成とする．

　圧排は3-0の絹糸を軽く入れる程度にとどめておく．**2-18-51**は1本も圧排をしない全顎の印象，**2-18-52**は咬合器上で製作したProvi.のマージンだけを修正している図である．

94　　咬合概論

各歯を連結しないのは前述の通りである．フロスのコンタクトの通り方と，フレミタスを調べておきたい．歯頸部に指先を当て，タッピング時と側方運動時の対合歯との当たり方がよく判る．

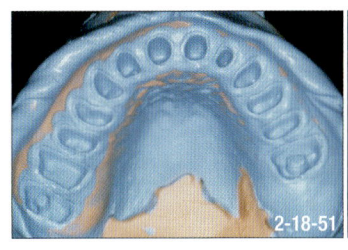

フレミタス

| 2-18-51 | 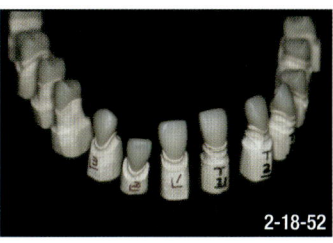 2-18-52 | 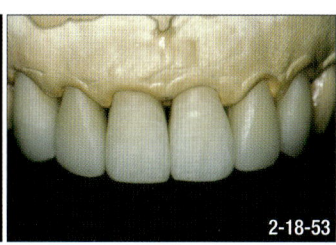 2-18-53 |

決められた OVD（顎間距離：Occlusal vertical dimension）や，犬歯の角度と合ったシャープな咬合面を想定して，全顎を同時進行させないとバランスが狂ってしまう．前歯は色と素材の問題があり，既製のレジン歯を修正して使用．問題はこの段階で，犬歯の確実な角度を決める方法がなく，分度器の利用といういささか野蛮な手法を使わざるをえないことである．

Face bow により咬合器に装着，最終修復への移行を考えた Provi. を作るが，確定的ではないままに事態が進む可能性も残る．レジンを使うために維持できない問題点も多い．

検証を続けるには全ての知識と技術を動員する必要がある．このケースは顎位や筋・靭帯のトラブルもなく，発語，咀嚼にも支障が生じなかった．レジンの破損や脱落もなかった．シャープに仕上げた咬頭と同調する犬歯の斜面も受け入れてくれたと思う．しかし，思うだけでは臨床は成り立たず，それを検証するのが Provi. に続くステップである．

全顎治療の Provi. の最も重要な段階であり，ここでうまくいかないものは最終の修復でもうまくいかない．あと戻りをためらわないこと．

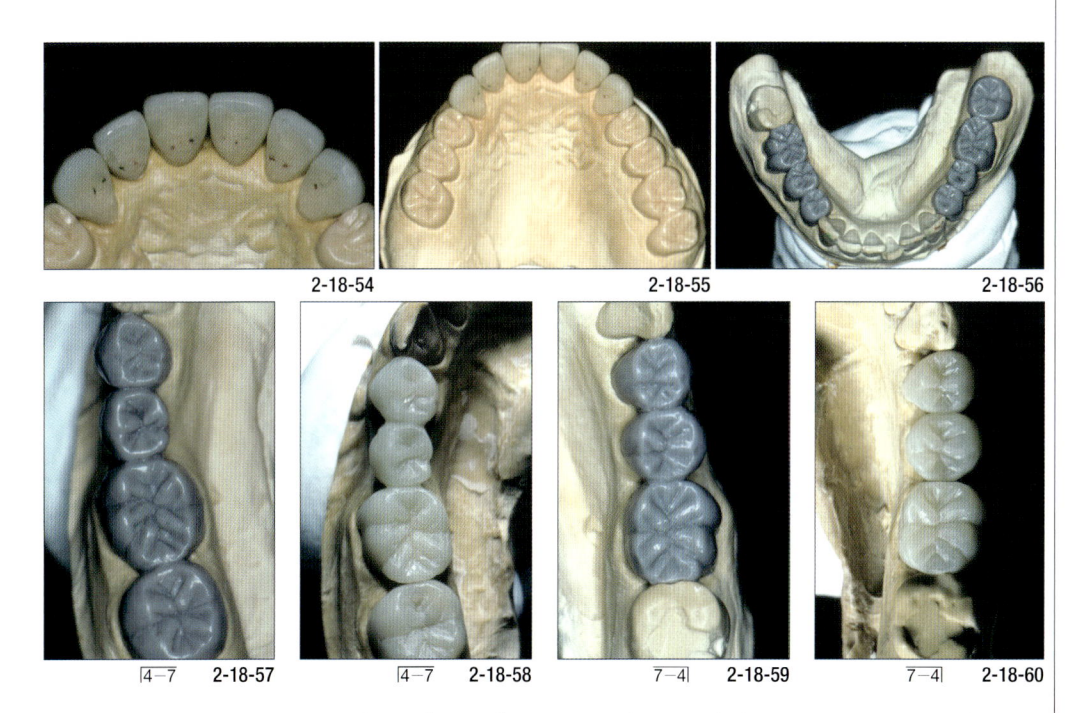

| 2-18-54 | 2-18-55 | 2-18-56 |
| 4-7 2-18-57 | 4-7 2-18-58 | 7-4 2-18-59 | 7-4 2-18-60 |

即時重合レジンでは中期の使用ができず，57 ページと同じ方法で，ワックスアップしたものを流し込みレジンに置き換える．レジンになると写真では凹凸が少なく見える．

GPG で述べるように，フラップ後まだ 2 ヵ月の Provi. で，前歯列のエンブレジャーは大きく開けてある．当時の私にとって，GPG の第一号のケースであり，未熟な外形であった．これは犬歯誘導への序曲のようなステップで，まだ犬歯もレジンで作製してあり，長期の使用を前提としていない．左側はやや II 級関係の犬歯となった．

咬合概論

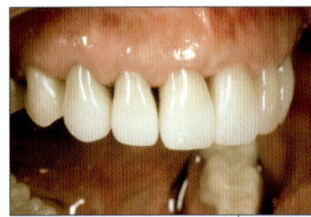

2-18-61 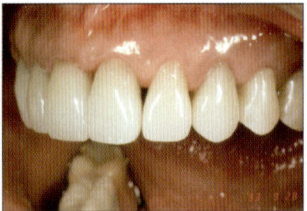　　　　　　　　　2-18-62 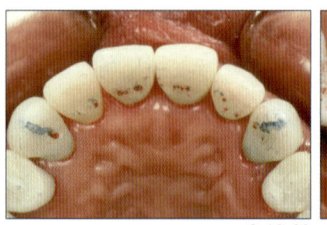　　　　　　　　　2-18-63 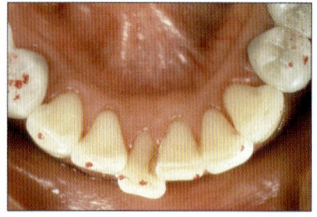　　　　　　　　　2-18-64

　下顎前歯の歯牙移動の同意が得られず，上顎との接触に苦労をした．その後，40代を超えてからの成人矯正のあと戻りの過酷さ，特に，多くの修復と天然歯が混在したケースでのコンタクトポイントと咬合接触の変化に往生した経験から，今ではそのままでよかったとも感じている．インプラントがなかったのは幸いであったかもしれない．

　Intra-incisal angle，発語と嚥下時の舌機能，姿勢，習癖などの問題と，高齢になってからの歯牙移動との折り合いが私にはまだついていない．これはインプラントと天然歯のオープンコンタクトの問題と絡めて，第10章で再び述べてみたい．

　2-18-66, 67はProvi.が技工室から上がってきたばかりの状態で，咬合調整前の口腔内でのマーキング．ここから側方運動や点接触の細かい調整が始まる．下顎右側の犬歯のポイントが足りていないので，上顎の犬歯に接触点を追加した．

　レジン製の犬歯のProvi.が脱落したり，仮着セメントが溶出したり，「異常な」咬耗が発生しないことを確認しておく．垂直的な咀嚼サイクルに変化することを再検証するために，左右の犬歯をメタル製のProvi.に変更して，長期の観察に入る（**2-18-68～72**）．

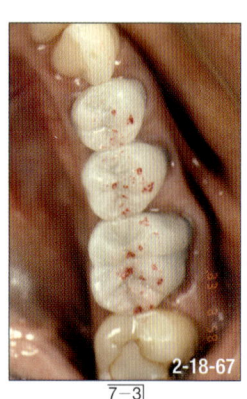

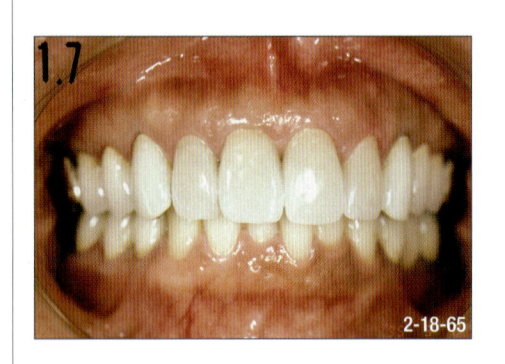

2-18-65 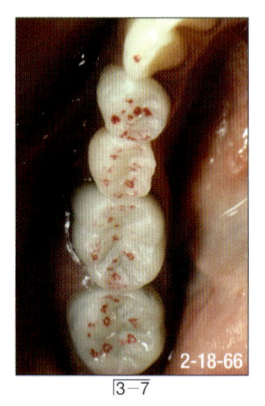　　　　　　　　　2-18-66　　　　　　　　　2-18-67
　　　　　　　　　　　　　③－⑦　　　　　　　　　⑦－③

　白金加金にアルミナのサンドブラスティングをして（**2-18-68**），そのままで舌側の機能面の観察をする．6ヵ月目にスケーリングペーストとブラシでわずかに研磨，舌感を改善した．1年6ヵ月後（**2-18-71**）になっても極端な滑走運動によるマークが発生していない．

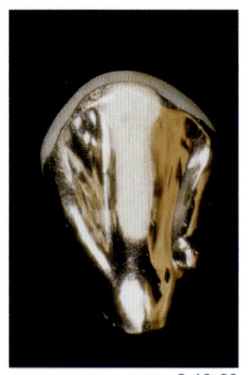

2-18-68 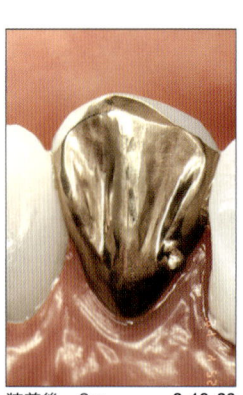　　　装着後　6m　2-18-69 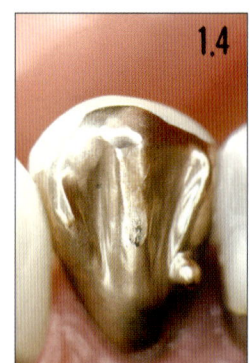　　　装着後　1y4m　2-18-70 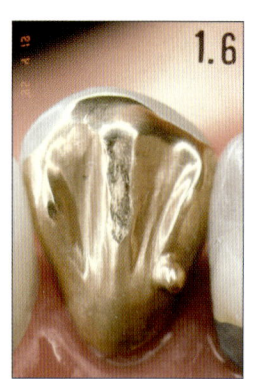　　　装着後　1y6m　2-18-71

　その後，上顎左側側切歯の根尖相当部にフィステルが出現（**2-18-72, 73**），根管治療後，もう少し犬歯舌面の観察を続ける．レジンの前装をした犬歯のメタルに大きな咬耗面が出ないことを確認したところで（**2-18-71**），咬合の垂直化というプログラムに合ってくれたと判断し，最終の修復に入った．

術後18年9ヵ月後（**2-18-75**）にはレジンセメントの明度も下がり，前歯がグレーになってしまった．やはり有髄歯のほうが良い結果が出る．正中の歯間乳頭が退縮を示している．

接触滑走が**2-18-71**程度に収まれば大体の垂直化に収束しただろうと判断されるが，犬歯にその後も滑走運動の咬耗が生じないかどうかは誰にも判らない．第10章で検討するが，咬合の垂直化とブラキシズムの間には，側方運動を行う筋肉の負担軽減以外にほとんど関連性は見当たらないのである．

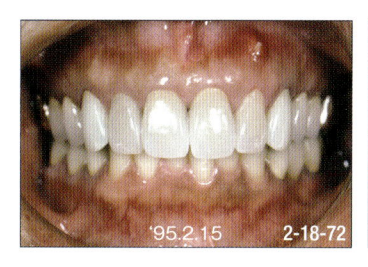

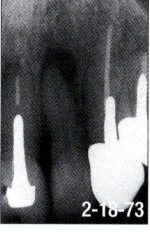

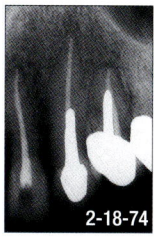

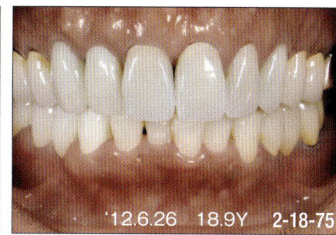

次のケースもGPGの項目（p.156）で再登場する．ここではキーワードとなる咀嚼効率の意味で検討してみよう．問題が発生する度に，部分的な治療を積み重ねて，パッチワークになっている（**2-18-76～81**）．次第に顎位やOVDが変わり，臼歯による咬合支持，前歯による運動のガイドも失われた．**2-18-82**のAxi-Path Recorderの記録のように，大体の位置しか表現できず，習慣性の中心咬合位にも入りにくい．側方運動には大きな運動制限がかかり，スムースに動かなかった．「噛む」という行為を忘れたかのようであり，通常の咀嚼位置すら判らない状態であった．関節円板が乗っていない可能性が高い．

2-18-76～78の写真は，時間をかけて筋肉をリラックスさせて，ようやく現在の中心咬合位らしい場所に閉じることができて撮影した．多くの干渉が混じり合い，この中心咬合位も記憶痕跡（Engram）により合成された位置かもしれない．リーフゲージ（p.118）を使っても，閉口したときに，どこか上下の歯がかすかに接触するだけで筋肉の震えが出て，咬合紙の印記は不可能であった．

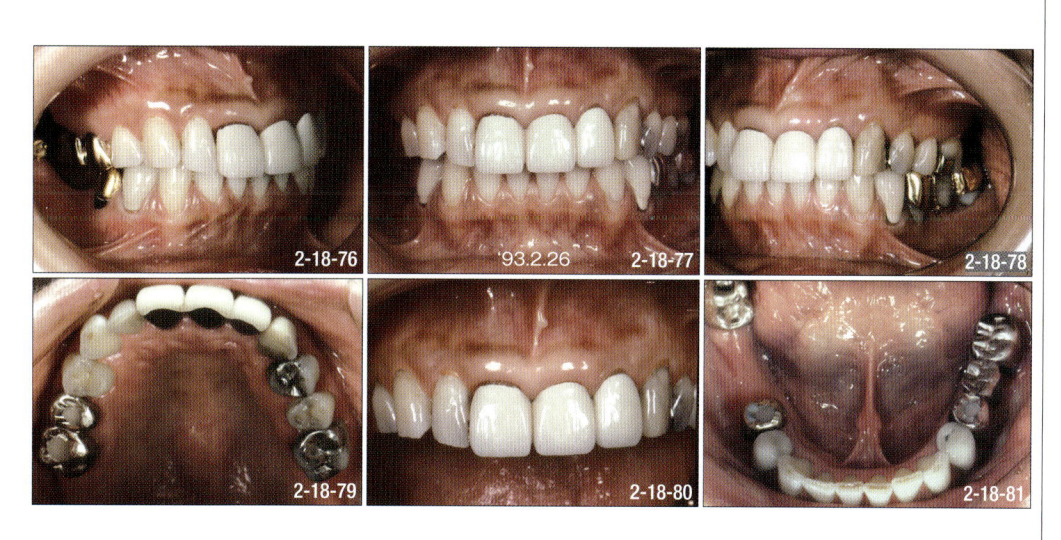

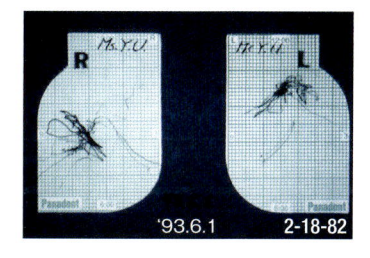

このようなグラフの記録は初めてである．大仰な計測器が装着されることの緊張は判るが，筋肉が震えてしまい，中心咬合位は特定できず，開閉口や側方運動もうまくいかず，計測になっていない．日をおいての3回の計測も同じような判読不能なラインを描くだけであった．筋肉の緊張が強いのだろう．

特に顎二腹筋の後腹に強い反応が生じており，トリガーポイントの可能性があった．頭を右か左に強く向けると，胸鎖乳突筋が浮き出過ぎて，顎二腹筋には触れることができない．その

まま頭部をできるだけ後方に倒すと，胸鎖乳突筋の前縁の下顎角付近に顎二腹筋の後腹が触れやすくなる．このケースでは右側にも左側にもわずかなしこりが感じられた．初めはその姿勢での触診にかなりの痛みを訴えたが，数回のマッサージと咬合調整で次第にそれも消失．

少しずつではあったが，緊張が解け，リーフゲージの使用で下顎の後退位も少し表現できるようになった（**2-18-83**）．Ⅱ級1類で，運動範囲は大きく，顎関節もルースな傾向を示して，後退の量はかなり多い．ただし，**2-18-83** は咬合位ではない．方向性が見えてからの Provi.（**2-18-84**）も **2-18-83** のままの後退位は採用していない．そのときの Axi-Path Recorder のグラフ（**2-18-85**）によると，下顎頭は急角度で移動量が少なく，関節円板の前方転移を強く示唆しており，下顎の後退を強いると危険な可能性を教えてくれる．

2-18-84 の Provi. はまだ確定的なことが何も判っていないときの状態で，手探りの段階である．中心位という概念は On the disc だからこそ存在しうるもので，関節円板に前方転移の可能性があれば Dawson 法による決定は危険過ぎる．この時点での復位の可能性は誰にも判らない．

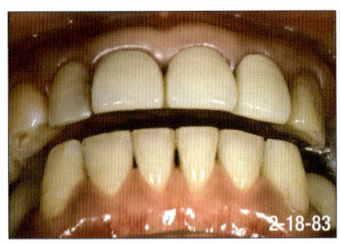

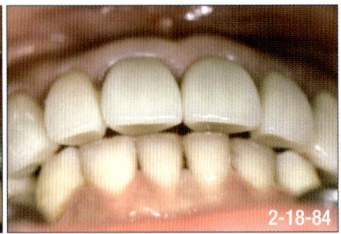

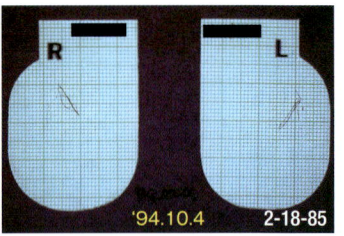

レジンの Provi. の咬合面にかすかに生じる咬耗面を丹念に観察することだけが，現実的な方法である．下顎が右へ行きたがっているのか，それとも左なのか，最後臼歯に強い力が加わっているのか，側方運動はスムースなのか，余分な干渉が生じていないか，などをレジン同士による小さな咬耗を頼りに修正を加えていく．

顎間距離も決めたいが，バイトの記録や筋肉の触診はピンポイントでは何も教えてはくれないし，確定的な指標は存在しない．関節円板に問題があれば，前述の誘導は禁忌であるし，咬合紙のマークは信用できず，結局は，口角の炎症が消えた，とか，頬粘膜の歯列の圧痕が薄れた，舌を咬まなくなった，嚥下が楽になった，「ミシシッピー」や，「高く，低く」の発音がしやすくなったなどという極めて抽象的なことが鍵となるようだ．

多少の狂いが出るとしてもゼロ点の記録を採得することが大事である．リーフゲージだけに頼らず，**2-18-86** のバイトトレーも顎位の参考にした．このケースでは被蓋が深いためバイトトレー法は，やや咬合が高くなりやすい．舌や口輪筋などの周囲組織に対して全体のサイズが大きく，偏位しやすいのも欠点．現在はバルサ材を使用している（p.119）．

開閉口がややスムースになった段階で 2.8mm のリーフゲージにより Provi. の顎位を決めてみる．前歯部で 0.1mm のシートが 28 枚にもなるが，Ⅱ級1類で被蓋が深いときは臼歯部の接触を防ぐにはかなりの厚さが必要になる．斜め方向に挿入されるので実際の前歯同士の垂直的なスペースはその 1/3 程度である．無理に誘導したり，スプリントに頼り過ぎると，このようなⅡ級1類の下顎は際限なく後方へ移動してしまう．ほぼ自発的な位置にする．

何か修正を加えるにしても，下顎前歯（実はこの6前歯に手を出す勇気はなかった）以外の 19 本の Provi. を全て作り換える作業はきついものだった．ほとんどの症状が消えかけて，確定的な Provi. の段階に入る．**2-18-87〜93** にワックスアップを示す．

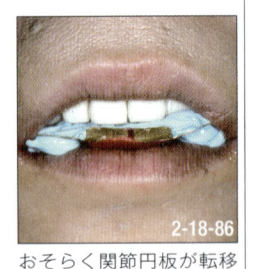

おそらく関節円板が転移しきっていれば中心位は存在しない．筋肉の不安定さが消えた時点で，自発的に表現できる中心位らしき位置で咬合採得をした．臨床的中心位（Clinical CR）と表現される．

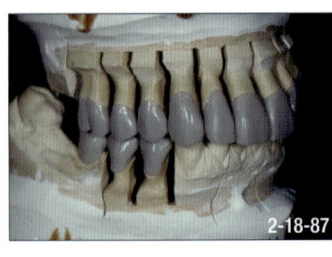

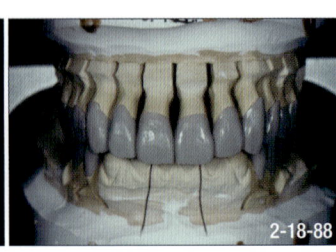

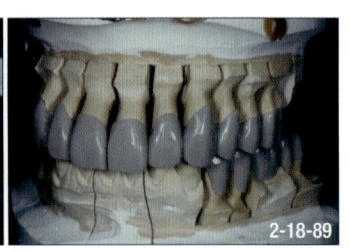

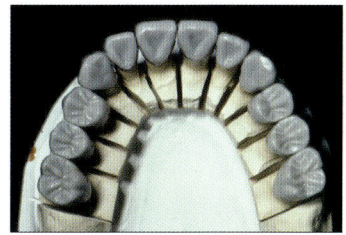

| 2-18-90 | 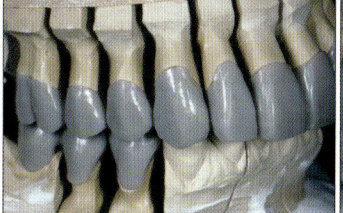 2-18-91 | 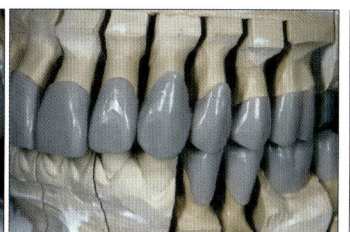 2-18-92 |

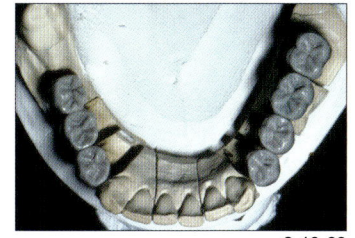

2-18-93

　下顎右側の欠損部は将来のインプラントを視野に入れているが，まだ確定的ではない．この段階のProvi.で目的としているのは中心咬合位の確立と咀嚼効率の向上，咬合の垂直化である．できることならOn the discになってくれれば機能も安定するだろう．

　さて，ここで主題の咬合の垂直化に戻ろう．このケースはⅡ級1類で運動範囲は大きく，歯は1歯対1歯で，Cusp to fossaは困難，咬頭のシャープさは与えにくい．被蓋は深く，関節円板は下顎頭に乗っておらず，側方時の下顎骨のねじれも大きく，筋肉も緊張しやすく……，なんのことはない，我々の避けたい要素ばかりであった．だからこそ時間をかけて記憶痕跡を消し，ゼロ点らしきポイントを探し出し，側方運動に負担の少ない垂直性な動きが重要視されるべきなのだろう．

　この段階に至っても顎間距離の確定的な指標はない．第一小臼歯部の咬合を1mm挙上した第一段階のレジンのProvi.によって，中心咬合位が表現でき，側方への運動も可能になった（これは単に幸運のなせることかもしれない）．今度はそれを検証するために，咬合の垂直化を目的とし，臼歯のシャープなProvi.と上顎の犬歯，第一小臼歯4歯をメタルのProvi.に変更し，長期の観察に入る．もし咀嚼効率が向上すれば犬歯の咬耗は減少するだろうという望みを抱きながら（**2-18-94～107**）．

　印象はシリコーンにより，長期の使用が可能なマージンを作っておく．レジン同士は連結をしない．昔の中切歯が前方運動の終末にはやや短いため切端を少し長くした．歯周治療による歯肉縁の変化もあって，多少長めに見える．

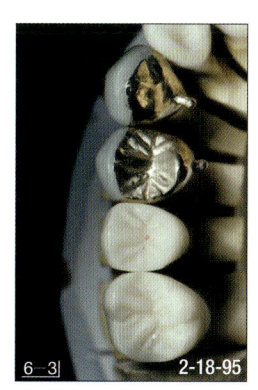

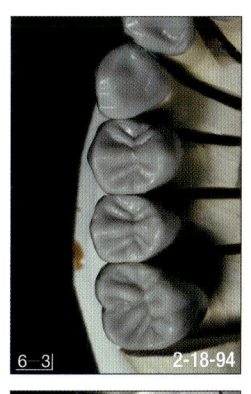

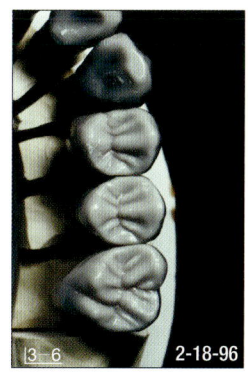

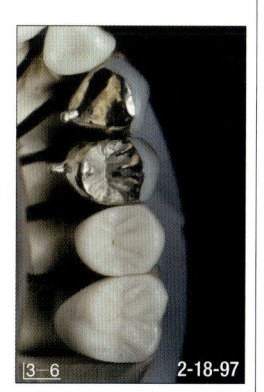

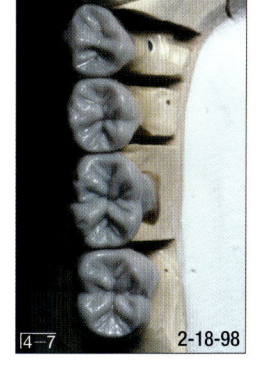

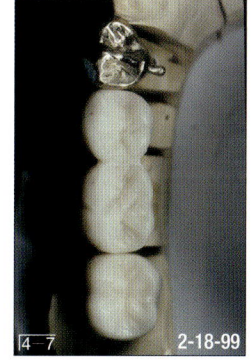

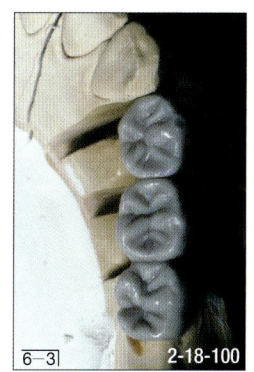

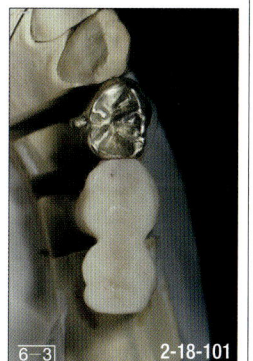

| 2-18-94 | 2-18-95 | 2-18-96 | 2-18-97 |
| 2-18-98 | 2-18-99 | 2-18-100 | 2-18-101 |

咬合概論　99

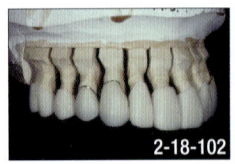

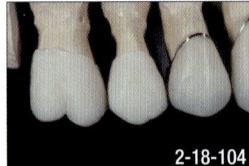

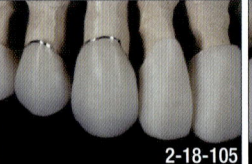

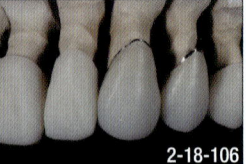

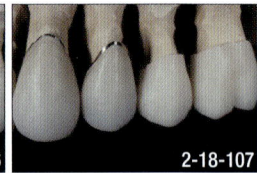

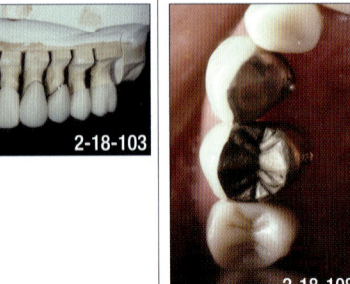

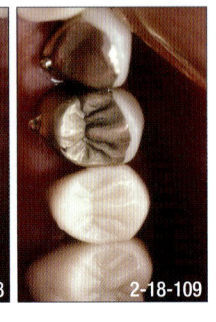

AOPに対して犬歯の機能面はレジンのProvi.のときの角度のままに45°に設定したが，これもOVD（顎間距離）と同じで，真実の基準であるかどうかの決め手はない．OVDを保った状態で，犬歯に生じる咬耗面の観察と，顎関節の筋・靱帯，各歯のコンタクトの強さをチェックする．側方運動がある程度スムースになったら検証に入る．

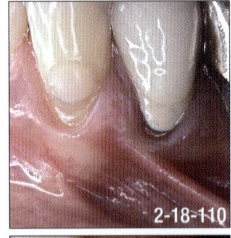

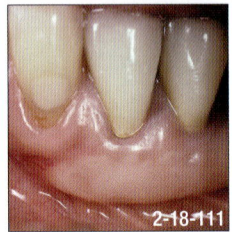

　GPGと並行しながら，咬合面に生じる極めて微細な咬耗面を拡大鏡で調整する．次第に下顎が右側に移動したがっていることが判ってきた．咬合紙では明白ではないかすかな咬耗面に十分注意を払うことが大切だろう．全てがレジンのProvi.のときはOVDの変化や，レジン自体の被圧変位などによりその咬耗面は信用できない．

　下顎の変位がなくなり，滑走運動が楽になり，余分な干渉が消えたら，メタルの犬歯はそのままで上顎の最終修復に入っていく（**2-18-112**）．初診時（**2-18-77**：p.97）と**2-18-112**の間に見える2mmを超える下顎の左側への偏位の原因がもっと楽に発見できたら，事態の進行は速かったにちがいない．続いて下顎を修復していく．

　メタルのProvi.で側方運動のチェックをするが，あまりに運動時の下顎のねじれが大きく，平衡側が離開し過ぎて咀嚼効率が悪くなっている．調節彎曲と咬合平面の工夫をもっとすべきであったのか．あるいは犬歯の角度をもっと緩くしたほうがよかったのだろうか．

　2-18-113，114は両方ともかなり誘導をしている図である．咬合面を観察すると，ブラキシズムでも同じ動きを示している．咬合面単独での効率は良くなったが，全体的には疑問が残ったままである．

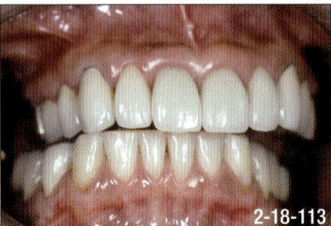

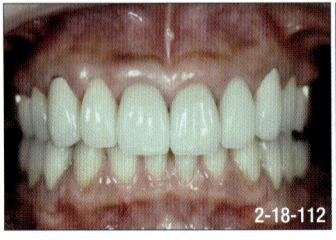

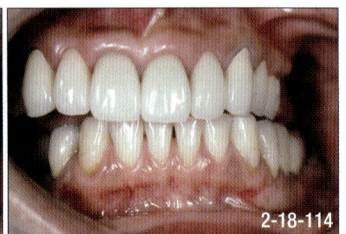

まだ上皮の移植だけで付着歯肉の不足に対応していた時代で，はっきりしたアイランドになっている．犬歯の歯肉との間に望ましくない境目が生じてしまった．

　ようやくAxiograph™を入手，メタルの犬歯の咬合状態を検証できた（**2-18-116**）．未熟なデータで，開閉口運動のグラフだけだが，とにかく動けるようになった．変曲点もあるし，Y軸へのズレもまだ認められる．左側顎関節の出発点と帰着点がどうしても一定しないことから，**2-18-117**の咬耗面が中間運動での強いブラキシズムによるものである可能性も排除できない．

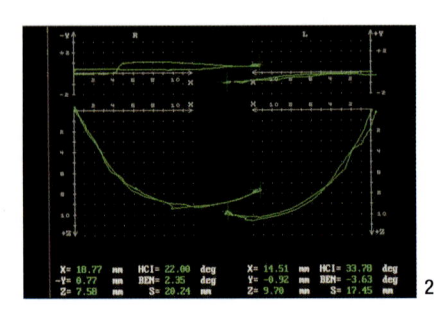

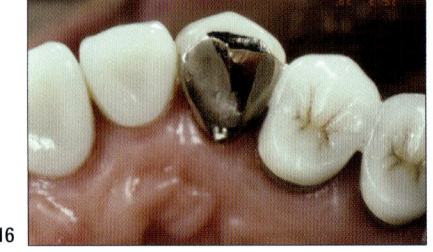

この術前と比較してみると2-18-116ではゼロ点もなんとか決まってきたようだし，滑走運動も震えずに行えるようになった．

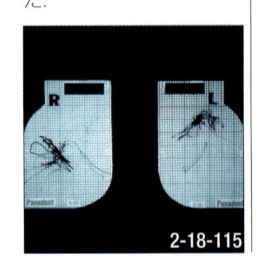

メタルによる犬歯の Provi. も役目を果たし，セラミック修復に変える．犬歯誘導に
の問題が残っているのがやや心配ではあった．GPG による歯周組織も安定し，審美性も回復
できた．**2-18-116** の記録によれば，ことによると On the disc になったのかもしれない．確証
はない．2 年 3 ヵ月後に全ての修復を終えた（**2-18-118〜120**）．

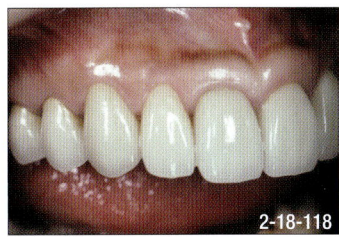

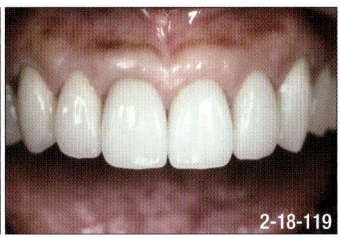

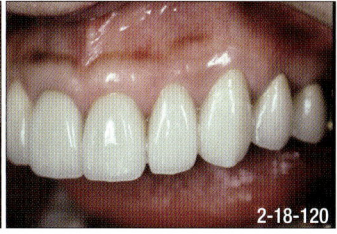

　そこまでは良かったのだが，術後 4 年 4 ヵ月目に上顎左側犬歯が破折（**2-18-121**）．機能は
そのままに再製をする．このあたりに II 級の難しさが顔を出すのだろうか．

犬歯の破折

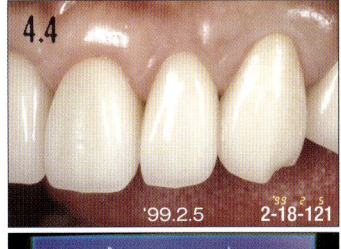

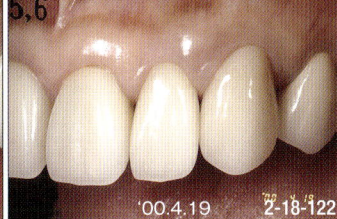

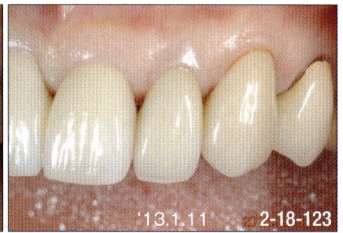

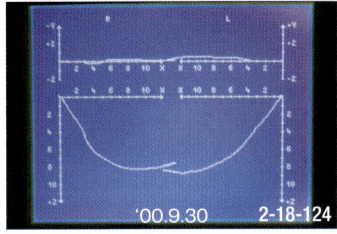

　160 ページ以降に歯頸部の途中経過は出ている．この間に大きな家庭の問題を抱えたり，劇症肝炎を患ったりしながらも，良好な清掃状態を保っていた．全体の修復治療終了後 5 年 4 ヵ月の Axio-kompakt では大きな変化は生じていないようである（**2-18-124**）．

　ここまでは，犬歯のシャープさと臼歯の咬頭を強調させながら，垂直的咬合を維持する試みであった．垂線に対して約 20°の閉口路ならば，咀嚼筋にも顎関節にも無理な運動を強いることはなく，ブラキシズム時に臼歯が干渉にもならないだろうという期待で事を進めてきた．

　さて，総義歯に同じことを試したらどうなるだろう．総義歯にフルバランスを与える最大の理由が，側方位に滑走しても全ての歯が接触するために転覆を防げるとされてきた．その考え方は食塊の介在を考慮しない滑走を前提にするので，食事をするという観点ではあるいはナンセンスかもしれない．

　そこで，顎堤の条件が選択されるなら，犬歯誘導の確立と継続，咬合の垂直化を総義歯に応用することも考えられるのではないか．以下のケースで過程を追ってみたい．認知症をもちながらも，家族による援助が行き届いているので非常に助けられたケースである．

　この方法は安定しやすい上顎の無歯顎ケースから選択するべきであろう．ここでは残根となった下顎の歯をどこまで残せるかが勝負であった．専門医の協力により，下顎左側の第一大臼歯の抜歯のみで，他の歯は歯周治療で残すことができた．下顎左側の犬歯は，有髄歯のままピンを 5 本立てて築造とすることが可能であった（**2-18-127，128**）．

総義歯の犬歯誘導

上顎総義歯

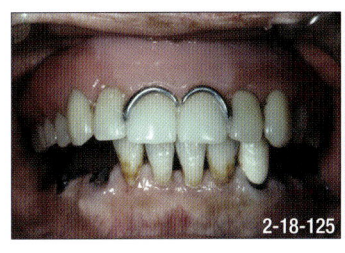

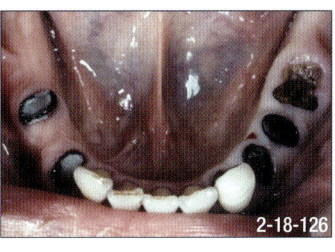

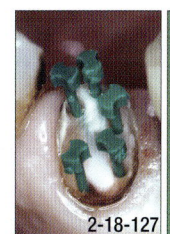

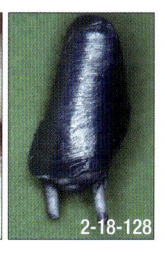

咬合概論　101

まだかすかな意思の疎通ができたことも幸いした．家族による清掃が良好で，歯周組織も安定し，下顎の修復と並行しながら上顎総義歯の製作に入った．下顎は大臼歯を半歯分だけ延長．**2-18-129～131** で鑷着時のリマウント印象と咬合位を採得．

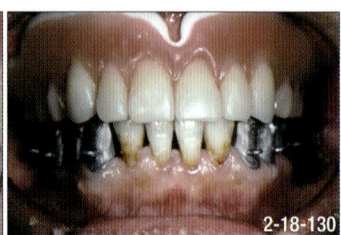

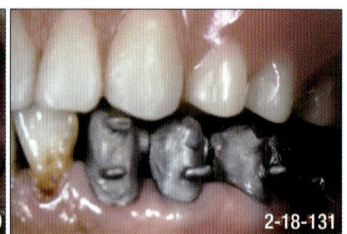

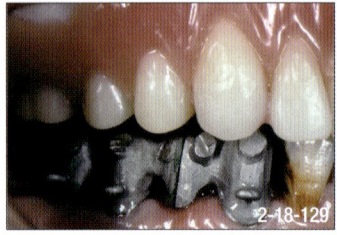

フルバランス？

　総義歯にも犬歯誘導を構成しようと考えたのは 40 年前になる．米軍の陸軍病院で，若くして戦闘で全ての歯を失ったヘリコプターパイロットの義歯を担当したときに始まる．その年代ならば顆路の傾斜も緩くないし，犬歯誘導も存在したはずで，急に緩傾斜になりやすいフルバランスの義歯が入るのは不自然だと考えた．以後，顎堤の条件が許せば総義歯にも天然歯に近い咬合を与えてきた．

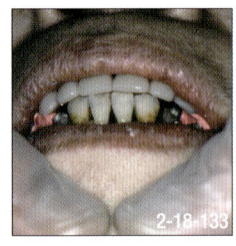

　このケースでも顆路は 35°前後で，側方運動の Y 軸への動きも少ないので，何より義歯に対して垂直方向の力となりやすい咀嚼のサイクルが重要となる．顎位は初めの段階では中心位を選択した（**2-18-132, 133**）．これは **2-18-138** 以降でも何回か確認した．

中心位の採得にはあまり頭部を低くせず，筋肉を柔軟にさせることが大切．拇指同士はもう少し密着させるほうがよいだろう．

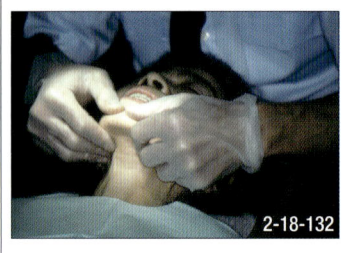

　2-18-134～136 では前方位の記録を採得している．下顎が当たる部分のコンパウンドは切端のみが接触するように切り取ってある．指示が理解できず，悲しいほどの苦労をした．

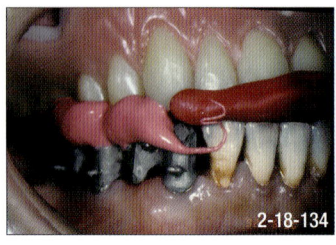

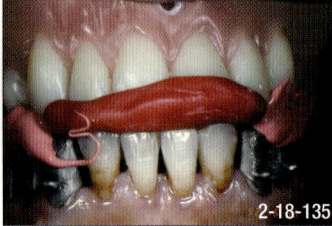

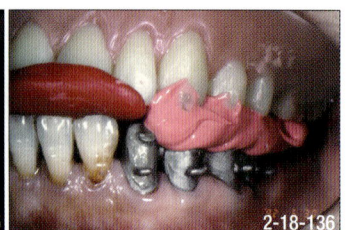

　確認の作業を繰り返しながら，下顎の修復と総義歯を完成．顎堤の条件が悪いと言いながら，ハイドロキャストによる印象は本人にも長くつらい負担を強いてしまった．患者は女性だが，前歯をもっと男性的な配列にという要望に応えるのが大変であった．とりあえずこの義歯を 2 ヵ月ほど使用し，咀嚼の具合を観察することにした．

　下顎の歯列が第一大臼歯の近心半分までしかないが，嚥下時の舌によるシールを強くしたいことと，歯列の短い下顎により舌が大きく膨れるのを防ぐために，上顎は第二大臼歯まで配列をしてある（**2-18-138**）．

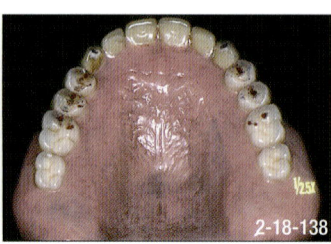

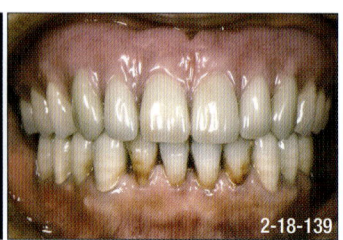

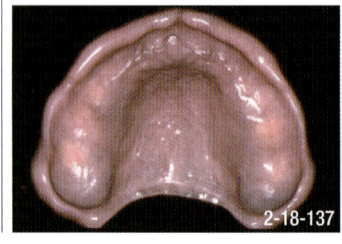

下顎の小臼歯の咬頭展開角（**2-18-140〜145**）はもっと鋭くすべきであったかもしれない．**2-18-139** では犬歯同士の Intra-incisal angle が少なく見えるが，約 15°の自由度が機能面には与えてある．対合歯が総義歯なので，臼歯の延長に問題はない．下顎左側の犬歯は単独の修復にしてある．清掃がほぼ完璧にされていることに感動を覚えた．フロスまで使用している．

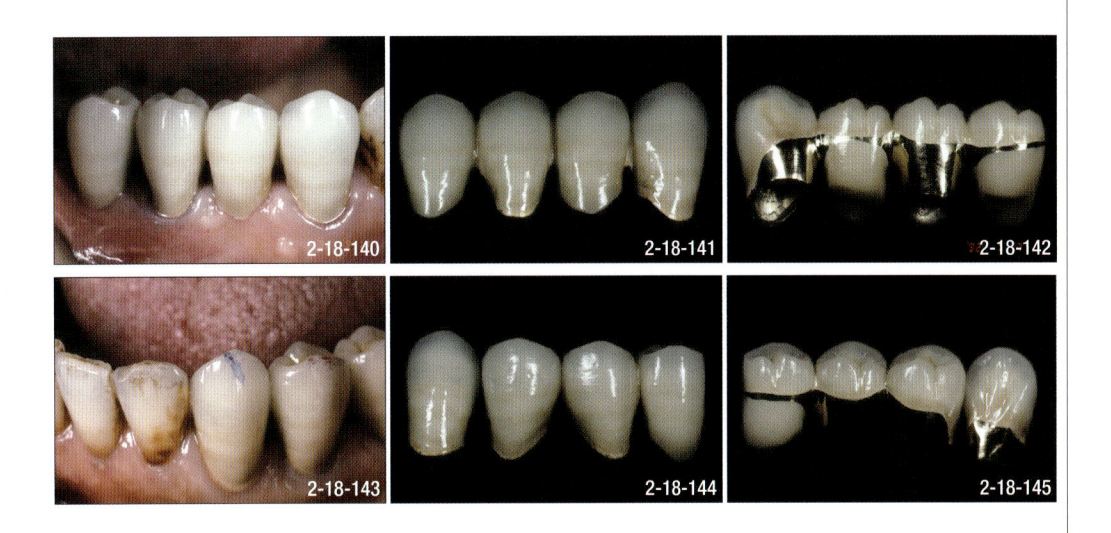

　発音や嚥下の問題はなく，咀嚼時に上顎も脱落せず，なじんだ様子．入所している施設での食事に不満を示すようになった．「あれは年寄りの食べ物だ」とのことである．

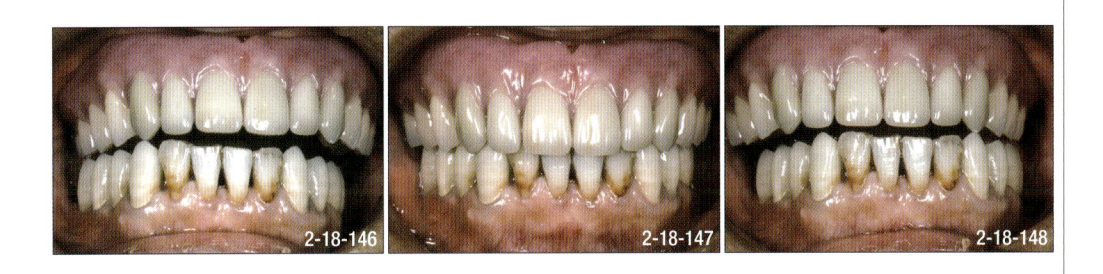

　上顎の舌側咬頭の接触が少々不足気味か．滑走運動を観察すると，**2-18-151** の平衡側はこのあたりだろうが，咀嚼側での離開がもう少しほしい（**2-18-150**）．咬合面の修正のため，私のわがままにつき合っていただくことにした．

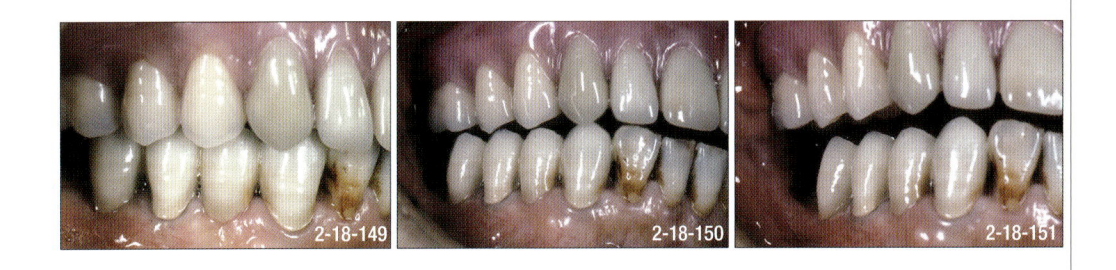

　義歯が転覆せず，臼歯の干渉を起こさず，咀嚼効率を上げる，という難題には咬合面キャストしかないだろう．もはや下顎の小臼歯の咬頭を鋭くするわけにもいかない．咬合面鋳造用のワックスアップを可能なかぎり精密に仕上げる．咬合面のコンタクトを通常のクラウンブリッジと同様に製作してみる．下顎犬歯がセラミックなので，上顎犬歯の舌面のキャストは避けたほうがよいだろうと判断した．下顎の第一大臼歯の咬合面をもう少し大きくしておけばよかったと悔やまれる．

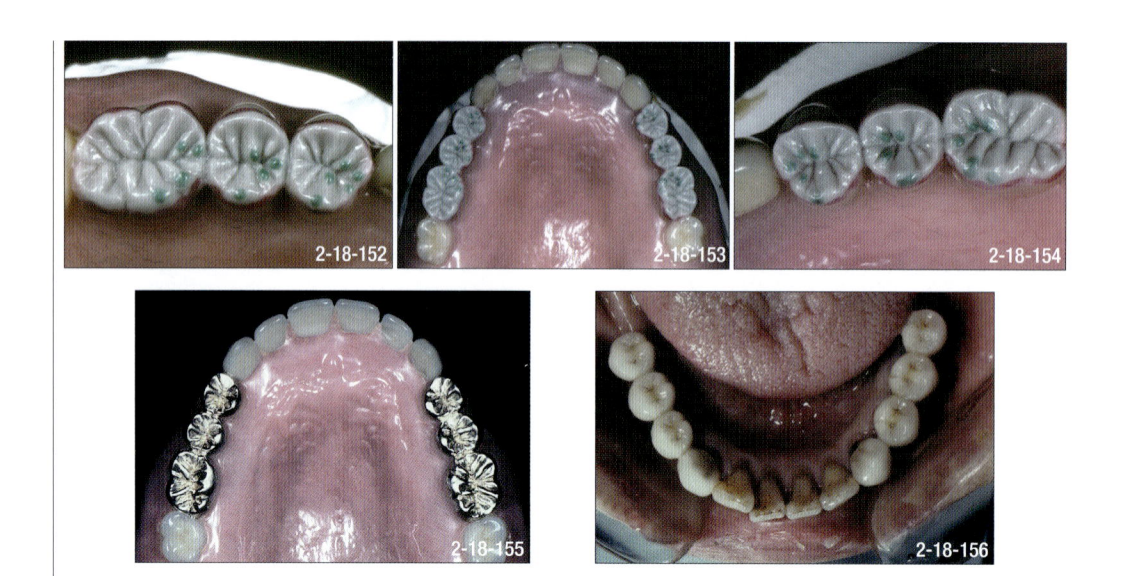

咀嚼効率が向上した段階で筋肉の働き方も変わり，上顎総義歯の機能運動と辺縁封鎖の向上のためにリラインを行っている．**2-18-157，158**は前方位．咀嚼効率は良好になり，食べ物の種類を選ぶこともなくなった．発音や嚥下も苦労しなくなったが「あの入れ歯はよく咬める」という理由で，入所した介護施設で義歯が数回の盗難にあったという．床の部分に名前を記入した．その後の変化については**10-12-2〜5**（p.243）を見ていただきたい．

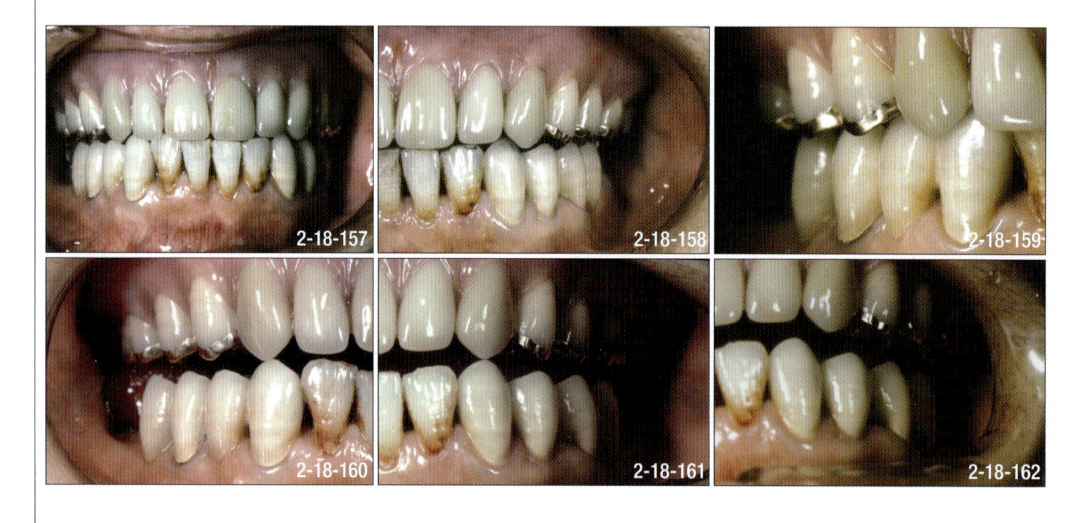

　上下顎の総義歯に同様のシャープな犬歯誘導を与えた別のケースを示そう（**2-18-163〜165**）．下顎臼歯部の頬側咬頭はもっと明確にすべきであった．

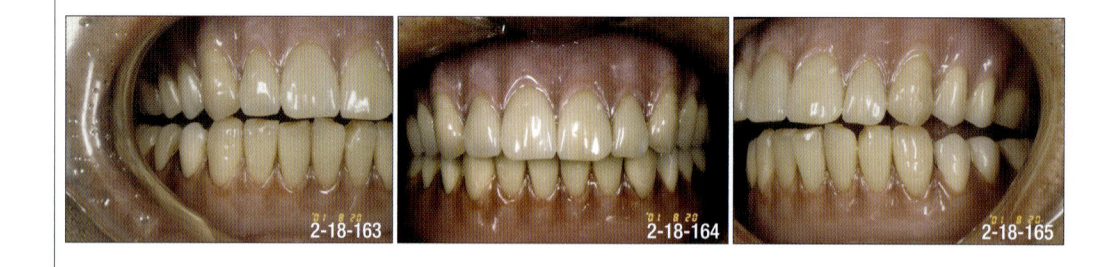

⑲ 犬歯誘導　その2　それほど大切なのか　⑰犬歯誘導　その1（p.83）に続いて

　進化論を出発点として，歯列と骨格，ナソロジー的な歯同士の接触，限界運動と中間運動，などを軸として「歯と歯が接触する咬合」について触れた．その延長線上に，犬歯同士が触れながら滑走するという意味で，従来の考え方の犬歯誘導を探ってみた．これは咬合の局面

(p.78) その (1) に属する.

　次第に，咬合の垂直化という咀嚼の本態が判りかけ，滑走運動のこすり合わせを主体とした犬歯誘導に疑問が生じてきた．犬歯の鋭さと，臼歯咬頭の遺伝的なシャープさの協調による咬合のなかには，犬歯が滑走する姿はあまり見えてこないのである．咀嚼は歯と歯の接触が生じない分類その (2) に含まれることが判明したからであろう．すでに，即時離開はどちらかというと，咬合器上で修復物を製作するには都合のよい考え方であると述べた (p.85, 87). 機械上で下顎が少しでも左右に動いたら，すぐに離開しなければ口腔内では大きな衝突になる可能性がある．臼歯部が即刻離開すれば，口腔内で「誘導」しても干渉の発生は少なくなるだろう.

　ところが，ナソロジーでは拡大解釈を続けて，臼歯の咬頭の過補償（接触しないように緩い展開角にしていくこと）となっていった．これは離開することを優先させ，遂には咀嚼機能の本態を忘れて，次のような形骸化した定義をつくる事態を招いてしまった.

アンテリアガイダンスの定義[13]
偏心運動中に上顎前歯の口蓋面と下顎前歯の切端が接触することで生じる下顎の誘導作用

　次第にこの定義のように，犬歯同士がこすり合わされることが犬歯誘導と同義語になっていった．咀嚼効率の項で何度も触れたように，咀嚼という機能と，犬歯の滑走とは無縁の世界である．通常の咀嚼では歯と歯の軽い接触すら生じることは稀であって，強くこすり合うことはありえない．犬歯誘導の概念を考え直す必要がで出てきたのではないだろうか.

　このやや古めかしい定義を熟読してみよう．問題は「偏心運動中に」というところであろう．閉口して，下顎を「側方等に動かしたとき」を意味しており，「咀嚼中に」とは書いていない．これを誘導作用という言葉のままに受け取り，滑走誘導と咀嚼を混同することになった.

① 下顎の偏心運動時に，対合する臼歯を離開させ
② 咀嚼時の咬頭嵌合位へ戻る運動時は，下顎が咬頭嵌合位に入るまで内上方に接触誘導し
③ 臼歯部に為害性の水平的なストレスを防ぎ，支持組織に加わる疲労を最小限に抑える

という考え方が続くのだが，何度も述べたように，この「偏心運動」や「接触誘導」という現象は咬合の分類「(1) 歯と歯が接触する局面（静かに閉じ，静かに動く咬合）」に生じるもので，咬合器を動かすときと同様の事象である．咀嚼は別のルールに従っている.

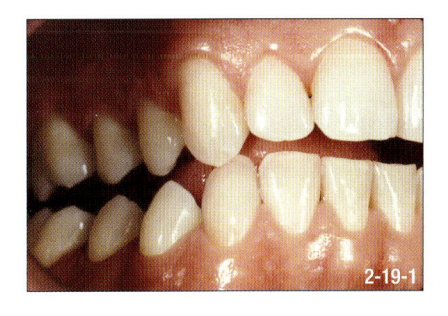

　左のような画像で，犬歯誘導が表現されることが多いが，これは機能時の図ではない．「はい，そこで止めてください」と指示した単なるテストポジションである．それだけではなく，Empty mouth test であり，咀嚼という動的な機能とは無関係な固定された位置関係である.

　73～78 ページの咬合調整の項目で，咬合紙によるマーキングや，誘導について述べたが，これも全てテストポジションであり，咀嚼とは縁のないことかもしれない．単に診療室で，術者の指示に従って接触滑走をしただけである.

　我々が食事をするとき，犬歯同士をこすり合わせることは極めて稀で，単なる間違いで起こりうる現象である．通常の機能を営むとき，犬歯の接触滑走が前提ならば，エナメル質は別の物性をもつはずである.

　進化の過程でも触れたことだが，なぜヒトに至って突然にこの犬歯の関係ができたのかはまだ十分に解明されてはいない．生物学では退化の道のりをたどっている可能性が指摘されるのだが，我々が今現在の現象の説明のために，都合のよい理論構成をしたのではないかと思われる．今の段階で得られるのは，次のような結論ではないだろうか.

滑走運動への疑問

過補償

13. The Academy of Prothodontics: The glossary of prosthodontic Term (GPT-7). J Pros Dent, 1999;81(1):48-110.

機能運動と滑走運動

咬合概論　105

| 犬歯誘導の本質 | **アンテリアガイダンスは，接触による「機能」のガイドのことではない．** |

回避機能

　上下歯列間に食塊が入り，歯の近接を感知し，犬歯同士が直接接触する運動のパターンを避けることを回避機能（Avoidance mechanism）と呼ぶ．小林義典，Slavicek，Gauschらの述べるこの機能は，咀嚼時に上下の歯列間にはある程度の距離が存在し，決してゼロ点では接触しない（p.89）というLeeの見解と一致している．

　食塊を介在しながら歯同士の近接を感知するセンサーの役割を，歯やその歯髄，歯根膜の微小循環などが負っている．特に犬歯の舌側歯頸部近くが鋭敏とされる（小林義典）．また，歯が欠損したとき，粘膜部がわずかにその役割を負っていると言われるが，これはまだ多くの検証がなされておらず，にわかには信用できない．

Anterior control

　このように，咀嚼中に犬歯が直接こすり合って滑走運動をガイドするのではないとすれば，アンテリアガイダンス（Anterior guidance）の名前はアンテリアコントロール（Anterior control）としたほうが誤解を生みにくいだろう．高速道路のガードレールを考えてみよう．そこは限界だが，こすって自動車を走らせるわけではない．いずれにしても，滑走運動と機能運動の混乱を早く終わらせたいと思う．こすり合ってのガイドだとすればそれはブラキシズムのガイドなのだから．

　前方歯の角度が機能と調和せず，きつ過ぎると以下のような現象が起きやすい．

　　① 下顎の後退　　　　　　　　　（Distal displacement）
　　② ルースな顎関節　　　　　　　（Immediate side shift の増大）
　　③ 犬歯切端を越えた Bruxism　　（Jumping bruxism）
　　④ 顆頭の下後方への牽引　　　　（Distraction）

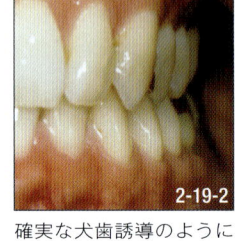

2-19-2
確実な犬歯誘導のように見えるが，被蓋にゆとりがない．窮屈な犬歯関係である．Ⅲ級の矯正後に，下顎前歯の唇側にも咬耗面が広がるケースがこれに相当する．

　この章の前半で，Intra-incisal（opening）angleについて述べたが（p.56），犬歯ガイドという概念に支配され過ぎると，ここが狭い窮屈な咬合となる．下顎の機能運動時にその狭さが感知され，回避機能の障害となり，下顎の後退（Distal displacement）を招いてしまう．学習できるパターンより被蓋が強過ぎると，その回避機能は筋肉や顎関節に無理を強いて，つまり，下顎を後方に引きながらの動きをしようとして，機能不全を引き起こすことがある．

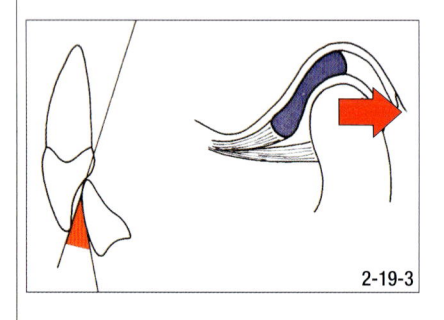

　　Ⅱ級2類で多発しやすいのが，この下顎の後方への牽引である（2-19-3の赤矢印）．ときにこの矢印は下方に向くこともある．

　　または，ブラキシズムのとき，犬歯部を支点として下顎骨体が左右に振られて，Immediate side shift が増えて顎関節がルースになる傾向もある．

2-19-3

Jumping bruxism
切端の限界位を越えた側方にまで下顎を移動させて，上下をこすり合わせるブラキシズム．日常の機能とは無縁の動きであろう．

　③の Jumping bruxism は犬歯の機能面の角度がきつ過ぎるときに，犬歯の切端同士の edge to edge をはるかに越えたところまで下顎を側方運動させて臼歯部に生じる咬耗面をつくる現象である．まるで交叉咬合のような位置まで動かしてしまう．

　そのため上顎大臼歯の頬側咬頭の内斜面を抜けて，外側まで出たところにも強い咬耗が出現し，おそらく開口筋と閉口筋が同時に機能するような現象も起きていると思われる．

　2-19-4 の黄矢印を拡大したのが **2-19-5** で，かなり外側に突然咬耗が出現した．なぜ中央窩との連続性のないところまで動かそうとするのか，よく理解できない．犬歯の切端を越えたところから強い力が発揮されるのだろうか．青矢印を拡大すると **2-19-6** のようになるが，このクラウンは装着して日が浅いのでまだ咬耗は広がっていない．

106　咬合概論

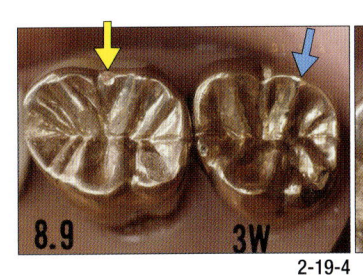

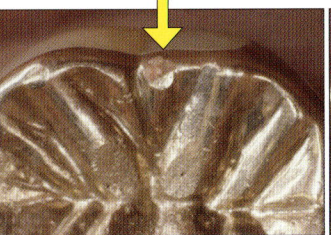

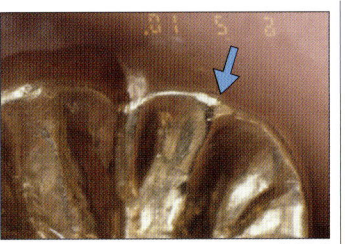

2-19-4　　　　　　　　　　　　　　　2-19-5　　　　　　　　　　　　　　　2-19-6

④の Distraction というのが厄介な強敵である．たとえば，**2-19-7** の赤矢印に咬合の高いクラウンが装着されたと考えよう．歯も歯周組織も頑丈であれば，**2-19-8** のように黄矢印の咬筋の働きで，歯列による中心咬合位に下顎骨体は納まってしまう．ところが，そのとき下顎頭は緑丸から赤丸の後下方の位置に無理に移動させられることになる．すなわち，関節窩から関節頭が位置を「転じる，そらされる」ことから Distraction と呼ばれる．**2-19-8** では下顎骨全体があたかも時計方向に回転させられ（Forward rotation），下顎頭が後下方へ転移を強いられている．

2-19-7 での赤矢印を回転と転覆の支点（Fulcrum）と呼ぶ．一般には **2-19-9** の赤丸のように下顎頭が後下方へ転移させられることを総称してフルクラム現象とされる．下顎頭が前方顆路のラインに沿って前下方へ転移（黄丸）することはスライド（Slide）と呼ばれる．白丸のように前下方へ転移する要素が大きいときに Slide & Fulcrum と分類される．

Distraction

Fulcrum

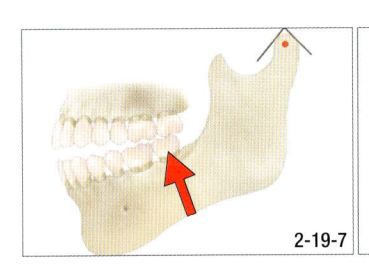

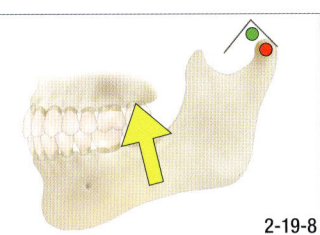

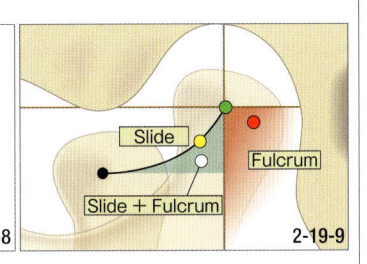

2-19-7　　　　　　　　　　　　　　　2-19-8　　　　　　　　　　　　　　　2-19-9

2-19-7 から **2-19-8** へ下顎が納まるとき，歯列が強ければ，無理に伸長させられた筋・靭帯が屈服し，運動制限，疼痛や不定愁訴へとつながる．筋肉と顎関節が強ければ，**2-19-7** の赤矢印の歯，または修復物が大きな力に負けて，咬耗，破折，歯周組織の崩壊が発生する．この Distraction は通常の咬合位でも発生する現象であるの点が恐ろしい．

「咬合の高いクラウンが……」と書いたが，同じ現象は決して高くない修復物が最後臼歯に装着されたときにも起こりうる．天然歯列でも同じである．完全な天然歯列のほとんどのケースで，最後臼歯の咬合面に大きな咬耗面が発見される．これは全体の咬耗と，歯列の近心傾斜，近心移動などの変化が生じるなかで，Distraction が起こる代わりに顎関節が定位置を守り，咬筋や側頭筋などの強大な力が歯列の後方歯を攻撃するからであろう．

最後臼歯の問題

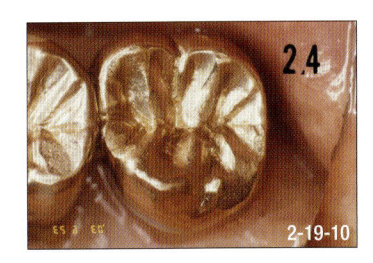

2-19-10

2-19-4 の上顎第二大臼歯は装着後3週間．2年4ヵ月後が **2-19-10**．遠心舌側咬頭の咬耗面が大きくなった．**2-19-11** は拡大図．**2-18-45, 46**（p.94）と同じ位置である．

2-19-12〜14 は最後臼歯の遠心部のセラミックの破折を防ぐために，金属の立ち上がりを作り，サポートを強くする試みだが，強い応力に降参してしまう．

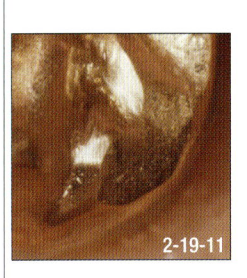

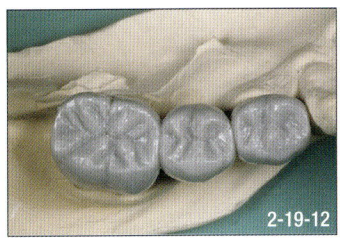

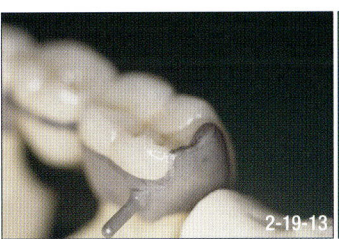

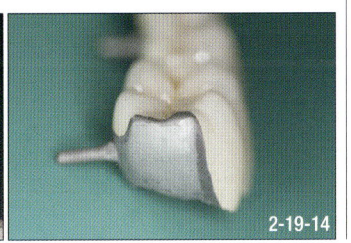

2-19-11

2-19-12　　　　　　　　　　　　　　2-19-13　　　　　　　　　　　　　　2-19-14

咬合概論　107

Nocturnal bruxism

　Distractionは関節頭が関節窩から伸長させられる現象である（**2-19-15**）．最後臼歯を含んだ修復物の作製時に中心位の咬合採得に油断すると，歯や修復物に強い荷重が加わるおそれが生じる．これは夜間のブラキシズム（Nocturnal bruxism）につながり，筋力の影響をまともに受けてしまう．両側が均等にならず，片側のときは顎位の偏向にもなる．

　通常は閉口筋の力に負けて，修復物の異常な咬耗や，セラミックの破折につながる．しかし咬耗や破折がDistractionを吸収してくれる，という考え方も理解しておかねばならない．どれだけ誘導をしながらの咬合調整をしても，時間の経過で顎関節や筋肉，支持組織に重大な問題が生じてくる．その前に咬耗や破折することが幸運なのかもしれない．

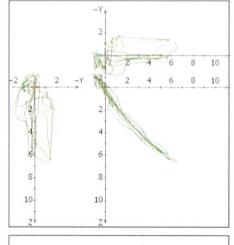

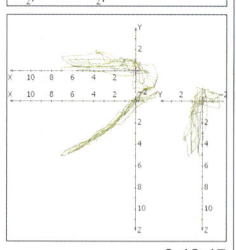

　2-19-16はCompressionで，下顎頭が押しつけられる状況である．筋や靭帯が伸長されるDistractionに比べて，咬合面の観察によっても発見が困難になりやすい．単に沈み込むだけでなく，後方へ下がったり，側方移動などと複合することが多い．下顎骨体の回転も起こりうる．

　夜間のブラキシズムにより力は増幅され，歯列全体の問題と並行していくので，ことが大きくなる．小数歯への細工だけでは解決の方向に進まない．**2-19-17**は，Axiograph™での下顎頭のブラキシズムによる位置の変化を示している．

2-19-17
左右の顎関節に力を加えたForced biteの図で，上方，後方，Y軸にまで変幻自在に動いている．

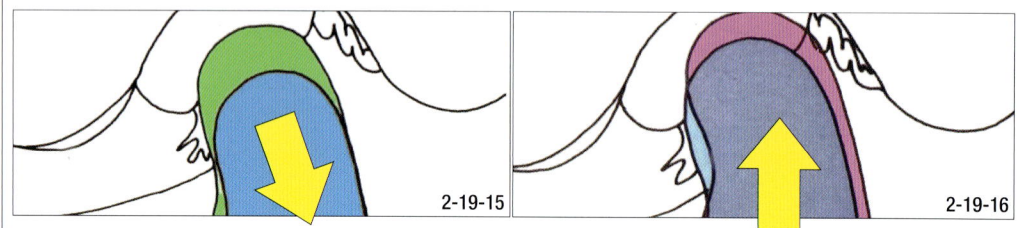

　こうして最後臼歯は常に継続した強大な力にさらされ，崩壊への道をたどる．崩壊すればその前の歯が最後臼歯になる．もっと不利な最後臼歯に変わっていく．失ったところをインプラントにすれば解決という代物ではない．

　失われた最後臼歯にインプラントを植立すると問題はより大きくなる．上部構造体の被圧変位が少ないこと，歯根膜が存在しないこと，位置の移動がほぼ起こらないことなどにより，インプラントは他の残存歯列の変化，咀嚼器官の動的平衡から孤立する．特に，上部構造体に破折を恐れるあまり極度に硬い素材を使用すると問題は増幅される．ここは最後の第10章で追求したい．

⑳ **咬合調整　その2　足す調整と削る調整**　⑭咬合調整　その1（p.73）に続いて

　通常，咬合調整は犬歯によるこすり合わせの滑走運動時に，他の歯が干渉しないことを前提としている．この考え方は，滑走によるアンテリアガイダンスと咀嚼が同義語になっていた時代のなごりであろう．次第に，犬歯誘導のこすり合わせと咀嚼時の咬合とは，別のカテゴリーに属していることが明らかになってきたのである．

　すると咬合の垂直化という観点から，咬合調整の意味合いをもう一度考え直さねばならない．しかし，それでもなお干渉を避けるための咬合調整は，臨床で極めて重要な地位を占めている．調整なしの臨床はありえないかもしれない．それだけに，咀嚼のサイクルとは別の次元で，咬合調整の大切さを認識する必要もある．再登場した天然歯列で非抜歯のケース（**2-20-1～4**）の細かい調整法のテクニックは74～77ページを参考にして考えてほしい．

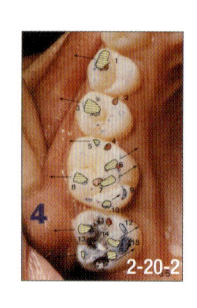

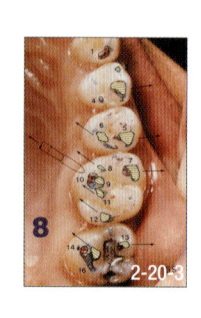

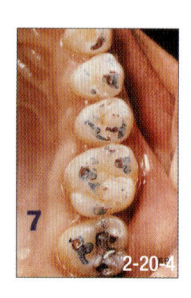

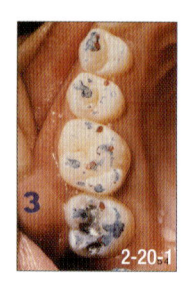

108　咬合概論

まず，咬合調整を大きく二つに分類する．
　①削る咬合調整
　②足す咬合調整

73〜78ページで，閉口時の接触点を細かく表記し，それが運動時にどこへ動くか，干渉が起きたときどのように削るか，などについて述べた．だが，それは犬歯の咬耗により生じた臼歯の干渉の削り方であり，対症療法の技術論であって，全体的な原則論ではない．**2-20-1〜4**は細かい調整部が記入された干渉の削除法にすぎない．しかし，重要な第一段階であり，削除法には精通しておくべきである．

> ①削る咬合調整　（1）犬歯の咬耗を前提とする
> 　　　　　　　　（2）臼歯の干渉を削除
> 　　　　　　　　（3）多数歯の場合が多い
> 　　　　　　　　（4）短期間で同じ問題に直面する
> 　　　　　　　　（5）緊急避難の役割だけである
> 　　　　　　　　（6）あと戻りができない方法

削る咬合調整

通常は図のように1歯や2歯の調整では終わらない．咬耗した犬歯にまだ誘導の役目を負わせるならば，多数の歯を削除せざるをえない．左右の最後臼歯が含まれることも多い．対合歯の中央窩に入るスタンプカスプまで削除の対象に入ってくる．

削る咬合調整は犬歯の咬耗を前提として始まる．なぜ犬歯が咬耗したかは問わずに，臼歯部の干渉を削ることになる．ごく初期の段階以外では，臼歯を削れば咬頭の展開角を緩くしやすい，すなわち，咀嚼効率の低下につながる危険性が高い．干渉によって発生する臼歯への側方力を逃すことが，水平的咬合に近づくことを意味してしまう．それは新たな側方力の発生につながる．

さて，誘導も加えながらの咬合調整がすめば，とりあえずの干渉からは逃れられる．だがその安心は長くは続かない．咬耗した根本原因が解決されていないので，その後，犬歯の咬耗がもっと進行する可能性がある．ということは，すぐに新しい干渉が発生するかもしれないので，結果として「今日だけの調整」に終わってしまう．

つまり，削る咬合調整は一つの完結した治療法ではなく，あくまで緊急避難としての役割しかもっていない．そのうえ，1回削除した部分はあと戻りができず，非可逆的な方法でもある．

それでは，臼歯部の削除を避けながら干渉が生じないようにする第二段階としての調整法を考えてみよう．

> ②足す咬合調整　（1）とりあえずの犬歯誘導
> 　　　　　　　　（2）犬歯だけのシャープさ
> 　　　　　　　　（3）臼歯の咬合面とは無関係
> 　　　　　　　　（4）永続しない
> 　　　　　　　　（5）素材が硬いと下顎が咬耗
> 　　　　　　　　（6）可逆的な方法

足す咬合調整

91ページでも，足す咬合調整に触れた．側方運動で犬歯誘導が役目を果たせず，臼歯に干渉があるとき，すり減った犬歯の切端を足す（Build-up）方法である．犬歯の咬耗がわずかな場合，その部分のコンポジット追加だけで終わることも多い．臼歯の咬耗が大きく進行していなければ，再びすり減っても時々の追加修正で十分なケースもあるだろう．

咬合概論　109

しかし，犬歯の咬耗が拡大して誘導の役目を果たしていなければ，臼歯の咬頭も干渉の結果で大きく咬耗していることが多い．そこに唐突に犬歯だけシャープで鋭いBuild-upを加えると，臼歯には水平的咬合が，そして犬歯には垂直的咬合が与えられる．つまり，前歯群と臼歯群では違った役目を負うことになる．

臼歯によるこすり合わせを中心とした水平的な咀嚼の習慣が残っているのに，犬歯だけが縦方向の強い角度を強制されることがこの方法の問題点である．

結果として，失われた犬歯の切端だけを回復することは暫定的な処置に終わるのではないだろうか．長続きはしない．

そのBuild-upが単なるコンポジットならば，簡単にすり減るか，脱落してしまう．不快症状が出れば，削除が容易にできるという利点をコンポジットはもっているが，咬耗しないようにと，足す部分にセラミッククラウンや舌側ラミネートを使用すれば，下顎犬歯の切端にダメージを与えることになる．いずれにしても，咀嚼のサイクルは水平的なままなので，全体の調和がなく，継続は望めない．

削る咬合調整と足す咬合調整は，両者ともそこで終わる完結処置ではないことが判明した．短期間ですぐに同じ問題が生じる緊急避難にすぎないのである．77ページ前後で触れた咬合調整の方法は，誘導法とともに，あくまでも「今，ここにある問題」から逃げるためのテクニックで，近い将来すら保証はしてくれないことになる．

修復物の装着のときは咬合調整それ自体が緊急避難ではない．その場合にはこの調整法は完全にマスターして，運動時の離開は確保しておきたい．特に最後臼歯では，十分な離開をさせることに大きな意味がある点は何度も触れている．

ただし，術前から滑走運動時に他の歯と協調していた最後臼歯を修復するときは，必ずしも離開させたほうがよいとはかぎらない．平衡側に動いたとき，無理な離開をつくると，閉口筋のスパスムが生じることもある．

㉑ 臼歯咬合面のあり方

犬歯と臼歯が協調して垂直的な咀嚼をする大切さを述べてきた．ここには臼歯の咬合面の形態と，咀嚼効率が強く関係している．食べ物を嚙み切りやすくとか，咀嚼効率という表現をすると，アクセサリーグルーヴ（副溝）の多いカービングや，深彫りになることが多いが，溝を深くすることと効率とは別ものである．

ここでは咀嚼効率をキーワードに，いくつかの里程標とされた模型の咬合面を見てみよう．修復の目標値としての顎全体の模型や，義歯用の人工歯である．どうやら二つに分かれているようで，一つのグループは全顎の咬合再構成のモデルとして作られ，犬歯誘導が大きくクローズアップされた時代のものである．そのため，臼歯の咬頭のシャープさに欠け，ときには展開角が120°を超えている．滑走運動時に離れることを目的とした性格が強く，咀嚼効率に眼が向かずに水平的な運動を強いる形態になっている．

もう一つのグループは天然歯の形をなんとか再現しようとするタイプである．咬頭の展開角は鋭く，写実的ではあるが，修復のときにはかなりのアレンジが必要になるだろう．修復物には天然歯の再現とは違った考慮が加えられるべきである．

口腔解剖学の本にある歯冠の図や写真はほとんどが成人の抜去歯で，すでに咬耗しているので標準モデルにはならない．学ぶべきはまず系統発生の結果で，人種や性別による差異のない，そして対合歯の影響が生じていない歯冠である．

エナメル質の頂上から完成していくAmelogenesisの法則は進化学，発生学の摂理である．その形は，咬合理論による十分な説明はできていないかもしれない．形態学で呼ぶ標準モデルが*Homo sapiens*には存在していないのが問題だが，咬耗のない歯冠，理論によるバイアスのかかっていない形態をもっと観察するべきではないだろうか．

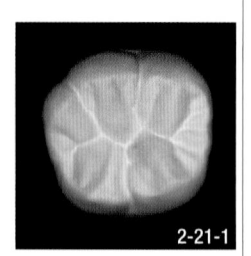

2-21-1 接触と離開が優先された時代のモデル．咀嚼効率からは遠く離れた咬頭の展開角を示す．単に溝を深くしただけである．

標準モデル

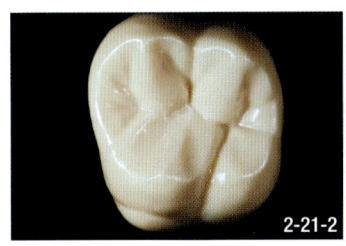

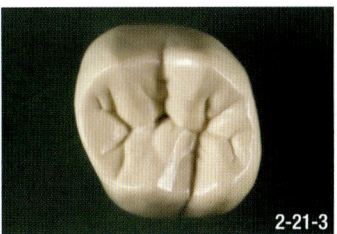

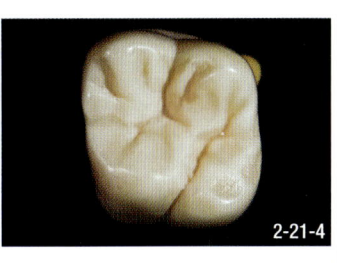

2-21-2〜4 は比較的に天然歯の歯冠に近い形態をしており，説明しやすい標準的なモデルとして受け入れられる．下の 2-21-5 はある咬合の考え方によって，あえて意図的に標準モデルから離れて構成した理論上の目標値の歯冠で，修復治療のために歯列全体とのかかわり合いをもってデザインされている．

2-21-6 は特定の患者に適合させるために修復物としてのアレンジを加えてあり，2-21-7 は天然歯をそのままにコピーし，少し修正した原型である．

修復用モデル

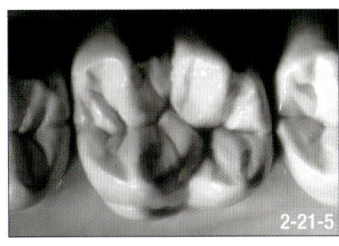

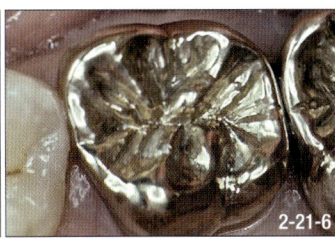

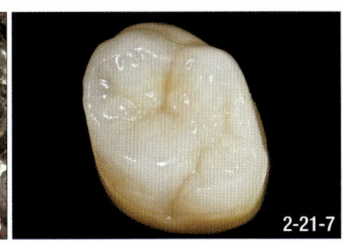

我々は初めに正しい解剖的な形態学とその結果としての生理学を学ぶべきだろう．天然歯は咬耗とともに発生してこない．たとえ成人の 100％ が咬耗をもっているとしても，歯に生じた咬耗は正常な形態とはいえず，咬耗のある歯を標準モデルとして出発するわけにはいかない．

形態は機能を制御する．咬耗の結果の異常な形態は，異常な機能に至る病的なサインの一つである．それは病的な咬合状態につながる．もって生まれた天然の形態は，咬耗により異常な機能をもつ異常な咬合へと近づいてしまう．咬耗が誰でもたどる道だとしても，まず生理的な咀嚼機能による変化ではない，というところから出発したい．

形態と機能

咬耗の解釈

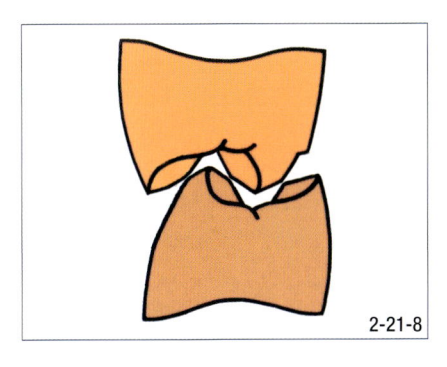

本来ヒトの咬頭はシャープな展開角をもっている．食べ物が良く噛み切れ，噛んだら咬合面から素早く排除され，オーバーロードが加わらないことが理想である．この間，ほとんど上下の歯は接触しない．

かつてナソロジーが提唱した 3 点接触は，咀嚼とは全く別の理由から咬耗することで否定されたが，咀嚼効率と顎位の安定ということから，出発点として現在でも極めて重要なポイントである（2-21-8）．実際は立体なので，A，B，C の接触点はカットした同一平面上には存在しない．

咬耗のない天然歯の観察は，アレンジの結果としての咬合調整に生かされるはずである．咬合調整は，単に離開させて，干渉をなくすだけでなく，その後の咀嚼効率にも有効な形態を作る必要がある．修復ではもっと意味が大きくなるだろう．

Lundeen，Gibbs，Lee らが "Advances in occlusion"（1982[11]）で示した顎関節の機能時の時間差という有名な記述がある．歯の形態と咬合調整とつなげて考えてみよう．

運動の時間差

咬合概論　111

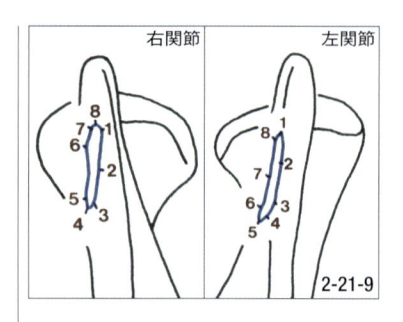

2-21-9は右を咀嚼側としたチューイングストロークの記録．下顎頭の定点の動きを50mm/秒ごとに記入してある．5あたりまでは左右に大きな差はないが，5と6の間で急に右の顎関節の移動量が大きくなり，速く動くことが判る．7までは左のほうが遅れている．つまり，咀嚼時に下顎骨がねじれて，咀嚼側の顆頭が早く定位置に入ろうとするのである．

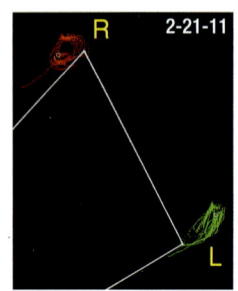

2-21-10は顆頭が重なっているので判りにくい図になったが，左右の顆頭を結ぶ軸線（Inter-condyle axis）の傾きを追ってみよう．食べ物が口に入ると下顎は咀嚼側に少しシフトする．大体5の位置である．次に食べ物を少し噛むと，右の顎関節は急速に6に動くが，左はまだ6'にいて，5'からいくらも動いてはいない．もう少し噛むとそのまま左右は7まで平行移動．そこから右の動きは少なくなり，左が追いついてくる．

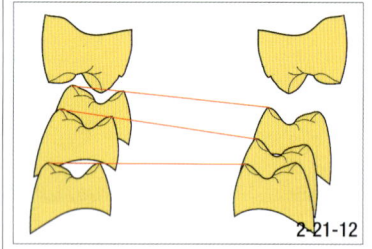

2-21-10で見える左右の時間差は下顎頭の動きなので，歯のレベルではこれほどの時間差は生じない．このズレをあえて歯の絵に置き換えてみると（2-21-12），咀嚼側の歯のほうが非咀嚼側に比べてはるかに早く接触位に近づく姿が見えてくる．

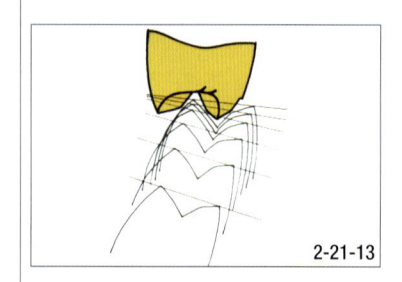

接触すれば均等なコンタクトとなるが，AとCコンタクトは接触する直前までは同じ水平的な動きをするのではなく，ねじれながら定位置に入ろうとしている．咬頭を線で結んでみると，2-21-13のように動いていく．

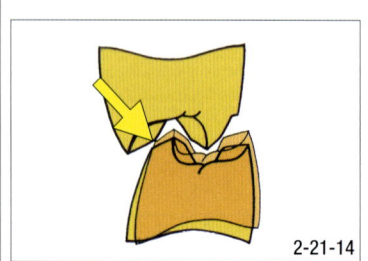

定位置に入る直前は2-21-14の茶色，入った位置を濃いオレンジ色で示す．矢印のAコンタクトがBやCより早く対合歯に近接する様子が判る．この動きのなかで，犬歯を含めて上下の歯が接触することはほとんどない．

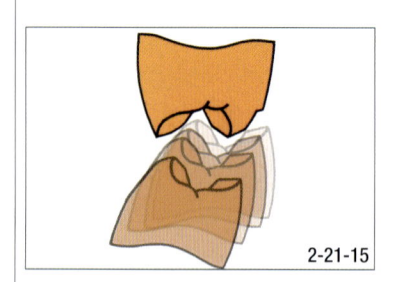

以上を強調して重ねてみたのが2-21-15である．咀嚼のストロークは食べ物を介在し，下顎の頬側咬頭のAコンタクトが上顎に最初に近接していく．これは，上顎頬側咬頭の歯頸部に微小破断の結果としてのアブフラクション（Abfraction：p.218）をつくる原因ともなりうる．

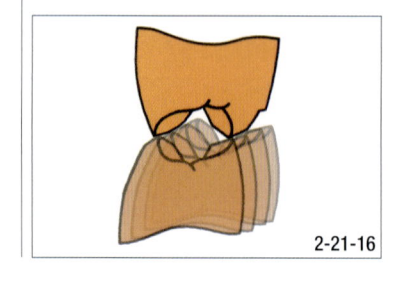

咬合器は側方運動したとき，このような時間差のねじれを表現できない．設定した関節窩の角度の通りに，2-21-16のようにスライドするのみで，「静かに閉じ，静かに動く」局面だけが守備範囲である．上下の歯が接触する直前で，食べ物を介してAコンタクトに強く圧力をかける咀嚼のねじれの局面を再現できない．

あるME機器により表現された機能時の時間差．右側で咀嚼する時，右の顎関節が定位置に入ろうとしているのに，左は遅れをみせている．

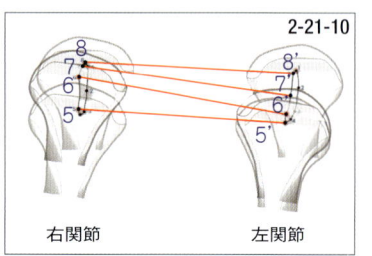

112　咬合概論

もし下顎の頬側のAコンタクトに咬耗があり，接触面積が大きく，干渉になっていれば（**2-21-17**の2本の黄矢印の間），それは通常の食事によるものではなく，ブラキシズムの結果である．それでも通常の咀嚼時に，ねじれながら定位置に入っていくので，強い圧力が加わる可能性があり，**2-21-18**のように調整しておきたい．犬歯に多少の咬耗があっても離開は確保されやすい．

　2-21-19の赤い点線を削除し，赤矢印の先を確実に残す．ブラキシズムの接触を消し，ゼロ点の面積を小さくして咬合面の中央に寄せることができる．この点線部の削除は咬合面方向から器具を入れると視界が妨げられるので，歯頸部から器具を入れる．

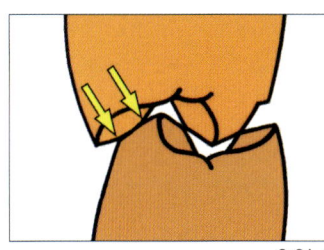

微細な咬合調整

2-21-17 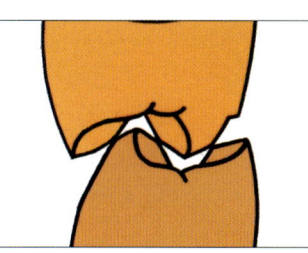　2-21-18 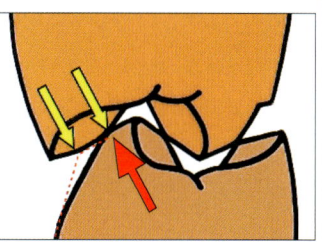　2-21-19

Stamp cuspの調整

　かつては対合歯の中央窩に入るStamp cuspは削らないとされた．しかし，誘導をしながらブラキシズムの干渉を少なくすると同時に，咬頭頂をシャープにして咀嚼効率を高めるためにはStamp cuspの調整は重要である．咀嚼時のねじれによる圧力も避けられる．

　単に下顎の頬側の調整だけではなく，上顎頬側咬頭の内斜面も**2-21-20**のように削除．これは強い力によるブラキシズムや，クレンチングで上顎歯が口蓋根尖方向に変位したときの干渉を避けるためである．その結果，**2-21-20**の赤矢印だけを保存した調整となる．誘導をして，**2-21-21**の円内ように少しカーブを与えるほうが得策．修復歯では干渉を予測した咬合面にしておくこと．

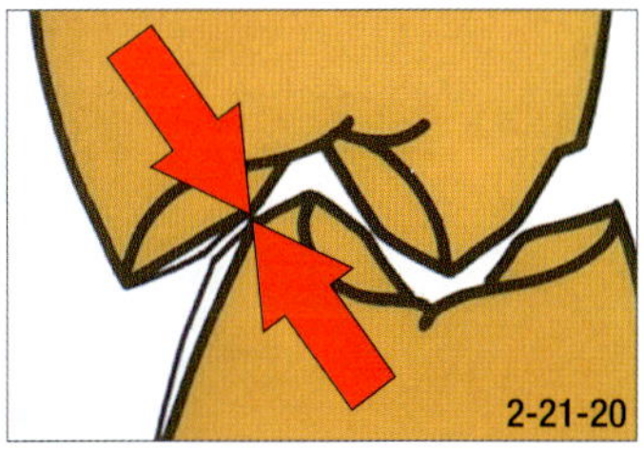

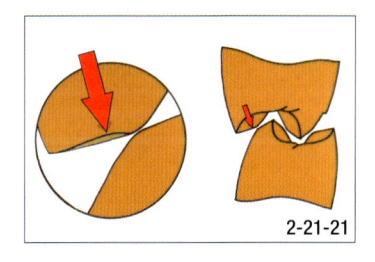

2-21-20

2-21-21

　通常の咬合調整は，干渉を避けることと，接触面積を小さくすることを主体としている．今回は咀嚼時のオーバーロード，下顎のねじれ，咬合面の咀嚼効率，強く噛みしめたときの変位，誘導（p.79）などの要素が加わり，単に離開させることよりも慎重なテクニックが重要であろう．

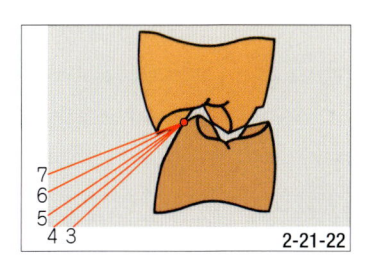

　側方運動の説明に**2-21-22**の図を使うことが多い．これは上顎頬側の内斜面を延長した赤いラインによって離開を表現するのだが，本当にこれが意味をもつのだろうか．犬歯の機能面との差により離開量の説明をするが，大臼歯にこのラインが適応されるのだろうか．

2-21-22

　次ページの**2-21-23**の犬歯と小臼歯を見ると，たしかに◯印に入った下顎は矢印方向に抜けていくとき，上顎の内斜面の隆線と交差している．ところが，大臼歯の三角隆線は頬側溝を挟んでハの字に開き，下顎の運動路（オレンジの矢印）とは交差していない．**2-21-22**の大臼歯に引かれた線は実際に存在するものではなく，仮想線にすぎないのである．

咬合概論　113

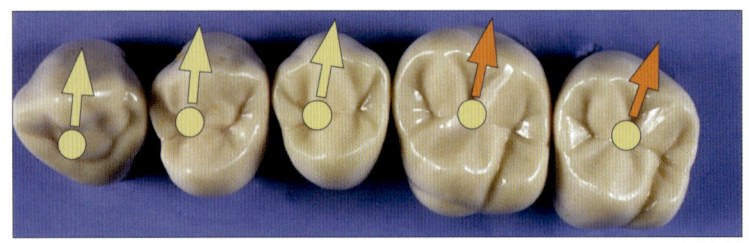

2-21-23

　理論上は下顎の頬側咬頭は上顎の隆起と交差しないのに，なぜ大きな咬耗面ができてくるのだろうか．いくつかの理由がある．下顎大臼歯の咬頭は 2-21-23 の◯のように小さいものではなく，2-21-25, 26 の◯以上の大きさがある．ハの字に開く三角隆線は中央で近接している．また，犬歯に咬耗ができると離開量が少なくなり，咬耗が生じやすい．

　修復歯のときは，2-21-26 のように頬側咬頭の三角隆線の峰にカーブを与え，下顎の頬側咬頭が出入りするときの余裕をつくっておくと安全性が高まる．上下顎の咬合面間につくる Intra-occlusal opening space あるいは Functional room と呼ぶこの余裕が，臨床をかなり助けてくれる．本多正明はそれを 2-21-24, 27, 28 のような模型に表している．

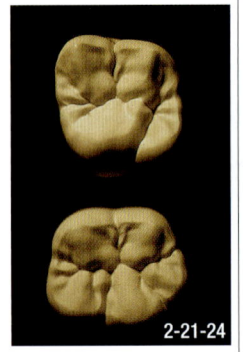

2-21-24
天然歯の標準モデルとしての模型ではない．修復のとき，効率が高く，干渉から逃げやすいことを目標とした修復のモデルである．

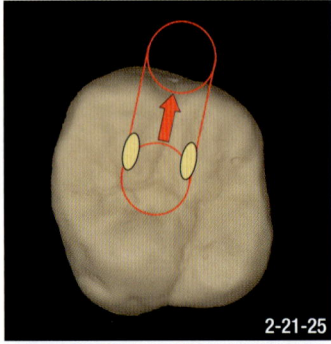

2-21-25 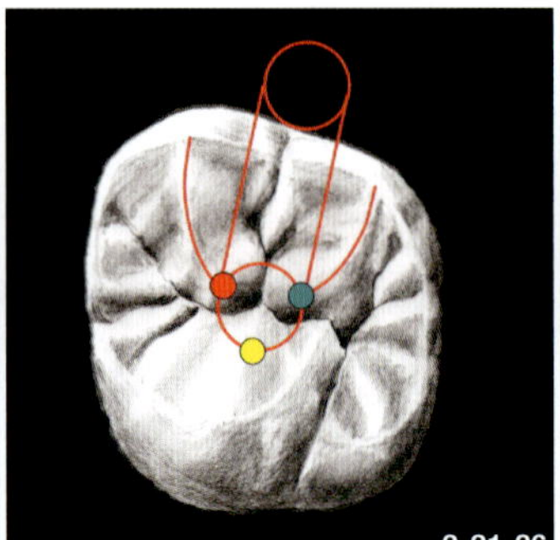　2-21-26 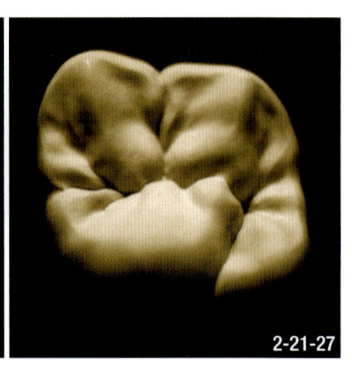　2-21-27

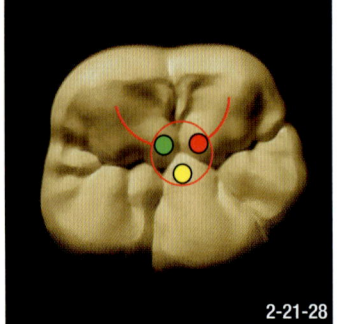

2-21-28

2-21-28 は下顎左側の第一大臼歯．2-21-26 と同じ理由で舌側の内斜面の三角隆線にはカーブが与えられている．上顎の近心の舌側咬頭が出入りする自由度があるため，三つの点接触とともに，咀嚼効率を保ちながら干渉の可能性が少なくなっている．76～78 ページの調整も容易に行える．中央の赤丸印◯は 76 ページを参照．

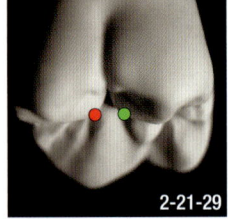

2-21-29
2-21-30 をやや頬側から単独で見ると，近心舌側の咬頭がシャープさをもつことがよく判る．小さな丸印は 2-21-26 に相当する．

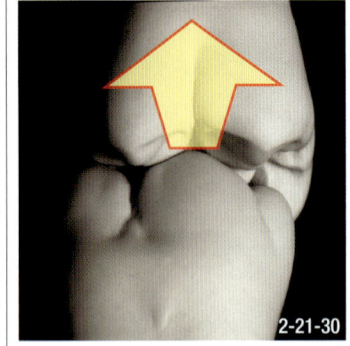

2-21-30

　シャープな下顎の頬側咬頭が，上顎の咬頭嵌合位から出入りする（2-21-30 の矢印）．そのとき，上顎の内斜面に大きなゆとりがあるので干渉が起きにくい．このように，修復物の三角隆線にカーブをつけておくと，装着時と術後の調整も容易になる．

咬合診査の優先項目（Problem list）
① Vertical displacement　　　顎間距離は正しいか
② Horizontal displacement　　水平的位置は正しいか
③ Loss of anterior guidance　前歯誘導は正しいか

51ページに咬合診査の三つの優先項目を挙げた．①と②は静的な下顎位を，③は上下の歯が前歯，特に犬歯でこすれ合う動的な状況でも臼歯に離開をつくり，干渉を起こしたくないということを意味する．

そのとき，咀嚼のサイクルが垂直的になると同時に，咀嚼効率が高い咬合面の必要性を110ページからの「臼歯の咬合面のあり方」で追ってみた．これは咬合の局面その②に属する．このような多くの条件を保つために，次の優先項目④が浮かび上がる．

④ Genetically sharp cusps　　　　遺伝的にシャープな咬頭か

第4の診断項目
遺伝的か？

診断のとき，この四つの項目がしっかりと保たれているケースならば，ことは比較的に容易で，部分的な修復で終わりやすい．反対に，咬頭がシャープでなければ，③の前歯誘導があるように見えてもその誘導は長続きしないことは，臼歯の咬合面のあり方で説明した通りである．この四つの項目は互いに補完し合いながら，顎位と運動を保つために，最優先されるべきであろう．

㉒ **顎位**　（中心咬合位，中心位，RP）

「顎位」という用語はいつも議論の対象になってきた．それは単に論理的な出発点としてだけではなく，診断と修復治療という臨床現場での重要性からである．いつも議論されてきたということは，同時に，混乱の元であったのかもしれない．

1920年代にMcCollumの唱えた終末蝶番位（Terminal hinge axis）を原点として，60年代に，Grangerの最後方位，Stuartの後上方位など，下顎の顆頭の位置を重視した顎位が考えられた．それは後述する中心位へと発展する．

60年代後半に，河野正司が下顎の運動全体の中から全運動軸を発見し，定点だけの観察から大きな一歩を踏み出した．それから20年ほどの間に，運動時の顆頭の左右差にも眼を向けた水平軸（Transverse horizontal axis）の考え方なども登場し，計測機器の発達とともに，視点が静的な定点から動的な方向性へと移っている．

ここでは咬合学の歴史を振り返ることや，文献的な考察を加えることが目的ではないので，最終章を理解する約束事としての共通語を整理してみたい．

まず，咬頭嵌合位（Intercuspal position）という用語から考えよう．75ページ前後で，骨格性Ⅰ級の標準的な大臼歯が上下で組み合ったときの点接触について，顎運動とともに述べた．咬頭嵌合（Intercuspation）とは，これらの咬頭と窩の点同士が上下で組み合った歯と歯の形態的な位置関係を呼び，咬頭嵌合位とは，咬頭嵌合近辺で筋肉や顎関節の顆頭位とのかかわりのなかで，上下顎の歯列同士が接触する状態である．

咬頭嵌合位

混同しやすいのが，中心咬合位（CO）である．顎関節や筋・靭帯，反射機構に負担のない状態で閉口したとき，上下の歯列が多くの部位で接し，安定して嚙み合う位置を指す．この歯列としての関係である中心咬合位と，歯と歯の関係である咬頭嵌合位が一致して，そこから自由に側方運動が始められることが望ましい．両方が一致していれば，歯にも，歯列にも外力が加わらずに自然に閉口し，位置は安定して，咀嚼効率も高く，他の器官にも負担が少ないが，一致するのは極めて稀である．

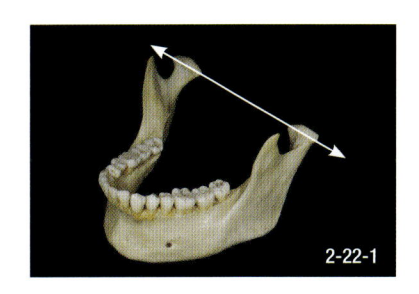

中心咬合位

次の用語の中心位（Centric relation：CR）という概念が長い間，我々を悩ませてきた．歯は咬耗や移動，傾斜などを示すために歯と歯の上下の関係は不安定であり，顎位としては信用できないことから，顎関節による関係から顎位を求めようというのが出発点であった．つまり，上顎骨対下顎骨の関係によるもので，歯対歯，または歯列対歯列の関係ではない．

中心位

2-22-1

咬合概論　115

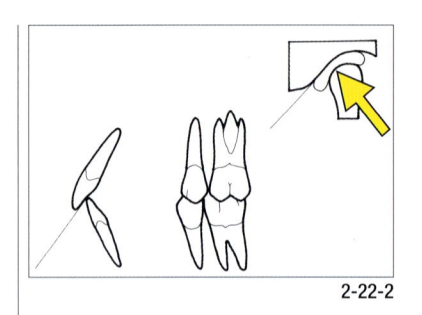

下顎の回転軸や蝶番軸，Hinge axis（**2-22-1**）などとともに，幾何学的な体系のなかで，関節円板を介在して下顎頭が上前方45°の角度でEminencia（関節結節の斜面）に向き合う位置関係（**2-22-2**）が中心位と呼ばれたが，定義そのものがいくつもあり，確定されなかった．その混乱と，動的平衡により顎関節もリモデリングし，CR自体も変化する，という現代の解釈とは相容れないため，やや重要視されない傾向にある．

　顆頭が最後方位にある顎位が中心位とされた時代に，LuciaのジグS（Jig）などが使われたこともある．次第に上方や上前方の要素が追加されたりしながら，定義が風に吹かれるように変遷し，臨床的な混乱が増えてしまった．

　また，我々の技術的未熟さによるためか，あまりに厳密に規定された定点を求められず，咬合再構成に使われることがなくなってしまった．理論とは異なり，数回の記録が生体の中で同一であることはほとんどなかった．次の各図は器械論的にCRを探そうとした私の混乱の歴史である．

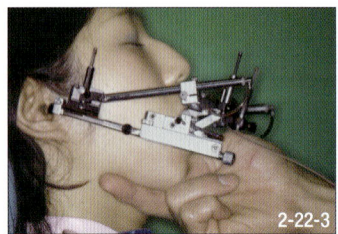

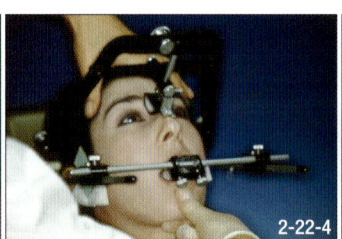

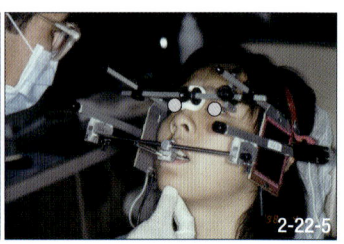

　ところが，生理的か否かが不明，ピンポイントで出ない，完全な再現は不可能，などいろいろな理由を見つけ出してヒンジアキシスを放棄し，ついでにCRを含めてナソロジー全体を穴にほうり込んでしまったのは我々の大失敗であった．ある瞬間を切り取ったものであっても顎位のとりあえずの「基準」を失うことになる．

　たとえば，症例で何回か触れた咬合の挙上を考えてみよう．普通「バイトを上げる」と称される咬合の挙上は，咬合診査の三項目，垂直的，水平的な下顎位，前歯誘導の全てに問題があり，記憶痕跡（p.52）のかたまりのような症例が対象となる．顎関節，筋・靭帯，発音，咀嚼，嚥下，姿勢に至るまで，全てが本来の位置と機能を見失っている症例ではないか．

　さて，そんなときどこを基準にしてバイトを上げたらよいのだろうか．下顎頭とはかかわりがなく，上下の歯列が咬頭嵌合した位置なのか，または中心咬合位なのか．智歯の萌出，歯列の矯正，放置された欠損部，歯の近心傾斜と移動，咬合面の咬耗，たくさんの異種材料を使った修復，天然歯とインプラントの混在，不安定な局部義歯，このような結果が中心咬合位であれば，そこから単に開口量を上げただけの位置でバイトを上げることはできない．山のような記憶痕跡を新たな咬合に持ち込むことになる．

　今ここにある歯列と下顎位が信用できないからこその咬合再構成なのである．つまり，歯と歯列による中心咬合位や咬頭嵌合位ではなく，顆頭を軸にした中心位が必要なのである．できるだけ歯と歯列がつくってしまった記憶痕跡を消して，ニュートラルになった筋肉と下顎頭による位置をバイトを上げる基準にしたい．

　バイトを上げるなら中心咬合位が基準にならないことは判るが，基準にしたいCRの記録がことのほか難物である．現実の臨床で，共時的に数回の記録を採得しても一致することはない．通時的に日を改めると基準点の異なった別の記録になる．

　たとえ測定と記録ができても，それが継続するかどうかの問題がある．歯同士による定点がなく，空中に浮遊する下顎の位置を探すのだから厄介である．しかも，歯の接触が長年でつくっ

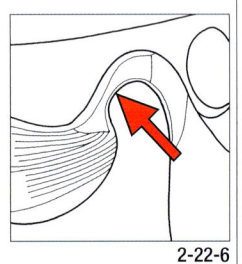

2-22-6 歯の接触のない顎関節の図．Dawson法で「この位置に顆頭を入れて」と説明はされるが，本当にそこに入っているのか，その検証はどうするのか，それが継続するのか，など山のような疑問が残っている．

た記憶痕跡が背景に控えているのだ．臨床で CR の咬合採得により修復物をつくっても，装着のときに調整量が多くなり，CR を投げ出す臨床家が多かったのも事実である．装着後も調整は永遠に続くように思えた．

各種のスプリントも，Dawson のテクニックも，前歯の Jig も使ってみた，という臨床家がなんと多いことか．高価な ME 機器を使えばゼロ点としての CR が得られるかもしれないという幻想もあった．

CR で最も苦労する肝心の II 級 1 類では，スプリントによって顆頭が上前方に入らず，際限なく後方に下がることが多い．「顆頭は関節円板の最も薄い部分を介在して，上前方 45°に向き，安定し緊張が少なく，比較的再現性の高い，機能的な頭蓋と下顎との関係」というのが中心位の定義ではなかったのか．関節円板が定位置にあれば Dawson の Bilateral manipulation が比較的再現性が高いかもしれない．しかし，それまでの記憶痕跡を消さずに記録しても意味はない．

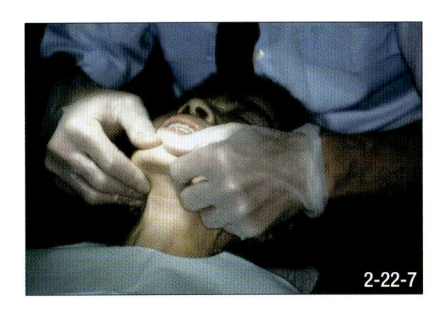

2-22-7 を見ると，強制的な強い力を作用させ，口輪筋の下縁にもストレスが加えられる様子が判る．本当に下顎骨体がフリーな位置に入るのかという疑問が残る．複数回の記録を元にスプリットキャスト法で修復物を作っても，絶対に同一の咬合面接触はできあがらない．Manipulation は大変な訓練と習熟の後でも不確定な要素が多過ぎる．

CBCT により下顎頭の位置を見つけ，平均値との差を計測する試みが行われているという．まだ n 数が少ないが，期待できるのだろうか．今，下顎頭がどこにあるのか，運動機能の計測に使えるのか，顎位の決定に役立つ情報が得られるのかは不明である．正常な形態と機能をもつ症例の n 数が多く集まれば，咬合治療の手助けになる可能性はある．

かつて MRI（2-22-8〜11）によって，我々は下顎頭や関節円板の位置と動きがはっきり判る，データが増えると小躍りした．ところが MRI は関節内の異常（Internal derangement），つまり関節円板の位置関係や関節液の貯留などの大体の構造や器質的な異常の有無を確認し，セファロや CBCT と同様に，臨床的に受け入れられる（Acceptable）かどうかを診査するために役に立つにすぎない．顎位をポイントで探すのには有効ではない．それは本来の MRI の役目ではなく，基準点を ME 機器などと同様には発見できない．

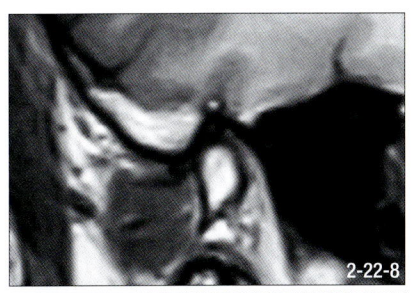

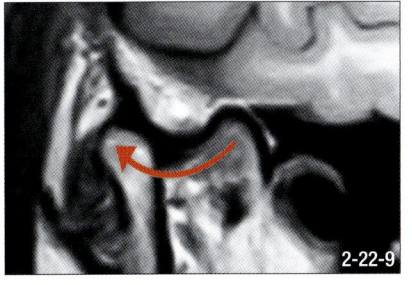

CBCT や MRI の信号像は分解能，解像力が別の次元にある．影絵のような動きは判るが，顎位は決定できない．何が言いたいかというと，CBCT，MRI などは顎運動のおおよその性格を調べたり，全体像の問題点を見つけるもので，ピンポイントで個体の CR などを記録するものではない，という当たり前のことである．機能の検証の手段ではあるが，前進後退運動や開閉口運動，発語，嚥下などからゼロ点を発見し，機能運動を記録してそれを咬合器に再現するツールではない．顎位の記録は咬合紙のマークや咬合器と連動して初めて有効な存在となる．

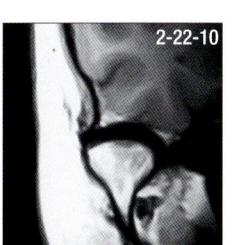

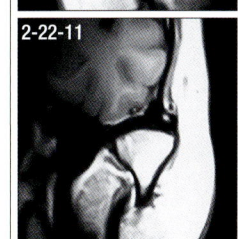

歯や歯列の上下左右の位置関係を積極的に示しはしない．事後の検証に多少の意味づけになるだけである．

定点が出にくいのも CR が廃れた理由の一つだろう．口腔内での CR のマーキングは現実には容易ではない．多くの場合，修復歯以外にも CR への干渉があり，記憶痕跡の項目で述べた

ように，下顎はその干渉を避けて閉口し，すんなりと CO にも CR にも入ろうとしない．

これは天然歯列の調整でも同じで，咬合紙のマークはわずかなスライドによって面積は広くなり，接触によるマークなのか，こすり合ったマークなのか判別しにくい．どこか 1 ヵ所でも歯の接触が起これば，たちまち記憶痕跡の長い手に絡め取られる．

記憶痕跡を消す方法がいくつもあるようだが，私はどれに対しても楽観的ではない．スプリントが多用された時代もあったが，スプリント製作のときの咬合採得に納得がいかない．スプリント自体が精密ではなく，被圧変位もあり，新たな記憶痕跡をつくりやすい．その不用意な接触によって下顎頭の位置がどんな偏位をするのかという疑問も残る．

バイトを上げるときでも，干渉の調整でも，1 回で勝負がつくようなら，それは疑わしいと思ったほうが安全なことが多い．

長い時間をかけた位置の異常を一発回答で見つけ出すことは難しい．たった 1 回で CR を記録するのは困難なので，明白な干渉を少しずつ調整，徐々に記憶痕跡を消しながら顎関節，筋・靭帯をニュートラルにもっていくほうが臨床的だろう．器質的な異常や，関節円板の決定的な転移でなければ下顎は次第に本来の位置に近づいていく．

CR で調整をした天然歯列や，CR で作ったある程度の本数の修復物が，数年経過しても同じ咬合接触を保つ例を私は知らない．必ず咬合面には咬耗が拡大し，軸面のコンタクトは摩耗し，歯列は短縮し，多くの場合，下顎は Rotation を示し，顎位は変化を続ける．そして，その顎位が CR であり続ける例も知らない．修復物を作ったときの CR を顎関節が保っているどうかも判らない．結局，次のような結論になるのだろう．

> CR は咬合診断の最大の基準である．しかし，その位置を最終の修復に利用するか否かは別問題である．継続するかどうかも不明である．

記憶痕跡の遮断

記憶痕跡を消す，と何度も述べたが，これはかなり厄介なことである．まず，歯同士の接触を絶ち，左右の顎関節にかかる力を均等にしたい．そのために，上下の前歯間に薄い板を介在させる．そこを支点にして，咬筋が力点となり，下顎頭が上前方に向く，という理屈である．無理な応力が加えられずにうまくいけば Y 軸方向のズレも修正され，下顎を偏位させる筋肉も安定しやすくなる．

反射機能の鋭敏な前歯を利用し，臼歯の接触による反射が遮断され，または，無意識に筋肉が記憶した偏位やスライドを防ぎ，顎関節主導の顎位を見つけるのが目的である．

厚さ 0.1mm の短冊状のシートが 50 枚になったリーフゲージがあった（**2-22-12**）．厚さの調整が便利だが，プラスチック製ですべりやすく，接触が不均等なら下顎にねじれも生じる．幅が広いことも気になる．2 本の下顎中切歯の幅を超えないことが大切．アイスクリームスティック（**2-22-14**）の木製の板も使えるが，幅広で，厚過ぎ，材質も硬い．

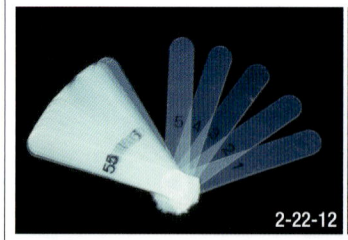

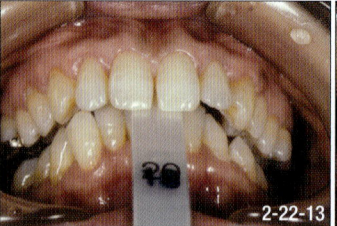

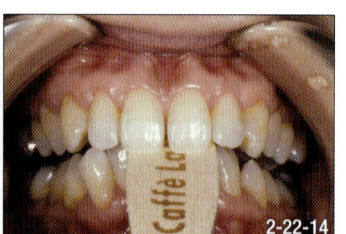

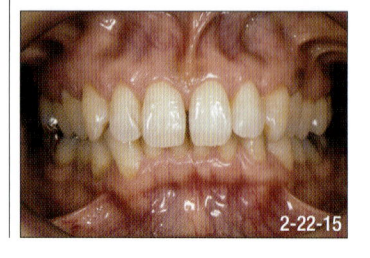

あるケースの正面観が **2-22-15**．II 級 1 類で垂直被蓋が深く，本来は板状のものは適切ではない．既製のリーフゲージだと 20 枚，2mm も入れないと後方のどこかで接触してしまう．そのうえ，それだけ厚さのあるプラスチックではスリップをしやすい．

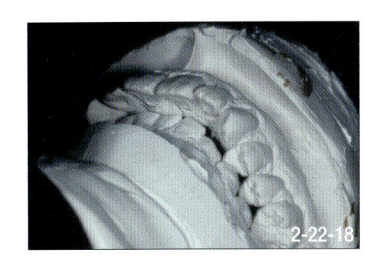

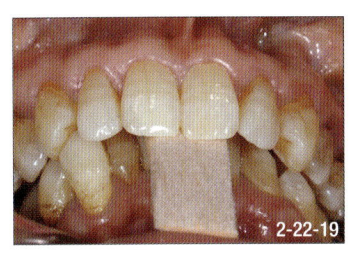

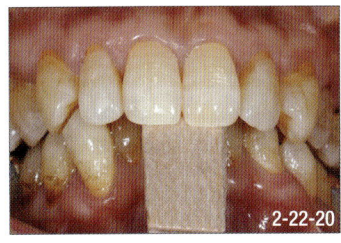

顎関節がルースだと，2-22-18 のように単に下顎が後方に押されるだけで，下顎頭は上前方にはシーティングせず，セントリックの位置に下顎は入ってこない．このまま咬合器にセットはできない．モデリングが材質的には適しているが（2-22-16, 17），挙上量を最小にしたくても厚さのコントロールが難しい．

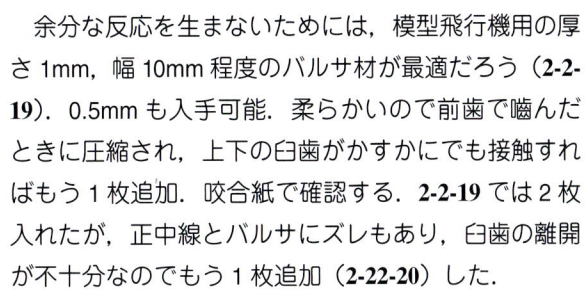

余分な反応を生まないためには，模型飛行機用の厚さ 1mm，幅 10mm 程度のバルサ材が最適だろう（2-2-19）．0.5mm も入手可能．柔らかいので前歯で噛んだときに圧縮され，上下の臼歯がかすかにでも接触すればもう 1 枚追加．咬合紙で確認する．2-2-19 では 2 枚入れたが，正中線とバルサにズレもあり，臼歯の離開が不十分なのでもう 1 枚追加（2-22-20）した．

位置を直した 2-2-20 では少し幅が広い．下顎中切歯 2 本を超えない程度を推奨する．厚過ぎたり，硬過ぎたり，すべりやすかったり，幅が広いと，そのこと自体が新しい反射の原因となる．歯列の圧痕が容易につくほど柔らかいバルサ材が適当な理由がそこにある．板の端が口蓋の歯肉に触れないようにする．バルサに軽く圧痕がつく程度の力で，3 分ほど噛み合わせる．

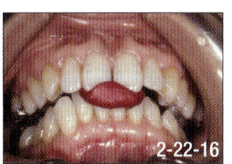

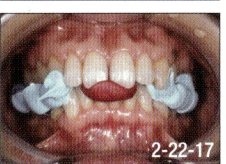

最後の 30 秒はやや強めに噛んでおく．バルサを除去したら，わずかに開口してすぐ咬合紙を挿入，初めの 1～2 回のタッピングで初期の接触を診査することが重要．その後，タッピングを繰り返しても例の記憶痕跡が顔を出すので信用できない．これは CR を得るための咬合調整の方法だが，1 回か 2 回のマーキングにあまり頼り過ぎるのも危険である．

修復物を作るときの CR の咬合採得は，できるだけわずかな開口でバルサを除去，静かに閉口して上下の前歯を軽く接触させた位置のまま，臼歯部の咬合面間にシリコーンの咬合採得材をシリンジで注入する．二つ以上の記録を採得すること．

Dawson 法による CR の咬合採得後，切歯ピンの長さを調整する方法が長い間信じられてきたが，バルサ法による下顎頭の位置は Dawson 法の 1mm 程度前下方であることも多い．すなわち，大臼歯の上下のスペースが少し生じる．122 ページの例を参考にされたい．私の経験によると，修復のときはバルサ法のほうが圧倒的に修復物の咬合調整の量が少ない．

Dawson 法では通常の咬合調整のとき，術者が両手で下顎を誘導操作（Manipulate）しながら CR を記録する．だがこの方法で，正確かつ再現性の高いマークが本当にできるのだろうか．117 ページの 2-22-7 の状態で誘導して，なおかつ咬合紙を入れて同一のマークが何回も記録できるのか，私は同じ記録を手に入れたことはない．上記の修復物の調整と同様に，少なくともバルサ法では，ほぼ近似的な記録を採得できる．

通常の被蓋では Panadent 社のアルミ製バイトトレーも CR の記録に使えるだろう．上顎面に接着剤を塗りバイト材で歯列を記録する（2-22-21）．下顎前歯部に軟化したモデリングで前歯切端を記録するが（2-22-23），わずかな力で下顎を誘導したほうが有利である．強い誘導はしないこと．硬化したら切端のみを残してトリミング（2-22-24）．できるだけ切端だけが点状の支点になるようにしたい．II 級では硬い木片を使うと，この支点が斜面になり，下顎を後方に誘導してしまうこともある．

被蓋が深いとき，バイトトレー法は下顎の挙上量が大きいので不正確になる．2-22-15 では垂直被蓋が 6mm もあり，臼歯部は 4mm ほどの挙上になる．2-22-16, 17 のようにモデリング単独のほうが挙上量が少ないが，点状の支点が作りにくい．

咬合概論

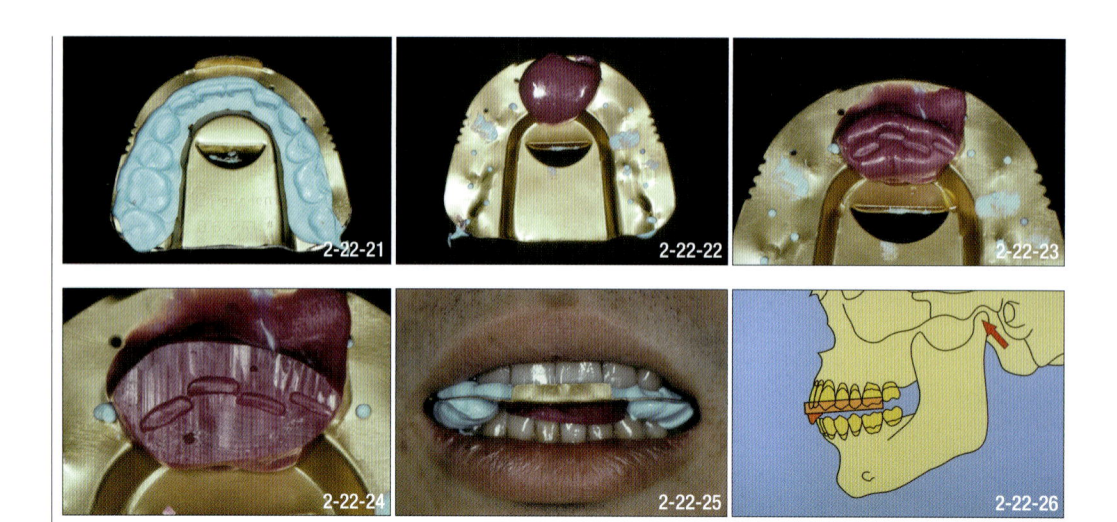

極端に硬い材料を使わずに，前歯部を支点にして下顎頭が上前方に入ることを期待するのがこれらの方法である．**2-22-26** がバイトトレー法による模式図で，できるだけ挙上量を少なくしたいが，バルサ材に比べると高くなりやすいことが大きな欠点である．少なくとも二つ以上の記録によって検証をすることが大切．繰り返すが，長い時間のかかった記憶痕跡をわずかな Jig の使用で消し去ることはできない．

　さて，CR の記録法について長々と述べたが，その意義についてもう一度考えてみるべきだろう．咬合の診断に CR を欠かすことはできないが，本当に診断以外に基準となるのだろうか．かつて CR は拡大解釈を受け，絶対的な基準として君臨していた．天然歯列の咬合調整にも採用され，患者と術者の双方が症状を認識する前に，予防的な咬合調整として CO から CR への削合すら行われたこともあった．矯正や修復もそれに従った．

　現在でも各種のセミナーで，咬合調整とは，下顎を CR へ誘導し，蝶番運動により開閉口させ，CO との間の干渉を除去する，と説明されている．CR とは関節窩内において，下顎頭が関節円板を介して上前方に向き，関節隆起に相対する「生理的な位置」と定義されるが，その原則にはいくつもの疑問が生じている．

CR に対する疑問
- ある状態を表す概念としての用語にすぎないのではないか
- それは「ある」のか，可視化できるのか
- いつ，どのようなとき，CR の位置にいくのか
- CR で咀嚼するのか，嚥下時にそこへいくのか
- 発音，発語でそこへいくのか．睡眠ではどうか
- 天然歯列，あるいは修復歯列で維持継続されるのか
- CR が咀嚼器官にとって生理的であるとの根拠は
- 非 CR が非生理的であるとの根拠は
- CR と非 CR との間はどう表現されるのか
- CR は不変なのか

　かつては，CR と CO との間の干渉が側方力を生む，それが歯周組織を破壊し，顎関節にも負担となる，したがって非 CR は非生理的である，とされていた．ブラキシズムの原因とされることもある．どちらも上記の疑問に対しての答えにはなっていない．

　ナソロジーにはピンポイントの CR か，非 CR の区分けしか存在していなかった．咬合器の，言い換えれば機械部品のゼロ点のような解釈で説明することが楽であったにちがいない．便宜上の定点を示すほうが受け入れやすいからだろう．

　生体は変化をすることで生命を保つ．たとえば体温や頭痛，疲労には変動があるように，「状

態」にはバリエーションがあり，変化や変動の範囲が存在する．変動のレンジのある生体に定点を持ち込めば無理な解釈になってしまう．生体の顎位にはもう少し柔軟な考え方が必要であろう．その一つに参照点として Reference position（RP）がある（**2-22-27**）．

　ある時代に RP は CR の別名，同義語，あるいは派生語，という見方をされたこともある．RP はそのようなある定点のとらえ方ではなく，下図のように顎位の「状態のバリエーション」全体を意味しており，あるケースの，ある時点での顎位がそのバリエーションのどこにあるのか，を考えるものと私は解釈している．顎位は他の組織との相互作用のなかで変化するので，良いか，悪いか，という判定を急いではいけない．

状態のバリエーション

Reference position

```
CR                                    非CR
  ←―――――――――――――――→
         RP
      状態としてのVariation, Range

PRP                                   DRP
                    2-22-27
```

　下顎頭の回転と移動のバランスが良好で，運動の出発点と帰着点が一致し，**2-3-8**（p.34）のように左右が均等な動きを示し，変曲点が少なく，Y 軸へも変位せず，ほとんど常にゼロ点が同一である，この出発点を変動幅のある RP という全体のバリエーションのなかで，受け入れられる生理的な RP（Physiological reference position: PRP）として考える．PRP と呼ぶこの位置が不変かどうかはまだ判らない．

　その対極にある状態を，Deranged reference position（DRP）と名づける．錯乱して，乱れた，という意味である．診断のとき PRP あるいは DRP と思われても，それは RP という幅の広い「参照域」の一つのバリエーションである．そこを出発点とする運動のラインが記録されてもまだデータの一つにすぎない．ここでは，早計な判断を加えない．

　2-22-27 の矢印全体を Reference area（筆者の造語）と考え，その範囲のどこかに，今ここにある症例の顎位（RP）があり，できたら咬合治療によってその位置を生理的な PRP 方向にもっていきたい，とするのが順当ではないだろうか．これは中心咬合位を基準にするのとは別物である．

　かつてのナソロジーでは機械論的なある定点の目標値を顎位として設定していた．歯の接触によるスライドや，筋肉の習慣を排除する意味では理想を追ったと言えるだろう．しかし，そこには関係性のなかでの動的平衡が否定され，時間の経過とともに顎位も機能運動も変化することが入力されていなかった．しかし，紙の裏表のような二元論では答えは出てこない．ヒトの体は電灯の On-off とはわけが違う．

　下図の薄いピンクの矢印の位置から，次第に赤い矢印の Therapeutic position に移行し，最後にたどり着くのが三つの青い矢印の「どこか，このあたり」というのが臨床の姿であろう．赤い矢印を治療中の参照点（Therapeutic reference position），青の濃い矢印を治療の目標点（Therapeutic end position）と呼ぶ．この青い位置が PRP や中心咬合位と一致することが目標であるが，大して期待はできない．そのうえ，それが継続することは，ほとんど絶望的ですらある．

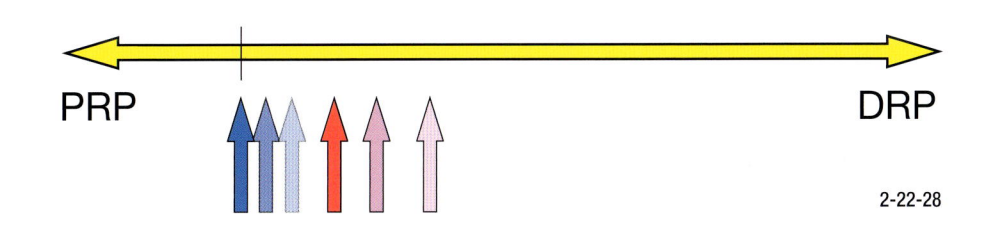

```
  ←―――――――――――――――――→
PRP                              DRP
   ↑↑↑ ↑ ↑↑
                           2-22-28
```

咬合概論　121

RPとは，顎顔面系（Craniomandibular system）の，ある状態における下顎位のZone, Areaとしての全体像を表現する概念である．CRはその中の特定の，いわば下位のカテゴリーに属するものと定義される．しかし，CRは便宜上とはいえ，診断や修復物製作のために必要な「ツール」でもあり，咬合の第一の局面に関して咬合器と同様に欠かすことはできない．

これまで述べたいくつかの参照点，歯の咬頭嵌合，上下歯列の咬頭嵌合位，中心咬合位，中心位，PRPなどが一致して継続すれば，咬合理論のほとんどが不要となる．現実の生体では，一つひとつがバラバラに変化し，咬耗が加わり，歯列と顎骨が変わり，顎関節もリモデリングするなかで，我々は修復物を作らねばならない．個の多様性と変動に，材料の多様性までがつけ加えられる．

㉓ 変化を続ける基準位

歯科とは関係のなさそうな抽象的な概念論からスタートして，細かなことや，材料，技術論の展開をしながら，ここにようやくたどり着いた．概論の「顎位」が最後になった理由が判ったことと思う．だが，咬合論がここで終わったわけではない．CRやRPに追加するべき考え方があるし，オーバーロードの扉もまだ叩いてはいない．

今までの流れからは唐突ではあるが，「生命とは何か？」という根源的な問いかけをしてみよう．この問いに対しては，立ち位置の違いによりいくつもの答えがあるだろう．ここでは二つの回答例を挙げてみよう．顎関節に対しどう向き合えばいいのか，何かの手がかりが隠れているかもしれない．

> ① 生命とは，自己複製可能なシステムである
> ② 生命とは，休むことなく変化する，永続的なシステムである

エントロピー
エントロピー（Entropy）とは系の無秩序さの尺度を意味する．秩序は全て乱雑で無秩序な状態へと不可逆的な変化を遂げるという意味でエントロピー増大の法則と呼ぶ．

万物は例外なくエントロピー増大の法則という自然界の掟に縛られるが，生命をもつものだけがある一つのシステムを獲得した．細胞はエントロピーの増大に先回りするように，決定的な崩壊の前にみずからを分解しながら，同時に再生もさせ，組織や器官を再構築するという仕組みを得たのである．生きながらにして常に分解と再生を繰り返し，新たに自分を作り替えている．これも動的平衡の一つである．環境の変化に適応し，自分の傷を癒し，寿命という制限のなかで永続性をかなえるために獲得した生命の仕組みである．生命の複雑さは，自己複製能力と不断に変化し続ける性質を同時に備えているところにある．

顎位の可変性

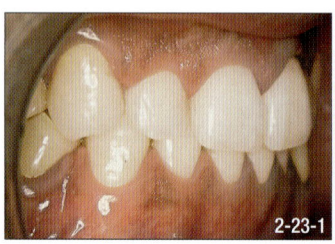

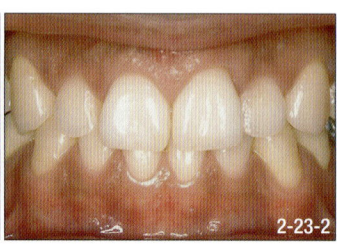

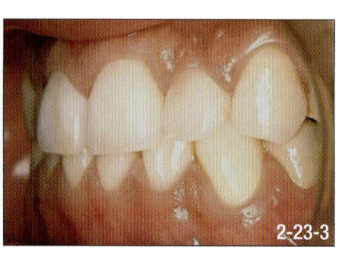

そして顎関節も例外ではなく，可変的であるからこそ，口腔内外の種々の変化に応じて適応するのである．咬合も顎関節もそのキャラクターは「状態のバリエーション」のなかで変化を続ける．動的平衡の流れに抗うことなく，全体の中の小さな一部分として経時的に変化を示す．

とはいえ，直視できない顎関節での出来事であり，その小さな変化を臨床で客観的にとらえることは容易ではない．仮に臨床的な手応えで顎位の変化を感じたとしても，おぼろげな感覚だけでは他者と共通認識をもつことはできない．現象の記述すら困難な顎関節の挙動を，ME機器を用いデジタルデータに変換してみる．多少は客観性を有するであろうデータを比較し，中長期的な変化を追いかけると，CRは本当に「基準」としての役割を果たせるのか，という疑問がわいてくる．

その答えを探すために，ここで，顎位を垂直・水平的にリセットしたあるケースを考えてみる．顎位修正の際，CRを一つの基準点として用いてはいるが，目標点とはしていない．

小臼歯抜歯の矯正歴のある40代男性．顎関節の疲労感や咀嚼の不調，頭頸部の筋肉の違和感をもつ．LFHやFH-MPが平均値より低いことと，咬合面が咬合調整により穴が開いていることなどで，低位咬合を疑う（**2-23-7〜10**）．骨格的にはやや Ⅲ 級傾向にある．

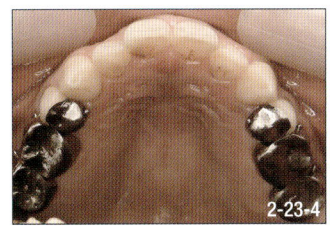

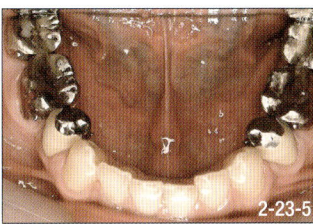

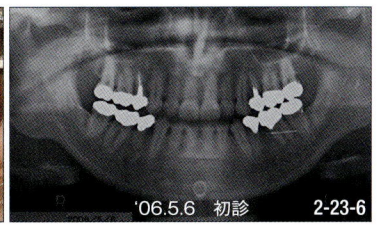

「高さ」の削除
「高い」と「低い」

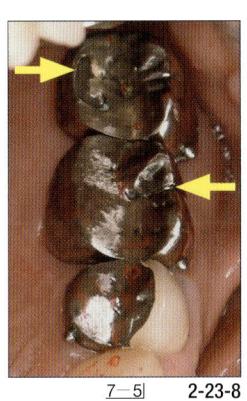

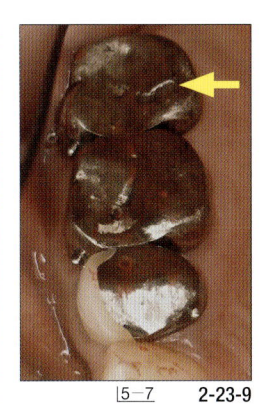

次は初診の咬合面．クラウンを仮着して咬合調整を繰り返し，患者の「高く感じる」部位を削り，黄矢印のように穴が開いてしまった．「高い」という訴えに従うと，「低い」という現象に気がつかない．その結果，咬合高径の低下した位置を獲得したのではないだろうか．

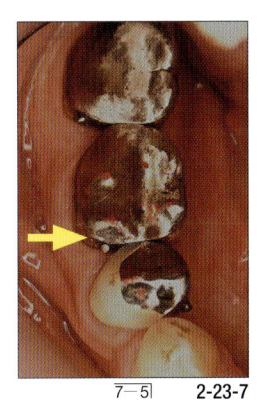

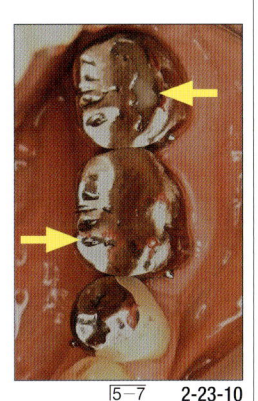

2-23-11 に術前の運動路をブラキシズムと重ね合わせてみる．変曲点は少ないが，左右にわずかな運動距離の差がある．Y軸へのブレが見られ，初動の動きもやや不自然．

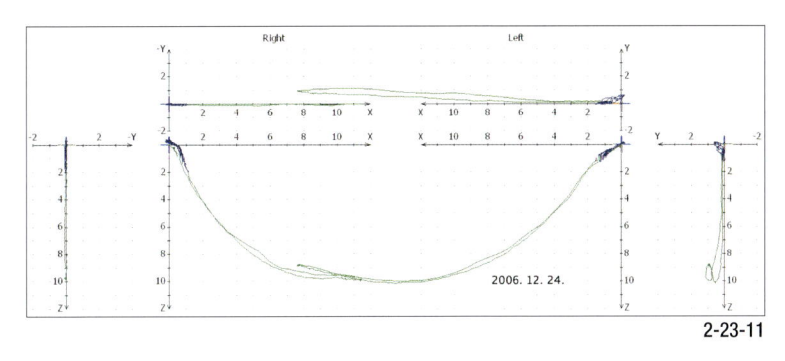

前述したバルサ材法により，咬合挙上を試みる．**2-23-7〜10**のように，以前の修復治療の際に撤去用のノブを付けているので無駄な試みではないだろう．中切歯部で2mmの挙上をする（**2-23-13，14**）．上下の中切歯が軽く接触し，臼歯部の咬合面にスペースができ，一見すると不思議な挙上となる（**2-23-15**）．これは回転だけの挙上ではないことを後で検証する．臼歯部のスペースの分だけ挙上したレジンのProvi.を製作する（**2-23-16**）．

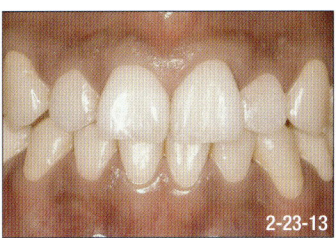

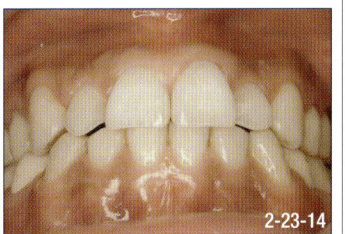

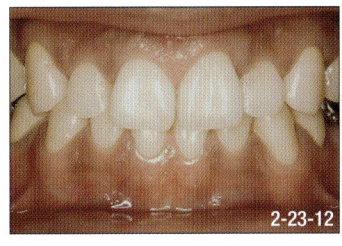

咬合概論

咬合挙上

　反射機能の鋭敏な上下前歯に，バルサ材に軽く圧痕がつく程度の力で挟み，3分ほど待つ．前方位で保持しないように何回ものトレーニングをする．アポイントを変えての練習も必要である．刷り込まれた長い間の学習や反射機構，記憶痕跡をたった1回のリーフゲージ法で消去できるはずもない．このケースも咬合挙上までに何回もの練習を繰り返している．

　挙上の当日も何回かの練習をする．バルサ材を除去し，前歯が軽く接する位置で下顎骨体は少し前下方に動き，わずかな Forward rotation を示した．

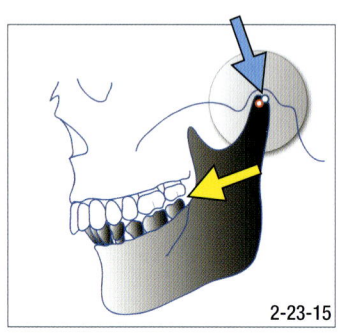

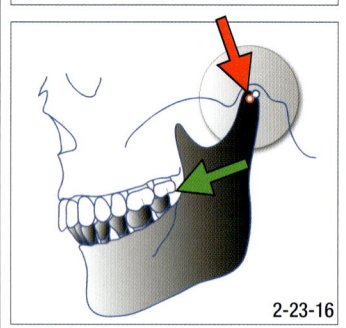

　バルサ材を外して閉口した瞬間の咬合位が **2-23-15** の黄矢印．上下顎臼歯の間にスペースが生じている．これが記憶痕跡の消えた位置の可能性が高い．余分な接触が少しずつ解除され，筋・靭帯の緊張も減少したと思われる．この高さのままで咬合採得をする．この記録も複数回で確認しておきたい．左図で示した青矢印は術前の RP（**2-23-11**）である．

　新しいレジンの Provi. で緑矢印の高さが確保され，歯牙レベルの新しい咬合位がつくられたことになる．新しく獲得された顆頭位（赤矢印）が昔の概念の CR に相当するかどうかは議論が分かれるところだろう．119ページで述べたようにバルサ法の記録は咬合器を回転して閉じたとき，Dawson 法で採得した CR の記録と比較すると約1mm前下方に収束することが多い．この位置が生理的な RP に近いのではないだろうか．

　挙上してから15日後の運動記録．基準とした位置が移動したように見える．突然の顎位変更による当たり前の結果かもしれない．術前とは基準軸の設定が異なる記録の採得で，通時的にすぎず，共時的ではないうえ，開閉口運動記録なので本当に信用できるかどうかは判らない．臨床的にスタート地点が変化したのだけは確かである．

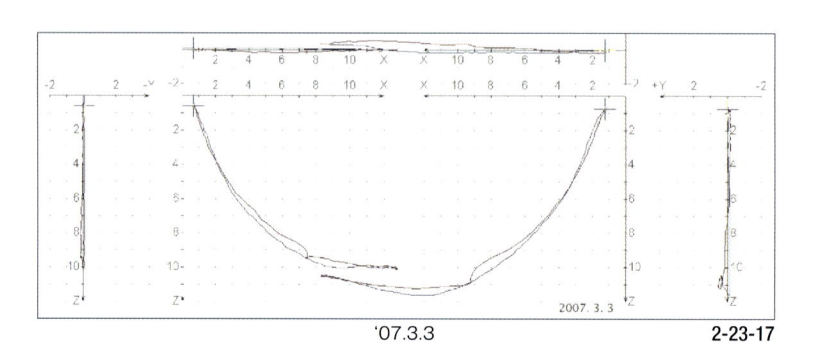

　咬合挙上前の記録の拡大図が **2-23-18，20**．CR は前方への横軸（X軸），下方への縦軸（Z軸）の交点をインプットしている．ICP（咬頭嵌合位）の下顎頭の位置を+印とする．術前に基準位とした CR と咬頭嵌合位（ICP）はほぼ一致している．

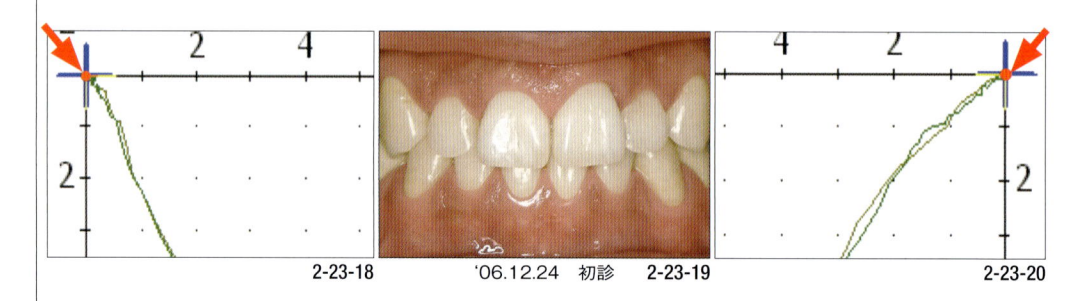

術前には前図のようにほぼ同位置のCRとICPであったが，咬合挙上時，両者の間の距離に開きが生まれた．参照点としてのRP（参照点：**2-23-21**，**23**の青矢印）がより前下方に変位した様子（**2-23-17**）が示されている．

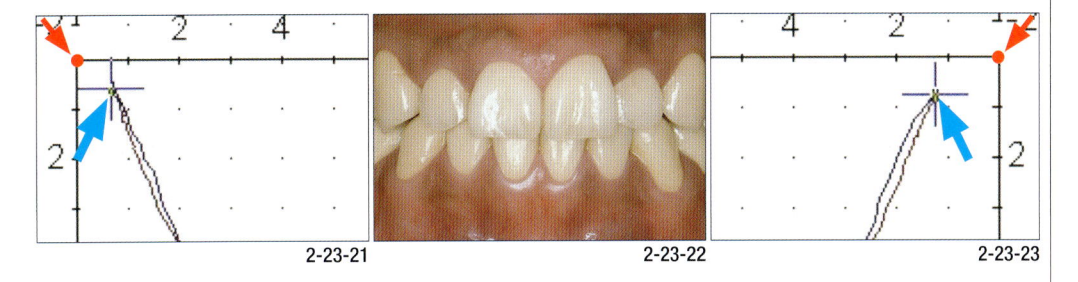

2-23-21　　　　　　　　　　　2-23-22　　　　　　　　　　　2-23-23

当初，咬合挙上にはレジンのProvi.を用いたが，不快感が消失した5ヵ月後に同じ顎位でメタルのProvi.に置き換えた．ややⅢ級なので通常とは少し接触位置が異なる．

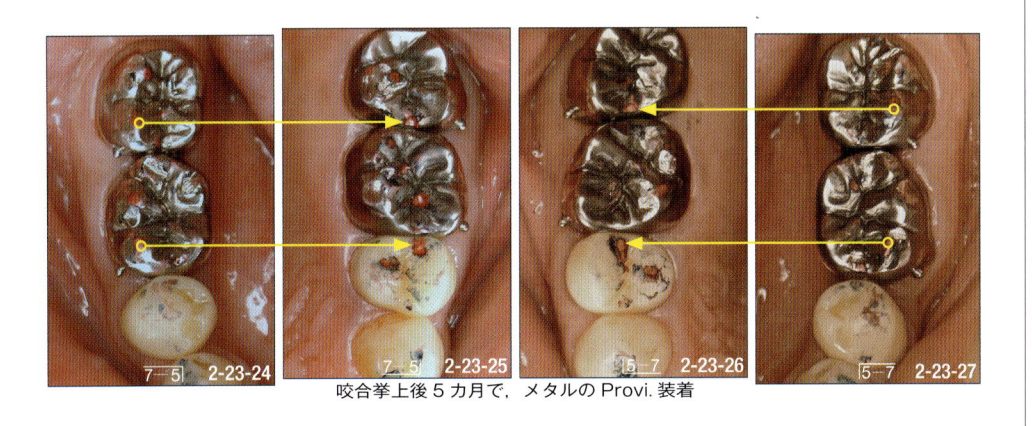

挙上5ヵ月後の咬合面

2-23-24　　　　　　2-23-25　　　　　　2-23-26　　　　　　2-23-27
咬合挙上後5カ月で，メタルのProvi.装着

Provi.で咬合挙上後に，スペースの開いた上顎の側切歯と犬歯（**2-23-28**の赤矢印）にコンポジットをビルドアップ（**2-23-29**）．これはメタルのProvi.までの短い命であった．

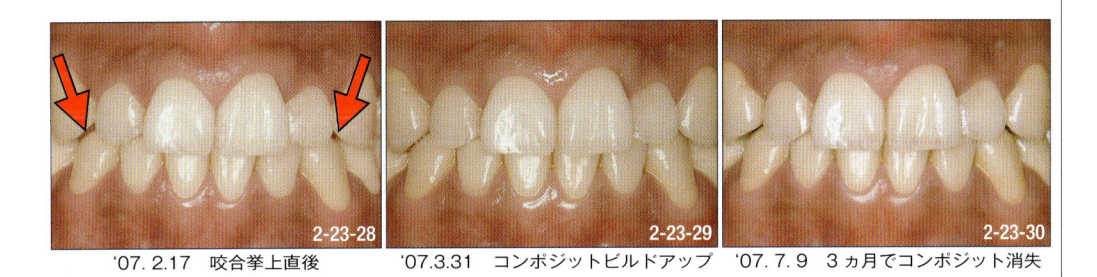

2-23-28　　　　　　　　　　　2-23-29　　　　　　　　　　　2-23-30
'07.2.17　咬合挙上直後　　'07.3.31　コンポジットビルドアップ　　'07.7.9　3ヵ月でコンポジット消失

2-23-31～34はメタルのProvi.の1年後．1年前（**2-23-24～27**）と比べると対合関係の位置に大きな変化はなく，顎位の後退も認められず，最後臼歯にも大きな咬耗を疑う所見は認められない．咬合挙上による新たな顎位は歯牙レベルで保たれていることになる．

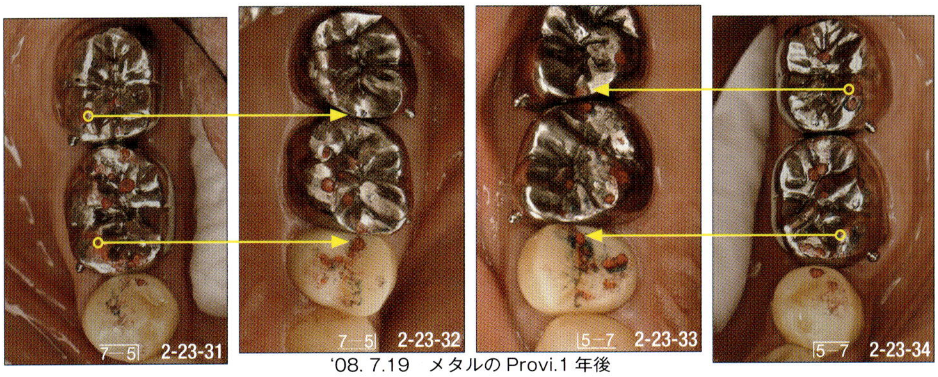

挙上1年半後の咬合面

2-23-31　　　　　　2-23-32　　　　　　2-23-33　　　　　　2-23-34
'08.7.19　メタルのProvi.1年後

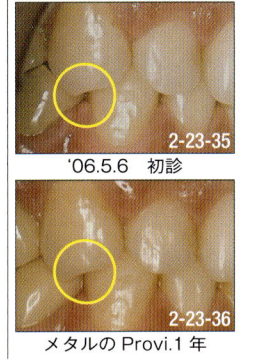

2-23-35
'06.5.6　初診

2-23-36
メタルのProvi.1年

咬合概論　125

挙上後1年半の顆頭位

2-23-36 は臼歯をメタルの Provi. にして1年．コンポジットの脱落したスペースが消失した結果，2-23-28，35 と比べると側切歯と犬歯が挺出した様子がうかがえる．中切歯の被蓋に変化は見られない．

挙上後1年5ヵ月の新しい記録によると，咬合挙上時に一度離ればなれ（2-23-21，23）になった RP と ICP が，その後の経過で歩み寄った位置関係となっている（2-23-37～39）．

2-23-38，39 は一見すると顎位のあと戻りを疑いたくなるが，口腔内所見の 2-23-31～34 の咬合面に咬耗が生じたり，顎位が変わった点も見当たらないことから，データの変化はほとんどが歯のレベルではなく，顎関節そのものに生じていると推測される．

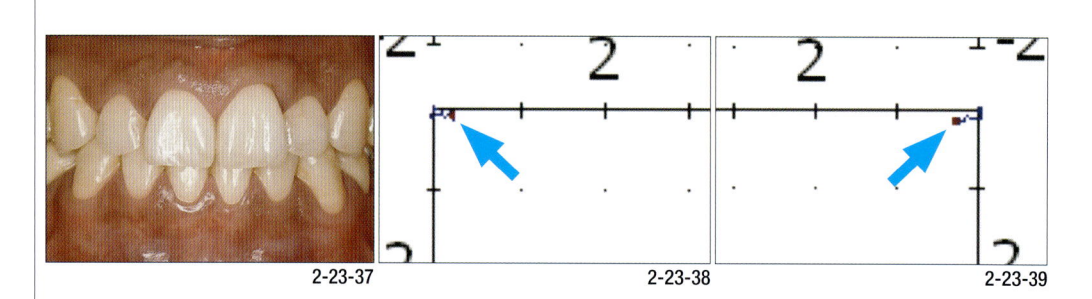

2-23-37　2-23-38　2-23-39

ブラキシズムのデータの変化を調べよう．咬合挙上直後の 2-23-40，41 と比べると，咬合挙上後1年半の 2-23-42 では Y 軸上のブレ幅と，＋印の ICP から後方への運動範囲が縮小している．予測しにくい側方接触が生じなくなったポジティブな変化である．ICP から後方への挙動がほぼ消失しているが，先に述べた ICP と RP が近接したということと同義的な変化なのだろうか．後方や上方，左右への運動軌跡が縮小したことから，新たに獲得した RP での顎関節のスタビリティーが改善したと考えて差しつかえないのではないか．

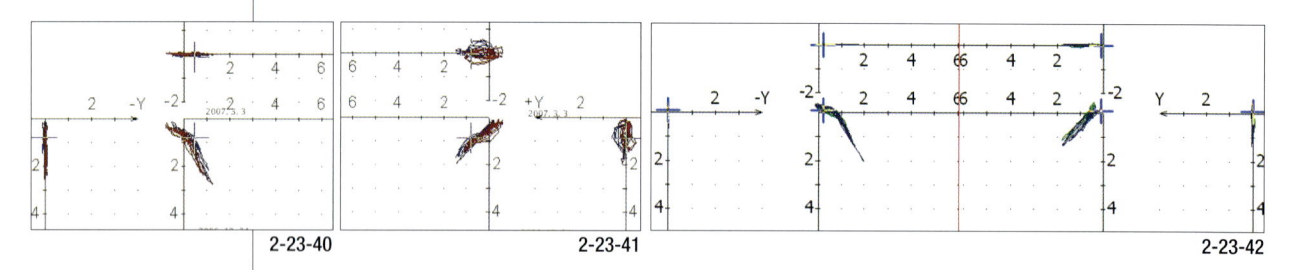

2-23-40　2-23-41　2-23-42

RP が変化したこのケースを通して，CR は健全な顎位への道標となりうるのか，という疑問を考えてみよう．術前に精密な CR データが採れたとしても，変化する可能性のある CR が最終顎位決定の切り札になるのだろうか．

顎関節の異常性が大きいほど，下顎頭を取り巻く周辺組織のキャラクターは健常時とは違うことを認識する必要がある．病的な様相を呈する顎関節が，CR だけは常に健常な定点を示すとは考えづらい．不健全な顎関節の CR は，健全な顎位にたどり着くための道標としての役割しか果たせないかもしれない．このケースのように，術前に異常が少ないときですら基準位が変化を示すのだから．

全体との関係性

元来，顎位とは，咬合を構成する数ある要素のたった一つにすぎないのではないか．適切な顎位というのは下顎頭の位置だけを考えればよいのではなく，その他の要素との絡みのなかで成立する．咬合面形態，歯列，犬歯誘導，咬合平面，調節彎曲，スケルタルパターン，筋・靱帯の緊張状態などとの関係性のなかに「今ここにある」顎位が決定づけられている．関節窩内の下顎頭の三次元的位置だけで顎位の評価は下せないのである．

すなわち，状態のバリエーションとして顎位が存在することを銘記しないと，再び昔の絶対的な定点としての「顎位」という亡霊にとり憑かれてしまうにちがいない．

さて，このケースで興味深い現象が起きた．初めはレジンで咬合の挙上を行い，かつての基準位から，新たな RP を前下方に探し出した．多少の順応が見られた時点でメタルの Provi. を装着，1年を経過して 2-23-42 のように安定，初診時の主訴は消失した．顎関節の違和感が消え，

確実な咀嚼や嚥下の機能が得られたところでセファロを撮影すると，舌骨の位置が上方に持ち上がった形跡（**2-23-45**の赤丸）がある．230ページでも触れるが，このわずかな舌骨の挙上は咬合の観点からは大きな意味をもつだろう．もう少し静的で確実な診査方法がほしい．

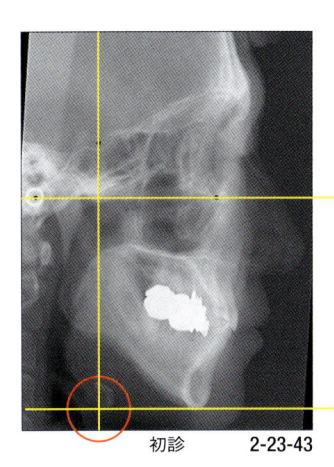

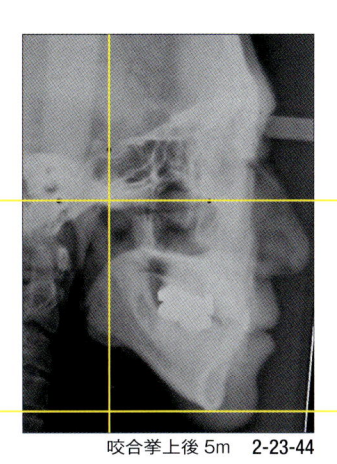

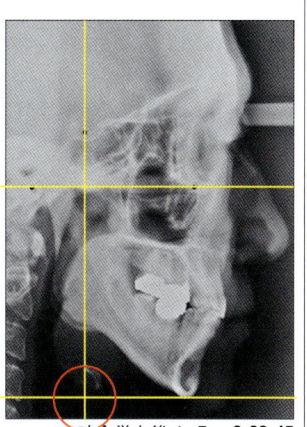

舌骨の変化

初診　2-23-43　　　咬合挙上後 5m　2-23-44　　　咬合挙上後 1y5m　2-23-45

この舌骨の変化でも判るように，生体には常に「変化や適応，再構成」つまり動的平衡の流れがある．その流れは0か1かのデジタルな変化ではない．アナログモーションで緩やかに変化するものであり，境目の見えにくい変化でもある．そして境目がないからこそ，必然的に「レンジ，幅」が生まれてくる．「許容範囲」と呼べるかもしれない．このレンジ，幅のイメージが顎位をとらえるうえで大切なポイントではないだろうか．しかし，幅のあるレンジだとしても，今，ここにある定点を見失ったワイドセントリックとは完全に別物である．

顎位のまとめ

顎位の設定とは定点だけで求めるのではなく，ある時間軸のゾーンの中から拾い上げるものではないか．しかし，あくまでも全体像の中でバランスが保たれることが前提である．仮に，咬合の要素どれか一つだけに理想がかなえられたとしても，他に許容外の要素があれば，全体像としては不完全の烙印を押されるだろう．

咬合を構成する要素，変数は無限にあり，全体像の把握は困難である．しかし，臨床において，今，顎位を決めなければならないという瞬間も存在する．正常像を求めるためには何かを手がかりにせざるをえない．CRはその一つであるにはちがいないが，健全な像を追求するために特定の手がかりを信頼し過ぎると，他の部位にある歪みに気づかないこともある．

変化を続けるからこそバランスを保つ「動的平衡」という生命の仕組みがあり，それを背景にしたうえでの全体像である．CRありきの全体像ではなく，変化する全体像を前提とした顎位がRPであり，常に定点であるべきだとされたCRと最も大きく違う部分である．

基準位がどう呼ばれようと，ICPとの位置関係は結果として生まれるものであり，目標にすべき理想的な顎位は，下顎頭の位置だけで示すことはできない．関節窩や下顎頭ですらリモデリングを示し，形態が変わることが指摘されている．

補綴物の装着はゴールでもあり，新たなスタートでもある．新しい補綴物や顎位が動的平衡の流れに乗るのか，乗り損ねるのか．膨大な手間がかかることにはちがいないが，多方向からの術後の検証が必要だろう．なお，このケースのデータは高坂昌太先生のご厚意による．

咬合論の変遷から出発し，確立された概念と，まだ検証の終わっていない部分について，各論を織り交ぜながら全体像の扉を開いてみた．しかし，それは単なる理論的な背景にすぎず，これからは人工的な構成をいかに周囲組織に受け入れてもらうか，どうやって具体化するかが強く問われる大事な局面が待ち受けている．そして，その修復が咀嚼器官とどのように折り合いをつけていくかの長い経過観察がスタートラインにつく．そこに失敗すると，小さな穴から理論も崩れていく．次の章からは，これまでの考え方を具体化するための技術論について述べてみたい．

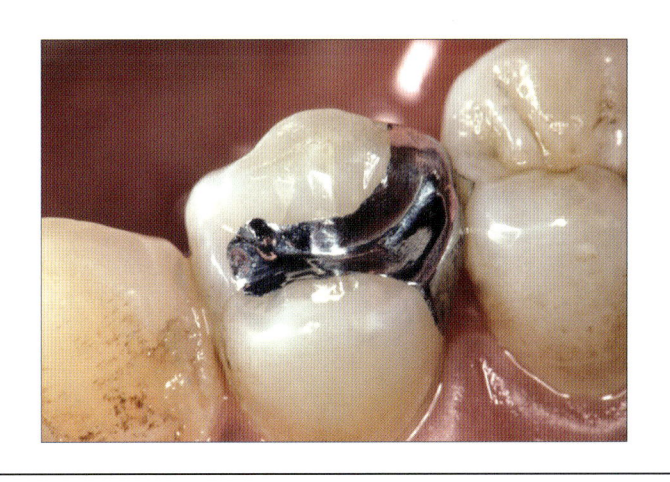

修復各論

Details of restoration

3

第3章 修復各論
Details of restoration

① アマルガム充塡とコンポジットレジン

咬合について多くのページを割いたが，大事なのはそれが修復によって維持されることである．日常の臨床の多くは充塡から出発する．接着の技法が確立されて，一体どれだけの歯質と歯髄が救われたことだろうか．適応症が拡大し，修復治療の強力な選択肢となったコンポジットレジン（以下，コンポジット）については残念ながら紙面の都合で多くを省略せざるをえない．

アマルガム充塡　まず，コンポジット以前のアマルガムを振り返ってみよう．水銀の問題だけではなく，材質的な脆弱さ，咬合接触再現の困難さなど，アマルガムの欠点は山のようにある．キャリヤーによる積層界面から破折しやすく，辺縁隆線に積極的な咬合が与えられず，縁端強度も弱い．もはや過去の材料と考えるべきだろう．

しかし，長所も多くもっていた．頰側と舌側からの2本のウェッジの使い方によっては歯根の陥凹にも対応できるし，コンタクトの強さも任意に調節が可能である．正しいコンデンスをすれば材質的に一体化しやすく，気泡の混入も少ない．硬化までの操作時間が7～10分程度あるので，歯間乳頭からコンタクトへかけての軸面に，凹凸（ConcavityやConvexity）の外形を与えやすい．充塡後，細かい粒子のテープにより歯肉縁下の研磨も可能．辺縁が破損しなければ，水銀の故か，細菌の生存できる環境ではなく黒変しても一般に充塡下に齲蝕は少ない．インレーに比べて切削量はMinimal intervention（MI）の概念に相当する．

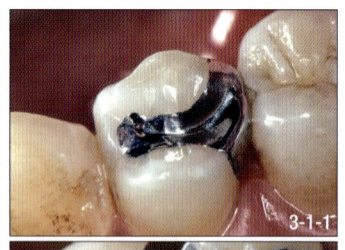

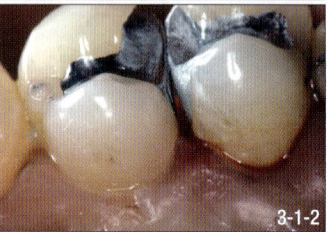

3-1-1は30年前のアマルガム充塡．72時間後の研磨によってプラークの付着は減少する．第二小臼歯の近心のカリエスは同時に充塡はせずに，タイトなコンタクトを作っておく．3-1-2は，第一小臼歯の充塡後1週間，隣接面を研磨して，第二小臼歯を充塡した直後．細いテープによる歯肉縁下の研磨やメタルのマトリックス，ウェッジなどによる出血が見える．

コンポジットに比べて軸面の立ち上がりを形成しやすく，Gingival embrasureの清掃性が向上する．ボンディングと併用できれば結果はもっと良かったかもしれない．辺縁隆線の上の咬合接触は与えにくい．

コンポジット充塡　アマルガムに対するコンポジットの優位性が充塡と接着の世界を大きく変え，怒濤の勢いで臨床に流れ込んできた．

コンポジットは光が当たると同時に硬化するため外形の表現は困難である．咬合接触の再現はほとんどできず，臼歯部のⅡ級では信頼性はそれほど高くはない．大きな応力に対抗できず，積層の方法によっては重合収縮も大きい．色調も容易に変わる．しかし，これらの欠点を補ってなお臨床上の限りない利点がある．他の充塡より辺縁の封鎖性は高く，最小限の歯質削除という利点が大きい．歯髄への影響は少なく，残存歯質の変色も起こさない．

3-1-3，4は事故により破折，露髄に近い状態であった．根管治療を極端に嫌い，充塡を所望，やむなくコンポジットで修復した．術前の清掃状態は不良．最表層にはClearを使い，再研磨に備えたり，自然感を表現するようにした．Halo（後光，切縁にある細い白線）の表現を含めてグレー色の強い切端だけでも30分かかってしまった．

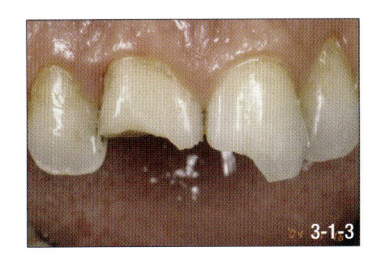

3-1-6，7のケースは結婚を控え，歯列矯正やラミネートも不可能で，コンポジットのラミネートで修復．歯軸が曲がり，捻転も強い．上顎右側中切歯の唇側は歯髄がピンクに透けるほどになり，多少の膨らみは残ってしまった．舌側全体と遠心の形態を作ることと，確実なコンタクトの付与は至難の仕事であった．出産が終わり，犬歯の修復も希望しているが，何とかコンポジットは避けたいのが本音である．

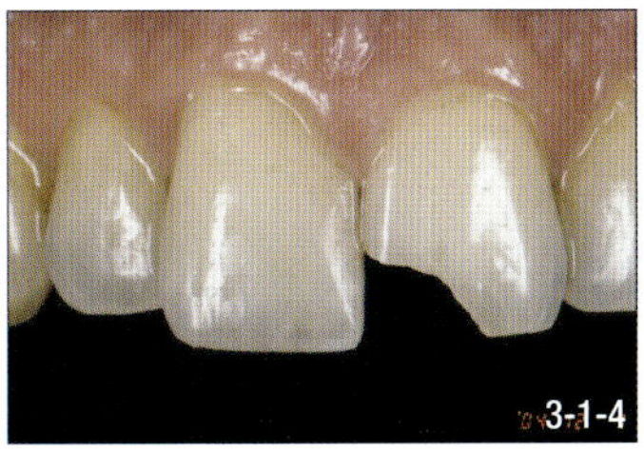

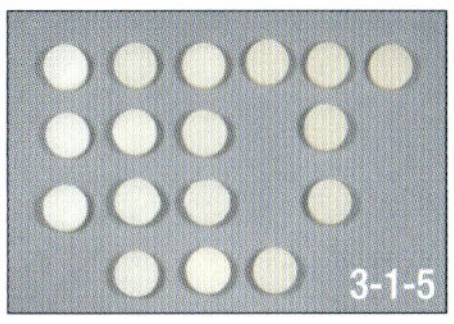

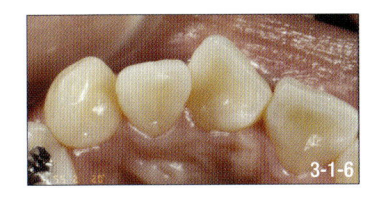

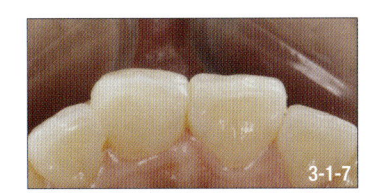

同じA3でもレシピによって異なった色になる．ロットナンバーが変われば色の出方が違う場合もある．シェードガイドを自製した．1.5mmの象牙質と1mmのエナメル質を積層させてシェードガイドを作ったが，2年で明度が落ちてくる．

問題は臼歯部のコンポジットである．3-1-8，9のようなケースでは，問題のある部分だけの形成と充填で完了すると考えれば，MIの方針には適合する．しかし，よほど齲蝕が小さくないかぎり，伝達麻酔からスタートして研磨の終了まで90分は必要となるので，時間とのコストパフォーマンスが適正か否かは別問題となる．

3-1-8のようなⅡ級の隣接面窩洞のときは，単に綺麗に充填するだけではなく，なぜ齲蝕ができたのか，なぜ隣接歯がカリエスフリーなのか，などが重要な課題となる．充填が咬合に参加することを優先して考えねばならない．これについては，212ページからのオーバーロードに関する項目で追求する．

もう一つ，外界からの攻撃には限りなく強くなったが，接着性レジンとともに，加水分解という問題が大きく我々に突きつけられている．歯との界面からの自己崩壊である．

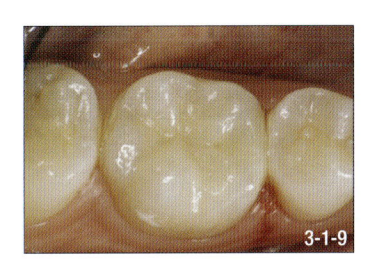

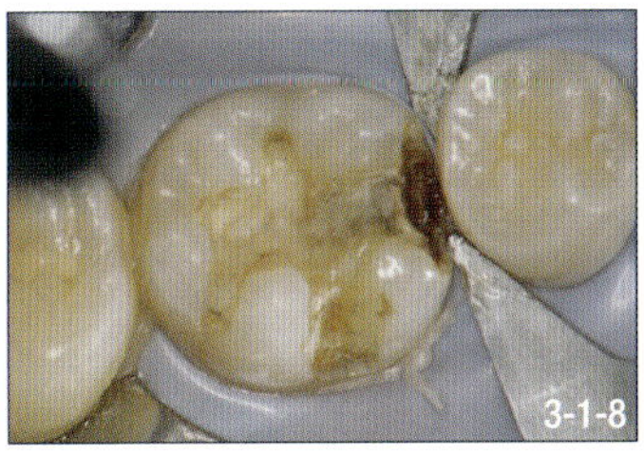

臼歯への応用

② ラミネートベニア

ラミネートベニア（以下，ラミネート）も重要な選択肢である．かつてはラミネートの長期経過が発表されることは稀で，なかなか浸透しなかった．次第にMIの考えが広まり，ときにはエナメル質内の形成で終わるので，360°形成のクラウンが減少しているのは良い傾向であろう．接着性レジンセメントも信頼性を増している．

審美目的のラミネートをよく見るが，慎重な長期の経過観察が大切である．何を，どう慎重に観察したらよいのか，多くの人にまだ十分に理解されていない．本当に意味があるのかを疑うケースも多い．ブリーチングの辻褄合わせや「色合わせ」の都合で健全な歯を形成する風潮が増加しているのではないか．最近はNon-prep. laminateなるものも登場している．

修復各論　131

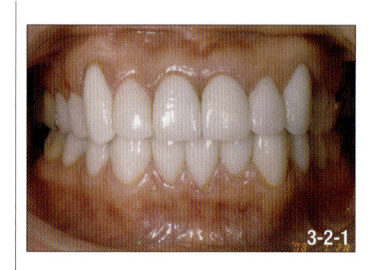

海外の審美歯科医による修復．左右の第一大臼歯以外，全ての歯の頬側にラミネートを装着．小臼歯にはメタルインレーが入ったままである．驚くべきは上顎2本の中切歯．フルのセラミッククラウンの外側からラミネートを貼り付けてあった．下顎の前歯は色調を合わせる目的で，みずから望んで健全歯の上からラミネートを装着．

　下顎の前歯切端の"Incisal lengthening"と称するラミネートも多く発表されるようになった．その切端は機能の最前線であり，わずかな問題は時間とともに増幅される．外観だけに注目すると，機能運動全体の姿を見失ってしまう．下顎前歯のもつ機能の微妙さについては83ページで触れてある．

　矮小歯で，形態だけを問題とする単独歯のケース（**3-2-2～10**）で手順を示そう．矮小歯の歯髄は時に切端近くまで伸びているので注意が必要．可能なかぎりエナメル質を残すこと．歯そのものの色調を生かし，接着をより強固にするためレジンセメントを使わずに，現在は光重合のハイフローの充填用コンポジットを使用している．薄いラミネートの位置づけも楽であり，オーバーフローも処理しやすい．レジンセメントを使用する場合は術後明度が下がることがあり，一段階明るいものを選択する．陶材はCreation®（Jensen Dental Inc.）．

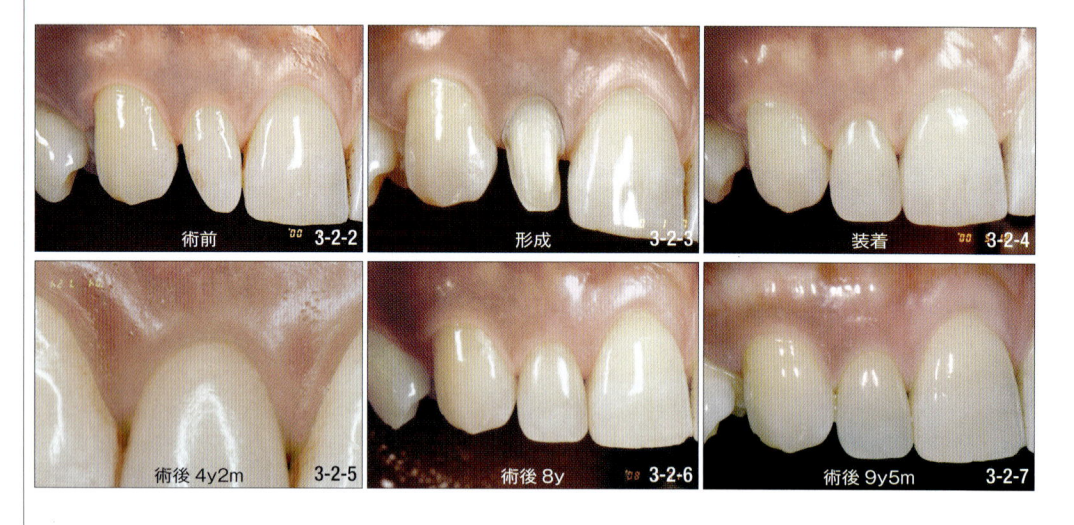

　この例では術前の色には問題がない．マージンは歯肉縁上，技工操作ができる範囲で移行形の薄いシャンファーに仕上げる．両隣在歯には全く触れず，歯間乳頭の形態も変える必要がないので，**3-2-8**のように形成は歯肉縁で抑える．形成の表面は物理的な接着強度を増すために，あまりファインな仕上げはしたくない．挿入方向を歯軸に対し切端方向から45°に設定し，歯冠と切端を少しグリップするようにして接着強度を増しておきたい．圧排糸は3-0のサイズを用い，入れたままで印象採得をする（**3-2-9**）．

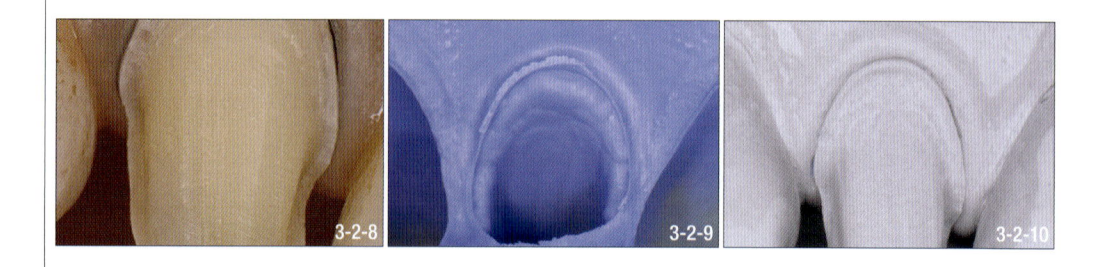

　3-2-11の上顎右側側切歯も，上記のケースと同様に形態だけの修正を望んでいた．**3-2-2**と同様に切端部に背景となる歯質がなく，セラミックの厚さが不均等になるのでグラデーション

の色出しが難しかった．隣接する中切歯の遠心とのコンタクトの位置，厚さにも工夫が必要．非常に面積の大きなコンタクトにせざるをえない．他歯の漂白にも良い反応を示さなかった．右側中切歯と合わせるか，左側中切歯，または，右側犬歯の近心と合わせるか，難問であった．

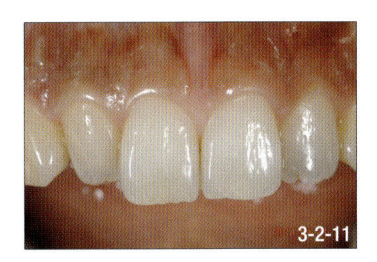

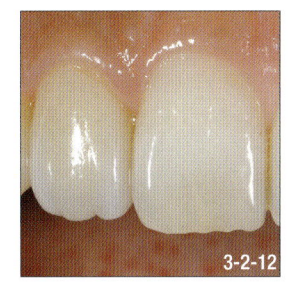

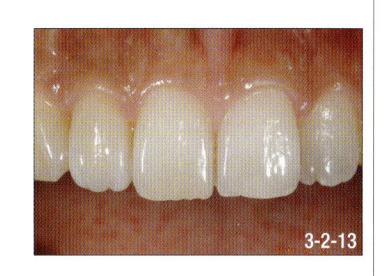

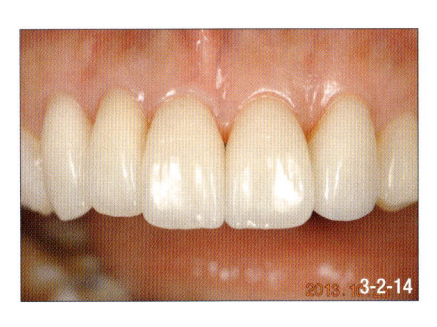

3-2-15 も「審美歯科」でのコンポジットである．上顎左側側切歯が先天欠損していた．介入の余地が残されていたのが幸いだが，コンポジットのボンディングの前に手を打ちたかった．上顎右側の歯頸線が退縮し，付着歯肉がやや少なめになっている．上顎右側犬歯と側切歯を挺出させて，わずかな結合組織を移植，ラミネートでバランスを整えた（**3-2-14**）．

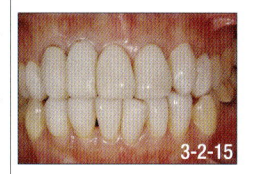

③ セラミック修復

最も普及していた金属焼付ポーセレン（PFM）から出発しよう．基材となる金属の利点は欠点にもなる．入射光はセラミックを透過し，少しは吸収されて拡散するが，金属とオペーク材により光は拡散しなくなる．その結果，歯頸部歯肉が暗くなりやすい．それを防ぐために，ショルダー部をセラミックマージンにするが，歯冠部の金属により，全体的な入射光は遮断されてしまう．

3-3-1 の上顎左側中切歯は 10 数年前に海外で装着した PFM．天然歯のほうは装着した時より変色したという．この歯は残根の着色と，ベースとなっている金属の光不透過性による歯頸部歯肉の変色が気になる．金属の支台築造を撤去，前歯全体と残根を漂白後，ファイバーポストを使用して，PFM を装着（**3-3-2**）．歯頸部の金属は大幅に小さくし，軸面は 1mm ほどセラミックで仕上げた．切端の透明感が強いかもしれない．装着に時間をとられ，乾燥によって天然歯の白斑が目立つ写真になってしまった．

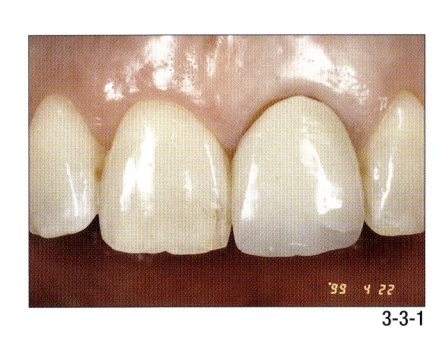

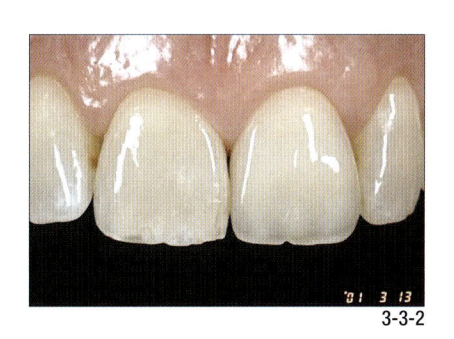

Castable（鋳造可能）や Pressable（プレス可能）なセラミックが登場し，状況は一変．金属の支台築造があったり，支台歯が黒変していないかぎり，セラミックの透過性により歯そのものの色を利用できるようになった．また，急激に普及したレジンセメントも色出しの助けになっている．レジンセメントは化学重合と光重合のデュアルキュアーであるが，光による重合成分のほうが接着強度が高い．できるだけ接着は光に頼るべきであろう．

焼成セラミックのベースがニケイ酸リチウム（プレスと CAD/CAM）や，ジルコニア（CAD/

CAM）も使用でき，単冠だけでなくブリッジへと応用範囲が拡大，メタルフリー（実際は部分安定化された多くの重金属が含まれる）の修復が多用される時代に入った．

単独冠

3-3-3 の上顎右側側切歯のケースは四つのコンポジットが充塡され，歯冠色も明度が低い．犬歯とのオープンコンタクトもあり，フルセラミックの修復を決定．犬歯の切端が鋭く，その近心と側切歯の遠心のバランスが困難で，Incisal embrasure の切れ込みが大きくなってしまった．歯周組織の臨床的なバックグラウンドは審美の項目で，また，形成や印象の詳細については各論で述べたい．ここでは各ステップのみを図示する．

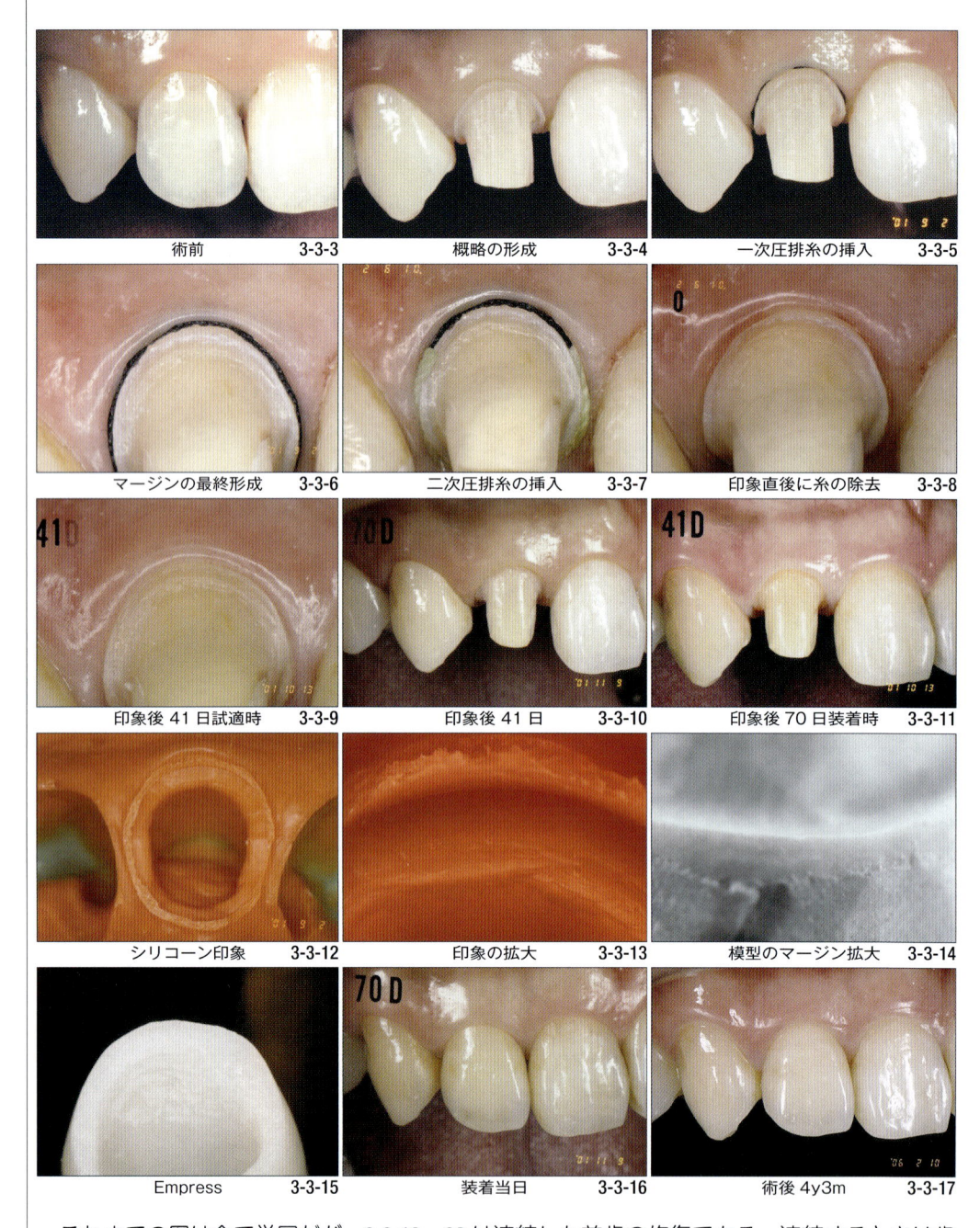

術前　3-3-3	概略の形成　3-3-4	一次圧排糸の挿入　3-3-5
マージンの最終形成　3-3-6	二次圧排糸の挿入　3-3-7	印象直後に糸の除去　3-3-8
印象後 41 日試適時　3-3-9	印象後 41 日　3-3-10	印象後 70 日装着時　3-3-11
シリコーン印象　3-3-12	印象の拡大　3-3-13	模型のマージン拡大　3-3-14
Empress　3-3-15	装着当日　3-3-16	術後 4y3m　3-3-17

連続冠

これまでの図は全て単冠だが，3-3-18〜38 は連続した前歯の修復である．連続するときは歯間乳頭のアプローチを単独の修復とはかなり変える必要がある．これは歯周組織のあり方と，審美の概念の統合が必要であり，項を改めて説明する．歯間乳頭に接する歯の軸面は形成や歯肉圧排，印象や接着などの技術的問題と，使用材料や形態の与え方など細かな注意点が多くなる．

このケースでは咬合にほとんど問題はなく，審美的な改善だけを考える．左側中切歯と側切歯の歯頸線を修正したかったが，矯正的な手段も，結合組織の移植も受け入れられず，修復の工夫のみでわずかに歯肉辺縁の Coffin（歯頸線に沿った土手状の膨らみ）形態を改良できただ

けだった．左側中切歯はバナナトゥースのままで歯冠長は変わっていない．**3-3-21** は印象時の二重圧排で，乳頭のダメージを少なくするために1歯ずつ印象採得をする．**3-3-22** は装着後1週間の右側側切歯と中切歯の間，**3-3-23** は正中の歯間乳頭の拡大図．

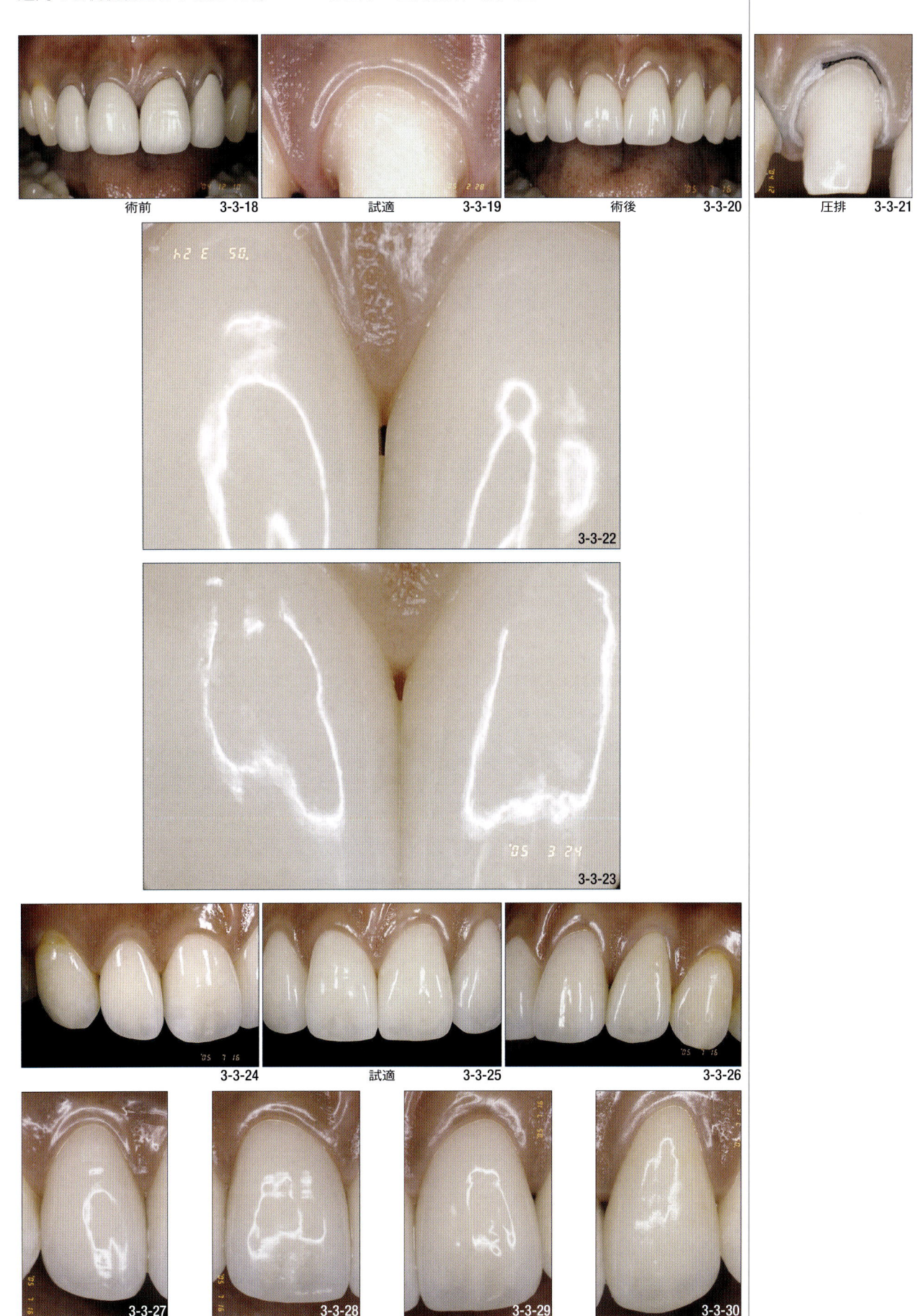

術前　3-3-18　　試適　3-3-19　　術後　3-3-20　　圧排　3-3-21

3-3-22

3-3-23

3-3-24　　試適　3-3-25　　3-3-26

3-3-27　　3-3-28　　3-3-29　　3-3-30

修復各論　135

上顎側切歯の再製

何もかもうまくいくとはかぎらない．実は左側側切歯を再製作してある．この歯だけが無髄歯で，メタルのポストにより，セラミックの明度が落ちてしまった（**3-3-31**）．そこで **3-3-32** のように，ポストの歯冠部の表面にコンポジットを「貼り付けて」みたが，本来ならメタルポストを撤去してファイバーポストに替えたほうがよいだろう．0.1〜0.2mm ほどの厚さとなるレジンセメントの色の工夫をしても，光透過性の意味ではあまり役に立たない．

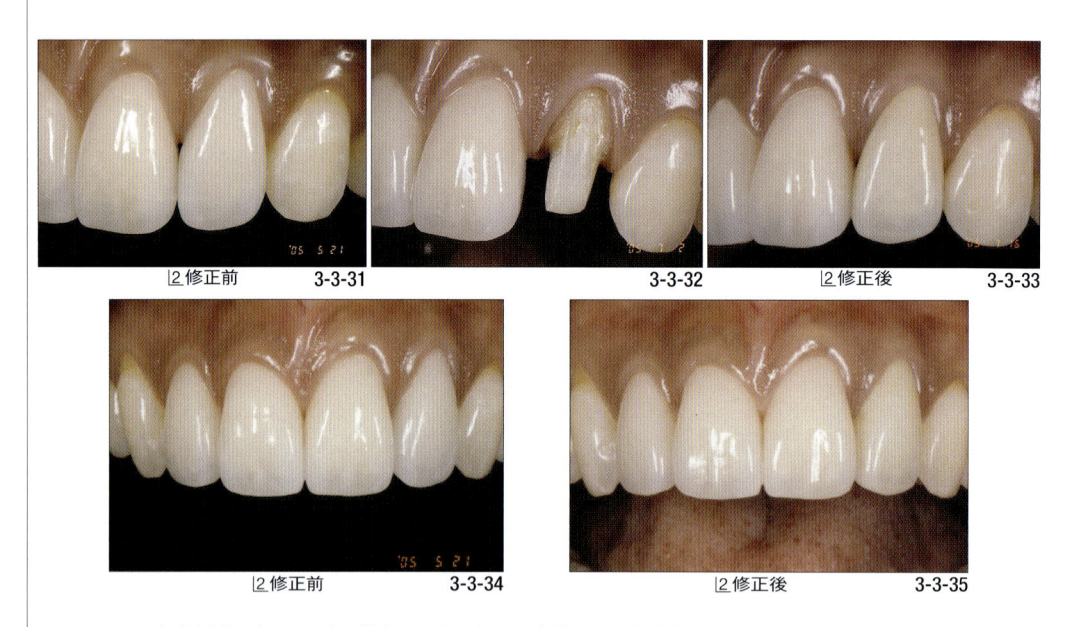

|2 修正前　3-3-31　　　3-3-32　　　|2 修正後　3-3-33

|2 修正前　3-3-34　　　|2 修正後　3-3-35

3-3-34 の左側側切歯は明度が低く，切端も右側側切歯と似た形で，表情に乏しい．前歯の審美性の鍵は側切歯が握っているので，形態，歯軸，豊隆度，切端，マメロン，ときには色調までも左右同じ仕上げにしないこと．特に Incisal embrasure の切れ込みを左右側で同一にすると，学校実習の陶歯配列になってしまう．バランスのとれた不調和が大切．

歯頸部の歯肉縁下については歯冠外形の項目で触れてみたい．

3-3-37 のように少し長めのコンタクトラインに対して，**3-3-38** の切端部では隣接する左側中切歯の遠心側と，側切歯の近心側は同じ切れ込みだが，正面から見ると **3-3-35** のように右側とは微妙な違いを表現した．**3-3-41** を参考にされたい．

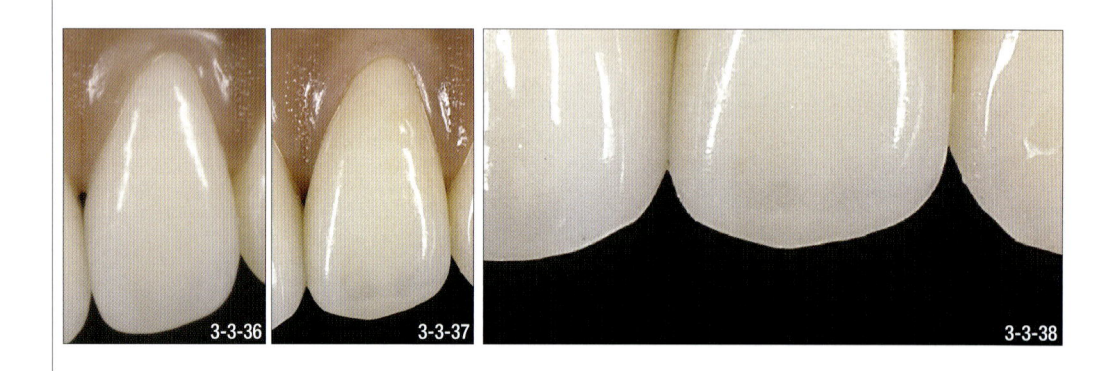

3-3-36　　　3-3-37　　　3-3-38

トライアルセメント

さて，接着性レジンのトライアルセメントに注意点がある．メーカーの説明によると，光重合型ベニアセメントの試適用トライアルセメントの基材は水溶性のグリセリンなので，試適後に水洗で完全に洗い流せるはずである．しかし，本当のところは，セラミックの内面はリン酸，アセトン，エタノールなどを使っても完全には洗浄されず，本来の接着力は取り戻せない（Nicholls JI, 1988[14]）．

水溶性グリセリン自体は水洗によって洗い流せても，他にわずかに含まれている増粘材や着色材は残る可能性がある．「その他の成分」を除去するには 1% 程度のフッ化水素，たとえば Ivoclar Vivadent 社の Invex Liquid などを使う必要があるだろう（この作業は技工室で行う）．その中和には水酸化ナトリウム溶液を使用する．

14. Nicholls JI: Tensile bond of resin cements to porcelain veneers. J Prosthet Dent., 1988 Oct;60(4):443-7.

セラミックの内面はそれでよいかもしれないが，肝腎の歯面はどうするのだろうか．エッチングやプライマーは有効なのだろうか．天然歯の表面にフッ化水素を使うわけにはいかない．どんな材料でも成分表の「その他の成分 0.5%」などという記載に注意すべきである．「その他の」というのがメーカーの得意技が隠されているところで，その詳細は教えてくれない．何事も「その他の」というあたりで事が大きくなるので注意が必要である．

　3-3-39 のケースは上顎の右側中切歯欠損のブリッジと，左側側切歯の単独冠で，左側の中切歯・側切歯間の黒いスペースが主訴であった．古い修復は全て PFM で，歯頸部と歯根相当部にメタルによる変色が見える．歯間乳頭を調整後，右側側切歯から左側中切歯の 3 ユニットのブリッジ，左側側切歯は単独のセラミックにした．歯間乳頭は外科的な再建ではなく，Provi.のマージン形態の工夫により，4 週間ほどかけて切端方向に上げたのが有効であった（**3-3-40**）．

　3-3-41 は，**3-3-38** と同様の切端の切れ込み．左側の中切歯の遠心と側切歯の近心が，コンタクトの長軸に対して同じ角度を示す（図の黄色の線）．これは大原則である．その先の角度（赤とグリーンの線）はそれぞれの特徴をもって切端のラインに連続する．

Incisal embrasure

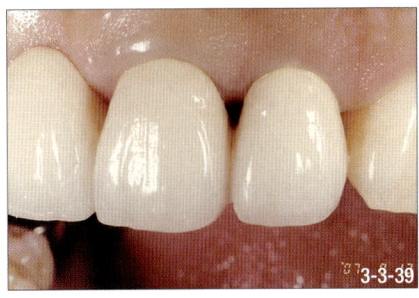

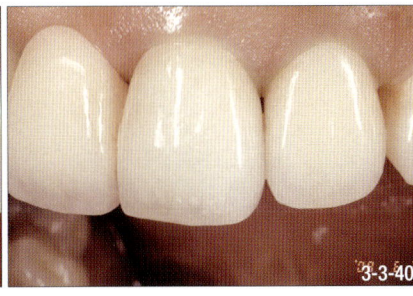

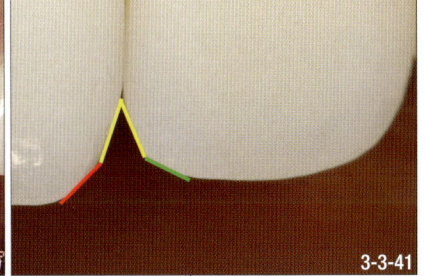

　ところがこのようなラインを設定しても，側切歯と犬歯の間の Incisal embrasure には当てはまらない．犬歯近心の切れ込みが大きくなりやすく，側切歯の遠心隅角と同調させるのは困難．

　次のケースの中切歯は転倒による打撲で無数の小さなクラックが入り，歯髄が壊死している．歯頸部を含めて 1 歯の 4 ヵ所にコンポジットが充塡され，変色が生じ（**3-3-42**），エンブレジャーも大きいので，漂白と根管治療後にラミネートを予定．ところが近遠心のコンポジットも大きく，セットの時に白斑部が予想以上に乾燥し変色しており（**3-3-43**），セメントの工夫やステインでは対応できず，フルクラウンに変更した（**3-3-44**）．術前のスペースを修正するため，正中は歯肉縁下を深めに形成した．詳しいルールは審美の項目で触れよう．

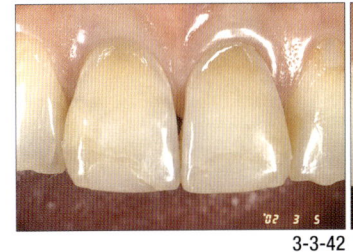

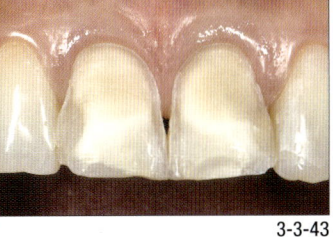

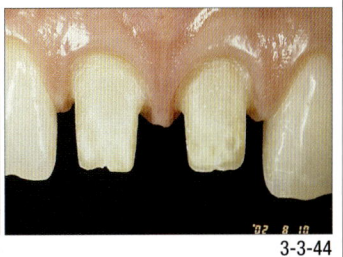

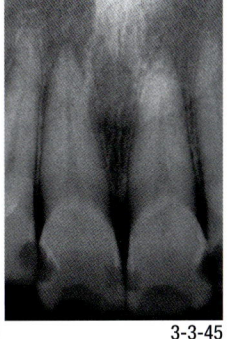

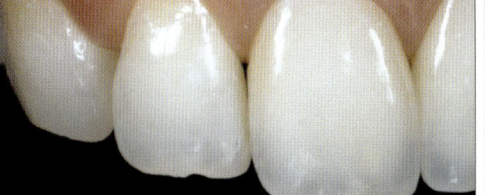

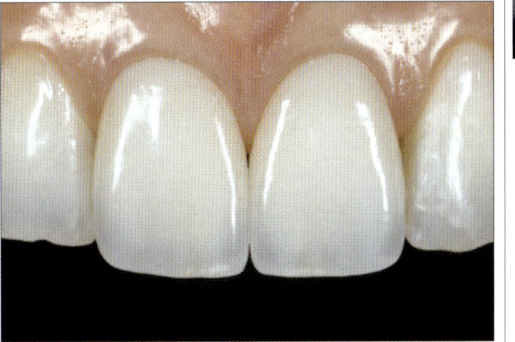

修復各論　137

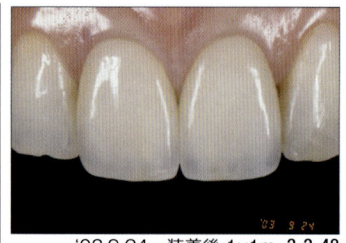

3-3-48 は術後まだ1年の経過である．術前はかなりテーパースクエアだったが，特徴を消した丸みに満足した様子だった．清掃が極めて良好．ドイツから1年に1度の来訪が 2011年以降途絶えている．

3-3-55 は装着後9年3ヵ月，2006年にデジタルカメラと悪戦苦闘を開始．

'03.9.24 装着後 1y1m　3-3-48

3-3-52
1|

'05.11.27 1| 装着後 3y3m　3-3-53

'02.8.30 2|1間の乳頭　3-3-49　　同, 装着20日目の正中　3-3-50　　'05.11.27 装着後 3y3m　3-3-51

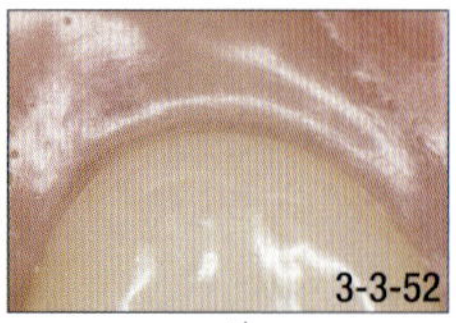

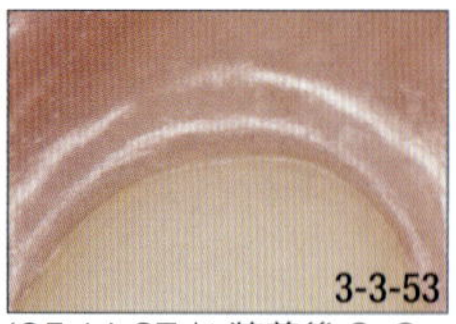

'10.11.16 装着後 8y3m　3-3-54　　'11.11.15 装着後 9y3m　3-3-55　　'11.11.15 装着後 9y3m　3-3-56

3-3-57 のケースは大変なブラキシズムをもっている．上顎左側の中切歯と側切歯は打撲により，歯髄が壊死している．**3-3-58, 59** は修復後3年弱．左側中切歯はその当時の製品に太さやテーパーに限りのあったファイバーポストを装着したが，4年6ヵ月で破折（**3-3-61**）．

右側中切歯には巨大な支台築造があり（**3-3-60**），撤去は断念．将来の危険性は指摘しておいたが，これが数年後に問題を引き起こした．何もかもオーバーロードの責任にしたくはないのだが（**3-3-70, 71**）．

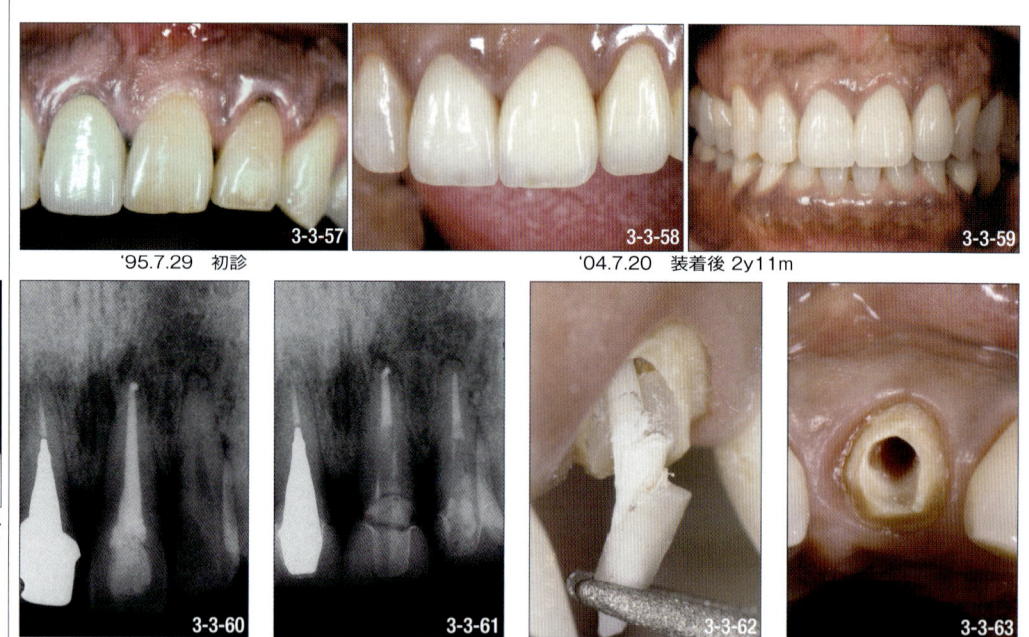

'95.7.29 初診　3-3-57　　'04.7.20 装着後 2y11m　3-3-58　　3-3-59

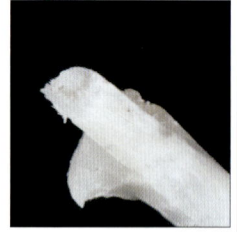

3-3-64
ルールは守ったつもりだが，この折れ方を見ると接着はしていない様子である．ポストのサイズも不適合．ポストが折れたことで，歯根破折に至らずにすんだのだろう．

'95.8.10 術前　3-3-60　　'04.7.20 ポスト破折　3-3-61　　全て接着不良？　3-3-62　　'06.2.23 ポスト形成　3-3-63

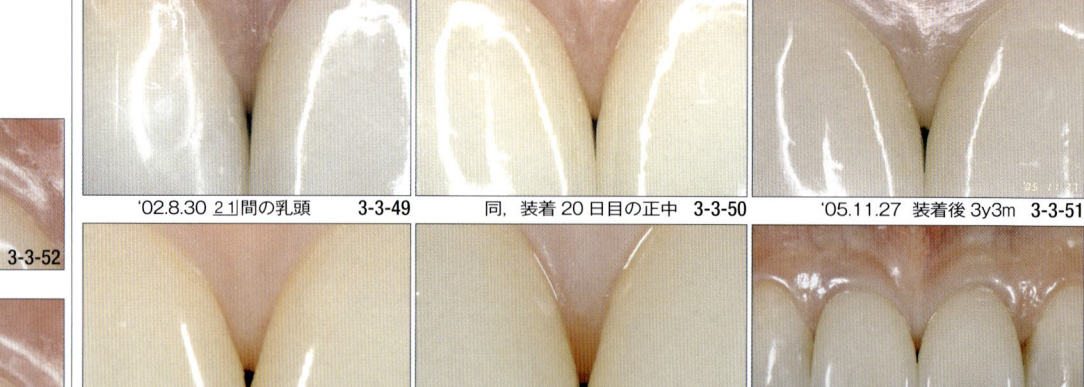

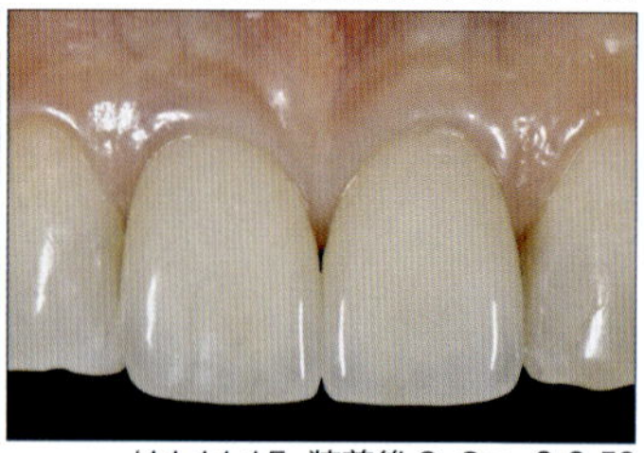

左側中切歯は **3-3-61** のようにポストのサイズが不十分で，フェルール（Ferrule）も足りない．フェルールとしては隣接の乳頭頂から2mm以上の歯質が必要．水平的に2mmということは唇面中央で6mm近く歯質が存在することが最低条件である．不足していたら意図的挺出か，抜歯をするしか選択肢がないのか，ここが悩み所となる．

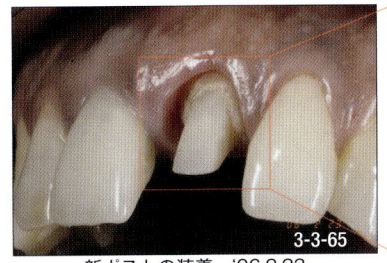

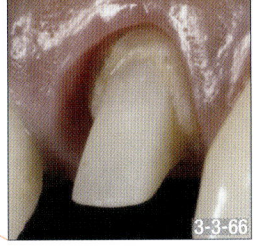

新ポストの装着 '06.2.23　　　　　　　　　　　　再製半年 '06.8.10　　　　　　正中の拡大 '06.8.10

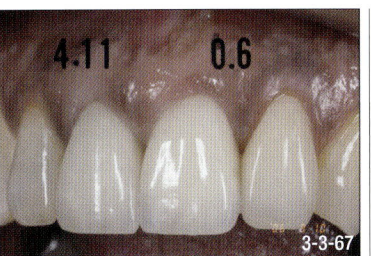

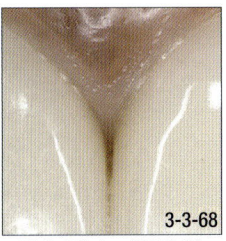

　右側中切歯の巨大なポストや将来性を考えると，今回は 左側中切歯を残すことで同意を得た．挺出については，俳優という職業柄，装置のセットが困難であり，エンブレジャーが大きくなることの同意も得られなかった．ポストが破折した左側中切歯の近心，正中の歯間乳頭の内縁には **3-3-66** のように臨床的な炎症像は存在しない．

　応力の集中しやすい骨頂のレベルで，ポストの直径は歯根の 1/3 を超えると歯根破折の確率が高まる．根管のテーパーとファイバーポストの形態はできるだけ一致する必要があり，残ったわずかな部分を追加のコンポジットと接着性レジンセメントが埋めるのが理想的である．ファイバーポストのテーパーは 2～4°程度で，形態に合わせて尖端を形成し直すとファイバーの断端から破折しやすい．また，歯冠部に築盛したコンポジットがカウンターベベルで残存歯質を外側から囲むべきだろう．

　いずれにしても，残根状態に支台築造をしたとき，歯根破折か，ポスト破折か脱落，二次齲蝕は覚悟しておく必要がある．

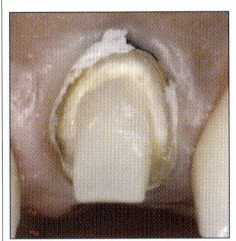

　太めのファイバーポストを入手（**3-3-65，66**），Guided papilla growth（p.156）により歯間乳頭が成長したあとの歯肉圧排と印象なので大変な苦労をした（**3-3-69**）．正中の歯間乳頭は **3-3-66** のように 2mm 以上の高さがあるので，損傷を与えずに糸を挿入する必要がある．装着後，6 ヵ月が **3-3-67**．

　その後，1 年も経たずにメタルのポストのある右側中切歯（**3-3-60**）が垂直的に破折（Vertical root fracture）．**3-3-70** は破折してポストが脱落した直後で，まだプローブも入らない．歯頸部ではポストの直径は根の 4/5 以上もの太さがある．**3-3-71** の CT 撮影後，インプラントの抜歯即時埋入を依頼（鈴木真名先生）．

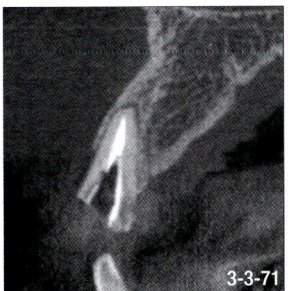

'10.11.16 VRF　　　　'07.5.16 CT　　　　'07.11.1 埋入 5m

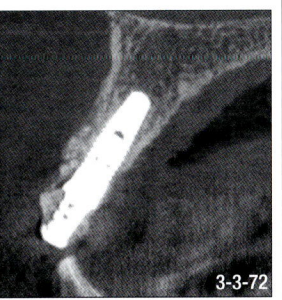

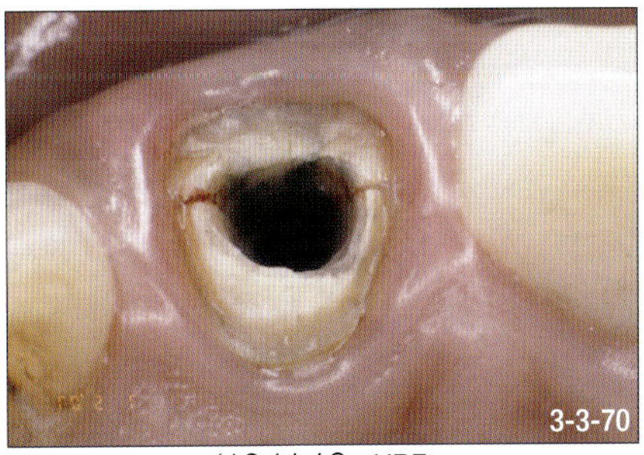

根の垂直破折

　俳優という職業的な制約も多く，手術の回数を減らし，発音や撮影時のクローズアップに支障が出ないことなどの条件から，即時埋入を決定．右側側切歯は天然歯であり，修復には参加させたくはない．**3-3-73** の X 線写真から判るように左側中切歯のセラミッククラウンを撤去，右側中切歯をポンティックとした延長 Provi. を製作．仕事に合わせて翌年上部構造を装着（**3-3-74**）．

　セラミックはプレスした二ケイ酸リチウムの上に焼成している．アバットメントにジルコニアを使うと，メタルに比べて歯肉の退縮は少ないが，強い応力がかかったとき，チタンのプラットフォームが傷だらけになる．ときにはチタンがチップオフをする．チタンの粉末が軟組織に迷入してタトゥ（刺青）状の変色を起こす．

修復各論　139

アバットメントの脱着の機会は少ないほうが組織の吸収が起こりにくいので，眼に触れることは少ないが，これからの大事な診査項目となるだろう．

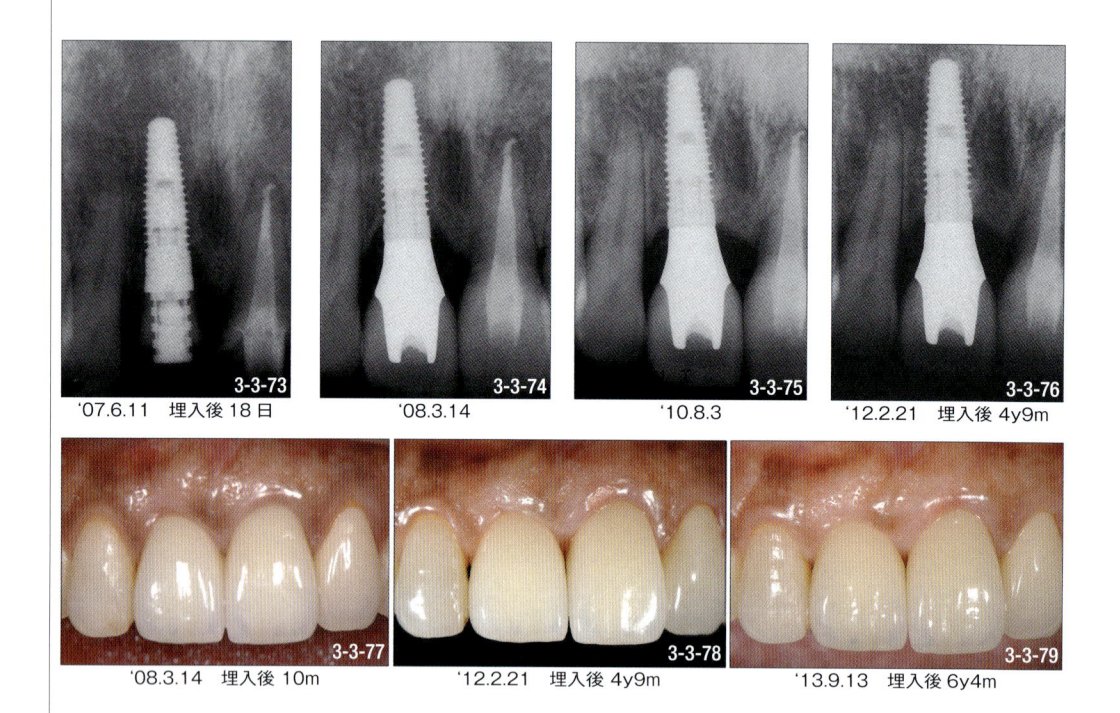

'07.6.11 埋入後 18日 　3-3-73
'08.3.14 　3-3-74
'10.8.3 　3-3-75
'12.2.21 埋入後 4y9m 　3-3-76

'08.3.14 埋入後 10m 　3-3-77
'12.2.21 埋入後 4y9m 　3-3-78
'13.9.13 埋入後 6y4m 　3-3-79

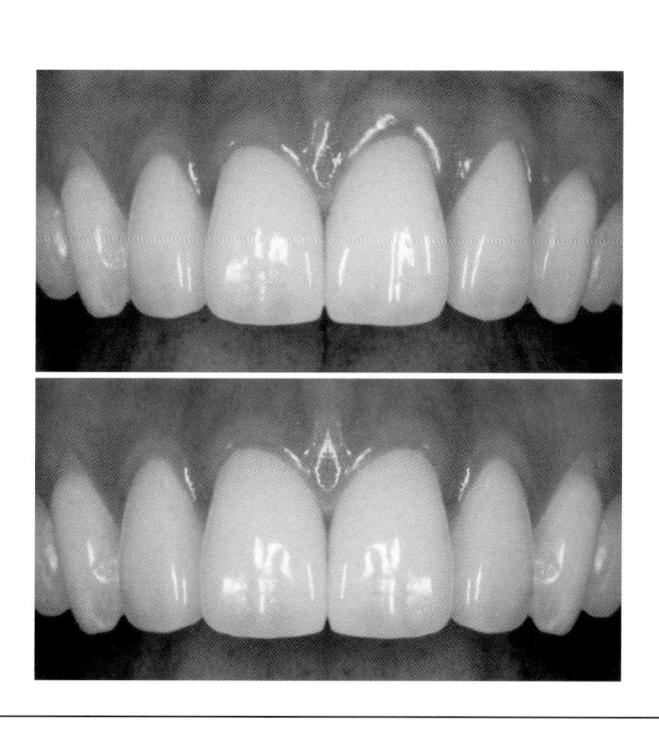

審美修復
Aesthetics in clinical dentistry

4

第4章 審美修復
Aesthetics in clinical dentistry

① 原則としての数値と比率

日本での審美（米語では Esthetics，英語では Aesthetics，あるいは Cosmetics）という言葉は 1889 年，森鴎外と大村西崖による『審美綱領』に初めて登場した．「審美」は『大辞林 第二版』によると「美の本質を見極めること，美を識別する能力」とある．次に「美」を調べると「哲学の三大命題，真，善，美，の一つ」とある．どうやら我々凡人には行き止まりの世界のようだ．

Aesthetic Dentistry を審美歯科と訳す．この英語と日本語訳のどちらにも無理がある．Aesthetics in Clinical Dentistry とするべきだと私は考える．歯科臨床の審美的要素，とすると，やや説明的過ぎるか．美術でもない，美学ですらない何か臨床的な新しい呼称がほしい．

原則として，全ての補綴物，プロテーゼ（代用内臓を含めて）は生体に受け入れられやすいものではない．あくまでも代用品としての宿命を甘受しなければならないものに，形而上の「美」という言葉を，まるで飾りつけのように付け加えることに多少の物悲しさささえ感じてしまう．

自然には美の概念はない．善悪，美醜の区分けもない．関心があるのは種と個の存続，強弱だけである．全く同様に，自然には「不正咬合」という概念はない．何かの代償（Compensation）の結果が我々の眼に不正として映るだけである．歯科医による便宜上の分類であり，基準の枠組みをどこにおくのか，分類する側の認識による．

理念をもった治療が，個の肉体と尊厳に不可欠の存在にまで昇華したときは，無機物すらある意味での生命をもつに至る．補助的なものでもいくらかの存在を主張する機会が与えられるのではないだろうか．わずかな生涯だからこそ，どの年齢でも生きるもの固有の息吹きと美しさを誇ることが許されるのではないだろうか．

もし幸運にも我々の修復物が自然の仕組みに参加できたとしても，綺麗で，模倣で，それらしく見えるのは原則の一部であり，咀嚼器官の形態と機能のシステムをサポートして初めて体系の一部となる．咀嚼や発音発語，嚥下，周囲の筋・靭帯とのネットワークが優先される．

被蓋の基準
Vertical overbite
・Incisal 4mm
・Canine 4～5mm
Horizontal overbite
・Incisal 2mm
・Canine 1～1.5mm

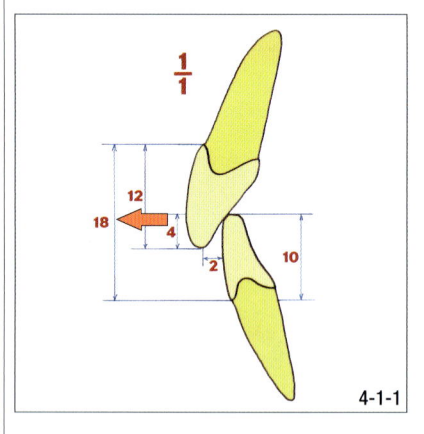

まず，被蓋の基準として 4-1-1 の寸法から始めよう．上顎の中切歯の歯冠長は 11～12mm（統計は成人の計測によるが，咬耗のない歯を本当に集めたのだろうか），下顎中切歯は約 10mm，上下顎の垂直被蓋（Vertical overbite）は 4mm．水平被蓋（Horizontal overbite）は 2mm．

この数字の中で本当に重要なのは，上下中切歯の CEJ 間の距離である．赤矢印の 18mm の数値は総義歯にも適用され，咬合高径が正しいとされる平均値である（Lee, 1990[15]）．

15. Lee R: Esthetics and its relationship to function. In: Rufenacht, Claude R. Fundamentals of Esthetics. 1st ed. Chicago, Quintessence Publishing, 1990.

ただし，生物学的幅径が保たれているとき，歯肉溝（サルカス，Gingival sulcus：p.144）の深さ上下合わせて 2mm を引いて，肉眼で見えるのは 15～16mm 前後となる．この距離は咬合高径の大きな目安の一つである．前述のように，咬合高径に絶対的な基準はなく，幾つもの目安を総動員する必要があるが，この 18mm はかなり重要な項目であろう．

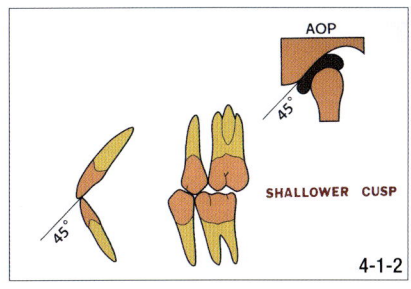

上顎前歯の被蓋の深さと機能面の角度によっては，上唇下縁からの切端の見え方が変化する．この角度は顆路の傾斜角と密接に関係している．**4-1-2** では AOP に対して，中切歯の角度を 45° としており，前方位では下顎全体が平行に動き，臼歯部は離開しにくい．無理に離開させると，臼歯の咬頭の展開角は大きくなり，フラットで咀嚼効率が悪くなる．

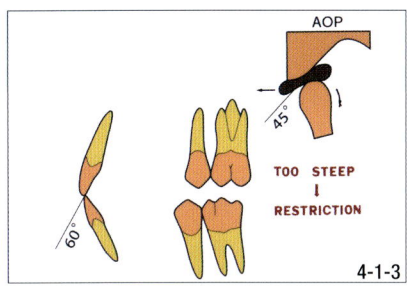

　4-1-3 のように前歯の機能面の角度がきついと下顎頭には強い回転の要素が加わる．臼歯部の鋭い咬頭を見ると，咀嚼効率は良さそうに見えるが，歯列全体としては離開が大き過ぎて効率が悪くなる．また，チューイングサイクルは小さく規制され，窮屈な動きを強いられる．顎関節もルースになりやすい．

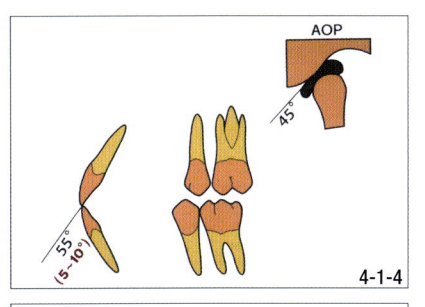

　Ⅰ級では AOP に対し約 55° のガイド角を示す．関節円板の動きが制限されることもない．臼歯部の咬頭もフラットではなく，自然なシャープさを表現でき，咀嚼効率も高くなる．咬合平面の方向，調節彎曲のカーブが重要だが，そのとき，上唇から切端がどれくらい見えるかは次の問題となる．

　この 55° の角度を保ちながら，臼歯部を確実に離開させ，なおかつ，切端の長さをプラス 1mm 加える．離開の余裕と咬頭の鋭さを保ちつつ，適度な切端の露出をする．切端が下口唇の赤唇部と軽く接触するが，圧痕が残らないように．「F」と「V」の発音が大切．

　顔貌の目鼻立ち（Features）の調和のなかで，いくつかの数値が存在するが，これは全体的な基準の一つにすぎず，そのほとんどに我々は介入できない．ただし，咬合高径を探す基準として，鼻下点，中切歯の切端とオトガイの三点を確認したい．髪の生え際や鼻下点と言っても「このあたり」という程度であるが，一応ラインを描いてみよう．
① 眉尻，目尻，中切歯中点が正三角形
② 眉頭の中点，鼻下点，オトガイが等分（Dr. McGee の計測）
③ 髪の生え際から目尻，オトガイまでが黄金比
④ 鼻下点から中切歯の中点，オトガイまでが黄金比

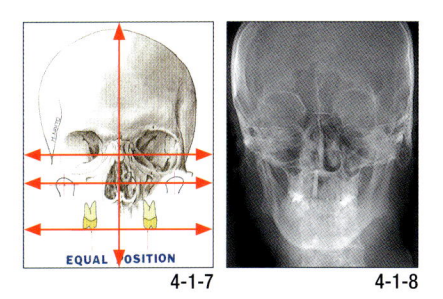

　4-1-7 は理想的な骨格図に垂直線と水平線を記入してある．しかし，実際の人間には模式図のような骨格や顔貌は存在しない．通常は **4-1-8** のように左右が非対称であり，頭蓋から下部になるほど変形の要素が多くなる．成長期を越えてここに介入し長期の安定性を獲得するケースは少ない．顔貌にたくさんの基準線を設定しても骨格とは一致しにくい．

被蓋のあり方

切端の位置

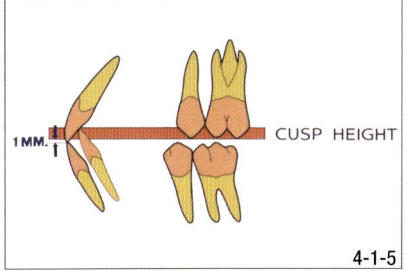

全体的な調和
Total profile

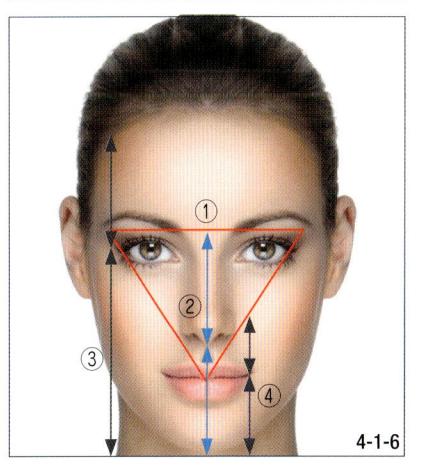

審美修復　143

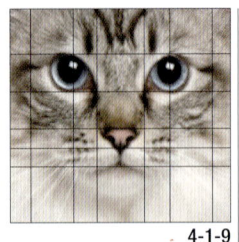

4-1-9
猫の顔だって線を無数に引けば，どこかが黄金比になっている．それを強引に分析して何かの意味づけをするのは，科学的姿勢とはいえない．

植物の枝の付き方や葉の生え方，巻貝の螺旋などに数学的な規則性や配列を見い出すことは，特定の分野では重要なポイントかもしれない．しかし，無理に探した比率によって患者の顔貌をコメントすべきではない．咬合のわずかな基準にもならない．

科学革命の登場とともに，科学や医学の世界では黄金比という言葉はほとんど死語になったのに，なぜ，今になって歯科だけが復活させようとしているのだろうか．歯科治療の場合，あまりに数値，比例に振り回されてはならない．全体としての調和，配置，不完全な統一感，左右の不均衡，捻れなど，そして何より咬合が重要な要素である．

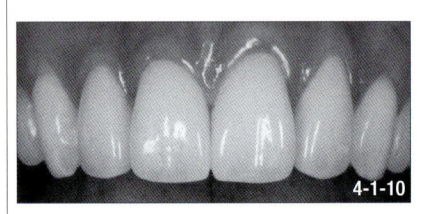

136ページのケース．**4-1-10** は左右側の側切歯の歯軸を少し変更．捻転させ，最大豊隆部も同一ではない．左側の中切歯遠心は右側より膨らませてある．切端の形態やエンブレジャーも左右で異なっている．ほとんど黄金比は基準としていない．

接合上皮と記入された部分は Junctional epithelium のこと．非角化上皮で，Unattached attached gingiva と分類される場合もある．ヘミデスモゾームで歯面と接着したこの部分については高橋論文に詳説されている（次ページ）．

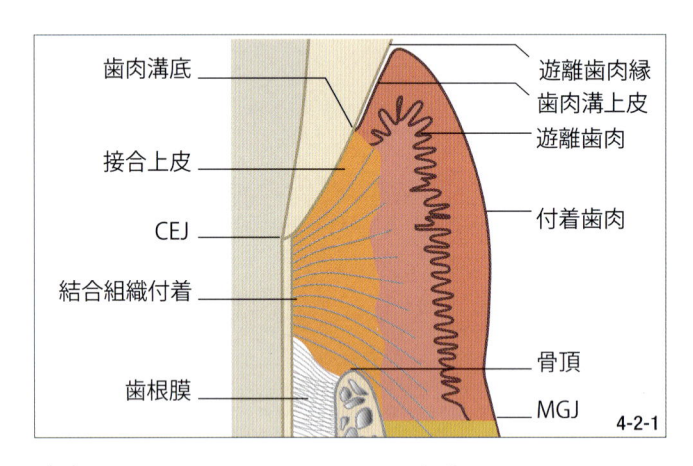

② Dent-gingival complex　歯と歯肉の複合体

歯が立ち上がる組織の生理と構造を理解したい．その融和こそ修復の命でもある．炎症を起こさず，審美的な修復の長期安定度（Longevity）を期待するにはかなり繊細な知識と，技術上のルールがある．そのルールを守ることで一定の平和は維持できるだろう．

4-2-1

診査項目
（ⅰ）Biologic width
（ⅱ）Dr. Maynard's classification
（ⅲ）Attached gingiva
（ⅳ）Free gingival margin
（ⅴ）Osseous crest
（ⅵ）Cement enamel junction
（ⅶ）Interdental papillae
（ⅷ）Transitional area

この Dent-gingival complex の八つの分類は，内面を微小循環の観点から覗いたあと ④ の項目で一つひとつを形成や圧排，マージンの設定と関連づけながら詳説していこう．

上皮が延長し，陥入した部分である歯肉溝上皮（Sulcular epithelium）が歯のエナメル質と相対してサルカスを作る．その直下が接合上皮（Junctional epithelium）で，その表面は同じ上皮でもサルカスの部分に比べて人為的な介入への抵抗力は異なる．体外の体内とでも表現されようか．その体外から体内へ至る境界部のシーリング機構について，走査型電子顕微鏡（SEM）の観点で再び高橋和人に登場願おう．審美を支える生理的な大前提でもある．

③ 微小循環から覗いたシーリング機構　（高橋和人）

体外の上皮が陥入したヒトの消化器官は，体外と同様に上皮に囲まれている．その入り口である口腔もまた上皮に覆われている．体外と体内の接点から立ち上がる歯はいくつもの防御機構で守られている．それを理解することは人工的な修復を理解することにつながる．

144　審美修復

五つの防御システム　（a）歯頸部歯根膜
　　　　　　　　　（b）付着上皮の特徴
　　　　　　　　　（c）付着上皮が歯をシールする機構（直接シーリング）
　　　　　　　　　（d）接合上皮が歯をシールする機構（間接シーリング）
　　　　　　　　　（e）輪状線維がシールする機構

（a）歯頸部歯根膜

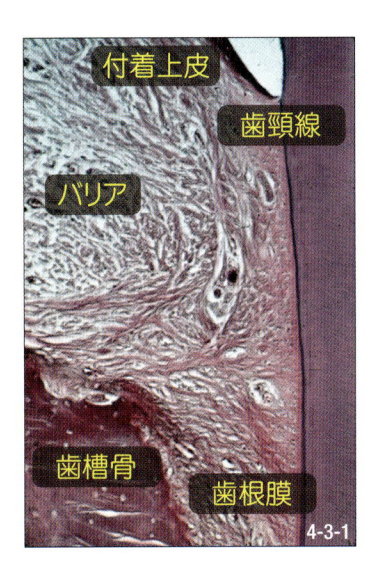

歯周組織は外からの炎症に対する最前線である．まず，歯肉から歯根膜への移行部に触れておこう．付着上皮の下縁は歯頸線で，歯頸部歯根膜と明瞭な境界を形成して，ここでは多くの組織が複雑に交錯している．**4-3-1**の付着上皮の下端部分が歯頸線で終わっている．歯頸部歯根膜の範囲は歯頸線から歯槽骨頂までをいう．特に重要なことは，輪状線維をはじめ，歯頸部歯根と歯槽骨を結ぶ線維，歯根と歯槽骨を結ぶ線維が縦横に走っていることである．

歯は歯根膜によって顎骨と結合し安定を図り，十分な機能を発揮できる．それには付着上皮と歯面や歯小皮とを生理的にシールする第一の付着機構と，歯頸部歯根膜を構成する輪状線維をはじめ，歯根-歯槽骨，歯根-歯肉，隣接歯を結ぶ歯間線維などの第二のシール機構がある．二つのシステムで口腔内の環境と体内との環境を隔離する．

この線維群が健全であれば感染源が歯根膜に侵入できない．密集する線維の間に比較的太い血管の断面が見られる．歯槽骨頂には骨の新陳代謝による小さな吸収像がある．

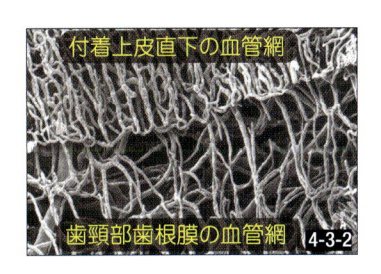

4-3-2は接合上皮直下の血管網と，歯頸部歯根膜の血管網を示す．図の上半分に見える接合上皮直下の血管網は網目が細かい．付着上皮が終わる歯頸線で，その下端の血管は上方に翻転してループを形成し，歯頸部歯根膜の血管網と明瞭な境界線をつくって終わっている．

付着上皮直下と歯頸部の歯根膜

一方，下半分に見える歯頸部歯根膜には発達した太い健全な線維束があり，血管はその間を縫って血管網を作るためにその網目は粗くなる．この歯頸部歯根膜と，付着上皮直下の血管網の下縁が明瞭な境界をつくっていることは，バリアが健全であるかどうかの重要な目安になっている．付着上皮の侵入も防ぐ．

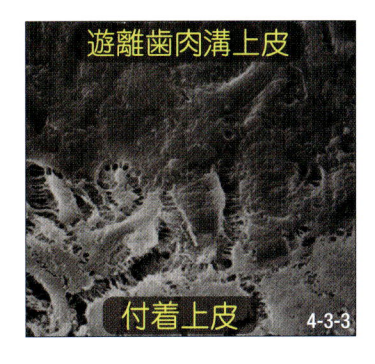

4-3-3は歯を溶解し，縦に切断した**4-3-4**を内側から見た図である．遊離歯肉溝上皮と付着上皮の間には明瞭な境界線がある．このラインから上の細胞は単に歯の表面に密着するだけだが，下部はまるでマジックテープのように歯と接着している．外来刺激に対する第一のシール機構である．口腔という外界から歯を保護するこの最前線の付着歯肉から考えよう．

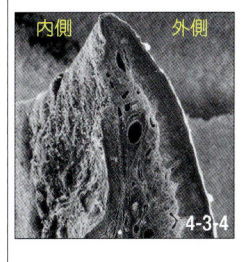

審美修復　145

付着上皮は，縮合エナメル上皮と口腔上皮とが歯の萌出によって再構築された特殊な上皮で，界面では歯小皮を介して歯面に生理的に接着してシールを確実なものにしている．

ところが，インプラントはこの付着上皮が失われた部位に植立するため，付着上皮による生理的なシールが望めない．その大きな理由は，歯の喪失によって生じる創傷は，口腔粘膜によって修復され，その瘢痕は全て口腔上皮となり本来の付着上皮は存在しなくなってしまうからである．

(b) 付着上皮の特徴

歯肉は口腔上皮と付着上皮とによって覆われている．口腔上皮は消化管の入口で口腔の内壁を形成し表面は角化層で覆われ，基底層部分には多くの乳頭が形成され固有層との結合を強固にしている角化性扁平上皮である．

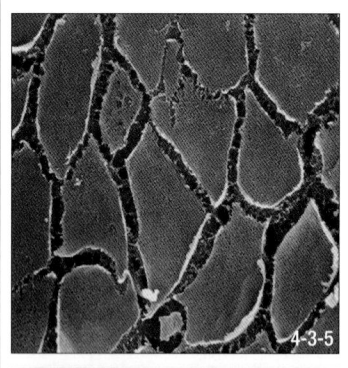

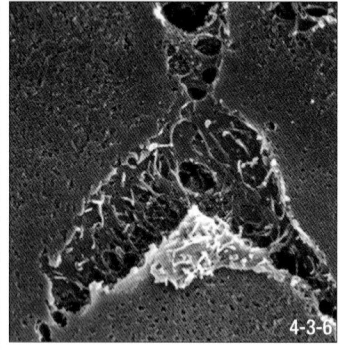

本来の付着上皮は歯に付着している上皮で，歯の萌出に伴い縮合エナメル上皮と口腔上皮が癒合し，リモデリングを繰り返して再構築された特殊な上皮で，口腔上皮とは異なり，薄い非角化性の扁平上皮で歯面と接着している（4-3-5）．非角化性であることが，接着機構（半接着斑）により歯面と生理的な接着を可能にする大きな鍵である．

一方，上皮細胞同士は接着することはなく，隣接する細胞表面にある小突起によって結ばれ，細胞間隙は広く開いている．遊走性白血球，滲出液の通り道を作っている（後述）．4-3-6 では三つの接合上皮細胞の界面が見られ，上皮剥離の際の回廊状の細胞間隙が露出している．回廊の分岐部には内方に向かう小乳が存在する．

(c) 付着上皮が歯をシールする機構（直接シーリング）

半接着斑（ヘミデスモゾーム，Hemi-desmosome）は接合上皮がエナメル質と接着する機構である．これは付着上皮細胞が微細な線維を伸ばし，基底膜を介して周囲組織と接着する形式と同じである．上皮細胞同士が接着するときは接着斑と呼ばれる．

直接，歯面に接着する第一の防御機構であり，ヘミデスモゾームが歯面を覆う歯小皮の中へ微細な線維を伸ばし，両者は生理的に結合して，防衛ラインの最前線を構成している．この接着の契約を結ぶ相手は誰でもよいわけではない．人工修復物のメタル，セラミック，あるいは接着性レジンと友好関係は結ばない．

(d) 接合上皮が歯をシールする機構（間接シーリング）

第二の防御機構が間接シーリングである．接合上皮の上縁はサルカスに続いており，サルカス内には細菌，起炎物質等が存在し，通常，歯肉溝上皮の内部には常に炎症が存在する．この炎症の歯肉内部および歯根膜への波及を阻止する間接的な防御機構が準備されている．この防御機構によって歯肉のシールを安定させ，接合上皮が健全な状態に維持される．

接合上皮直下に密接して平らで緻密な血管網が存在し，この血管網はエナメル上皮に分布していたものが，歯の萌出によって付着上皮の形成に伴い，上皮直下の血管網に改築された特殊な血管網である．接合上皮に付属し，上皮と共同で二つの防御機構を構築している．

1）白血球による防御機構：上記の接合上皮直下の血管網から遊走した白血球が，ネット状に広がる上皮細胞の間隙に入り移動する．遊走性白血球は侵入者を追って無秩序に動きまわるのではなく，小道に沿って遊走する．

4-3-6 の表面を次々に剥がすと，4-3-7 のように何層にも重なった接合上皮の細胞が見えてくる．各細胞は細胞小突起で結ばれているが，その茂みが帯状に剥げた細胞間隙が迷路のように走っている．この小道は図の中央に見える白矢印の小孔を通じて縦横に走りまわっている．

これは遊走性白血球（黄矢印）がパトロールする通り道で，侵襲物を貪食し，異物の内部への侵入を阻止する「けもの道」だと考えられる．少し倍率を下げた 4-3-8 では遊走する白血球が見られる（矢印）．この白血球は血管壁の内皮細胞をかき分けて血管外に浸潤してきたものである．外に出てきた白血球は細胞間隙を押し広げて「けもの道」を確保していく．

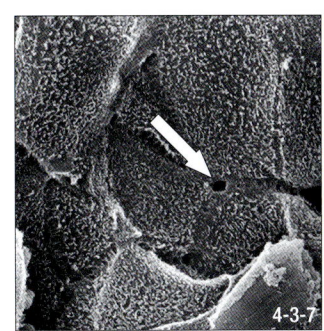

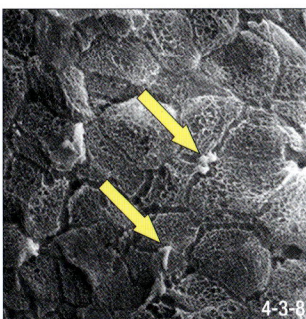

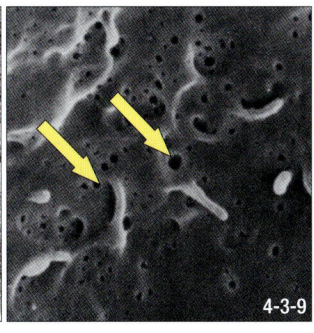

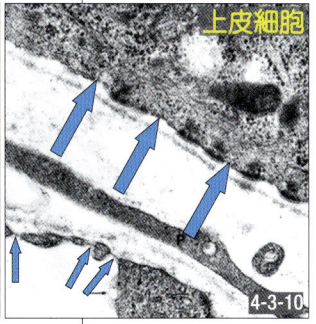

2）滲出液による防御機構：接合上皮直下の血管網を構築するのは，多数の小孔をもつ特殊な有窓性血管である（4-3-9 の黄矢印）．この小孔から滲出した滲出液が付着上皮内に入り，細胞間隙を通ってサルカスに向かって流れをつくり，接合上皮内の侵襲物を洗い流す自浄作用をもっている．

血管壁は薄く，小孔を通じて血管内外の物質の透過を容易にしている．4-3-10 の TEM 像は下方に見える血管の管腔から滲出液が小孔を通って上皮細胞に滲出する経路（青矢印）を示している．

血液成分の滲出により，間接的に健康を保つ機構の一部分を示した．このように，歯面と上皮細胞がヘミデスモゾームによって機械的に接着する第一のシステムと，血管を主役とした第二のシステムがある．この二つのシーリングの機構により，サルカスの拡大が防がれる．次に，接合上皮から離れて，歯頸部歯根膜の観察に進みたい．

（e）輪状線維がシールする機構

接合上皮の下縁から，歯槽骨の上縁までの，歯頸部を取り巻く帯状の歯頸部歯根膜には，歯根の歯頸部と，歯肉や歯槽骨，隣在歯とを結ぶ線維が存在する．さらに，歯頸部を輪状に取り巻く強靭な輪状線維などが交錯し，フェルト状の帯を構成している．

特に注目したいのは，歯の歯頸部と，インプラントのシーリング機構にも大きく関与する輪状線維である．輪状線維は歯根歯頸部を取り巻き，接合上皮や遊離歯肉を外側からはちまきのように締め付け，接合上皮とともに歯肉のシーリングを強固なものにしている．

歯の喪失とともに，接合上皮や歯頸部歯根膜はその役目から解放され，機能を失う．インプラントのときは歯と接合していない輪状線維のみが残る．インプラント埋入後，周囲の歯肉内に残存していた線維が再構築されて，フィクスチャーを取り巻く輪状線維となり，シーリングの機能を代行する．

審美修復　147

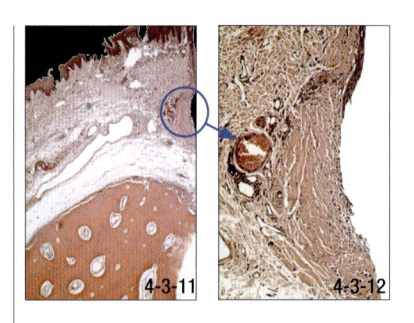

4-3-11 はインプラント植立後 6 週間目の切片標本．毎日ブラッシングを行い，輪状線維が非常に発達して，フィクスチャーをしっかりとシールしている．**4-3-12** は左図の青丸の拡大．口腔上皮（OE）は発達した輪状線維によって深部への増殖が阻まれ，扁平に変形している．

（f）再び，付着上皮を考える

ここまでを血管網の観点からもう一度覗いてみよう．一般にサルカスの上部は口腔粘膜に由来する柵状の網目をもつ血管網で占められている（**4-3-13，14** の青矢印）．下部は漁網型の編み目をもつ血管網で構成される（赤矢印）．両者の境界は **4-3-2** に対応しており，前述したように第一のバリアとして臨床的に極めて重要である．

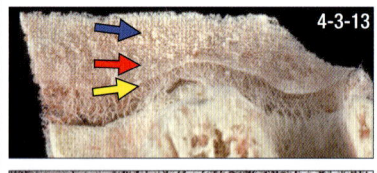

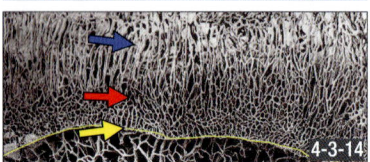

正常な歯肉の場合，血管網の下縁には明瞭な境界線が形成されている（**4-3-13，14** の黄矢印）．SEM 像で血管を見ると，この接合上皮の下縁（黄色）は歯頸線と一致することが判る．

つまり，網目状の血管網の下縁とも一致している．ここが乱れていないということは，歯頸部の線維性結合，つまり歯頸部歯根膜の結合が強固なことを物語っている．

上皮が炎症により異常増殖して歯頸部歯根膜のバリアを突破すると，血管網下縁のスムースなラインが乱れて歯根膜に侵入する．接合上皮と，その直下の血管網は運命協同体なのである．

上皮細胞は何層にも重なっている．白血球のパトロール道も縦横に走りまわっている．微小循環も環境とともにその働きが変化し，三次元的に姿を変える．生体は立体であり，修復との接点も，また，立体である．

本論の Dent-gingival complex に話を戻そう．歯肉圧排時に，我々の攻撃を完全にサルカス内で終わらせることは，事実上困難であり，ときには圧排糸がヘミデスモゾームを剥離することはありうるだろう．しかし，バーによる形成限界がサルカス内に終わるかぎり，糸による短時間の剥離は容易に修復される．

ところが，形成が接合上皮の下に及ぶと，修復物の辺縁は恒久的にヘミデスモゾームの接着を侵し，炎症を起こすことになる．白血球のパトロールは人工物には及ばない．すなわち，修復物のマージンは審美性の要求があっても接合上皮に入れてはならない．このあたりで，歯頸部のシーリングの記述を終え，筆を内藤に渡したい．

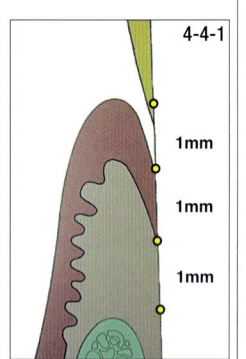

④ Dent-gingival complex　各論
（ⅰ）生物学的幅径（Biologic width）

144 ページで分類した Dent-gingival complex の 8 項目を分解する．初めの Biologic（Biological）width は生物学的幅径と呼ばれ，8 項目の中で最も重視される．**4-4-1** のような数値や，性状については幾多もの成書に記載されているので，ここでは修復物のマージンとの関係について記す．ヒトの体内への入り口である口腔は，体表の陥入した部分である（ある観点では体外とされる）．外胚葉性の由来であり，上皮組織が主で，形態と組織的な変化が少なく，元来は創傷の治癒が起こりやすい場所でもある．しかしその粘膜を貫通する歯が萌出するが故に，局所的な弱点をもっている．修復のときその弱点は強調される．

生理的とされる Biologic width の上縁は遊離歯肉頂（Free gingival margin）から，遊離歯肉溝

トータル 3mm の原則を超えて，1mm 以上の上皮付着がある場合，LJE（Long junctional epithelium）と分類され，清掃状態が良好であり，修復を必要としなければ，これは許容される．

上皮（Sulcular epithelium），ポケット底部，接合上皮（Junctional epithelium）を経て，結合組織に付着する骨頂部に至る縦切断の観測値で，平均2.64mm，臨床的に約3mmといわれる．これはある局面での数値であり，必ずしも歯頸部の全周に適用されるものではないことは歯間乳頭の項で触れたい．

(ii) Dr. Maynard classification

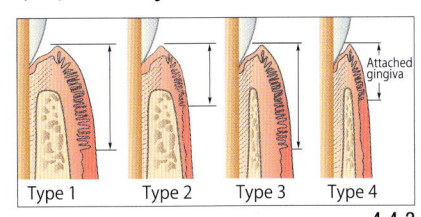

生物学的幅径の原則により遊離歯肉辺縁から骨頂までが同じ3mmでも，その形状によって性格が変わってくる．形態は性状を変えるという原則はここにも当てはまる．このクラス分けにより，形成や圧排の方法が大きく変わる．

Type 1：歯槽骨も，歯肉も厚い．おそらく修復物に対して最も抵抗力がある．
Type 2：歯槽骨は厚いが，歯肉が薄い．修復時の侵襲にType 1よりやや弱い．
Type 3：歯肉は厚いが，歯槽骨は薄い．修復物には強いが，炎症が起こると外見は良好でも歯槽骨の骨縁下ポケットに注意する必要がある．
Type 4：歯肉も歯槽骨も薄い．天然歯で生物学的幅径の原則が保たれているかぎり問題は少ないが，修復物に対して強靭ではない．Gingival scallopが強くて薄い歯肉（Thin scalloped）の前歯や，下顎の犬歯，小臼歯あたりにこのタイプが多く，圧排や形成，印象に細心の注意を払うこと．

(iii) 付着歯肉（Attached gingiva）

バリアとしての付着歯肉は，その名の通り付着しており「動かないこと」が修復物には必要条件の一つであろう．天然歯の場合，炎症がなく，サルカスが浅ければこの歯肉の幅は2～3mmで十分なこともある．しかし，ひとたび炎症が起きたり，経年的な歯肉退縮が生じるとわずかな幅であればたちまち消滅してしまう．また，頰棚（Buccal shelf）が水平であったり，前庭が浅いと付着歯肉が少なくなり，問題を起こしやすい．これは下顎の第二大臼歯に発生しやすい状況である．

修復治療のときには，遊離歯肉の辺縁から歯肉歯槽粘膜境までの角化歯肉の幅は最小限4～5mmはほしい．誤解してはならないことは，角化歯肉の幅からサルカスの深さを引いた数値が付着歯肉であり，外観上の薄いピンクの幅に惑わされてはならない．

マージンを歯肉縁下に設定する場合には，最小限5mmの角化歯肉の幅（1～2mmの遊離歯肉と3mmの付着歯肉）が必要である（Maynard JG, Wilson RD, 1979[16]; Nevins, 1984[17]）．この量が足りないときには炎症の拡大を防ぐことはできないだろう．

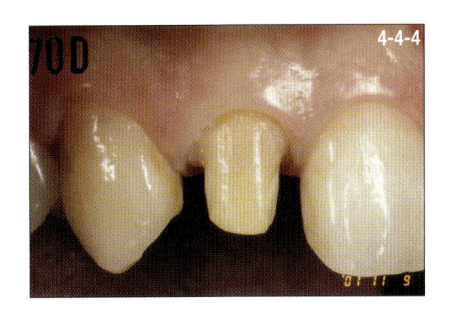

4-4-4で約7mm見える薄いピンクの歯肉は角化した歯肉で，サルカスの深さの1mmを引いた6mmが真の付着歯肉の幅である．側切歯は歯槽骨も歯肉も薄く，MaynardのType 4に分類され，修復を受けるために，この程度の確実な角化歯肉と付着歯肉の幅が必要であろう．

修復を前提にするとき，付着歯肉が少なければ作る必要がある．4-4-5は，第一小臼歯に頰小帯があり，頰が動くたびに小帯が辺縁歯肉を引っ張る，いわゆるFrenum pullが生じている．これを改善しないと修復後に歯肉退縮が起こるだろう．

前庭も浅く，隣接面には厄介な歯周ポケットもある．部分層弁を形成し，遊離歯肉移植片を骨頂に位置づけることにより歯周ポケットを除去，口腔前庭の拡張を図っている（4-4-6）．修

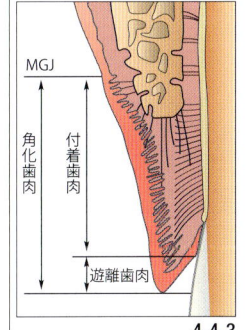

16. Maynard JG Jr, Wilson RD: Physiologic dimensions of the periodontium significant to the restorative dentist. J Periodontol, 1979;50:170-4.

17. Nevins M, Skurow HM: The intracrevicular restorative margin, the biologic width, and the maintenance of the gingival margin. Int J Periodontics Restorative Dent, 1984;4(3):30-49.

審美修復　149

復の完了時には約 5～7mm の確実な付着歯肉が獲得できた（**4-4-5～6** は小野善弘先生による）．

　炎症もコントロールされ，ブラッシングによる疼痛は消失，歯間ブラシも容易に使えるようになった．マージンの退縮も起こりにくい．

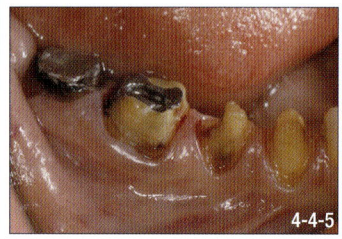

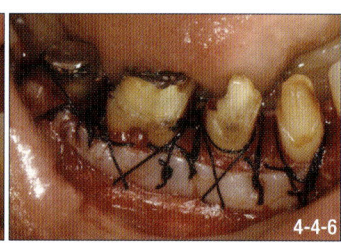

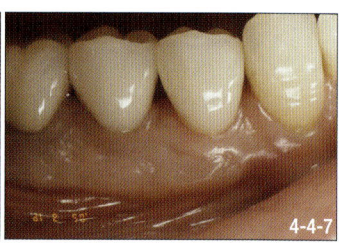

（ⅳ）遊離歯肉　（Free gingival margin）
（ⅴ）辺縁骨頂　（Osseous crest）
（ⅵ）エナメル - セメント境　（Cement-enamel junction：CEJ）

Gingival architecture

Gingival scallop

　健康な歯周組織を基準として，標題の三つの組織の立体像を考えてみよう．まず眼に見えるのが歯肉の形態（Gingival architecture）である．**4-4-8** の青い線のように Free gingiva による凹凸のラインがあり，これを Gingival scallop（以下，スキャロプ）と呼ぶ．歯肉から露出した上顎中切歯の全長は平均して 10.2～11.0mm で，スキャロプの歯間乳頭部の高さは 5.0～5.5mm すなわち中切歯の半分である．

　中切歯と側切歯の歯間乳頭まではこの基準に従うが，犬歯との間は若干低くなる．この数値は歯肉の単なる外観上の問題で，歯槽骨がどこまで歯肉をサポートしているかが重要であろう．

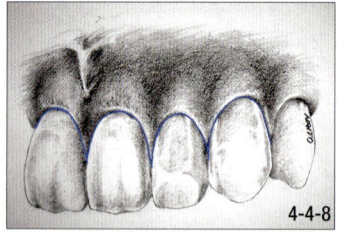

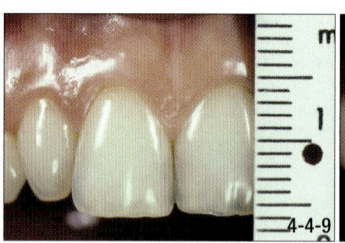

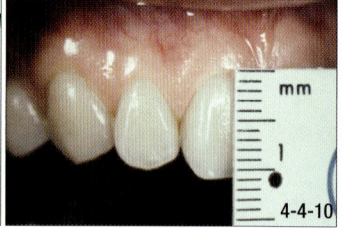

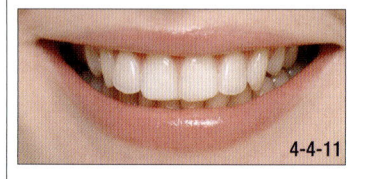

Osseous scallop

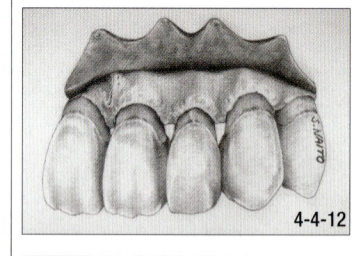

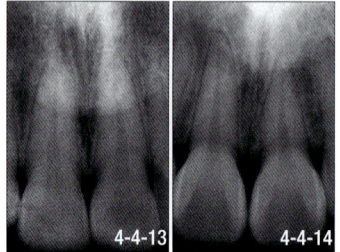

　歯の形態や長さなどによってバラつきがあり，この数値は一つの基準にすぎない．通常はこの歯間乳頭の見え方は眼に負担とならず，歯間乳頭頂を結んだ線はスマイルラインに近似する（**4-4-11**）．中切歯も大体黄金比の中に納まってくる．

　美しいスキャロプのある歯肉は，支える歯槽骨の形（Osseous scallop）に左右される．炎症のない歯肉は通常 3.5mm の歯槽骨のスキャロプをもっている．スキャロプは **4-4-12** の歯間部の骨頂と，唇側の骨との落差を意味する．

　4-4-9 を X 線写真にすると，**4-4-13** のように約 3mm 強の骨のスキャロプが窺える．次の **4-4-14** は歯冠と歯頸部の幅が大きく異なり，骨のスキャロプは少なく，約 2mm 程度できる．この 16 歳の前歯は一度炎症が起こると，歯間乳頭は退縮して大きなエンプレジャーになる可能性がある．

Free gingival margin
Osseous crest
Cement-enamel junction

この三つの立体感を得るために模式図を描いてみよう

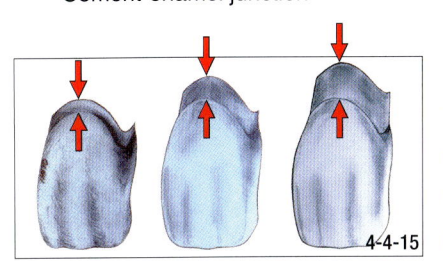

4-4-15 は骨頂から見える歯冠の図．左はかなり健康であり，生物学的幅径の原則が保たれ CEJ の上方には 2mm 弱の歯肉が乗っている．CEJ から骨までの距離が 1mm で，骨のスキャロプは 3〜3.5mm あり，歯肉のスキャロプは 5〜5.5mm である．

4-4-15 の中央の図の場合，骨のスキャロプと同時に歯肉のスキャロプは少しなだらかになり，歯間乳頭の高さは多少失われている．CEJ のラインはまだ歯肉に隠されている．右の図になると CEJ は肉眼に触れるようになる．次第に骨も歯肉もスキャロプは平坦になり，歯間乳頭は退縮，エンブレジャーは大きくなってくる．それは，歯間の骨が失われることを意味している．骨が 1mm 失われると，歯間乳頭は 1.5〜2mm 退縮する．

4-4-16 の黄色の部分は外観で見える歯冠部，ピンクは軟組織，その上のグレーは歯槽骨を意味する．CEJ から骨頂までが 1mm，すなわち健康で退縮もなく，骨も歯肉も適正なスキャロプが保たれた前歯で，最も美しく見えるだろう．

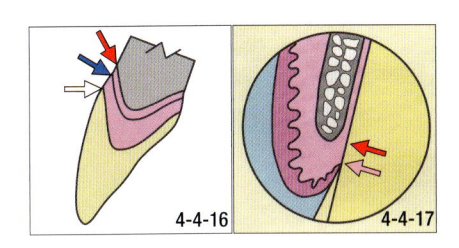

白矢印は外観上の歯頸線，青矢印は CEJ，赤矢印は骨頂のラインである．白から赤までが生物学的幅径である．白から青までがサルカスと接合上皮の付着，赤からピンクまでが結合組織による線維性の 1mm の付着を表す．

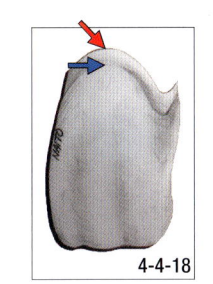

4-4-19 はやや退縮を示し，4-4-15 の中央図に相当する．CEJ から骨頂までが 2mm．接合上皮は歯根に相対している．

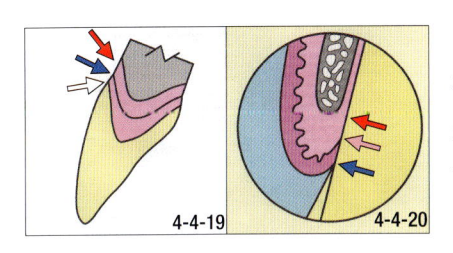

赤からピンクまでの線維性の付着は生物学的幅径が確実ならばほとんどが 1mm である．全体とともに白矢印の歯頸線が退縮，青矢印の CEJ はサルカスの底部に相当している．

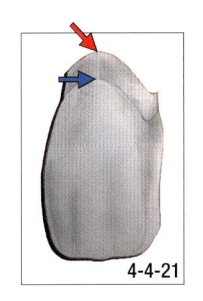

4-4-22 はより強い退縮を示し，CEJ から骨頂までが 3mm となっている．CEJ と歯肉縁はほぼ一致する．それは，歯が長く見え，歯肉も骨もスキャロプがなだらかになり，歯間乳頭の高さが失われることを意味する．

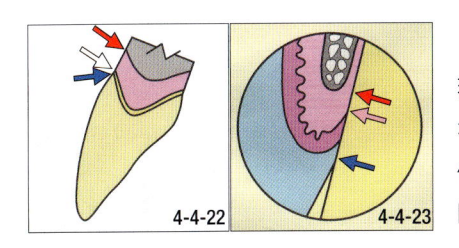

歯間乳頭が下がれば歯間空隙は大きく見える．歯間乳頭のサルカスは浅く広くなり審美性の扱いが困難になる．歯間乳頭部のサルカスについては後述する．唇側の生物学的幅径が確保され炎症がなければ修復時に問題はない．

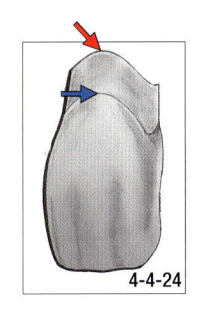

（vii）歯間乳頭　Interdental papilla／（viii）移行部　Transitional area

歯肉のラインが相似的に退縮すれば歯冠外形は大きく崩れないが，退縮とともにスキャロプ

審美修復　151

がなだらかになり，歯冠はスクエアになってしまう．炎症があれば骨の平坦化（Flattening）をしたり，歯肉弁根尖側移動術（Apically positioned flap）による歯冠長延長（Crown lengthening）などでポケットの減少を図ることになるので，結果としてエンブレジャーはより大きくなる．

ここで歯間乳頭が問題となってくる．近年，空隙のスペース（Gingival embrasure）を黒い三角（Black triangle）と称し，それを嫌うあまりに歯間乳頭部を深く削り込み，外形に工夫を加えてスペースを小さく見せることが流行しているが，ここには厳格なルールが存在する．

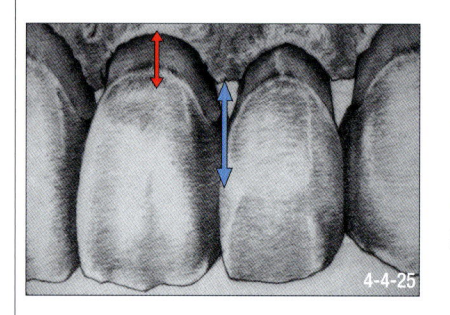

歯間乳頭の高さ（Tissue height または Papilla height）が特に重要視される前歯部の修復を例にとって考えてみたい．歯肉が剥離された **4-4-25** の赤矢印は生物学的幅径を表す．青矢印は歯間乳頭の高さを示し，前歯列では 5mm が一定の基準とされている．

歯間乳頭の高さ 5mm のうち何ミリがサルカスなのか，何ミリが接合上皮で，何ミリが結合組織性の付着なのか，大切な分岐路である．多くの臨床家が歯冠形成時に，歯間乳頭部のマージンをやや深めに設定できることに気づいていたが，確実なクライテリアがなかった．

基準が少ないのは当然のことで，歯根間の距離，頰舌的な歯槽骨と軟組織の厚さ，根の隣接部の凹凸，根の数と位置，歯の断面の形，歯間乳頭頂の位置（唇側寄りか，舌側寄りか）などの条件が歯種ごとに異なっている．的を前歯に絞ると，次第にある程度の基準が判明してきた．

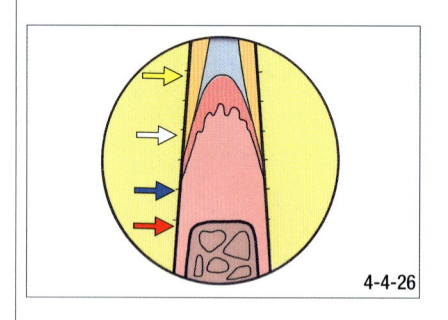

骨頂からの結合組織性の付着は，どの部位でもほとんど変わらず約 1mm である（赤と青矢印の間）．青と白矢印の間の接合上皮性の付着が 2mm．課題であるサルカス（白と黄矢印の間）は 2mm が臨床での平均的深さだろう．合計して歯間乳頭の高さは 5mm となる．もちろん，炎症がなく，退縮もないことと，歯根間の距離が 2mm 程度であることを前提とする．

Gingival tissue height のまとめ
唇側　（labial）………… 3mm（このうちサルカスは 1mm）
歯間部（Interproximal）…… 5mm（このうちサルカスは 2mm）

これは 1 本の歯でも，唇側から歯間乳頭部にかけてサルカスの深さが変化していくことを意味している．その境界を（viii）移行部（Transitional area）と呼ぶ．前歯の修復治療では黄矢印で示す移行部を把握することが最も大切になってくる（**4-4-27，28**）．

生物学的幅径は合計 3mm，と定義される．言い換えれば唇側の Tissue height が 3mm の部分，全周のわずか数分の一だけが生物学的幅径のルールに従うことになる．

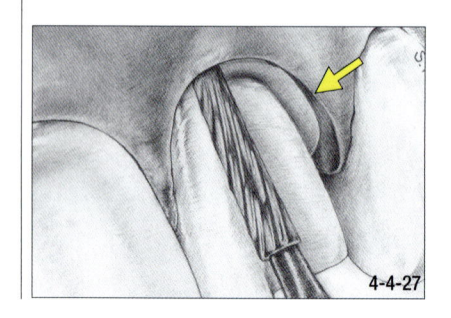

こうして歯間乳頭部のサルカスの深さが約 2mm と判明したところで，歯冠形成を考えてみよう．セラミックの歯肉縁下を少し膨らませて歯間乳頭に圧力を加えるとエンブレジャーは小さく見える．それを目的として，図の黄矢印の移行部から歯間乳頭にかけての形成限界を深めに設定することが流行している．

ここには重大な落とし穴がある．**4-4-27，28** は単独

移行部

単独冠？

152　審美修復

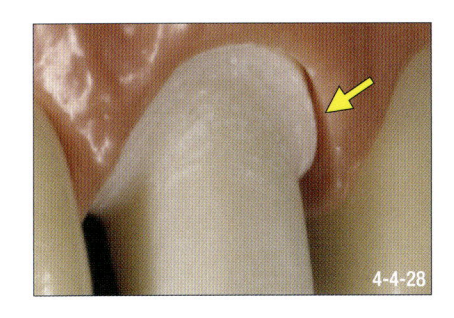

冠の図である．歯間乳頭部を挟んだ隣在歯は無傷であり，修復の必要はない．

　隣在歯を修復しないのに，図のように歯間乳頭部を深く削り込むのは完全にナンセンスである．削ってはならないときと，削れるときを確実に区別しなければならない．隣在歯があるとき，削れるサルカスがあっても削り込むことは許されない．

4-4-28

　歯間乳頭は隣在する2本の歯の軸面に支えられて存在する．134ページの側切歯（3-3-3〜17）を開いてみる．このケースは単独冠であり，両隣在歯に触れる理由はない．歯間乳頭を挟む2歯の軸面は同じ豊隆（Contour）をもたねばならない．修復歯だけ歯間乳頭部を深くして，豊隆を増やしても問題が増えるだけで無意味である．

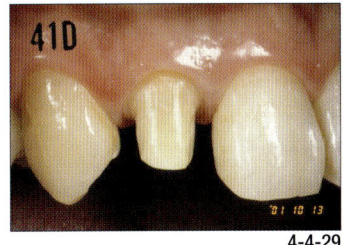

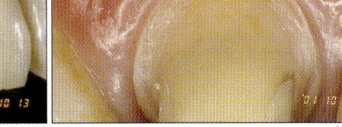

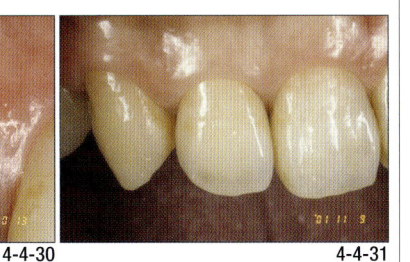

4-4-29　　　4-4-30　　　4-4-31

4-4-32

　4-4-32のように，歯間乳頭部に歯軸方向の垂直線を入れたとき，その近心半分と遠心半分は同じ角度をもたねば，適正な二等辺三角形の歯間乳頭にはならない．この二等辺三角形の原則は137ページの切端の切れ込み Incisal embrasure と類似している．

　132ページのラミネートのケースも同様である．中切歯，犬歯ともに人工的な介入をしないので，側切歯の隣接部を深く削る必要は全くない．歯間乳頭部が深いほど形成や圧排にミスを犯しやすく，装着時にオーバーフローしたレジンセメントの除去に苦労する．4-4-34で歯間乳頭の下は形成されず，圧排糸はマージンを明瞭にするだけであることが判る．

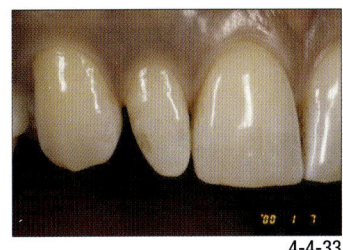

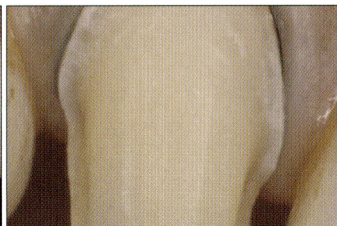

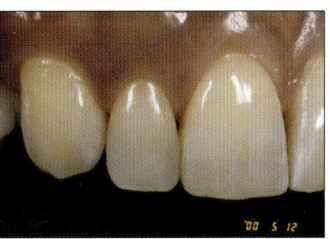

4-4-33　　　4-4-34　　　4-4-35

　上顎側切歯は単根でも2根管が多く，根の近心に陥凹がある．近心の歯間乳頭部を深く形成すると技工も難しくなり，歯周組織にも負担をかける．第一小臼歯も同様である．二等辺三角形のルールは前歯部だけに適応されるのではなく，臼歯部にも同じ配慮が必要だろう．

連続した修復の場合の歯間乳頭
　前項では隣在歯の修復が不要な場合の原則について触れてきた．では複数の修復が連続するときはどのような配慮が必要なのだろうか．次は全身に転移した病のなかで審美性の回復に努めたケースである．4前歯の修復で，左右の犬歯に触れる必要はなく，両側切歯の遠心の歯間乳頭部は深く設定する意味がない．全体にフラットな歯頸線で，歯間乳頭の高さもなく，歯間

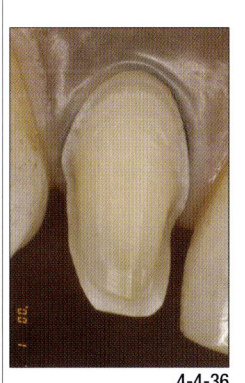

4-4-36
全周に入れた000の細い圧排糸がわずかに歯肉を広げる役目を果たしている．

連続冠では

審美修復　153

の黒いスペースが生じやすい．そこで側切歯の遠心以外は，隣接面部をやや深めの 1.5mm プラスに形成した（**4-4-38, 40, 42**）．X 線写真（**4-4-43**）で判るように，形成限界間の距離が 2.5mm 以上あり，歯根が急激に細くなっているので，深く形成するほど歯間空隙の処理が困難になる．歯間乳頭下に入るセラミックの歯頸部を少し S 字状に膨らませて，歯間乳頭にかすかな圧力を加える（p.158 の **4-6-11** を参照）．セラミック同士のコンタクトは多少厄介だが，長いライン状にし，歯間の黒い三角形（Black triangle）を生じさせないようにしてある．

　残された時間が少なく，胸部外科医との相談のなかで踏み込んだ歯周治療に入れず，歯周外科処置後 14 週間で **4-4-39** の装着となった．1 年後が **4-4-41** で，その後わずか 6 ヵ月で術後経過を追えない世界に旅立たれた．

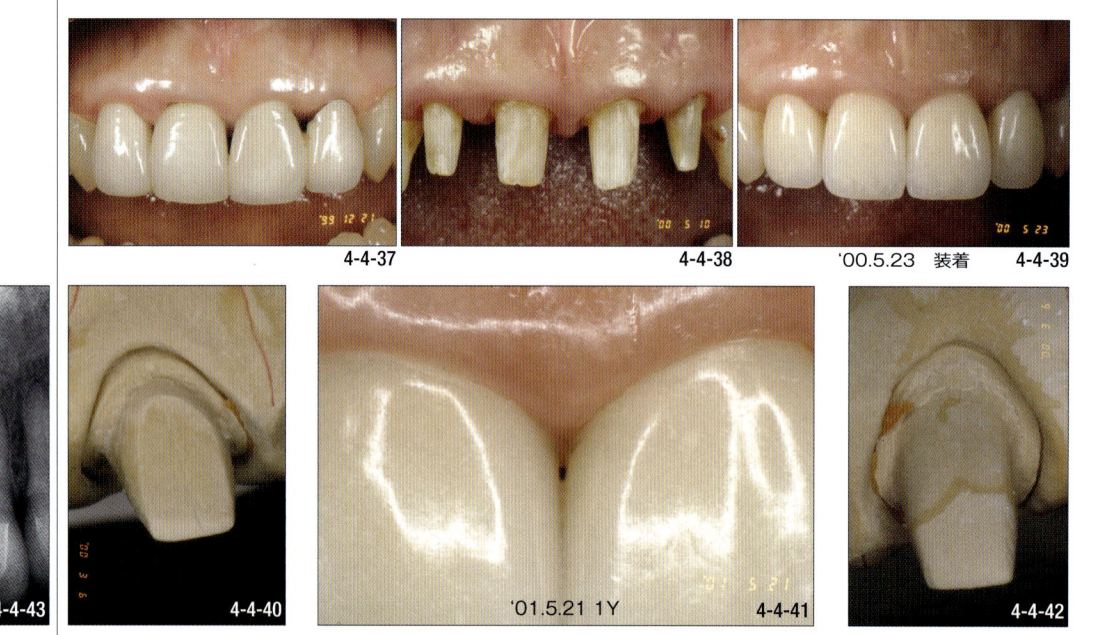

　次のケース（**4-4-44**）の患者は，犬歯と第一小臼歯の間を治したいとの主訴により来院した．歯間乳頭が **4-4-32**（p.153）で示した均等な角度をもたず，歯間に不自然な隙間ができている．**4-4-45** は小臼歯の撤去の当日．メタルコアは 30 年前のもので撤去する必要はなく，メタルの外側にコンポジットを乗せてみた（**4-4-48**）．

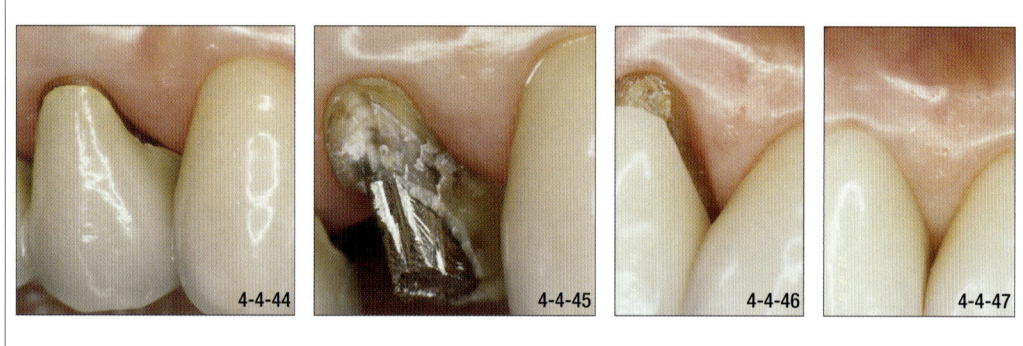

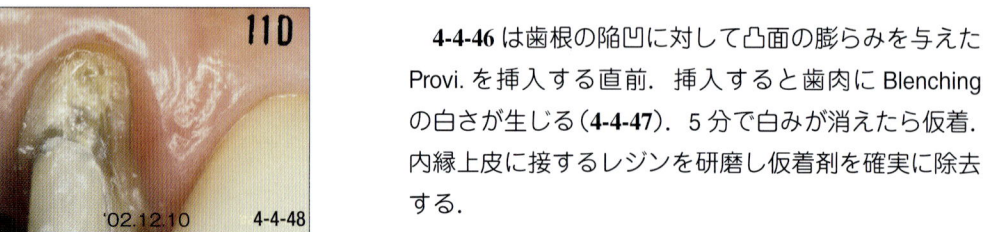

4-4-46 は歯根の陥凹に対して凸面の膨らみを与えた Provi. を挿入する直前．挿入すると歯肉に Blenching の白さが生じる（**4-4-47**）．5 分で白みが消えたら仮着．内縁上皮に接するレジンを研磨し仮着剤を確実に除去する．

　11 日後，Provi. を除去，約 2.5mm の内縁に炎症がないことを **4-4-48** で確認．歯間乳頭下へのアプローチをしたとき，おそらくこの図で見える内縁上皮の観察が最も重要なポイントだろ

う．Provi. の適合性や研磨と，最終的な修復物の真価が問われるところである．しかし，上顎第一小臼歯の近心は単根でも複根でも 70% 以上が陥凹をもっているので，綱渡りであることは間違いない．

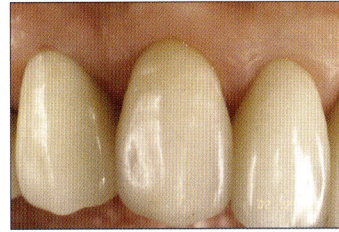

4-4-49 は装着時．4-4-44 より多少は改善された．少し正中に近い角度からの撮影が 4-4-51．4-4-52 は小臼歯の 3 年 7 ヵ月後．近心が何かの前兆を感じさせる色合いを呈している．不遜なことだが，できることなら撤去して内縁上皮を覗いてみたい．犬歯は装着後 10 年 8 ヵ月．

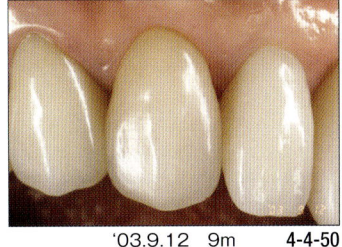

'02.12.10 装着　4-4-49
'03.9.12　9m　4-4-50
'03.11.4　10m　4-4-51 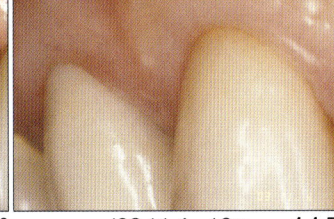
'06.7.18　3y7m　4-4-52 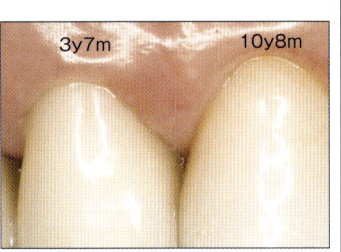

⑤ 再び辺縁骨頂について　Osseous crest

150 ページでは主にスキャロプを考えたが，ここでは骨頂の高さ，すなわち，歯肉頂から骨までの距離，Tissue height を考えよう．生物学的幅径の適用される唇側と，適用されない歯間乳頭部の二つに分類しておく必要がある．

唇側の Tissue height（生物学的幅径が適応）
- Regular crest ＝ 3mm
- Low crest ＞ 3mm
- High crest ＜ 3mm

Tissue height

Regular crest 3mm
4-5-1 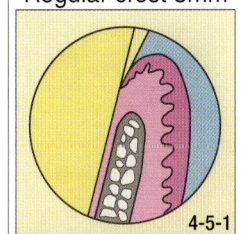

Low crest 3mm 以上
4-5-2

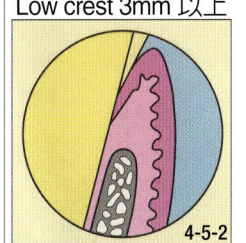

High crest 3mm 以下
4-5-3

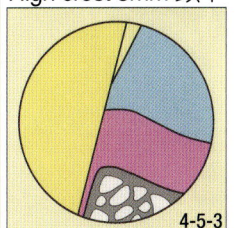

4-5-1 は生物学的幅径の原則に従い，最も 安定（Stable）な歯肉で，正しい手順を守れば歯肉縁下のマージン設定も可能である．ただし，上皮付着を侵してはならず，サルカスの 1/2 程度が修復限界の深さであろう．4-5-1 は比較的厚めの辺縁歯肉を描いている．全てがこの状態であったら，我々の仕事はいかにストレスが少ないことだろうか．

4-5-2 は長い上皮付着で Modified Widman flap の結果として起こりやすい治癒形態．清掃性の高い天然歯では長期の安定性を期待できることもある．しかし，修復を前提とするときは望ましいとはいえない．過剰な乾燥や，形成のバーによる不注意な創傷，圧排糸の深過ぎる圧入，Provi. の不適合，余剰セメントの取り残し，などにより早期の歯肉退縮や炎症を起こしやすい．不安定（Unstable）な形態であり，サルカスが深いと修復には不適当なことが多い．

4-5-3 は浅いサルカスと上皮付着．欠損側に多い形態で歯間乳頭（歯間乳頭は 2 本の歯にサポートされて形態を保つ）本体が存在せず，再建は極めて困難である．Apically positioned flap によって，あまりに厳格に歯周ポケットの除去を目的としたとき，欠損部に面していない唇側であっても同様の治癒機転を辿り，修復物のマージン設定に余裕がなく，炎症を起こすこともある．

歯間乳頭部の Tissue height（Papilla height）
- Regular　crest ＝ 5mm
- Low　　crest ＞ 5mm
- High　　crest ＜ 4mm

審美修復　155

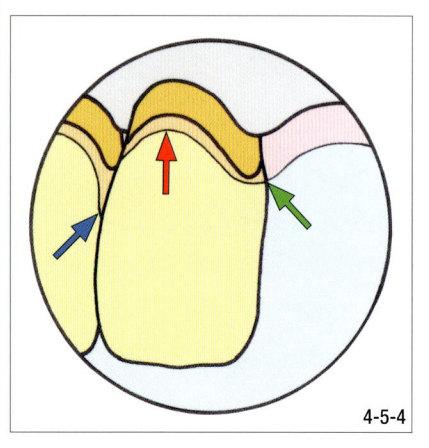

歯の全周の軟組織が同じ Tissue height をもつことはない．4-5-4 のように矢印ごとに異なり，サルカスの深さ，すなわちマージンの許容される設定深さも一様ではない．しかも，それぞれの移行部への配慮が必要である．

図のように欠損ブリッジの支台歯になると，部位ごとにサルカスの深さは異なる．この歯間乳頭部の分類の Regular とは，唇側の Regular とは別で，5mm を標準とする．軟組織は個別の性状と Texture（風合い，肌ざわり）をもち，人工物の攻撃に対して違った反応を示すので注意が必要．

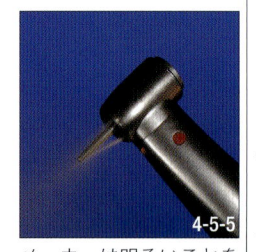

4-5-4

メーカーは明るいことを宣伝するが，明るさには質があることを理解していない．ただ白いだけの明るさをつくっている．何回か要望したが改善されていない．

4-5-5

4-5-4 のように欠損部に面した歯がブリッジの支台歯になる場合，慎重に見極め，正しい手技による形成や印象が大切になる．

修復物のマージンを歯肉縁下に設定する場合，唇側では 1mm のサルカス，歯間乳頭部では 2mm のサルカスの内部だけに限定されることは前述した．唇側においては Maynard の Type 1 ではその 1mm のうち 2/3 程度が許容される形成深さで，Type 2 や Type 4 では 1/2 くらいが限界である．

このように理論上の数字を挙げるのは簡単だが，現実はそうはいかない．形成の最中に事前の圧排糸（Primary cord）が入れてあれば，軟組織は変形（Distortion）して，根尖側に移動している．歯間乳頭部に Primary cord の入る許容量があると，我々はどうしても形成限界を必要以上に深くに追いかけたくなるが，形成中に実際のポケットは見えず，深さも精密には判らないままの作業となりやすい．

しかも，白い歯に，白い照明，大量の冷却水をかけながら，形成することになる．濃い霧の夜，箱根の山道でヘッドライトを点灯すれば視界は真っ白になるだけで，頼りにならない．LED やキセノンのライトはそれを助長し，何もかもが白さの中に溶け込んでしまう．つまり，我々はかなり手探りの仕事を強いられていることになる．

歯と歯肉の複合体が十分に理解できたことを前提にして，次の項でいささか変法ではあるが，ときに私が採用する臨床的な GPG のテクニックについて私見を述べたい．これはかつて GGG（Guided gingival growth）と呼ばれた方法をアレンジしてある．本来は圧排や形成の詳細のあとにするべきだが，審美の流れのなかで述べておこう．

⑥ Guided papilla growth（GPG）

Dent-gingival complex の項目で，歯肉と骨のスキャロプがそれぞれ 5.5mm，3.5mm であり，歯間乳頭の Papilla height が 5mm であることが一般的に健康に見える基準であると述べた．しかし，この数値は目標値で，全てに適用されるわけではない．

歯周疾患が進行すると，歯肉と骨のスキャロプが減少する．前歯では歯間の歯槽骨の高さが 1mm 失われると，歯間乳頭の高さは 2mm も失われることがある．歯周外科処置のときは外観の歯肉のラインだけでなく，CEJ から骨までの距離とスキャロプの凹凸が目視できるので，経験を積むと，歯周治療後の歯頸線や歯間乳頭の高さが最終的にどこまで回復するか，歯冠外形に沿って成長を誘導できるか，ある程度の確率で予測できる．

治癒後の予測

この治癒後の歯間乳頭の形と高さを予測する方法は，中程度以下の骨欠損だけに適応される．退縮が中程度以上になると，4-4-39，41（p.154）のようにトリックでエンブレジャーを閉鎖するだけで，これ以上の歯間乳頭の成長は望めない．

4-4-40，42 で示した歯間乳頭部のサルカスより深くにマージンを設定し，歯冠外形に膨らみを与え，単に歯間乳頭に圧力をかけて空隙を小さくしても，歯間乳頭は単につぶされるだけで上方に成長しない．歯頸線は移行部から歯間乳頭にかけて，いわば Thin flat のままとなる．

以下のケースは歯周外科処置後2ヵ月で全ての印象を採り，さらにその2ヵ月後に修復物を装着した．このケースでは歯間乳頭は4mm以上の高さにはならないと想定し，Provi.やセラミックの外形を工夫して，歯肉の治癒前に修復を終了させる．歯間乳頭が隣接面の歯冠外形に沿いながら上がってくることを期待したい．やや長期の入院を控えての無謀な試みだった．

　中程度以下の骨欠損の場合，現在では次ページの即時装着の（1）の方法を採用することが多い．歯間空隙を大きく開けたProvi.で治癒を待つより，歯間乳頭の形態は良い結果を得ている．咬合の項目（p.97～101）で登場したケース（**2-18-76**～**124**）の経過を追ってみよう．

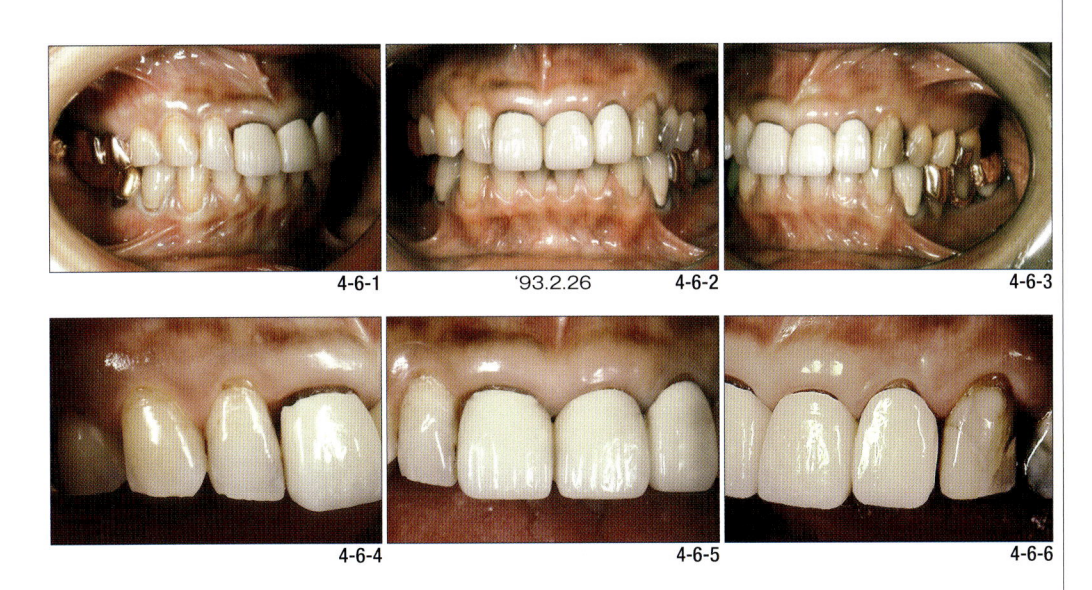

4-6-1　　　'93.2.26　4-6-2　　　4-6-3

4-6-4　　　4-6-5　　　4-6-6

　関節円板は両側とも前内方に転移しており，いわゆる中心咬合位は不安定で，滑走運動ができない．また，審美の点も主訴の一つであった．前歯列の歯周組織の崩壊は中程度以下である．咬合の修正や歯周治療と平行して，GPGによって前歯を改善した．

　歯周外科処置後，2ヵ月間使うProvi.の歯間空隙は清掃性が主体であり，大きく広げ，歯間ブラシが通りやすくしておく．歯間乳頭部の立ち上がり（Emergence profile）はストレートにすることが重要．ただし歯間ブラシは1日に1回，二往復程度にしておかないと歯間乳頭頂が角化（Keratinize）して成長しなくなる．

　しかし，この形態はProvi.の期間だけである．歯間乳頭は隣接する2本の歯の隣接軸面に支えられて存在できる．かつての立ち上がりをストレートにして清掃性を良好にするという考え方を最終的な修復物に再現すると，サポートする軸面がなくなり，歯間乳頭は成長できず，歯間空隙は大きいままとなる．また，プラークの溜まり場（Plaque trap）も提供してしまう．

　歯冠長の長い他のケースで，歯周外科処置後2ヵ月間使用するProvi.を説明しよう．歯間空隙は清掃性を優先し，大きく広げ，歯間ブラシが通りやすくしておく．繰り返しになるが，ツインストロボの反射で判るように（**4-6-7**），立ち上がりはストレートにすることが重要．

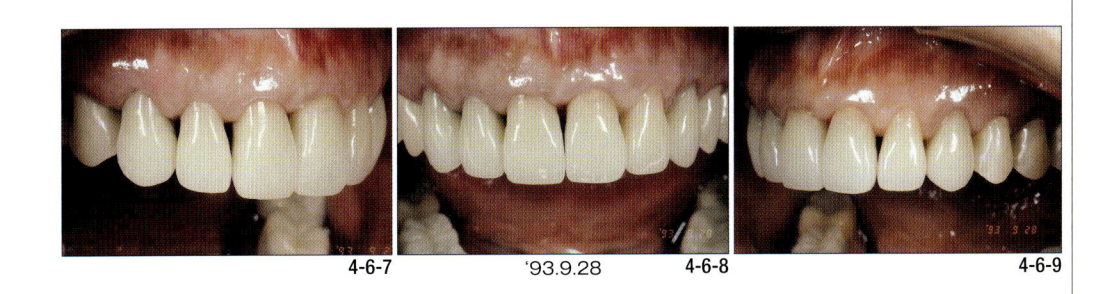

4-6-7　　　'93.9.28　4-6-8　　　4-6-9

審美修復　157

歯冠乳頭部の
立ち上がり

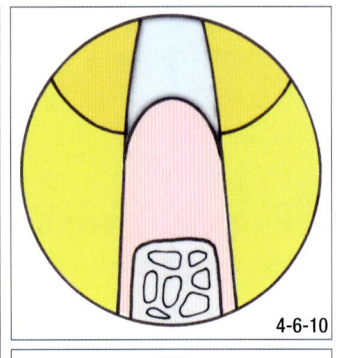

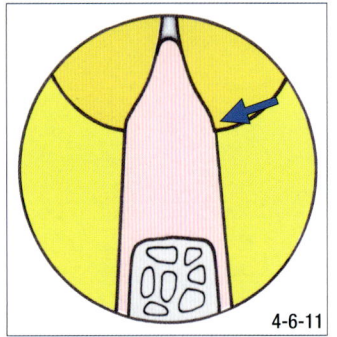

4-6-10

初期治療の段階でのProvi.は以下のルールに従う.
① マージンはストレートに立ち上げる
② 清掃性のため大きなエンブレジャーにする
③ 切端寄りのポイントコンタクトにする
④ Provi.同士は連結しない
⑤ 長期間は使用しない

4-6-11

最終的な修復物の形態は以下のルールに従う.
① マージンから0.2～0.3mmはストレート（青矢印）
② そこからわずかな凸面のカーブを与える
③ その凸面は移行部まで. 唇側には膨らませない
④ 細く，小さなエンブレジャーを確保（後述）
⑤ ライン状のコンタクトにする
⑥ 口腔全体の清掃状態がよいことが絶対条件

　また，修復物装着後の歯間ブラシの使用は，角化をさせたくないので禁忌であろう．フロスのみに頼るが，歯間乳頭の下0.5mmくらいが限界である．唇側もいわゆるバス法を行ってはならない．バトラーの#300あたりでペーストなしのローリング法が最良である．
　このGPGの方法は歯間乳頭の骨頂からの成長を想定し，歯周外科処置後，完全に治癒する前に修復物の形成，印象をすませるテクニックである．つまり，作り上げた歯冠外形に従って歯間乳頭の形を治癒させながら，成長を誘導（Guide）させることで，二つに分類する．

GPGの分類
(1) 形成，印象したら，即時に装着する．
　　【長所】① まだ歯肉が成長していないので，形成，印象が容易
　　　　　　② 接着性レジンの除去が容易
　　【短所】① 想定通りに成長しないことがある（最大の欠点）
　　　　　　② 唇側歯肉の扱いが困難

(2) 修復物を製作しておき，Provi.で治癒を待つ
　　形成と印象までは同じだが，歯間乳頭の成長を予測して，最終的な修復物と同様の軸面形態を与えたProvi.を装着．歯周組織の治癒後に最終的な装着．
　　【長所】① 形成，印象は容易
　　　　　　② 歯間乳頭の成長に合わせて，修復物の修正が可能
　　【短所】① 長期間のレジンのProvi.使用が危険（変形，仮着材の溶解）
　　　　　　② 歯間乳頭が成長した後の接着なので，接着性レジンの除去が困難

　前ページのケースに戻る．分類(1)に従って，前歯はフラップ後2ヵ月で最終の修復物を装着．犬歯誘導の検証をしている **4-6-12，15** では，まだ左右の犬歯はメタルにレジンの前装である．役目が確認できたら犬歯には6ヵ月後に最終修復物を装着した．
　まだAxiograph™を持たず，古いナソロジー的な感覚でレジンのProvi.やメタルの咬耗面の観察が主体であった．術前のAxi-Path Recorderや，術後については，97～101ページを参考にされたい．ここではGPGによる歯間乳頭の変化だけを追ってみる．

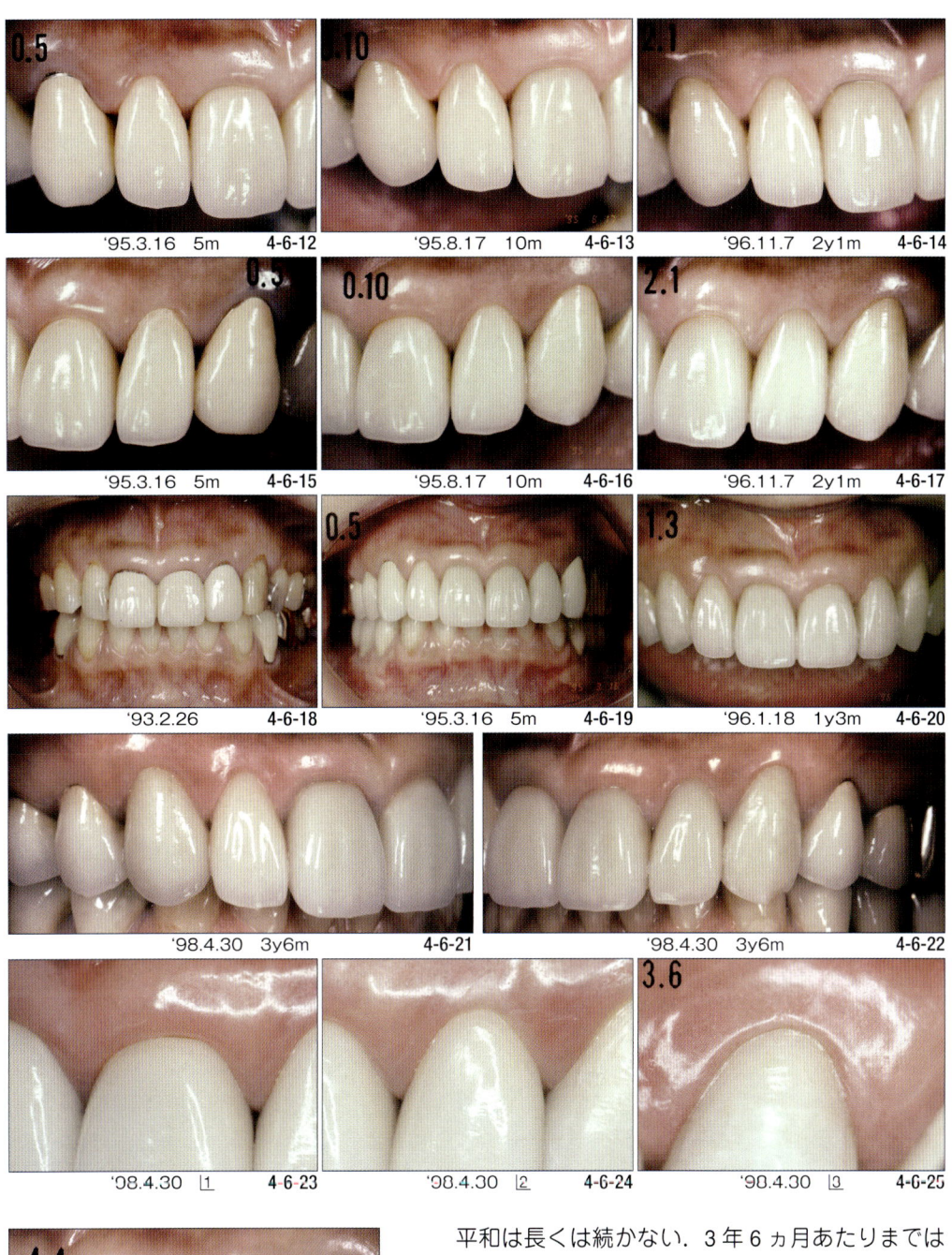

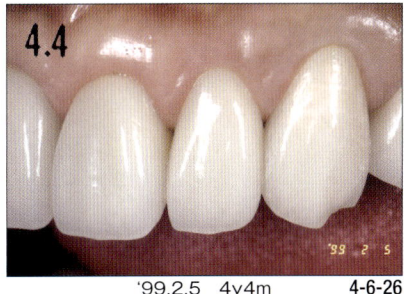

'95.3.16 5m 4-6-12
'95.8.17 10m 4-6-13
'96.11.7 2y1m 4-6-14
'95.3.16 5m 4-6-15
'95.8.17 10m 4-6-16
'96.11.7 2y1m 4-6-17
'93.2.26 4-6-18
'95.3.16 5m 4-6-19
'96.1.18 1y3m 4-6-20
'98.4.30 3y6m 4-6-21
'98.4.30 3y6m 4-6-22
'98.4.30 |1 4-6-23
'98.4.30 |2 4-6-24
'98.4.30 |3 4-6-25
'99.2.5 4y4m 4-6-26

平和は長くは続かない．3年6ヵ月あたりまでは歯周組織に問題はなく，GPGによる歯間乳頭も良好であった．しかし，**4-6-1〜6**で失われている犬歯誘導を私の理屈によって作り上げたが，その犬歯切端が破折（**4-6-26**）．運動量が大きく，機能範囲も広いⅡ級1類の難しさなのだろうか．修復物の再製は101ページ．

さてここで138ページのケースを思い出してみたい．GPGの方法により歯間乳頭頂がシャープに成長したあとで，上顎左側中切歯が破折，伸びた歯間乳頭の内面に炎症の要素がないことが肉眼で確認できた（**4-6-28**）．確認できたのは怪我の功名ではあるが，さあ，これから，成長の終わった歯間乳頭の圧排と印象採得という難関が待ちかまえている．

4-6-30はいきなり圧排を始めるのではなく，正確度の高いProvi.のマージンをかすかに膨らませて十分に研磨，3日間だけ使用してから圧排する．歯間乳頭にボリュームがあるため，二次圧排糸の停止点は唇側に寄せてある（黄矢印）．歯間乳頭は圧排糸により大きく変形しているので，いわゆる歯肉模型は役に立たない．

審美修復 159

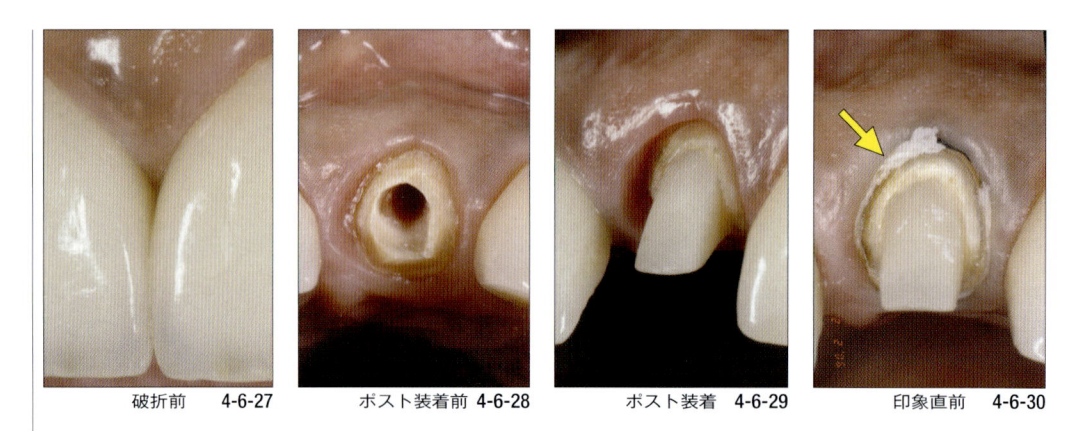

破折前　4-6-27　　ポスト装着前　4-6-28　　ポスト装着　4-6-29　　印象直前　4-6-30

4-6-26 に戻ろう．破折した犬歯の再製をしなければならない．GPG によって成長した歯間乳頭は，修復物を撤去したときに再印象が大変に困難なことがある．歯周外科処置後わずかな期間の印象はかなり容易であるが，時の経過で骨からの Papilla height が 5mm 以上に成長を示すこともあり，形成限界部に圧排糸の挿入が技術的に難しくなってしまう．

第一小臼歯は犬歯との頬舌径に差があり，近心に陥凹（Concavity）が存在している．両隣在歯との間の歯間乳頭に炎症がないことを確認し，3 日間だけの Provi. を使い，歯肉に少し遠慮してもらう．Type 3（後述）の圧排法で印象採得．歯間乳頭のこれ以上の成長は望ましくはないので，隣接部の軸面は撤去した修復物と同一の外形を与える．

'99.2.5　4-6-31　　'99.2.5　4-6-32

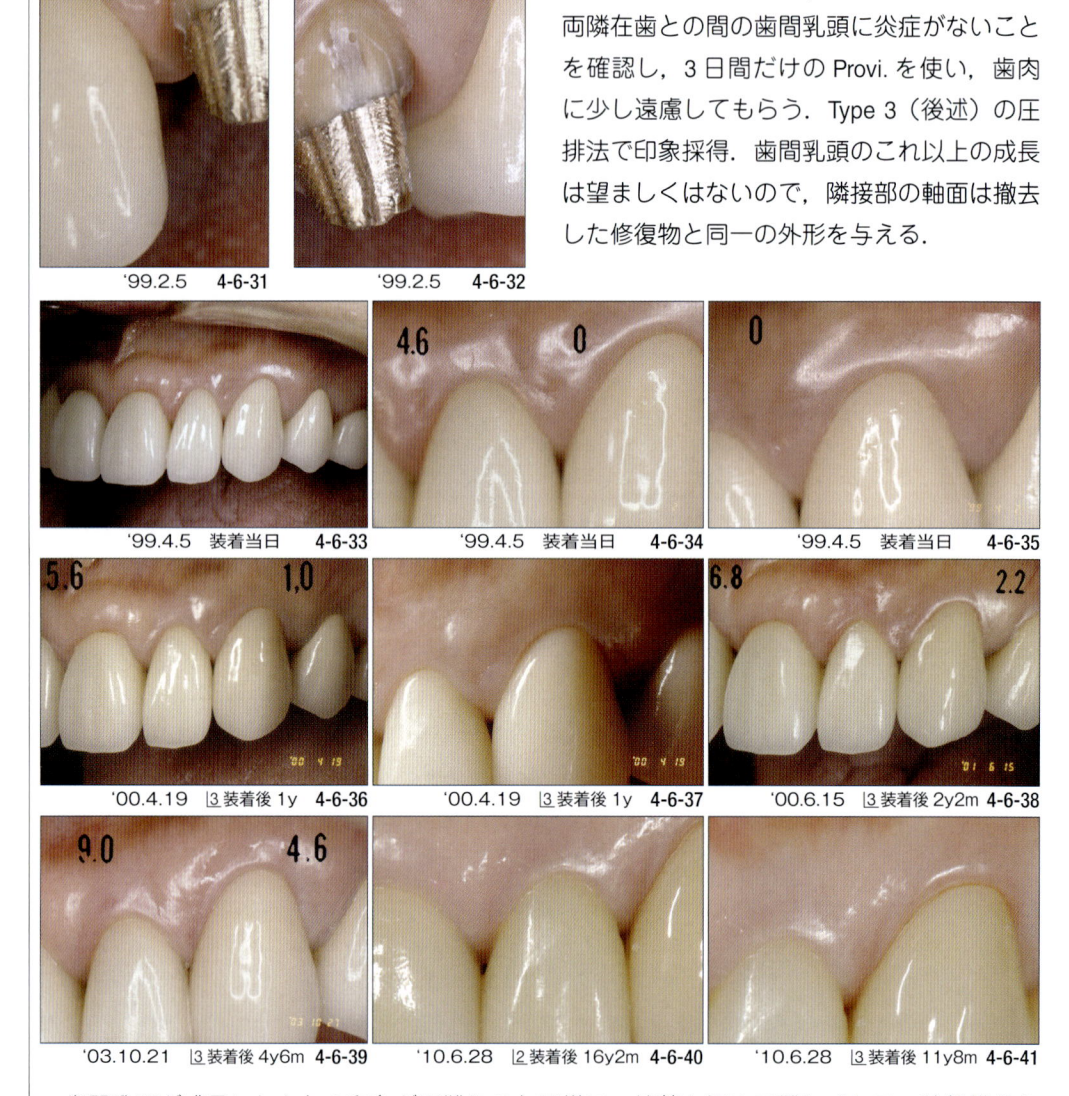

'99.4.5　装着当日　4-6-33　　'99.4.5　装着当日　4-6-34　　'99.4.5　装着当日　4-6-35

'00.4.19　|3 装着後 1y　4-6-36　　'00.4.19　|3 装着後 1y　4-6-37　　'00.6.15　|3 装着後 2y2m　4-6-38

'03.10.21　|3 装着後 4y6m　4-6-39　　'10.6.28　|2 装着後 16y2m　4-6-40　　'10.6.28　|3 装着後 11y8m　4-6-41

歯間乳頭が成長したあとの印象が困難なのと同様に，接着も極めて難しくなる．軟組織からの滲出液はコントロールできないし，絹糸で圧排しての接着操作は歯間乳頭が深く非現実的である．オーバーフローしたレジンの除去は神頼みに近くなるだろう．4-6-34 の左上の数字は側切歯の装着から 4 年 6 ヵ月経過したことを意味している．

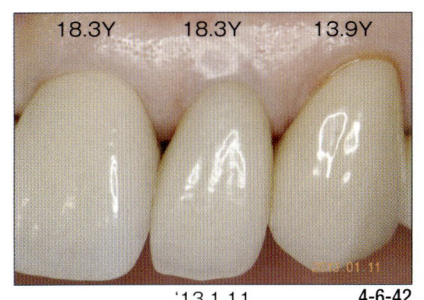

中切歯と側切歯は18年3ヵ月，犬歯は再製してから13年9ヵ月が経過．何とかコンタクトもオープンにならず，II級1類の咬合も安定しているが，次第にエンブレジャーが拡大している．このケースのME機器などによる検証は98〜101ページに述べてある．

4-6-42

このGuided papilla growthという方法はエンブレジャーを小さくしたい，という審美的な要求に（ときには発音上の要望や時間の制約もあるが）膝を屈したもので，理想的とは呼べない．経験と熟練が必要で，長い経過の観察と清掃指導が必須である．

ここで多くの補綴医が引用するTarnow（2008[18]）の論文を考えてみたい．

コンタクトポイントと歯槽骨頂との距離に関連しての歯間乳頭再製のクライテリア

5mm 以下	→	100% 歯間乳頭が歯間空隙を埋める
6mm	→	56%
7mm 以上	→	27%

これは，コンタクトポイントから歯間乳頭の直下の歯槽骨までの距離が5mmならば歯間乳頭が回復して，空隙ができないということであろう．6mmでは，おおよそ半分のケースの空隙が歯間乳頭で埋められることを意味する．

基本的にこの論文は，修復歯ではなく天然歯列の歯周外科処置のとき，コンタクトポイントから歯槽骨まで，どの程度の高さがあれば歯間空隙が埋まってくるかについての考察である．その基準を「コンタクトポイントから」としているところが注目点である．

天然歯では，その基準点のコンタクトポイントを我々は自在にコントロールできない．それに対し，修復歯ではその位置を変えることは可能である．そこでこの論文から逆算して，歯槽骨から5mmにコンタクトを設定すれば，あの「忌まわしい」黒い三角形を消すことができるとして，補綴医は修復の立場からこの論文を引用してきた．

しかし，空隙が100%歯間乳頭で埋められることが，はたして本当に良いのだろうか．歯間乳頭頂とコンタクトが同居すればそこは"Double papilla"で，ピークが頬側と舌側の二つに分かれた歯間乳頭になってしまう．乳頭がDouble papillaになると，そこには"Col"と呼ばれる凹み，鞍部ができ，プラークの好発部位となり，炎症予備軍を養うことになる．

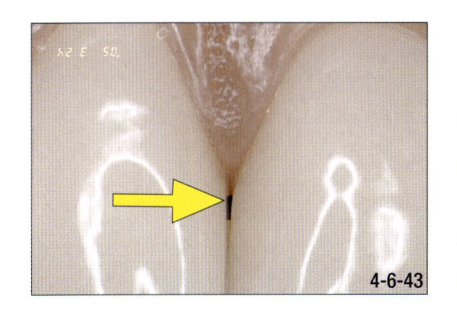

135ページの**3-3-22**．2本の修復物によって作り上げた歯間乳頭．装着前はかなり丸みのあった歯肉が，修復物の軸面によって，鋭い単一のピークをもった歯間乳頭になった．大切なのは，そのピークの尖端からライン状のコンタクトまで，なお約1mmの細くても確実なエンブレジャーを確保することである（黄矢印）．この1mmが審美修復の鍵の一つであろう．

4-6-43

Tarnowの分類

18. Tarnow DP *et al.*: The effect of inter-implant distance on the height of the inter-implant bone crest. J Periodontol. 2000 Apr;71(4):546-9.

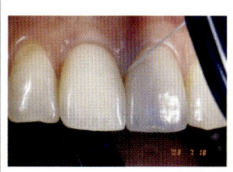

4-6-44
この細いスペースには歯間ブラシを使用しない．乳頭頂の角化を防ぎ大きなスペースにさせないためである．フロスを乳頭頂から1mmだけ入れて頬舌方向にスライドするだけで十分である．

Tarnowの論文は，修復の立場からは，「コンタクトポイントから」歯槽骨頂までの距離ではなく「歯間乳頭頂から」歯槽骨頂までと解釈すべきで，コンタクトは成長した歯間乳頭の尖端1mmの距離から始まると考えておかねばならない．

この細い1mmのエンブレジャーは，スキャロプが強くても弱くても必ず守るべき鉄則である（**4-6-45〜47**）．頬舌的に厚めの歯間乳頭でも，ピークが舌側寄りであっても，多少のクラウディングがあっても，フロスによる清掃のためには欠かすことはできない．

審美修復 161

4-6-45　　　　　　　　　　　4-6-46　　　　　　　　　　　4-6-47

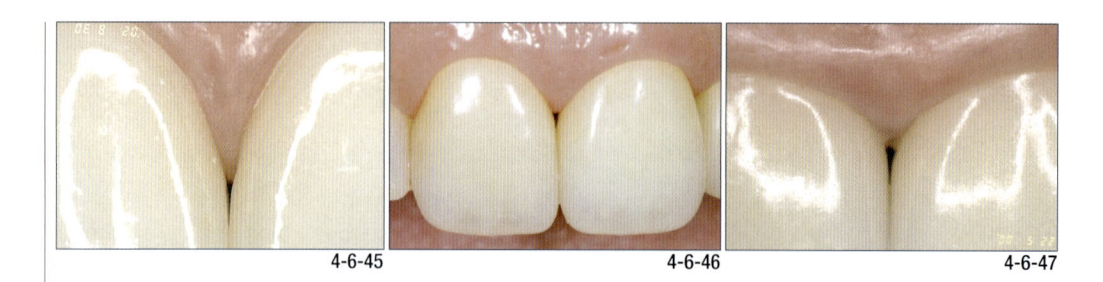

　同じGPGの方法に従った全顎のケースを少し追ってみる．下顎の歯列が1歯分だけ左側に変位しているが，顎関節に問題はなく，運動制限もない．左右の被蓋が異なっており，左側への中間運動時に干渉しやすい側切歯の切端の厚みに苦労した．

　術前が**4-6-48**，古い修復物を撤去，Provi.に変える（**4-6-49**）．根管治療や臼歯のメタルのProvi.を作りながら，歯周治療を行った．1995年5月から順次に印象を採得．この**4-6-50**の時点では，GPGの手順に従って印象が終了している．歯周外科処置の際に，上顎右側の側切歯の歯頸線にもう少しスキャロプを表現するべきであった．このラインは最後まで残ってしまった．**4-6-51〜53**は印象直後．6月に入り前歯を装着していく．

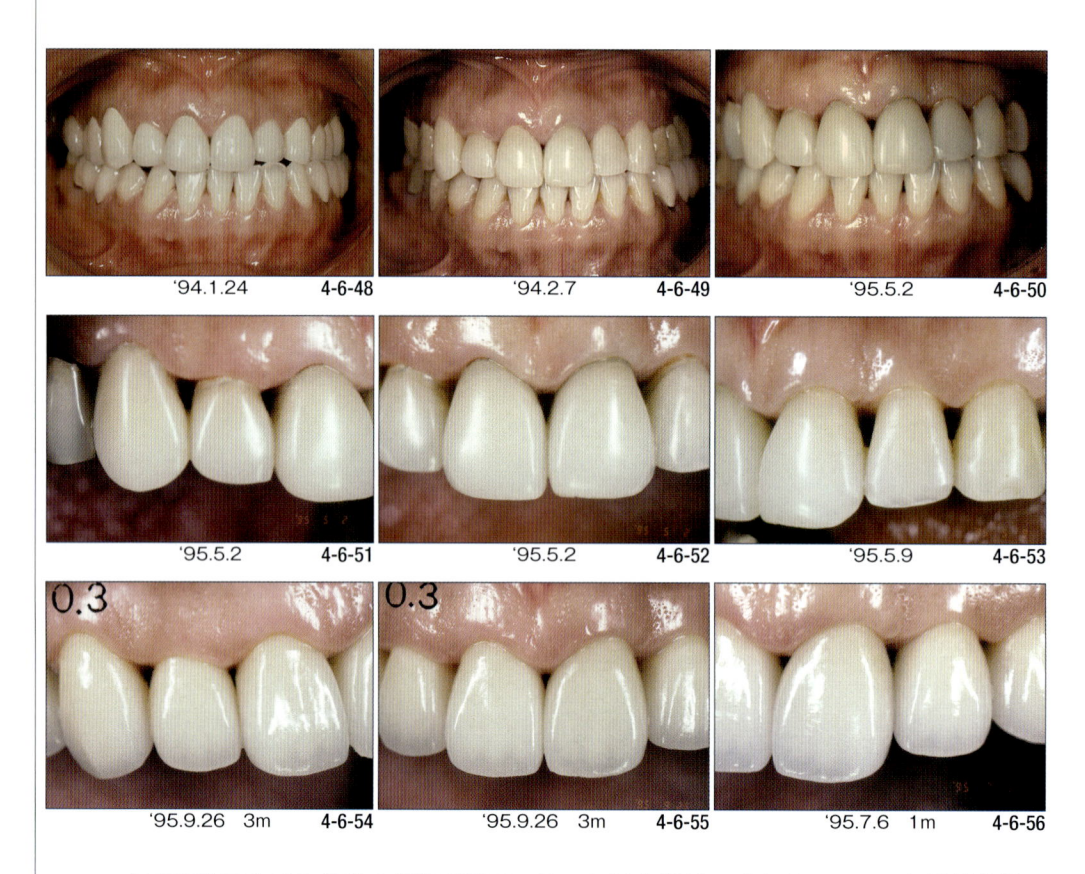

'94.1.24　4-6-48　　　　　'94.2.7　4-6-49　　　　　'95.5.2　4-6-50

'95.5.2　4-6-51　　　　　'95.5.2　4-6-52　　　　　'95.5.9　4-6-53

'95.9.26　3m　4-6-54　　　'95.9.26　3m　4-6-55　　　'95.7.6　1m　4-6-56

　1995年の夏前に全ての前歯の修復が終了，秋口には臼歯部のメタルのProvi.も最終補綴に移行した．あとは前歯の空隙が変化するか，あるいは「変化しないか」の観察に入る．補綴処置は，診断や修復そのものより，術後経過の観察のほうが時間との闘いとなる．

　歯間乳頭頂が細く高く成長することはない，と初めから想定されるケースであり，スペースが小さく見えるとすれば，単に軸面形態とラインコンタクトによるトリックにすぎない．これは，事前のコンサルテーションのときに提示しておかなければならない．

　局所をクローズアップしてみる．通常なら印象時に大きかったエンブレジャーは，1年経過すると，フロスでコントロール可能な細い隙間だけになるはずである．しかし，このケースでは3年以上経過しても少しも小さくなっていない（**4-6-58**）．14年経っても同じ形である（**4-6-62**）．

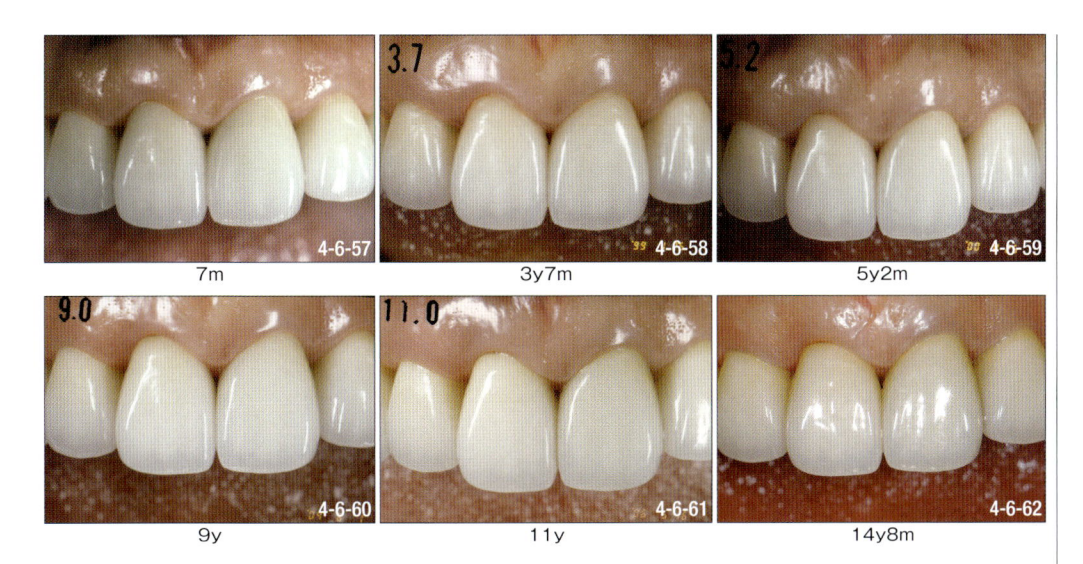

歯間乳頭の成長に関与する因子は単一ではなく，いくつもの要素が絡み合う．
　①2歯の形成限界間の距離‥2mm以上あると歯間乳頭は成長しにくい．
　②スキャロプの度合い‥‥‥フラットな形態では成長しにくい．
　③頬舌的なボリューム‥‥‥厚いと正しく成長しにくい．
　④歯肉のテクスチャー‥‥‥硬く締まった歯肉でないと成長しにくい．
　⑤清掃状態‥‥‥‥‥‥‥‥口腔全体が良好でないと正しく成長しにくい．
　⑥歯根の断面形‥‥‥‥‥‥頬側を底辺とした逆三角形が成長しやすい，
　　　　　　　　　　　　　　と私は感じているが，あくまで私見である．

　このケースでは歯冠と歯根の近遠心径に差があり，形成限界間の距離が約2.5mmあるため，歯間乳頭頂は鋭く尖った形になりにくい．歯冠全体がフラットで四角いのも，歯間乳頭には不利な条件である．事前にエンブレジャーのスペースについての限界を知らせておくことが重要である．
　10年を経過したあたりから，上顎右側の中切歯が少しずつ挺出し始めた（**4-6-61**）．わずかな退縮を伴いながら，歯頸線も挺出傾向にある．14年8ヵ月の時点では動揺はない．**4-6-64**のように歯冠歯根比が悪く，不安を感じさせる．過去に矯正歴はない．

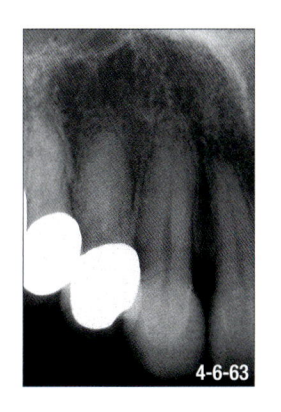

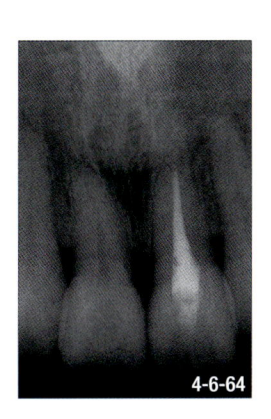

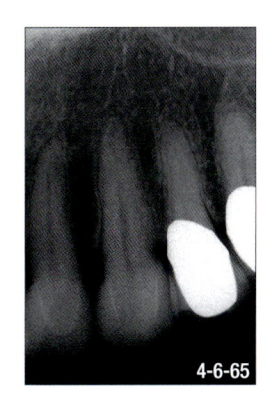

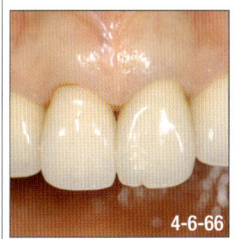

　「次の5年くらいは……」と淡い期待を抱いたが，15年4ヵ月目で問題が発生．左側の中切歯にCoffee cup fractureが生じた（**4-6-66**）．単球のLEDで見るとクラックラインは切端から2mmほど伸びている．
　右側の歯頸線も退縮しているので，2本の中切歯を撤去することにした．幸か不幸か，歯間乳頭の内縁を覗く機会を得た（**4-6-67, 68**）．そこに炎症があるかないか，これが大きな評価の分かれ目となる．**4-6-28**（p.160）と同じである．

審美修復　163

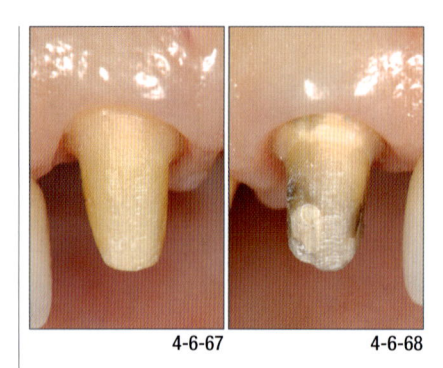

幸いなことに全周の内縁上皮に炎症像は見当たらない．右側の側切歯との間はピークのある歯間乳頭（**4-6-67**の左側）だが，左側の側切歯との間はフラット気味の歯間乳頭となっている（**4-6-68**の右側）．正中は頬舌径が大きく，ピークが二つの緩やかな歯間乳頭であり，コル状の陥凹が見える．歯周外科処置のときに，上唇小帯の下端の処理とともに，唇舌側の骨にもっとフルーティング（Fluting：縦方向の雨樋状の溝）を表現すべきだった．

右側切歯の歯頸線の修正と再修復は許されず，中切歯の再製に入る．歯間乳頭が高く成長していないので（**4-6-69〜71**），圧排や印象も **4-6-30**（p.160）のように困難ではない．

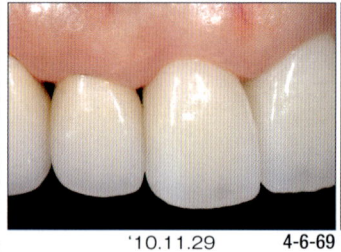

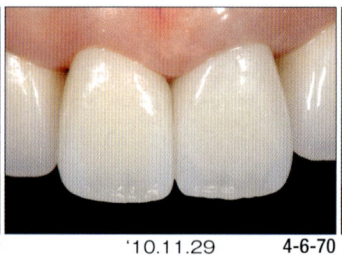

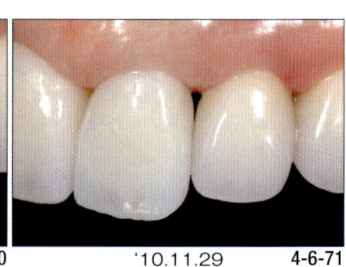

X線写真の正中を拡大すると（**4-6-72**），歯頸部から「人工的」な軸面により空隙を閉鎖していることが判る．前ページの歯間乳頭の成長因子の①〜③に当てはまり，歯間乳頭自体はこれ以上の成長は望めない．細いライン状のコンタクトは，均等に接触させるのに時間を要する．

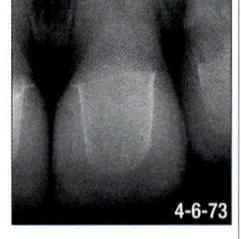

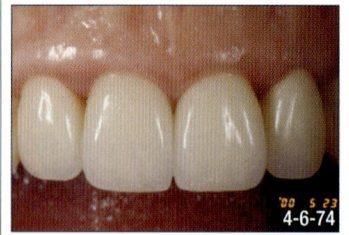

ここで，GPGのまとめとして，154ページのケースで，なぜ，歯間乳頭が成長しないことを診断時に予測できたのか，理由を記してみよう．**4-6-74** は4前歯の装着時，**4-6-73** は同日のX線写真の拡大図．この形成限界間の距離が 2.5mm もあり，**4-6-72** と同様に形態のトリックで空隙を塞いでいるだけである．

このケースの歯間乳頭が成長しない理由
　① 骨退縮がある
　② テーパー度が強く，歯冠と歯根の幅の差が大
　③ Osseous scallop がフラット
　④ Gingival scallop もフラット
　⑤ 歯根（形成限界）間の距離が 2.5mm 以上
　⑥ 歯間歯槽骨から歯間乳頭頂まで 4mm 以下

その結果，歯冠外形の細工などで，空隙を小さく見せる工夫はできるが，歯間乳頭のピーク自体は成長してこない．これは Provi. で工夫しても意味はない．修復物を装着したあとで，理由を探しても自分自身をも納得させられない．

歯根間の距離が 2mm 程度であれば，歯間乳頭の Tissue height を 5〜5.5mm に保ちやすいが，それ以上あると，Tissue height は低くなってくる．歯根間がもっと広がって，たとえば 5mm あると，もはや歯間乳頭とは呼べなくなり，10mm もあると，それは歯の欠損と同じで，Tissue height は 1〜2mm 程度になってしまう．歯列矯正で歯同士の距離を広げると，次第に歯間乳頭ではなくなり，角化した単なる歯槽粘膜になるのと同じ理屈である．

しかし，寄せ過ぎて 1.5mm の距離になると，少しのプラークやわずかなマージン，外形の不手際で歯間乳頭は炎症を起こす．1.5mm 以下だとその炎症は歯間の骨をたちまち退縮させる．2mm 以上の距離のときは，炎症が起こると歯間の骨はまず，片側の歯に接する骨の Infrabony pocket から問題がスタートする．もう片方にも同様の骨欠損が起き，両方が合体すると急速に骨を失っていく．

⑦ 修復の材料論

歯の硬組織は，自己再生の能力が高いとはいえない．再生（再石灰化）の限界を超えた損傷は人工物で補うしか方法はない．人工物と歯との界面については項を改めるとして，セラミックの材料としての臨床的な側面を追ってみよう．次の 2 枚は 44〜45 ページのケース．

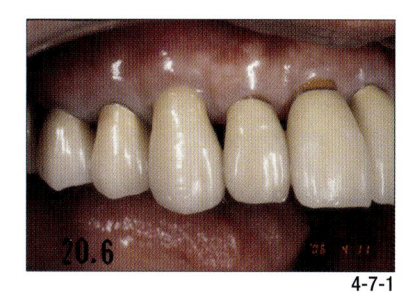

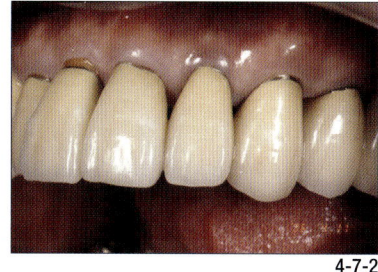

4-7-1　　4-7-2

44 ページの術後 20 年の修復（2012 年に上顎右側の中切歯を失ったが，トータルで 27 年 4 ヵ月が経過した）の写真を見ると，PFM は金属マージンにしていたことが判る．1980 年代は材料的にセラミックマージンはほとんど不可能であった．何よりも適合性を優先すると，ほかに選択肢はなかったのである．

当時は歯頸部からの立ち上がり（Emergence profile）をストレートにすることが前提であった．メタルに隣接したセラミックは 4-7-3 の黄矢印のように多孔性（Porous）であり，歯肉縁下に入るとプラークの付着率は高くなるので，金属カラー（Collar，襟のこと）を歯肉からわずかに出さざるをえなかった（4-7-3 の赤矢印）．

前歯で極度に審美性を重視するときだけ，4-7-4 のように歯肉に隠れたメタルマージンを選んでいた（Disappearing metal margin）．4-7-5 では矢印の右半分だけ金属カラーの仕上げをしている．ここは適合性の項目（p.198）で触れたい．

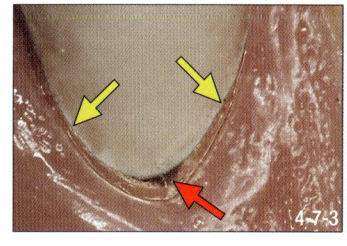

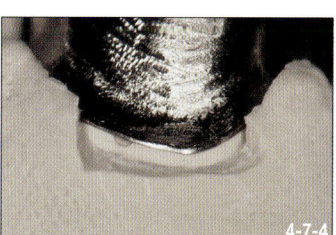

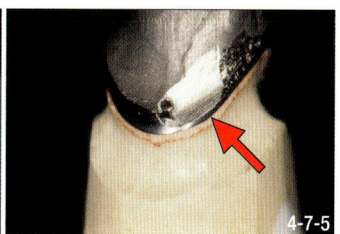

4-7-3　　4-7-4　　4-7-5

セラミックの修復材料の臨床応用には以下の組み合わせが考えられる．

① Firing（Layering）
② Press
③ Firing on Metal
④ Firing on Press
⑤ Firing on CAM Milling
⑥ Press on CAM Milling
⑦ Press and Firing on CAM Milling
⑧ Press on Metal
⑨ Milling on Milling-Zirconia（bonding or firing）
⑩ CAM Milling

①の Firing は我々が慣れ親しんだ焼成セラミックである．メタルの上に焼成したものが③の Firing on Metal（金属焼付ポーセレン：PFM）である．4-7-6, 7 では大臼歯にこの③を使用．上顎大臼歯はメタルの咬合面を使いたかった．特に審美性の要求度の高い上顎前歯 6 歯，上下顎の小臼歯 8 歯の合計 14 歯には，④の Firing on Press（二ケイ酸リチウムのプレス）を選択．

審美修復　165

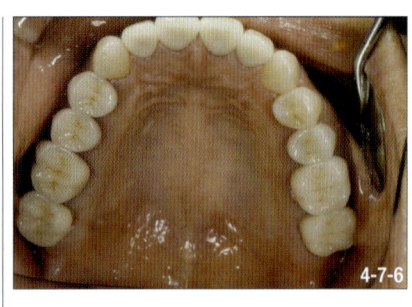

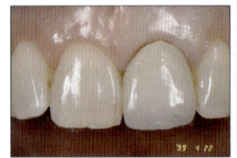

術前　4-7-8

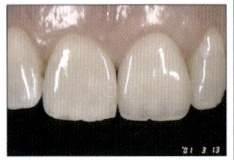

術後　4-7-9

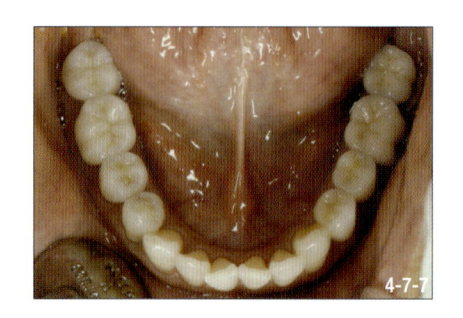

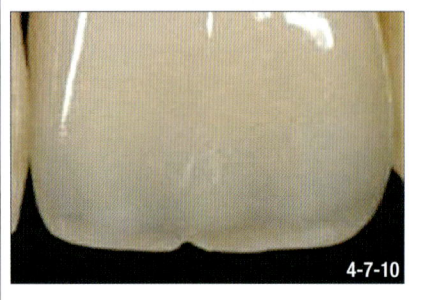

入射光	Incident rays
反射	Reflection
透過	Refraction
吸収	Absorption
蛍光	Fluorescence

③のFiring on Metalは内部の色をメタルで隠せるが，そのメタルを隠すためにオペーク材が必要となる．それは同時に弱点ともなる．外から入ってくる入射光を遮断し，透過光として拡散させずに，**4-7-8**のように歯肉が黒ずんで見えてしまう．

1mm程度の薄い層の中で，入射光に対して，歯ごとに異なった反射率，屈折率，吸収率，蛍光性をもった多くの層を人工的修復で再現するのは大変な熟練を要する．

特に切端には，MamelonやHalo（切端にある後光のような白い線），透明性，かすかに見える内部の象牙質の質感，表面性状や艶，などの個性を表現しなければならない（**4-7-10**）．ここは歯科技工の方法論を問う場ではないので，深くは追わないでおこう．

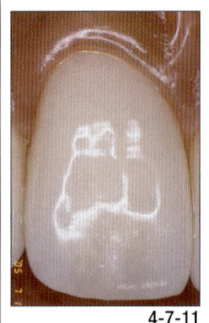

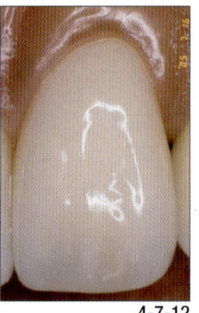

④のFiring on Pressは支台歯が天然歯で，その歯の色を生かせるときに多用される．このケースは内部の色を遮断せずに透過（Refraction）させやすい基材として二ケイ酸リチウム（e.max）を使用，その上から盛り上げを加えてある．

光が透過しやすいので，カラーセメントでわずかな色の修正が可能である．

二ケイ酸リチウムはある程度の光の透過性があるので，レジンセメントではなく，光重合の接着用のコンポジットを使うこともできる．Veneer cementという名前で呼ばれている．最近は明るい色のハイフローのコンポジットが用意されるようになった．

レジンセメントのような高い流動性はないが，接着強度はレジンセメントより高い．光を当てなければ反応が起きないので，時間的な余裕があり，セラミックの位置づけが楽である．オーバーフローの拭き取りが正確で，何種類かの色も準備されている．

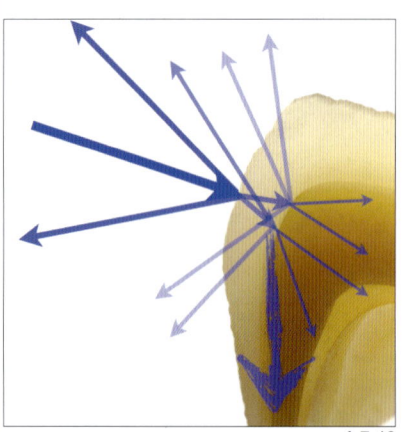

4-7-10～**12**のように，微妙で繊細な審美性の再現では基材に何を使っても焼成セラミック（Firing）に勝るものはない．入射光は重層構造の表面で何割かが反射し，残った光は透過し，それが吸収拡散され，再び内面で反射して表面から深部まで互いに影響し合いながら複合体としての色彩が表現される（**4-7-13**）．

最終的な効果を狙い，構造や質感，不透明感を表現するために，積み重ねながら審美性のある修復物が完成する．

審美修復

Firing の場合，基材はメタル，プレス，Milling といくつかあっても，その外装に焼成セラミックを焼き付ける方法は同一であり，その最大の長所は審美性の再現にある．1層ごとに特徴づけをしながら盛り上げるために，奥行きのある質感が再現できるのだが，それは同時に避けることの難しい短所をもつことになる．

第一が，気孔率の上昇による破折率の高さである．この点は **4-7-27**（p.169）で触れる．第二の問題が，盛り上げによる変形と収縮であり，咬合接触の再現の困難さが挙げられる．第三が，臼歯部にそこまでの審美性が要求されるのかという問題もある．

Firing による焼成セラミックは全体としてコンデンスの減少傾向にある．現在では数回のコンデンスで十分とされている．本当に緻密な物性が確保されるのであろうか．

もう一つが，ファーネスの焼成スケジュールである．技工手順の時間を急ぐのであろうが，昇温速度の速さを競うファーネスが多くなった．現在では毎分65℃を超えた製品まで出ているようだ．温度の上昇が速いと表層だけ融着し，粒子間の焼結が均一にならず，気孔率が高くなってしまう．これが破折の大きな原因の一つであると考えられる．工業界では，毎分30〜40℃が適当だとされている．降温を速くするのも危険である．焼成温度が低い傾向も問題かもしれない．また，熱膨張係数をジルコニアやアルミナに合わせるためのリューサイト（Leucite）の含有量が破折の原因になっている可能性もある．

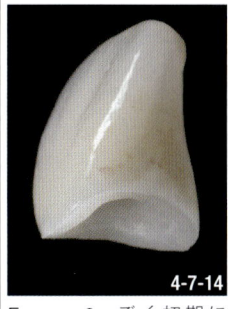

焼成の問題点

Empress I．ごく初期に多く使われたオールセラミック．光透過性が高く，天然歯の色を生かすことができた．

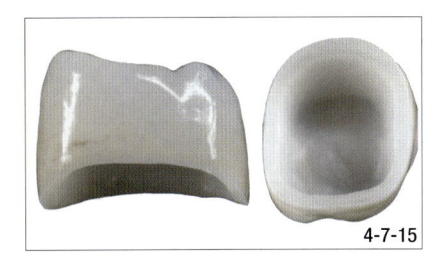

4-7-15 は2001年に初期の Empress の基材に焼成セラミックを盛り上げたものである．

IPS Empress 1（Ivoclar Vivadent AG）は強度が弱いといわれていたが，接着が完了して本来の色と強さを発揮する．つまり，接着前に咬合のチェックが正確には行えず，臼歯部には適していなかった．

ジルコニアの登場

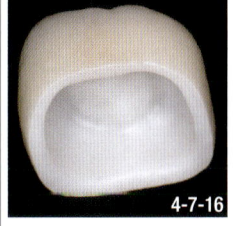

2005年，初めてジルコニアに焼成セラミックを盛り上げてみたものが **4-7-16** である．まだ評価が一定していなかったが，一部の人々はジルコニアの硬度の故か，十分な検証もしないうちに「白いメタル」として急速に受け入れた．印象採得に高度な技術が必要なシリコーンに比べて，CAD の容易さと，コストの低減，破折の減少などが，インプラント時代の到来とも相まって万能のカードのように見えたのだろう．

確かに CAD によって口腔内を光学印象し，それを CAM で製作することは，時間と費用の大幅な削減につながる．どこか中央のセンターに集約されれば，特殊な機械や技工の手順は省略され，場所や設備も投資が少なくなるだろう．ロストワックスによる排気の汚染も減少し，社会的な責任は軽減される．限定された範囲での近い将来の方向性は確実である．ジルコニアや二ケイ酸リチウム以外の素材も登場するにちがいない．

もっと術後の評価が多く出るまで，私は日常の臨床には使わないでいた．まず単独冠のケースで，ミリングの適合性が臨床的に受け入れられるかを調べた（**4-7-17, 18**）．ショルダー形成のマージンを歯肉縁上に設定し，ジルコニアの上に焼成セラミックを盛り上げてみる．当時はまだ外装材が少なく，松風の Vintage ZR を使用した．この素材は今でも使っている．約40倍に拡大してみると，かなり高精度の仕上がりであった（**4-7-19**）．

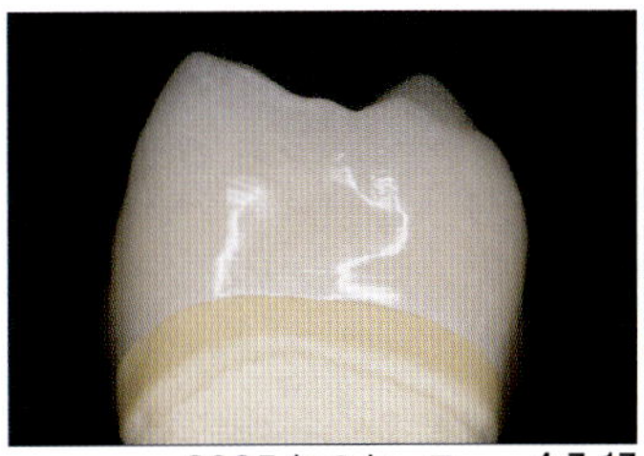

2005年のケース　**4-7-17** 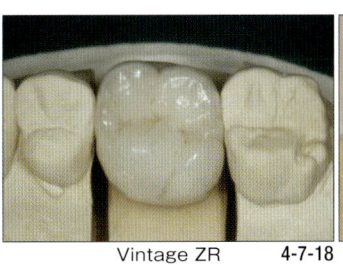　　Vintage ZR　**4-7-18** 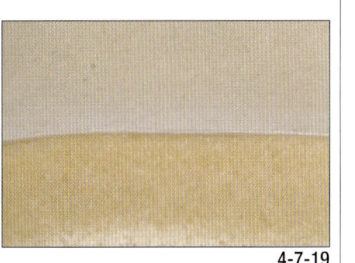　　**4-7-19**

審美修復

ジルコニアの問題

しかし，半焼結体をミリングして焼結すると収縮が大きいので，ジルコニア単体での適合性は極めて悪く，焼成セラミックで修正せざるをえない．これは改善されるのだろうか．

単独冠か，最後臼歯を含まないブリッジから使うことを考え始めた．時を経ずして，その将来性の高さと同時に，外装材としての焼成セラミックに破折が多く生じることがクローズアップされるようになった（Bona et al., 2008[19]）．

19. Della Bona A, Kelly JR: The clinical success of all-ceramic restorations. J Am Dent Assoc, 2008 Sep;139 Suppl:8S-13S.

20. Christensen GJ: Number of Veneering Ceramic Breaks. CRA (Newsletter) 2008 Nov.

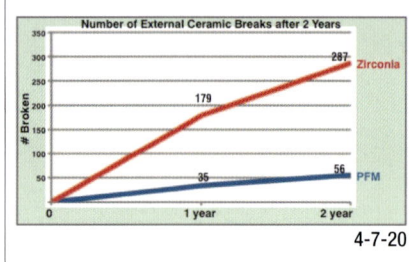

続いて，かなり衝撃的な論文が登場した．ジルコニアの外装材に焼成セラミックを使うと，装着後1年でも2年でもPFMに比べて5倍の破損率を呈するという（Christensen, 2008[20]）．

4-7-20

外装セラミックの破損にはいろいろなタイプがある．表面剥離，薄い剥落，破折，クラック，外装材全体の脱離で，最も多いのが表面剥離と剥落で，合わせて90％以上になる．

このChristensenの論文は現象の記述だけで，考察されていない部分がある．破損した修復物，あるいは支台歯の分類には触れていない．

① どのような咬合形式なのか　　⑦ 単独冠か，ブリッジの支台歯か
② どの部位の歯なのか　　　　　⑧ どこが破損したのか
③ 外装陶材の種類は　　　　　　⑨ 支台築造があるのか
④ 支台歯の動揺性は　　　　　　⑩ 天然歯か，インプラントか
⑤ 形成のデザインは　　　　　　⑪ スクリューリテインか，セメントか
⑥ 接着に問題は　　　　　　　　⑫ 基材のフレームデザインは

フレームデザイン

最も重要な要素は⑫のフレームデザインだろう．PFMと全く同様で，外装セラミックの厚さをできるだけ同一にすることが，基材のデザインで優先されるべきである．すなわち外形全体を一度作り上げてから，均一な外装材の厚みをカットバックする必要がある．Auto cut backのシステムがあれば，内面と，ワックスを削った外形の二方向からのCAMによるScanningをすることになる．

均一な外装材

私の 4-7-21 のフレームデザインは，PFMでの教訓があったのに，ペルーの山高帽のような形にしてしてしまった．これでは外装材の厚みが均一にならない．特に破折の生じやすい近遠心の辺縁隆線が厚く，4-7-22 の白く見えるエナメル色の部分は基材による支持のないセラミック（Unsupported porcelain）になってしまう．

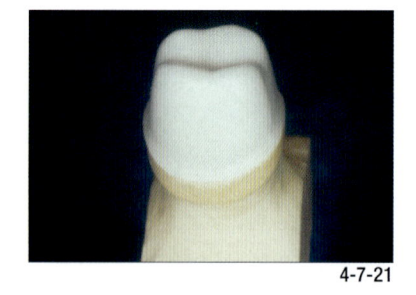

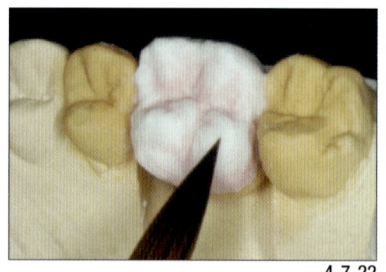

4-7-21　　　　4-7-22

基材のショルダー

歯には確実なショルダー形成が必要である（4-7-23）．また，カットバックのとき，咬合圧を受け止める幅を与えるためには，ジルコニアにも明瞭なショルダーをつけなければならない．4-7-24 はジルコニアマージン（これは前述のように適合性は良いとはいえない）．その修正のために，4-7-25 のショルダーの半分は焼成のセラミックマージンにしてある．結局，手作業のほうがショルダーの適合性は高い．

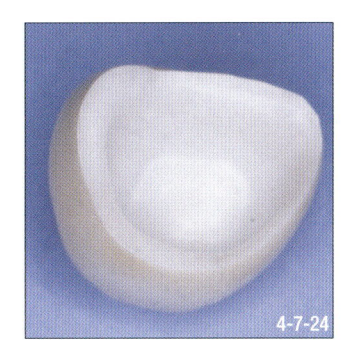

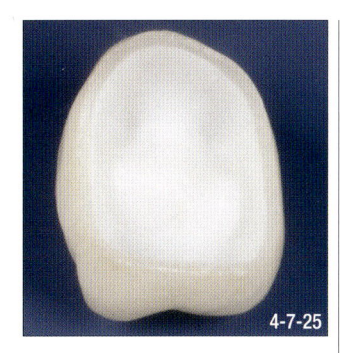

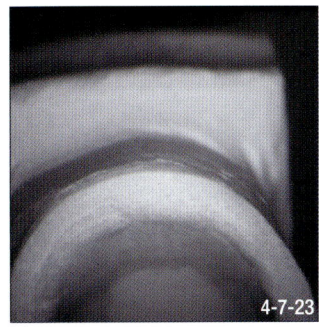

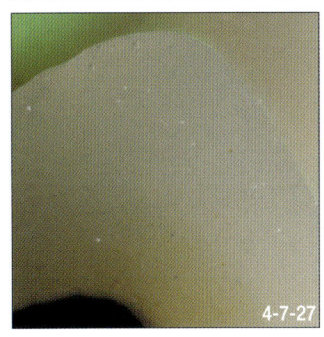

破折率の高さの原因の一つは，この基材のデザインにあるが，焼成セラミック自体にも原因があるだろう．

撤去したPFMを切断してみると，外装セラミックの厚さが不均一なのが第一の問題点で（**4-7-26**），次に頰側咬頭を拡大（**4-7-27**）すると，構造的な問題としての気泡が数多く浮き出てきた．

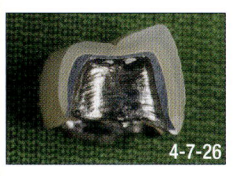

セラミック泥を盛り上げるとき，コンデンスをすると，硬くて強く重い成分が重力によって歯頸部に集まり，咬頭頂付近は水分の多い粗で雑なセラミックとなりやすい．

4-7-29，30 はプレスと焼成セラミックの組み合わせを拡大し，単球のLEDによる照明を当てたものである．無数の気泡やクラック状のものが見えている（赤矢印）．

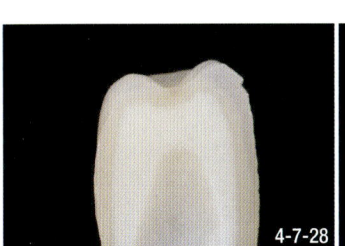

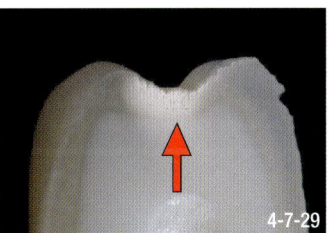

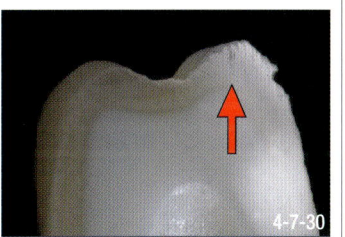

気孔率

これは地震の際の液状化現象と同じで，コンデンスをすると無数の気泡が咬頭近くに集まり，そこは応力が加えられたときクラックの起始点となる．盛り上げのとき，咬合面を下にして仕事をする器用な歯科技工士がいれば気孔率は下がるかもしれない．メタルにせよ，ニケイ酸リチウムにせよ，ジルコニアにせよ，外装材を焼成するかぎりこの気泡の問題を避けることはできない．

別のセラミックをもっと拡大してみる．**4-7-31** の上部にある巨大な黒い気泡は私の標本作りの失敗である．**4-7-31〜33** を見ると咬頭頂ほどではないが，どこをカットしても気泡が浮き出てくる．これほど多くの気泡があれば，咬合の力に焼成セラミックが簡単に屈服することが理解できる．これを見ると，単に重力だけではなく，気泡には幾つもの原因があるのだろう．**4-7-31〜35** のSEMの像は，松風の京都研究所の厚意による．

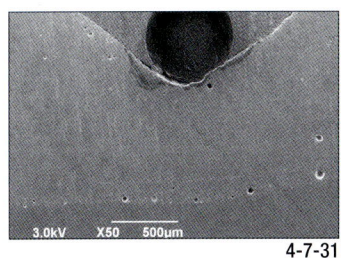

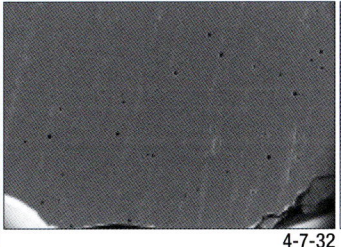

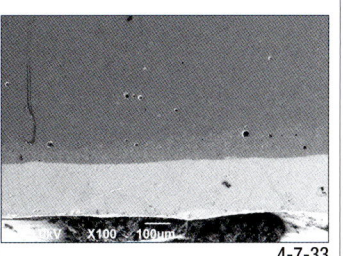

審美修復　169

もう一つ，臨床で衝撃を受けたことがある．咬合調整をしているとき，わずかなチッピング（**4-7-34**の赤矢印）が生じ，装着を断念，切断標本を作った．SEMで見るとそれは単なるチッピングではなく，将来の破折につながる恐ろしい現象であった．

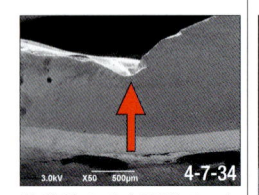

装着前の咬合調整で，矢印の小さなチッピングを発見した．

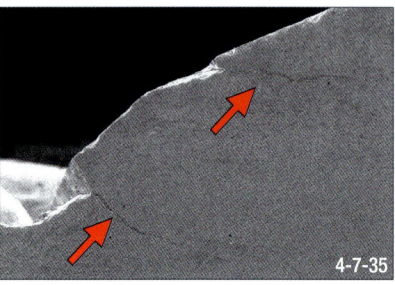

破折部を拡大すると，チップした部分からはっきりしたクラックラインが走っている（**4-7-35**の赤矢印）．もしこのまま咬合調整を終わらせ，セメンティングしていたらクラックは瞬時に大きく悪夢へと成長，破折に結びついたにちがいない．しかし，標本を作らなければ判らないクラックでもある．確認が困難なので，臨床では多発しているかもしれない．

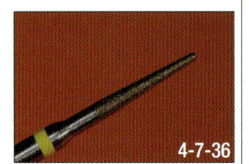

シンターダイヤ HP16R

原因は粗雑な器具である．FGバーを装着できる既製のチャックが発売されていた．FGバーには形態が多いので便利だが，作業台に固定し回転させるとセンターが出ておらず，芯ブレが発生する．尖端がセラミックを叩きつけることになり，術者がみずからクラックの原因をつくってしまう．精度が高く，芯ブレのないシンターダイヤの製品（**4-7-36**）を使う必要があるだろう．高回転の摩擦熱によるスポット的なヒートショックもクラックの原因になる．

このようにFiringのセラミックは気孔率が高く，強い応力には耐えにくい．前歯列では，気孔率が高くても積層法に頼り，審美性を優先させるが，前歯ほど審美性が要求されない臼歯部は，強度を主体にした素材にシフトしていこうとしている．

第一がメーカー製作のHigh strength ceramicに分類されるブロックをCAMで削り出すタイプである．これは二つに分かれ，外形全体と内面をDouble scanしてワンピースでクラウンを作るか，基材だけを削り出し，その上に直接ワックスアップしてセラミックを取り込み鋳造する方法（またはFiringを外装する）がある．つまり，単層で終わらせるか，2層構造にするかである．

どちらも長所と短所をもつ．ワンピースの場合，割れる心配はほとんどない．反対にその割れない硬度が問題となる．衝撃を吸収する能力のないインプラントの上部構造としてのジルコニア単体の使用は，厳に，繰り返すが，厳に慎まなければならない．このあたりは第10章で追求する重要項目である．適合性も悪い．

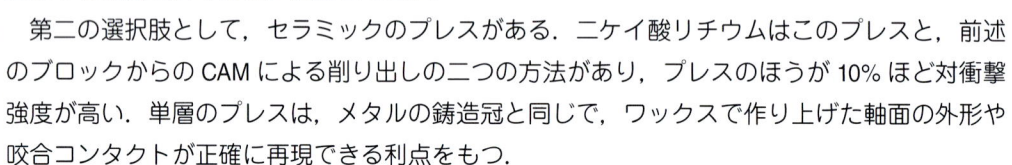

第二の選択肢として，セラミックのプレスがある．二ケイ酸リチウムはこのプレスと，前述のブロックからのCAMによる削り出しの二つの方法があり，プレスのほうが10%ほど対衝撃強度が高い．単層のプレスは，メタルの鋳造冠と同じで，ワックスで作り上げた軸面の外形や咬合コンタクトが正確に再現できる利点をもつ．

二ケイ酸リチウムを単層で使うのも，ジルコニア単独ほどではないが，硬過ぎて要注意である．咬合状態がかなり良好なケースだけに使いたい．基本的にインプラントの上部構造に使用すべきではない．

単層で仕上げるより，二ケイ酸リチウムをプレスした基材の外装にFiringを乗せることが多い．審美の項目で図示したスライドの多くがこの素材を使っている．ただし，これは気孔率と破折の問題を抱えたままで，旧来のPFMと同様で，臼歯部に使うときは慎重な咬合の観察が要求される．

セラミックの破折には，物性や製作法そのものや術者の不注意などが装着前の問題として残る．装着後は，後に繰り返し述べるが，オーバーロードの守備範囲である．適合性や接着は両者にまたがっている．

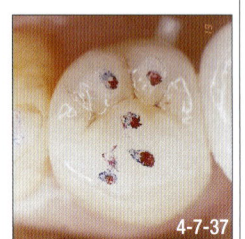

二ケイ酸リチウム単独でプレスした上に，ステインとグレーズだけで仕上げ．

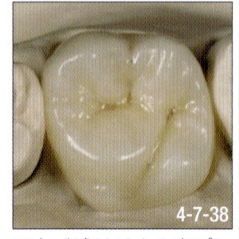

二ケイ酸リチウムをプレスした上に，焼成セラミック．

21. 松岡純：ガラスの破壊における水分の効果．New Glass, 2006;21(3):41-6.

⑧ ガラスの応力腐食現象

大変に興味深い考察を入手した．滋賀県立大学工学部材料科学科の松岡純の「ガラスの破壊における水分の効果」（2006[21]）という論文である．引用しながらの文章にさせていただく．

水をつけておくと応力によりガラスが容易に割れる現象には次の三段階の過程がある．

1）滑らかなガラスの表面にクラックが生じる過程
2）そのクラックがゆっくりと伸びる過程
3）クラック尖端での応力場が臨界値に達し，瞬間的に破断する過程

クラックの生成と伸長についての水分の影響を考えると，工業界のガラスと歯科のセラミックという差異を越えた共通項に驚くべきものを感じた．

ガラスの結合切断のメカニズム

4-8-1

引っぱり応力のかかるガラスの表面が水に接していると，水分子との化学反応により，低い応力でもSiとOの結合が切断される．これは応力腐食現象と呼ばれ，クラックの生成と伸長にも適用される．ガラス転移温度における密度ゆらぎが残っているためである．この分子レベルの傷が起始点となり，目視可能なサイズのクラックが生成される．

ガラス表面に圧子を押し込むとき，75％までの湿度では大きな差はないが，水中で圧子を押し込むとクラックに対する抵抗力は低下する．圧子による引っ掻きで生じるクラックでも，押し込みによるクラックでも，水分の影響が観測されている．その影響の大きさはシリカガラスのほうが，重金属を多く含むガラスより大きい．

口腔内のセラミックは常に水中で使われ，引っ掻きと，押し込みの応力が加えられる．表面が完全に平滑なわけではなく，成分の分子が粗く，水の浸透率も高い．多少は熱履歴が少ないとはいえ，耐久性，信頼性に問題が生じやすいのも無理からぬことであろうか．

4-8-1の過程は，第1章「「科学」の共有」の扉ページに出ているアミノ酸の加水分解に酷似している．アミノ酸は脱水縮合するが，水の分子が入ってくると加水分解をする．アミノ酸は水が飛び出て再合成するが，ガラスに再結合の能力はない．この加水分解は接着にも生じる現象で，さまざまな事柄のたどる自己崩壊への扉となる．

第4章の「審美修復」では，外観からスタートして，歯と歯肉，歯槽骨の複合体を経て，GPG，材料の考察などを述べた．それを出発点として，これから始まる技術的な修復のステップへの項目をまとめてみると，以下の三項目が挙げられる．

歯肉圧排　（Tissue retraction）
歯冠形成　（Tooth preparation）
印象採得　（Impression）

他の要素もたくさんあるが，臨床的にはこの三つの項目が優先される．そこで135〜136ページのケースをもう一度開いてみよう．術前の**4-8-3，4**にあるPFMを撤去，顕微鏡下で形成し，Type 3の二重圧排（**4-8-5**），印象採得（**4-8-2**），装着時（**4-8-6**）を示す．

ガラスの破折

応力腐食現象

審美修復　171

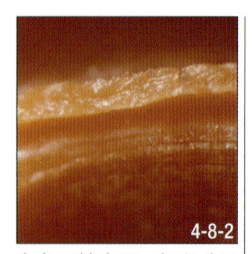

印象の拡大図．細かくは各論を参照のこと．

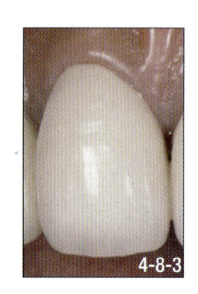

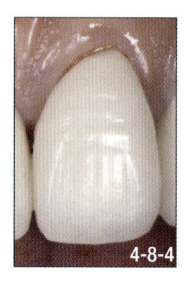

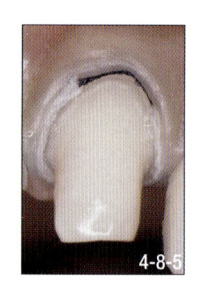

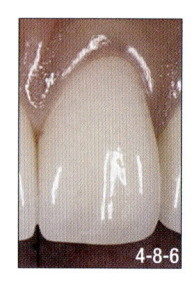

　どれほど精緻な咬合理論をうちたてようとも，技術の穴から崩れてはならない．Gingival complex の知識と，よく見える眼と震えぬ指先を味方につけねばならない．これから具体的な歯肉圧排，歯冠形成，印象採得などのテクニックの詳細に入っていこう．

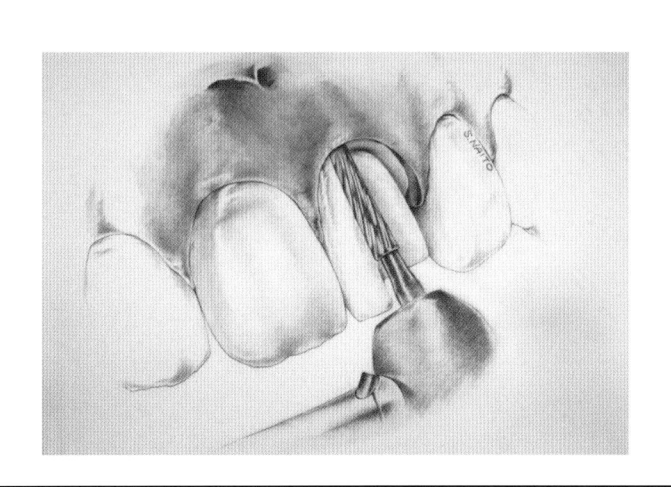

歯冠形成
Tooth preparation

5

第5章 歯冠形成
Tooth preparation

　修復物の永続性（Longevity）を支える二本柱は，咬合と歯周組織の二つ．咬合に関してはこの本の全体に流れる大切な骨格である．審美性という外装（ときに外力を支える構造材でもある）を加えて，後半のオーバーロードとともに，咀嚼器官の形態と機能を保つのが修復による咬合の主眼である．

　もう一つの歯周組織と修復の接点については，144ページの審美性の原則の項目で，Dent-gingival complexの生理と構造を通して詳しく述べた．その歯周組織が破壊されていくのには三つの流れがある．

　　　① Inflammation　　　　細菌による炎症性の破壊
　　　② Dystrophy　　　　　変性．炎症がなく，オーバーロードが主体となる
　　　③ Combination　　　　両者の複合．どちらが先行するかが問題

　治療により健康になった歯周組織を修復物が破壊しないためには，咬合の観察と，炎症を起こさない形態上，技術上の注意点がある．形態に対する問題点を考えてみよう．

　　　① Crown contour　　　　　歯冠外形
　　　② Emergence profile　　　歯肉縁からの修復物の立ち上がり
　　　③ Sub-gingival contour　　歯肉縁下の形態
　　　④ Embrasure　　　　　　　二つの立体物による狭間
　　　⑤ Concavity & Convexity　凹面と凸面
　　　⑥ Transitional area　　　　移行部
　　　⑦ Fluting　　　　　　　　　半円形の溝

　これらの項目は修復の審美性とともに，外形や歯列全体とも関連する．どれほど繊細な咬合をつくりあげ，審美性の高い修復が完成しても，わずかなテクニカルエラーがあれば「装着したときがベスト」の補綴になってしまう．ここでは問題をつくらない出発点として，歯周組織と直接に関係する形成と印象に的を絞っていこう．

歯質の削除

　形成はおそらく最も野蛮な行為かもしれない．天然歯を高速回転のダイヤモンドで削れば，振動，発熱，汚物の付着，乾燥，などで象牙細管はかぎりなくダメージを受け，象牙芽細胞の配列すら変化する．たぶん象徴的な意味合い以上に，出血をし，涙を流しているにちがいない．

　たしかにいろいろな理屈はあるが，歯冠形成は切除療法の最たるものだろう．そのうえ，切除した部分の再生はミクロの世界ではあまり期待できない．しかし，現状では，齲蝕の実質欠損や，咬合の回復，審美性の向上など，歯冠形成をせざるをえないことが多い．それを十分に理解したうえで，形成に入っていきたい．

　5-0-2，**5-0-3** は25年以上も前，私の視力も今よりはるかに良かったときで，2倍のルーペで十分に用を足せた．まだエアタービンで，メタル修復用の緩やかなシャファー形成をしていた．そのときのロータリーキュレッタージバー（**5-0-1**）は今も使用している．

　図はメタルの単独冠で，セラミックほど材料の強度と色出しには注意を払っていない．ファインバーによる仕上げは不要．咬合面の隅角にもう少し丸みがほしい．

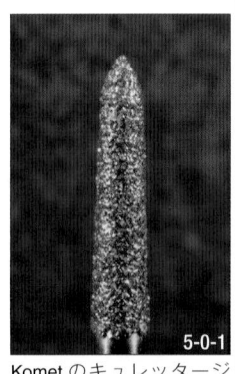

Kometのキュレッタージバー．878K-018．

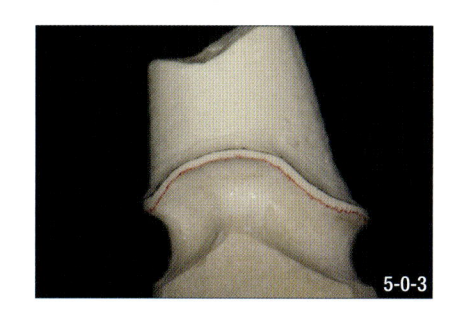

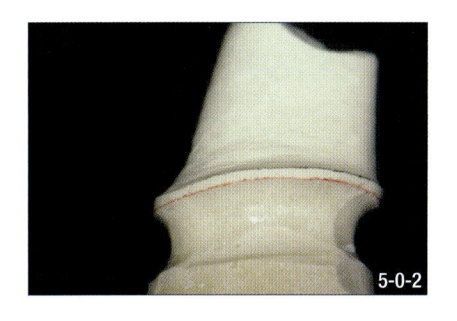

切削効率のよいバーで，概略の形成（Gross preparation）からスタート．ジルコニア撤去用のバーが効率の点で適している．ダイヤモンドの粒子が大きく，尖端の形態に精密さが欠け，軸面の形成面が粗くなるが，大量の削除が目的なのであまり気にしていない．この段階では切削と冷却の効率が優先される．大量に削るときほど速さがポイントである．速い形成は強い圧力で削ることではない．粒子の粗さによる振動を危惧する向きもある．マージンや軸面の仕上げは次のステップで行う．

私はエアータービンをほとんど使用せず，5倍速のエンジンに頼っている．トルクが強く，スピードコントロールが容易であり，交差感染の可能性が少ないことなどが理由である．しかし，5倍速のエンジンは，モーター部とホースを加えるとかなりの重量となり，女性にはきついかもしれない．

あるメーカーの製品はオイルを使用しないので，オイルが飛散しない．これは極めて重要な条件で，オイルが飛散すると象牙質の表面に付着して，皮膜となり，象牙質の保護を困難にし，コンポジットやレジンセメントの接着の妨げとなる．

初めの段階では，歯肉縁下まで形成をしないこと．あくまでも概略の形成であって，微細な点には眼を向けない．平行性と，使用材料の厚さ，咬合への配慮が優先される．審美性の原則の項目で触れた歯間乳頭や，移行部などに惑わされずに，遊離歯肉縁の高さで形成は止めておくことが大切である．

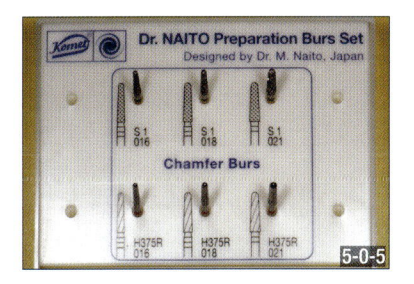

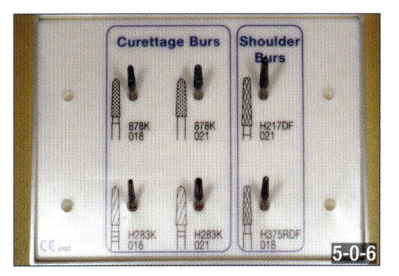

概略の形成

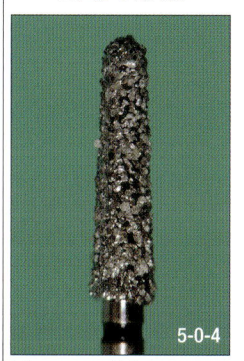

ジルコニア撤去用のバー．松風：SC102R，SC106RDなど．

次の段階で使用するバーは厳選したい．特に尖端の形状が一定であること，回転ブレがないこと，ダイヤモンド粒子のボンディングにばらつきがないこと，切削効率がよいこと，などの理由から，私はBrasseler社のバーを使用している．

特に使用頻度の高い12本を組み合わせた"Dr. Naito Preparation Burs Set"が発売されている．通常の歯冠形成はこの12本で十分だろう．

膨大な量の削除や，ジルコニアなどの撤去のとき以外はほとんどこのセットで間に合う．微粒子のダイヤモンドは含まれていない代わりに，カーバイドバーがある．

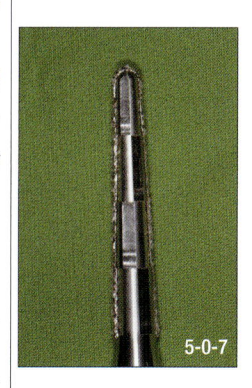

バーの基本セット

概略の形成用に，Sシリーズと呼ばれる特徴的なバーがある．断面が六角形で，片面のダイヤモンドを剥がした5-0-7の模型のように数ミリごとに30°ずつズレており，形成される歯とは断面の角の部分が接触し，球面では切削しない工夫がされている．切削効率が高く，常に水がまわり込み，冷却が十分に行われる．016，018，021の3種類がSシリーズには用意されている．ダイヤモンドの被覆部分の長さは856，878Kともに8mm，テーパー角は片側2°．

134ページのケースの手順を追う．この歯は4ヵ所にコンポジット充填があり，ラミネートの適応症ではなかった．コンタクトも開いており，360°全周形成のフルセラミックに決定．

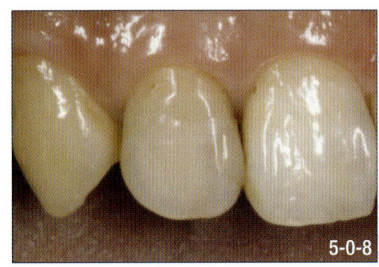

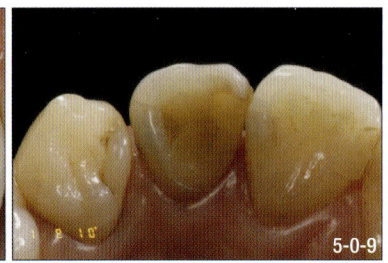

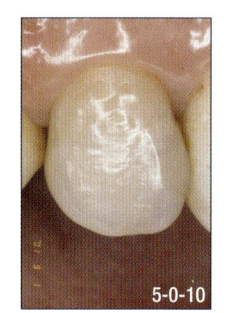

古いコンポジットを再充填後，前述のように，遊離歯肉縁と同じ高さまで（**5-0-12**）大量の冷却水で一気に形成．**5-0-11** では通常のシャンファーバーを使用している．12本のキットにこのダイヤモンドバー（856-016，018）は含まれていないが，重宝している．カーバイドバーは後述する．

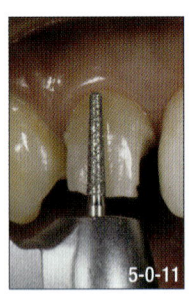

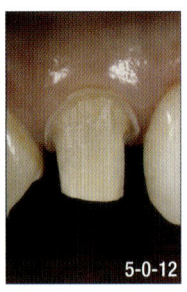

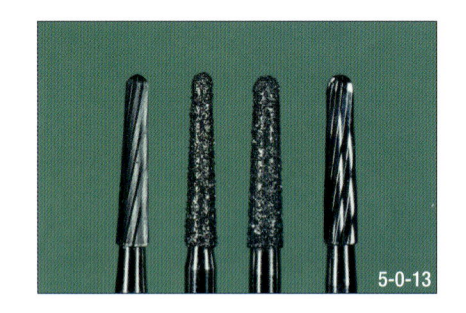

　概略形成の最後は咬合面である．ここは以前述べたように，どこが対合歯と接触し，どの方向に動いていくかを理解しておく必要があるだろう（**5-0-14～16**）．同時に素材の特性を考慮して，十分なクリアランスを確保すること．シュウ酸やボンディングなどによる象牙質の保護は，アルギンやシリコーンで汚染される前のこの段階で行う．

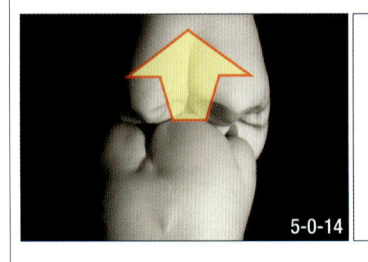

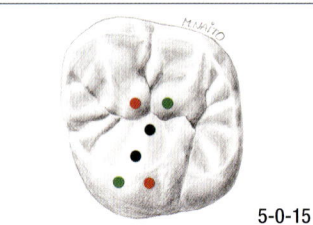

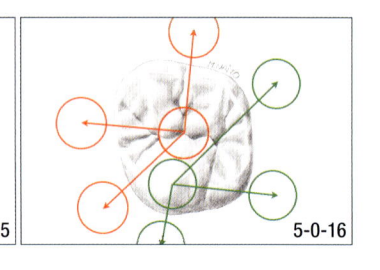

象牙質の保護

　概略の形成後，審美の原則で述べたルールに従って，一次圧排糸をサルカスに入れていく．この歯は両隣在歯を触らないので，乳頭部を深く削り込んではならない．また，唇側の歯肉が薄いため，Type 3 の圧排法を選択（圧排についての詳細は次章）．

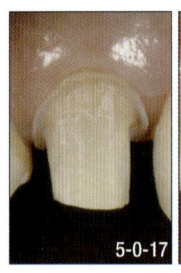

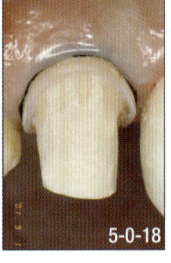

一次圧排

　5-0-17 が概略の形成，**5-0-18** で一次圧排糸を挿入．糸の深さは理論上，歯肉縁下1mmというが，現実の臨床では付着上皮の中にまで入るだろう．糸により根尖側に移動した歯肉は，除去するとリバウンドするので，糸がぎりぎり見えるところまで削ってはならない．生物学的幅径を傷害する可能性がある．

根面の仕上げ

　ここで歯根表面と，CEJに眼を向ける．**5-0-19** は上顎中切歯で，歯根表面が想像以上に凹凸をみせている．この凹凸は歯周組織との接着には都合がよいが，修復物にとってはあまり歓迎できない．**5-0-20，21** は手術のときに，キュレットで根面を滑沢にしておいたはずだが，

5-0-21 の黄色い矢印は，まさに凹の部分にマージンがきており，どんな素材を使おうとよい適合性は期待できない．こんな凹凸があれば，技工の分野でどれほど精密な作業を望んでも不可能となってしまう．また，リアス式海岸のような CEJ は歯肉がやや退縮したときには頭の痛い問題となる．適合の項目で追求したい．

根面の凹凸は，ハンドインスツルメントや回転器具では解決できない．超音波の器具，特に弱い出力の調節ができるピエゾ方式のスケーラー（Satelec：**5-0-22**）と，HY-1 というソフトメタルのチップが必要である（**5-0-23**）．このハンドピースの尖端には LED のライト（**5-0-24**）があるのもかなりの助けになる．

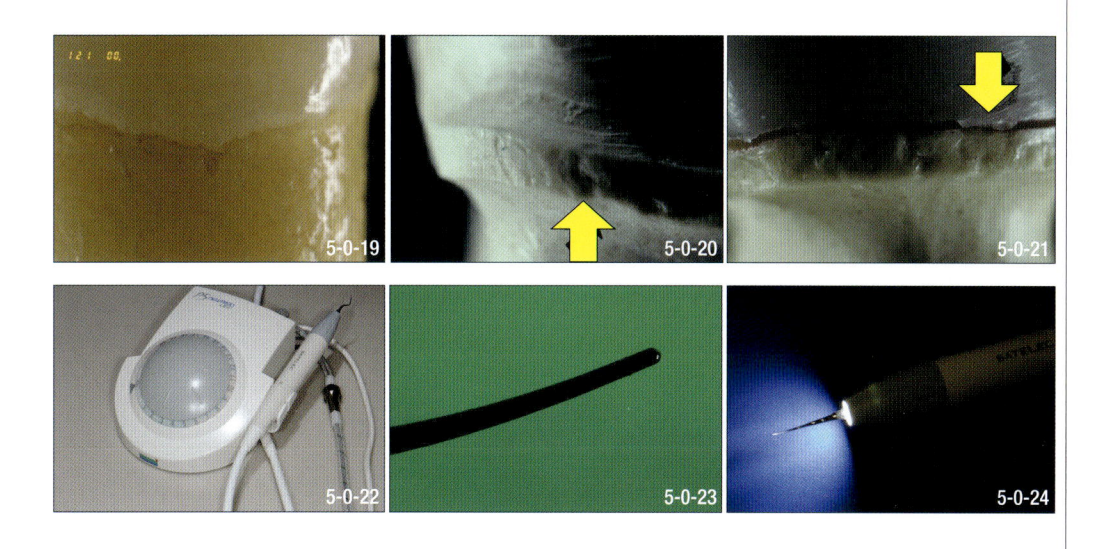

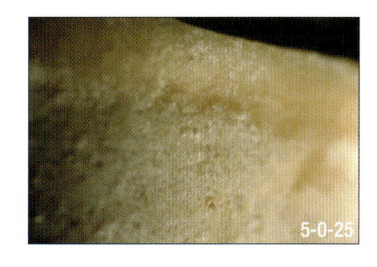

歯肉縁と同じ高さまでの概略の形成がすみ，一次圧排糸を挿入したら，超音波の機械をペリオモードの 2 から 3 の微弱なパワーに設定．糸と概略の形成限界との間の根面を平坦にする．**5-0-25** はマージンの仕上げ形成を完了した模型の拡大図で，わずか 1 分か 2 分の仕事で根面は極めてスムースに平坦化する．

この超音波のステップにより，根面にまで流れ込んだボンディングは除去される．この根面の平坦化は概略の形成後に行う．マージンの仕上げ後にすると，幅の狭い部分が対象となり，細い HY-1 が形成限界を傷つけやすい．

マージンの仕上げ形成に入る．通常はダイヤモンドバーだけで十分だが，もっと精密にしたいことも多い．抜去直後に染色した歯を，ダイヤモンドバーによりエナメルマージンで形成したものが **5-0-26**．

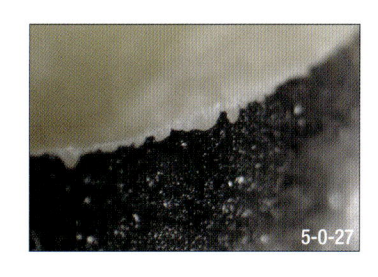

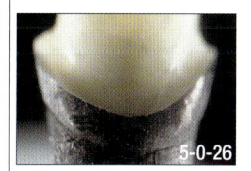

仕上げ形成

強拡大すると，5-0-27 のようにラインアングルはなく，割れ（Chip-off）の集合である．どれほどファインでも，ダイヤモンドバーを回転させるかぎり，結果は同じで，セラミック修復の辺縁に鋭利なラインアングルの仕上げをすることは不可能である．「割れ」からはすぐに二次齲蝕が生じることになる．

Chip-off の少ない精密な仕上げを希望するなら，前述のダイヤモンドバーと同じ形態のタングステンカーバイドバーを使っておきたい．**5-0-28** のオレンジは Gross prep. のダイヤモンドバーの模式図で，このときは本来は糸を入れていない．**5-0-29** は一次圧排糸を入れ，歯肉が少し広がり，根尖方向に下がった部分をカーバイドバーで仕上げを行っている図である．

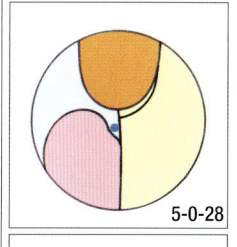

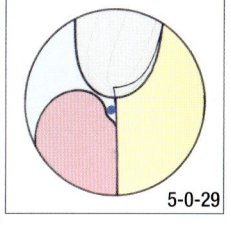

カーバイドバー

歯冠形成

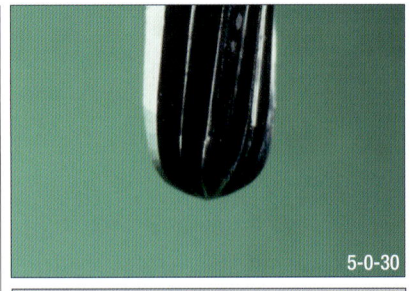

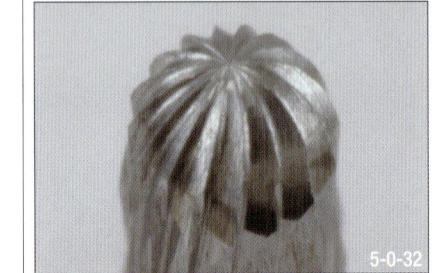

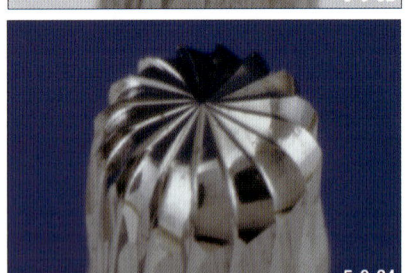

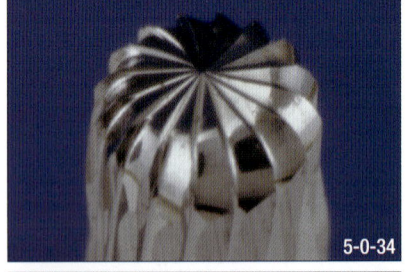

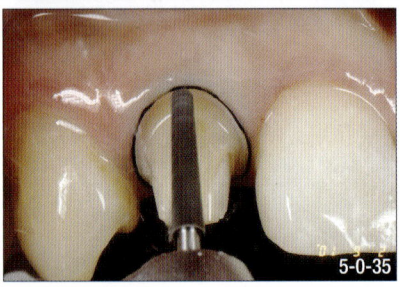

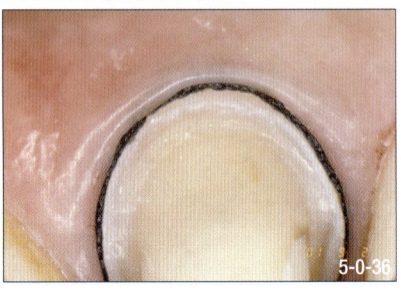

5-0-30 は 12 枚刃のカーバイドバー（H375R-018）．5 倍速のエンジンを中速で使用，1/2 以上の高速回転はさせない．歯の軸面には使わず，マージンの仕上げのわずか 0.5mm だけに使うので，水量は視界を妨げない程度で十分であろう．このステップでショルダー部のボンディングは除去される．

もしこの H375R-018 より精密なマージンが必要なら，16 枚刃の H375RDF-018（**5-0-32**）も使用できる．非常に精緻なバーだが，重量もあり，1/2 以下の低速での回転を厳守しないと振動する．

このバーの 16 枚のカッティングエッジは中央の一点に集中している．クロスカットされた側面は螺旋を描くが（**5-0-31**），回転すると完全な筒状となる．マージンの仕上げだけに使うので，赤い点線から上部だけの精度が重要である．

5-0-10 の歯は歯肉のスキャロプが少ないので，尖端がフラットな H217DF-021（**5-0-33**，**5-0-34**）も使えるだろう．H375RDF-018 同様に 16 枚刃であるが，重量があるので，低速回転での使用が絶対条件．

5-0-35 は H217-DF による実際の作業．軸面を削るわけではないので，水量を少なくしているのが判る．この器具や，H375-RDF で軸面を形成すると，表面が滑沢になり過ぎてしまう．接着の強度は，化学反応だけでなく，物理的な要素も大きいことを思い出してほしい．そのうえ，象牙質の保護層も無駄になる．

絹糸の一次圧排糸が遊離歯肉を押し広げているとはいえ，少しの失敗でも内縁上皮を傷つけてしまう．削り込みすぎのミスも犯しやすい．ほぼ息を止めながらの慎重さと，確実なフィンガーレストが大切だろう．**5-0-36** は各ステップの仕上げ形成が終わり，あとは二次圧排糸を入れるだけの辺縁部である．

フルセラミックのマージンにはもっと精密さが必要なこともあるだろう．そのときは手用器具の出番となる．歯根の表面が平坦にしてあれば **5-0-37** の自製のチゼルで，マージンの鮮明なラインアングルが可能．刃の厚いチゼルのほうが作業が容易である．

Margin file

5-0-38 は超音波のスケーラー Satelec 用に私が開発した Diamond Margin File である．**5-0-39** は抜去歯でテストをしたもので，**5-0-40，41** は実際のマージン模型である．

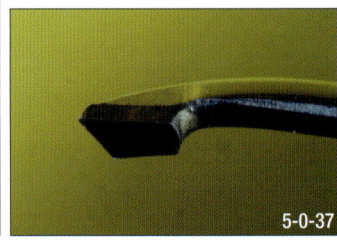

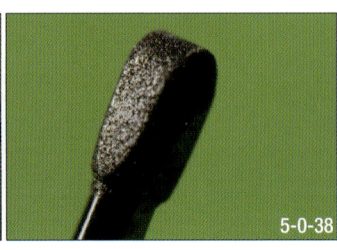

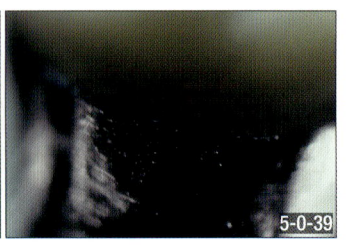

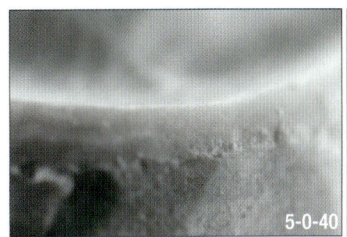

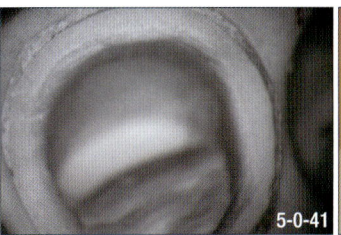

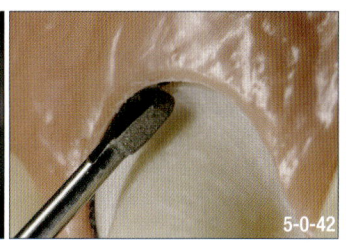

この器具はピエゾ方式で，軸方向に微振動するため，直角に当たるとマージンを損傷するので，ショルダー面に30°くらいにする（**5-0-42**）．水の配管がないため，削り屑が粘土状にサルカス内に残らないように時々アシスタントの水洗と乾燥に助けてもらう．慣れるとチゼルよりはるかに速く処理できるだろう．**5-0-40**のようなショルダーとなる．

　Margin file に至る形成の全ての段階が終了，**5-0-43〜45**でフルセラミックのショルダーの幅，辺縁に残されたエナメル質，ラインアングルなどがよく判る．このケースは隣在歯に手を加えないので，乳頭部を削り込まないことも明瞭である．

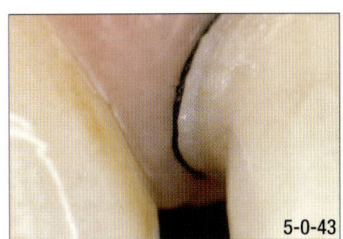

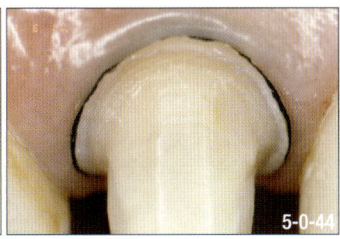

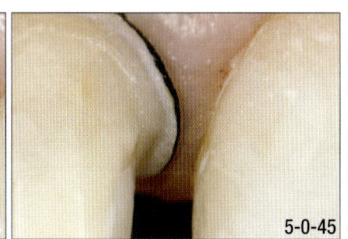

　最後の二次圧排が控えている（**5-0-46**）．この側切歯の唇側の歯肉は薄いため，圧排法のType 3を採用．全周の一次圧排糸の上から，唇側を除いた移行部の間だけに二次圧排糸を入れる．この分類やテクニックに関しては次章で詳しく述べる．

二次圧排

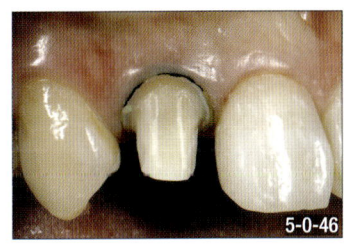

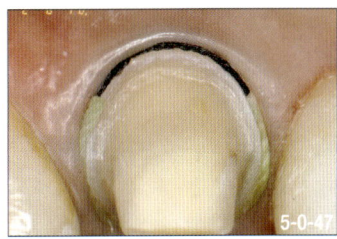

　5-0-43〜45の一次圧排糸には歯肉を圧排しておく能力はない．軽い力でサルカス内に入れるだけで，付着上皮を傷つけないことが前提だが，この二次圧排糸を入れるときに深くに追い込んでしまいやすい．軽い圧力で，糸の半円だけを入れるようにする．**5-0-47**の二次圧排糸の左側には撤去用の耳が出ている．

　5-0-37〜47の段階になるとになると，肉眼では不十分である．高倍率のルーペや顕微鏡が必需品になるだろう．この二次圧排のときに，乳頭に隣接する辺縁にマージンの問題があればあと戻りをする．

　ステップが複雑になったので，順番を整理し直しておく．
　　① Gross Prep.　　　　（5-0-11, 12, 48, 49）　　概略の形成　　　　　（歯肉縁と同じ高さ）
　　② Dentin Prep.　　　　　　　　　　　　　　　　象牙質の表面処理　　（シュウ酸, ボンディング）
　　③ Primary Cord　　　（5-0-18, 50）　　　　　一次圧排糸　　　　　（外科用縫合糸　000）
　　④ Root Prep.　　　　（5-0-25）　　　　　　　歯根表面の滑沢化　　（超音波 HY-1）
　　⑤ Final Margin Prep.（5-0-40, 41, 51）　　　辺縁の仕上げ形成　　（カーバイドバー, 超音波）
　　⑥ Secondary Cord　　（5-0-47, 53）　　　　　二次圧排糸

歯冠形成　179

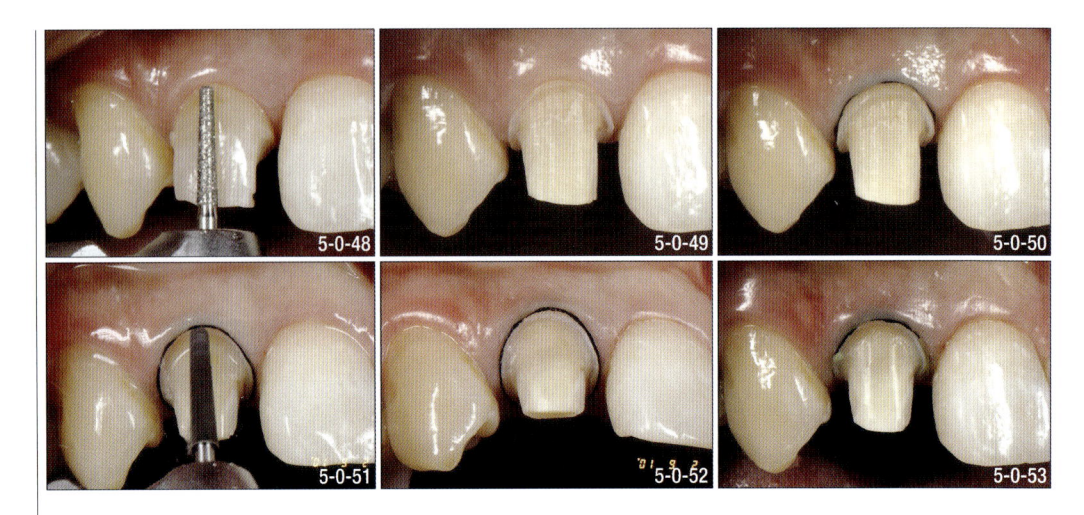

各ステップの拡大

各ステップを拡大してみる．**5-0-54** は二次圧排糸を入れる直前．糸を除去したあとの，歯肉のリバウンドを考慮した仕上げ形成のマージン．これが適正だと，二次圧排糸も容易に入れられる．極力全ての段階で湿潤状態にしておきたい．二次圧排糸（**5-0-55**）のみ除去して印象採得（**5-0-56**）．印象後，一次圧排糸を除去した直後が **5-0-57**，20 分後（**5-0-58**），歯肉のリバウンドが始まっている．41 日目の **5-0-59** では，唇側の歯肉や歯間乳頭も完全に元の状態に戻っている．

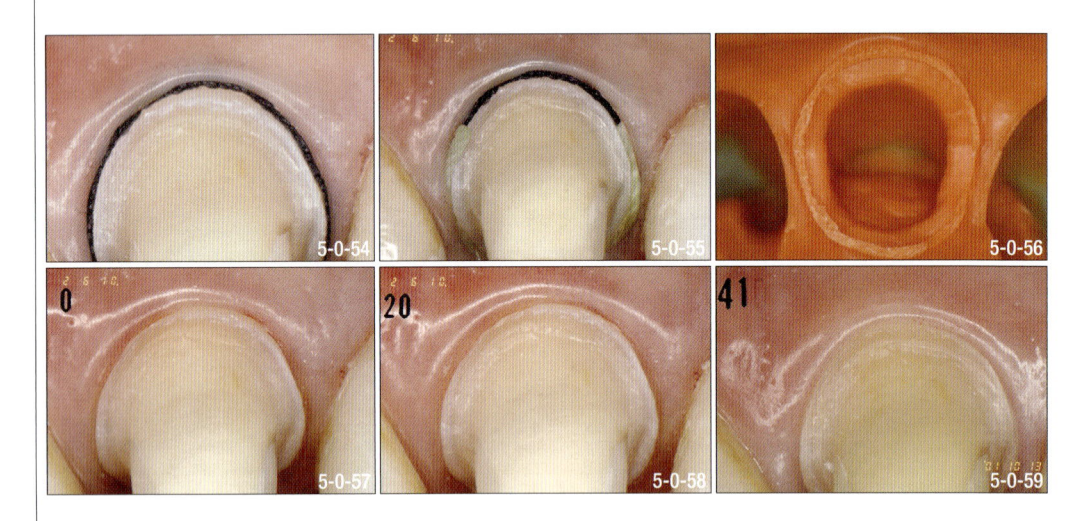

ここで，本来は印象採得の話になるのだが，経過を先に提示しておきたい．**5-0-60** は術前，**5-0-61** は 41 日目の試適時，**5-0-62** ～ **64** は 70 日目の装着時の姿で，形成や圧排，印象という連続した人為的な攻撃からの回復が見える．**5-0-65** は 3 年 4 ヵ月．

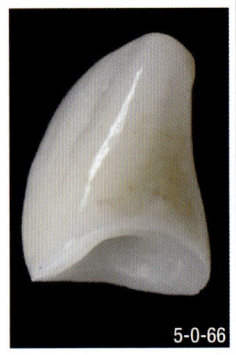

旧タイプの Empress 1．内部の色を最もよく透過し，プラークの付着も少なかった．

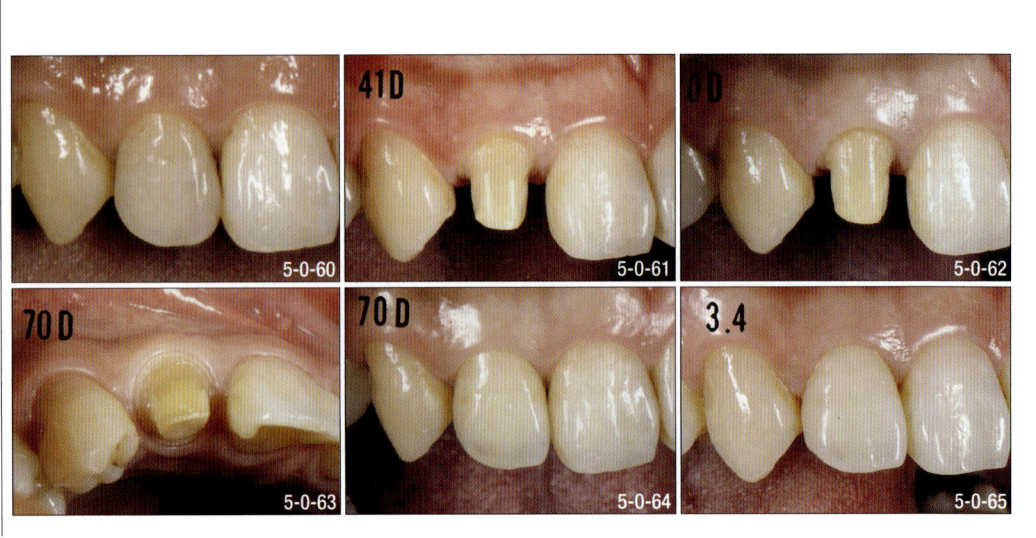

180　歯冠形成

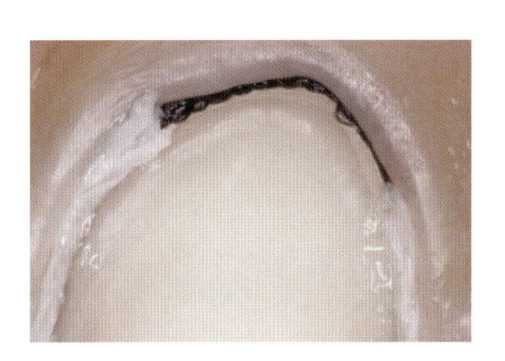

歯肉圧排
Tissue retraction

6

第6章 歯肉圧排
Tissue retraction

① 歯肉圧排の意味

前章までは歯周組織の生理的基準と，審美的要望に従った歯冠形成の概要を述べた．次は印象採得の前提である歯肉圧排を追ってみよう．

勝負の分かれ道は歯肉縁下の印象である．**6-1-1〜3** のように，圧排された辺縁のラインアングルが明確ならば臨床的に問題は生じない．

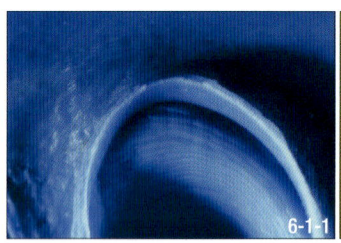

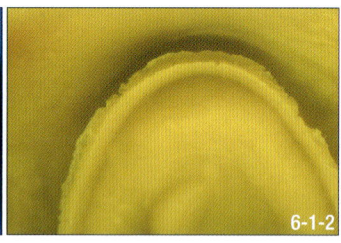

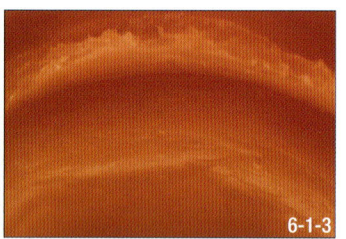

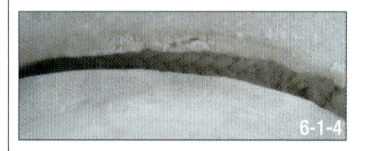

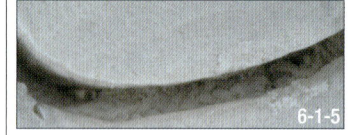

圧排の確実さは，印象の精密度を左右し，模型の出来具合いを決定する．**6-1-4, 5** は小臼歯の隣接面の拡大図．石膏の材質としての限界はあるが，このラインアングルが表現されれば，技工室の顕微鏡下での作業は全ての段階で容易となる．

シリコーンの素材が変わり，膨張係数や親水性に多少の進歩があっても，圧排自体は変わらないだろう．

印象後の原型は，石膏でもヴァーチャルでも単一の素材となるので，硬組織と軟組織の境界は，情報伝達の意味で歯肉の圧排がスタートポイントとなる．しかも，ここでは審美修復の Dent-gingival complex が主題なので，やたらに歯肉が広がればよいわけではない．

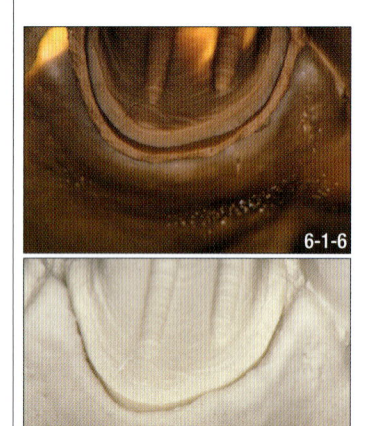

6-1-6 の中切歯は縮重合型のシリコーンを使用していた 1982 年のケースだが，基本は何も変わっていない．**6-1-7** は複模型．サルカスは圧排糸により変形しているので，セラミック製作時の歯肉縁下の微妙なカントゥアの調整には本当のガイドラインにならない．まだ圧排糸は1本法（Type 2）を採用していた

6-1-7 でスムースな歯根表面が明瞭に見え，遊離歯肉頂から約 1.5mm の深さの印象になっている．その半分くらいの歯根表面が印象されるので，形成限界は歯肉縁下 0.8mm くらいだろう．マージンのメタルカラーは 0.2mm．

キャストを複模型に試適する（**6-1-8**）．石膏を削除，適合性を調べ（**6-1-9**），複歯型の角をほんの少し削り(赤矢印)，ショルダーの内面を覗いてみる．わずかに見える青矢印の光ったマージンは全体の歯冠形態の一部である．口腔内での試適が **6-1-10**．

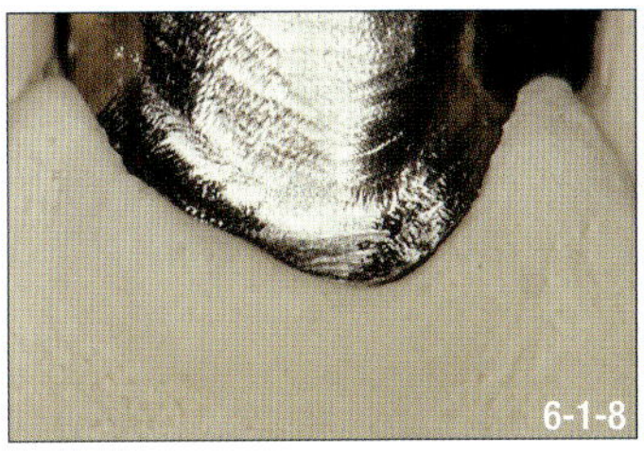

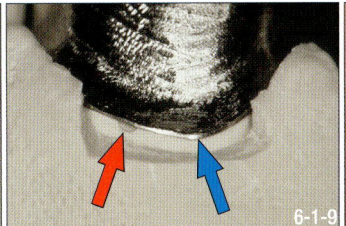

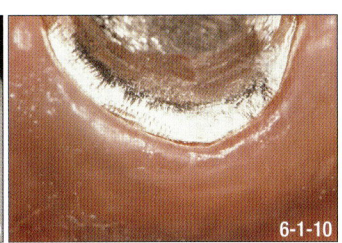

② 歯肉圧排の分類

ここではマージンを歯肉縁下に設定することを前提にしてみる．歯肉の圧排は便宜上のもので，どんな理屈をつけても軟組織にとって生理的とはいえない．それを承知のうえで，一次圧排糸（Primary cord）と呼ばれる絹の縫合糸の短所と長所を考えてみよう．

【短所】　① 歯肉を広げるだけではなく，根尖側に押し下げる
　　　　② 付着上皮に侵入する可能性がある
　　　　③ 辺縁歯肉と歯間乳頭を変形させる
　　　　④ 糸の細い繊維が残ることがある

このような短所があるが，歯肉縁下の修復のときは，形成時の確実な仕上げや歯間乳頭の形のコントロール，明瞭な形成限界を再現するために歯肉を広げざるをえない．形成の最終仕上げのとき，ダイヤモンドバーや超音波のチップなどによる創傷を防ぐために，事前に Pre-pack として一次圧排糸を挿入しておく意義は大きい．

【長所】　① 形成器具によるダメージの回避
　　　　② エアによる極度の乾燥の回避
　　　　③ 上皮付着の下部へのエア圧入（Air embolism）の回避
　　　　④ 印象材のちぎれの防止

144 ページの Dent-gingival complex の 8 項目を念頭において，歯肉圧排を分類してみる．これまで詳しくは説明していない Transitional area（移行部）は Type 3 の 2 本法（Double cord）で示す．

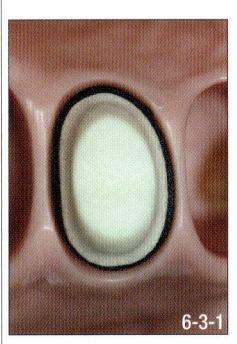

③ 歯肉圧排　Type 1

絹糸だけの 1 本法（Single cord）．糸はサルカスに入れたままで印象を採る．Maynard の分類 Type 2，または Type 4（p.149）のように，薄くてスキャロップが強く，生物学的幅径の原則を厳しく守るべき歯肉が対象となる．細い外科用縫合糸（Silk suture）00 または 000 を使用する．

小臼歯の模型で説明しよう．フルクラウンでは，遊離歯肉縁と同じ高さまで概略の形成をしてから糸を挿入（**6-3-1**）．その後，仕上げ形成をする．ラミネートの場合はショルダー形成をせずに，移行形の，やや厚めのナイフエッジにして形成限界を縁上に設定する．

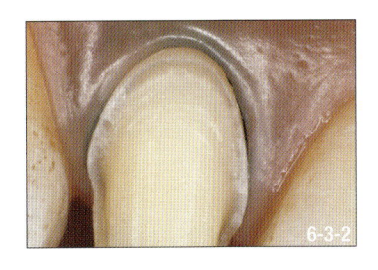

000 を挿入してからマージン形成をする（**6-3-2**）．糸は，印象時にシリコーンに取り込まれない程度の深さにサルカスに入れる．それでも歯肉は根尖側に移動する．繰り返すが，隣在歯に触れないので歯間乳頭部は削り込んでいない．2 本目の圧排糸も必要ない．**6-3-3** でかすかな歯肉縁上のマージン設定が見える．

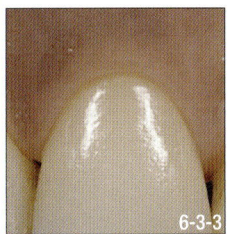

圧排の功罪

歯肉圧排

④ 歯肉圧排　Type 2

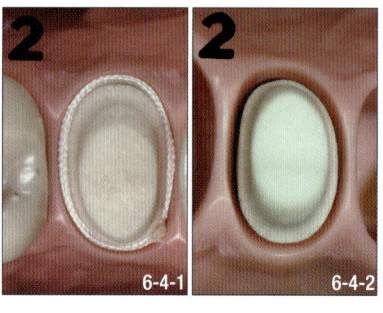

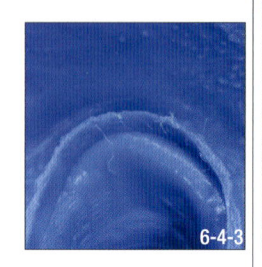

形成後に圧排能力のある糸単独で歯肉を広げ（**6-4-1**），印象直前に糸を除去する1本法．多用されるが，失敗率は高い．通常，この圧排糸は絹糸のようにシンプルではなく，繊維の毛羽が多く，サルカス内にこびりついて残ってしまう．6-4-3で，その毛羽がシリコーンに取り込まれているのが見える．繊維については次ページで述べる．

細い繊維がシリコーンに取り込まれずにサルカス内に残れば，退縮の原因となりうる．もう一つ失敗率の高い理由は，軟組織からの滲出液により乾燥が困難となり，強く乾燥すると，糸と軟組織がこびりつき，除去時（**6-4-2**）に出血を起こすからである．それを恐れて止血剤を使うと，シリコーンの重合の際に障害となることがある．

形成終了後に圧排糸を挿入するので，歯肉縁下の大切な形成限界を目視できず，深さが確定できない．バーによる歯肉の損傷が起こる可能性もある．この当たり前とされる方法による欠点をカバーするために，次のType 3の方法が考案された．

⑤ 歯肉圧排　Type 3

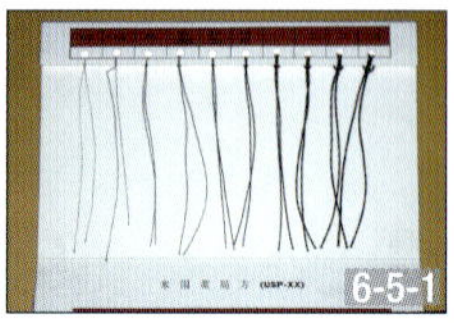

私の臨床の9割以上を占めるのが，この2本法によるType 3．**6-5-3**で概略の形成．サルカスの全周に000の細い縫合糸を1本目として浅く入れる（**6-5-5**）．深さは歯と歯肉の複合体の原則に従う（p.144）．この縫合糸は近遠心どちらかの舌側移行部から挿入（**6-5-4**）．起始点をしっかり入れることが大事で，緩いとほかの部位の挿入でズレてしまう．一周したあと起始点と終止点が重なると，そこは次の2本目と合わせて三重の糸になってしまう．重ねるより，多少短いほうが得策．仕上げ形成後に，移行部から移行部まで圧排能力のある2本目を挿入（**6-5-8**）．2本目のみ撤去して印象．唇側の歯肉が薄く，スキャロプの強いMaynardのType 2や4に適応する．前歯だけでなく小臼歯や大臼歯もその対象となることが多い．

唇側は，細い糸を1本だけ入れるType 1と同じである．歯間乳頭部は，細い糸の上から2本目（Secondary cord）を入れる．2本目は口蓋側にも入るが，歯間乳頭とは関係ないので，深くは入らないはずである．ここで，2本目の起始点と終止点としての移行部の重要さがクローズアップされることになる．移行部については歯冠外形の項で触れよう．**6-5-9**は変法．

糸の挿入にはいろいろな器具があるが，Dr. Shavell考案のRetracta Gard（ATD Japan）が使いやすい（**6-5-2**）．尖端に適度な厚さの丸みがあり，歯肉を傷つけない．

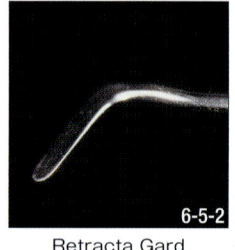

6-5-1
00は0.30〜0.339mm，000は0.20〜0.249mm（USP規格）だが，もっと太く見える．50cmの糸に，210±3gの重量をかけて，マイクロメーターで計測した太さが規格となっており，見た目の太さではない．

6-5-2
Retracta Gard
本来はマージンの形成のときに尖端で歯肉をわずかに広げ，バーが歯肉を傷つけないという用途でつくられた．

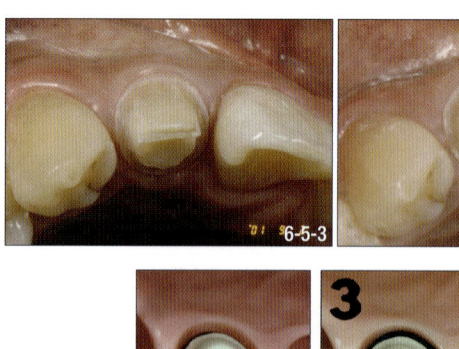

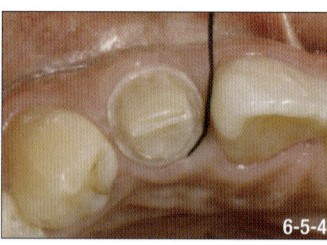

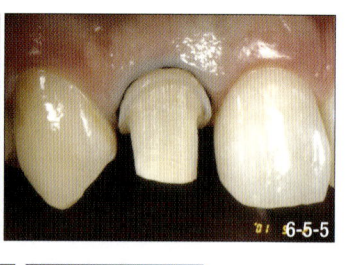

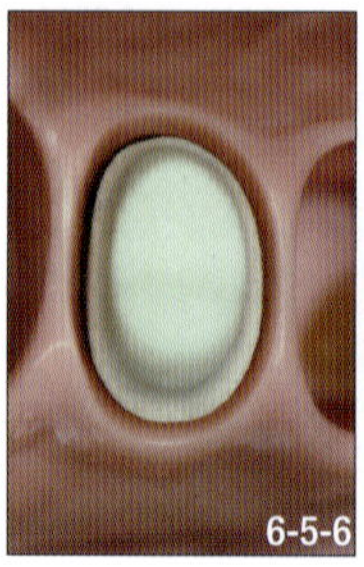

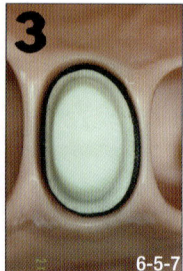

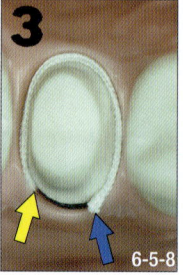

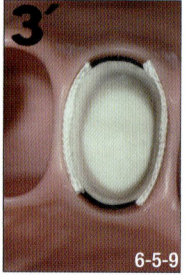

184　歯肉圧排

6-5-8 の左下が起始点（黄矢印），右下が終止点である．糸は挿入時と反対方向に除去すると出血しにくいので，終止点の青矢印の耳をわざと残し，この耳をつまみ，反対方向に除去しやすくしてある．数歯同時の印象では，自分がどの方向に糸を入れたのか忘れることもあり，この耳は実際のところかなり大切であろう．

糸の除去方向

形成から印象までの手順をまとめよう
① Gross prep.　（概略の形成 6-5-6）　　遊離歯肉縁と同じ高さまで全体の形成
② Primary cord　　　（6-5-7）　　　　000 の絹糸を全周に挿入
③ Final preparation　　　　　　　　　糸の直前まで仕上げ形成
④ Secondary cord　（6-5-8）　　　　　唇側以外の移行部間に 2 本目の圧排糸
⑤ Impression　　　　　　　　　　　　2 本目の糸のみ除去して印象

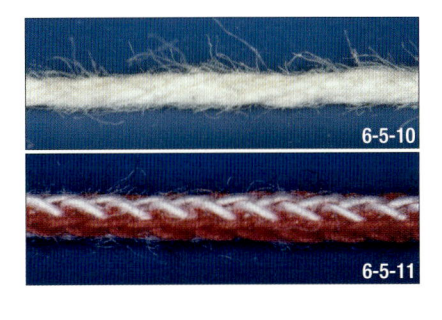

2 本目の選択は重要なポイントである．通常の糸は繊維がバラけやすい（6-5-10）．寒天印象用の圧排糸（6-5-11）もあるが，これも糸の細かいケバがあり，6-4-3 のようにシリコーンに取り込まれるか，歯肉縁下に残ってしまう．

圧排糸の選択

ここで圧排の順序を追ってみよう．6-5-13 のケースには 6-5-12 の間接法のポストが装着してある．左側に見えるインプラントとの間はやや距離があり，スキャロプは中程度である．唇側の歯肉の厚さは薄く，右側の小臼歯は天然歯のままなので，歯間乳頭部は浅めの形成と圧排．

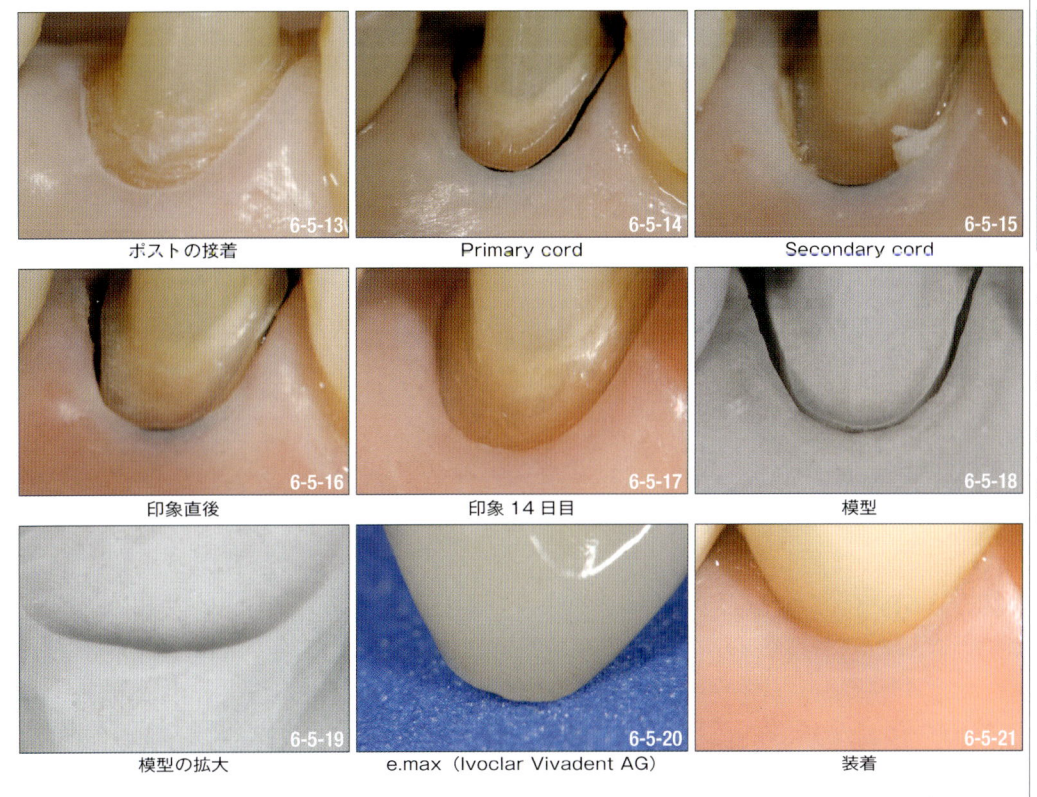

6-5-13 ポストの接着
6-5-14 Primary cord
6-5-15 Secondary cord
6-5-16 印象直後
6-5-17 印象 14 日目
6-5-18 模型
6-5-19 模型の拡大
6-5-20 e.max（Ivoclar Vivadent AG）
6-5-21 装着

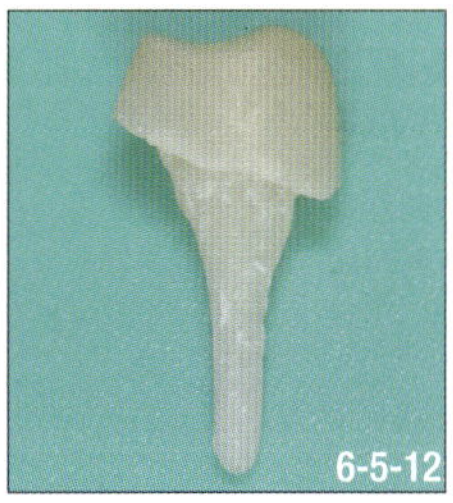

6-5-12 ジルコニアファイバーのポスト（Premier 社の Cure-Thru Integra Post）と，ジルコニアの粒子を混入した築造用のコンポジット（DMG 社の Luxa Core）の組み合わせ．カウンターベベルで歯の全周を取り囲んでおくこと．

口腔内の重層扁平上皮は乾燥を嫌う．印象直前以外の不用意な乾燥はできるだけ避けたい．一次圧排糸自体も湿潤させながら挿入すべきだろう．作業中も，生理食塩水で濡らした綿球で，常に湿った状態を保ちたい．単なる水でもかまわない．

歯肉圧排

圧排糸は歯肉を広げるだけでなく，根尖側にも移動させる．細い絹糸を，どれほど弱く入れようとも必ず移動する．仕上げ形成のとき，「そこに糸が見える」ので，我々は一次圧排糸の直前まで削りたくなるが，糸を除去したあと，移動のリバウンドで組織がどこまで戻るかを計算しなければならない．黒糸まで削り込むと，上皮付着相当部まで形成し，その結果として生物学的幅径を侵すことがある．つまり，一次圧排糸を入れるときの根尖側への移動量をよく観察してから，仕上げに入る必要がある．

　部位ごとの根尖への移動量を記憶することが大事なので，仕上げ形成をする本人が糸を入れるべきであり，他人に任せてはならない．二次圧排糸の起始点や終止点も同様で，サルカスの深さの変化する移行部は術者以外が決定することはできない．

⑥ 歯肉圧排　Type 4

　唇側の歯肉が Maynard の Type 2 や Type 4 に比べてやや厚めのときに採用していたが，現在は圧排法の Type 3 にシフトしている．たまに使う方法だが，図示したい．

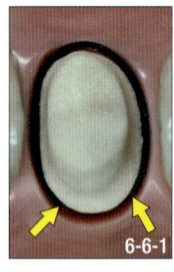

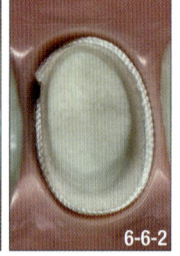

　黄矢印の移行部から，歯間乳頭部，舌側を経て，反対側の移行部までの部分的な一次圧排糸を挿入（**6-6-1**）．その上から2本目の圧排糸を全周に入れる．黄色と黄色の間は Type 2 の圧排法と同じで，唇側や頰側の炎症のないやや厚めの軟組織に適用される．前歯に使うことは少ない．

⑦ 歯肉圧排　Type 5

　一次圧排糸と二次圧排糸を全周に入れる，いわば完全二重圧排で，前歯の審美修復にはほとんど応用されない．しかし，圧排法のシリーズの中で述べておきたい．糸を二重に挿入すると，初めの糸はサルカス下部の上皮付着にまで追い込まれることが多い．薄い歯肉や付着歯肉が少ないときはこの方法は適当ではない．

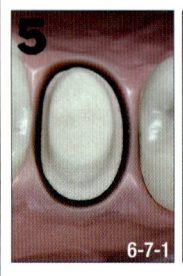

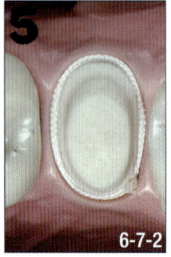

　歯肉が丈夫で厚め，スキャロプの少ない，Maynard の Type 1 か Type 3 に対応できる．**6-7-1** の一次圧排糸は耳同士を重ねてはならない．**6-7-2** の二次圧排糸は以前に述べたように除去の方向を間違えないようにする．ここでは，時計方向に挿入したので，反時計回りに除去してから印象．

CADとシリコーン　シリコーンとCAM

　鋳造でも，CAM（Computer aided manufacturing）でも，型に合わせて作ることは同じで，原型の読み取りがシリコーンによるか，CAD（Computer aided design）によるかの違いだけである．原型の読み取りにどのような方法を使っても，最も完全な適合を作れるのは自家熔着をする直接取り込み鋳造だろう．インプラントのアバットメントや上部構造の製作では，原型が金属やジルコニアなどの固形物なので CAD/CAM の優位性はあるかもしれない．しかし，硬軟の両組織の仕分けを歯肉圧排に頼る天然歯のとき，CAD の出番はまだ少ない．

　軟組織の圧排が手順通りできれば，次は Humint（Human intelligence：ヒトの手による情報収集）の代表格である印象採得のステップとなる．電気仕掛けによる情報収集の Elint（Electronic intelligence）の対抗手段である．

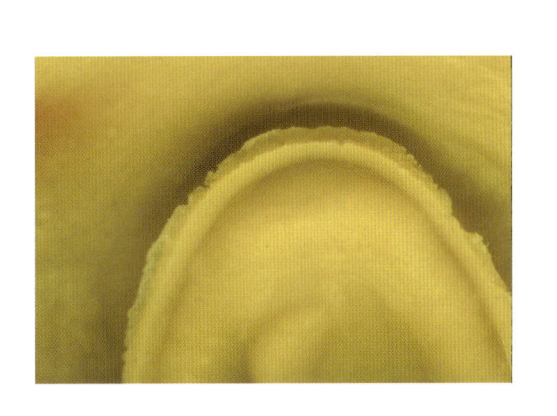

印象採得
Impression taking

7

第7章 印象採得
Impression taking

① 印象前後の比較 1

これからは CAD が主流になるのは確実だが，口腔内を撮影したヴァーチャルなデータは，境界線がシリコーン印象と同じレベルになるのだろうか．CAD による手に触れない模型はどれくらいの精度を再現するのだろうか．

7-1-1 はシリコーン印象の拡大，石膏を流した模型が **5-0-40**（p.179）である．**5-0-21**（p.177）をもう少し拡大すると **7-1-2** となる．根面クレーターまで模型として再現する点では，まだシリコーンに分があるのではないだろうか．

7-1-3 はシリコーン印象による PFM の適合性のチェック．CAD/CAM によるフルセラミックの軸面には接着のためにいくらかの余裕が必要となるが，ショルダー部の適合性にその余裕を与えるわけにはいかない．接着性レジンが厚くなると，応力を受けたとき容易に脱離が起こる．私は現実の臨床でもかなりの本数の CAD/CAM によって製作した High strength ceramics を使用したが，**7-1-3** のようなショルダーの会心の適合はほぼ不可能である．

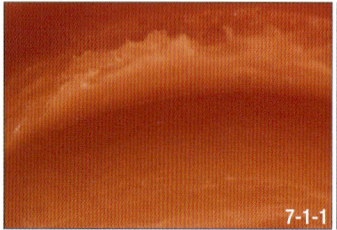

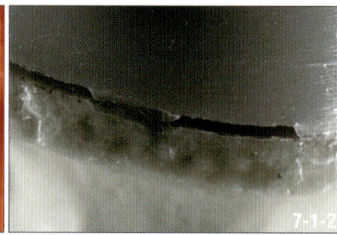

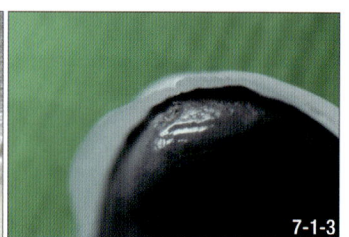

数歯の隣接した歯は，1 回で印象しないほうがミスが少ない．**7-1-4**～**7-1-9** は連続した 3 歯の印象．各歯の間は離れているが，個別の局部トレーで行う．全顎は別に印象する．歯間乳頭へのダメージは少なくなるだろう．位置関係の修正はリマウントで行う．

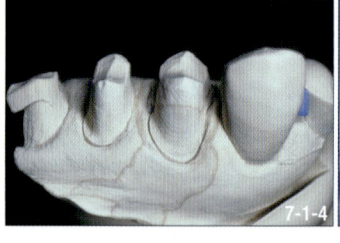

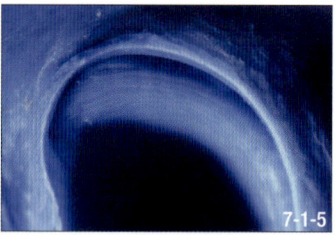

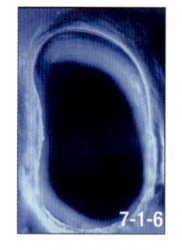

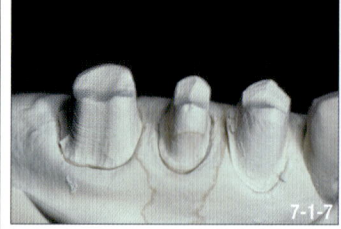

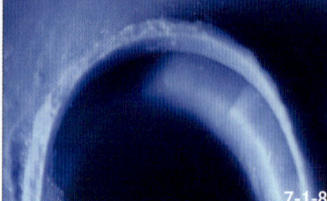

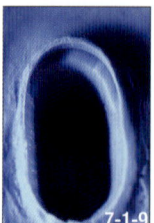

7-1-10 の印象はかなり冒険である．2 歯が近接し，両方を同時に圧排すると，歯間乳頭がΩ（オメガ）状ループになる（**7-1-11, 12**）．貧血状態となり，歯間乳頭の高さを失う可能性がある．形成限界間の距離が 1.5mm 以下のときは，別個の印象にするか，アポイントを改めたほうが

よいだろう．**7-1-13** で PFM のメタルの試適をしているが，すでに歯間乳頭が圧迫されていることが判る．35 年も前の縮重合型のシリコーンによる印象である．

　7-1-14 は近接しているので，初めは中央の歯の印象（**7-1-16**）だけで，両脇の 2 歯は別のアポイントにする．ただし，この方法は模型が複数になり，技工段階での仕事がやりにくいので不評をかう．**7-1-15** は間が 1.8mm で，このあたりが 2 歯同時印象の限界である．

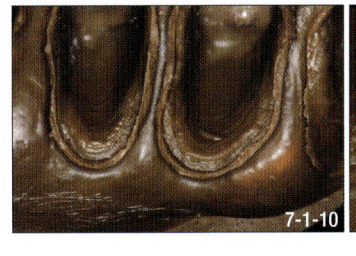

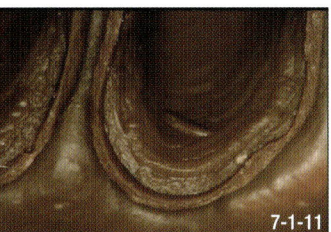

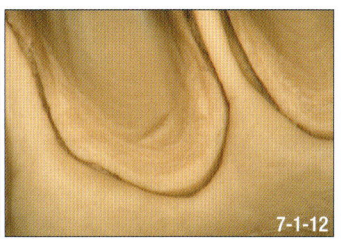

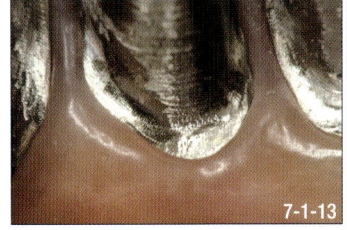

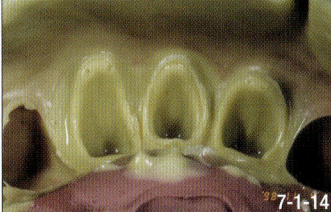

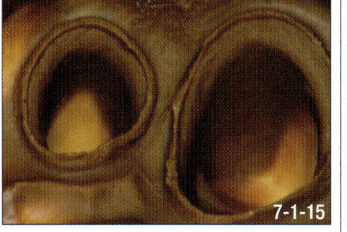

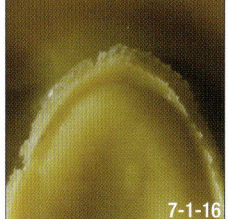

近接歯への対応

　単独冠であっても全てが容易になるわけではない．137 ページのケース（**3-3-42～56**）はラミネートからフルセラミックに変更．隣接歯との距離や正中のスペースも大きく，確実な圧排が可能で，1 回で 2 歯の印象が採得できる．

　しかし，数歯が並ぶと，装着のときに極めて微妙だが，厄介な問題が起こる．初めに全てのコンタクトの強さを調整するが，フルのセラミックは PFM に比べてほんのわずかにルースさがあり，正確さにやや欠けた調整になる．咬合調整でも同じ状況が起こるだろう．

　装着のときは，コンタクトの強さを確保することと，エッチングやボンディングの影響を他歯に与えないように，左の Provi. を仮着してから（**7-1-18**），右のセラミックをレジンセメントで装着（**7-1-19**）．次に左の Provi. を除去，セラミックを装着（**7-1-20**）．

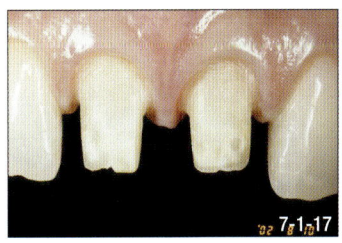

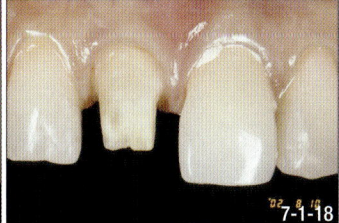

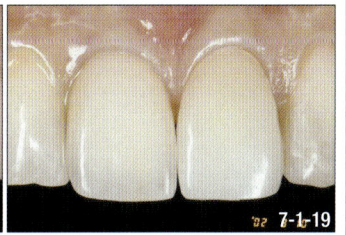

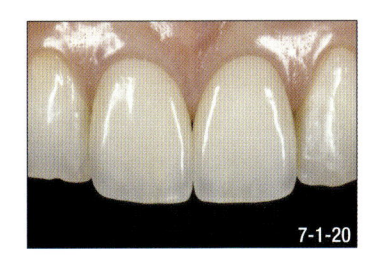

　ややこしい手順だが，数歯の装着のときは，指先やオレンジウッドによるシーティングより正確である．ラミネートや隣接した 2 本のⅡ級のセラミックインレーも同じ方法で装着する．インレーのときは適正なコンタクトや接着の問題に対処する理由が大きい．隣の歯をエッチングやボンディングで汚染したくない．

　ここまでは単独冠ばかりで，あらゆる操作が連結冠より有利である．圧排糸の挿入や除去，印象，外形の付与，装着，余剰セメントの除去など，連結するほど問題は増加する．PFM ではブリッジでも，支台歯ごとの印象を採得し，鑞着という方法があるが，ジルコニアブリッジのときは，数歯の印象を 1 回で成功させなければならない．

ワンピースの欠点

印象採得　189

7-1-25 の正中のように近接すると（赤矢印），別個の印象にしたいが，削り出しではほとんどそれは許されない．常に1回で，近接したマージンを鮮明に印象採得するのは術者にとって大きなストレスとなる．

2歯が近接していると，圧排法の Type 1 では歯冠乳頭部の圧排も印象も鮮明になりにくく，Type 2 では歯間乳頭にダメージを与えてしまう．印象自体の成功率も低くなる．

7-1-26 は上顎右側の中切歯欠損の別ケースで，上顎左側の中切歯はジルコニアブリッジの支台歯になっている．側切歯は単独の二ケイ酸リチウム修復（e.max）である．側切歯は個別の印象が可能であり，ブリッジを含めた3歯を1回で成功させる必要がない．

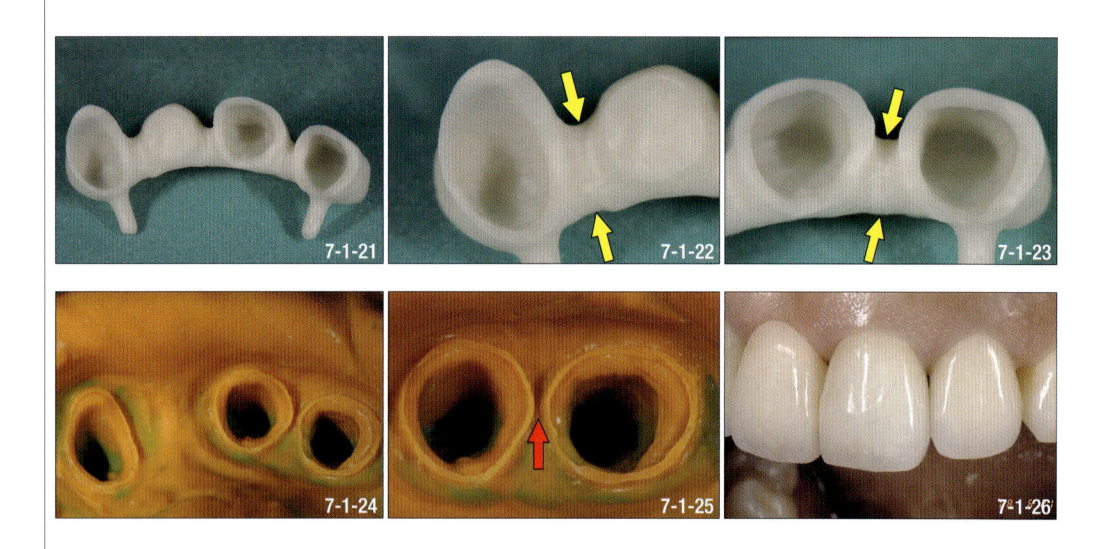

連結すると隣接部の外形の調整が難しくなり，メタルでもジルコニアでも，ワンピースとなったフレームと，焼成セラミックの境界線の処理が困難となる．

フレームの強度が大切なので，隣接部の厚さが要求され（**7-1-22, 23** の黄矢印），歯の孤立感が出しにくい．エンブレジャーの清掃性が悪く，大きな欠点になる．基本的に連結は望ましくないが，上顎の正中はオープンコンタクトになりやすく，連結をすることも多い．ブリッジの支台歯は特に決断に苦しむ．ジルコニアが多用される傾向にあるが，2歯が隣接したときは，まだ決定的な選択肢にはなっていないように思う．

② 印象前後の比較 2

印象前後の歯肉に変化がないかを，装着時に検証することも大切だろう．**7-2-1** は術前で，コンポジットによる被覆がされていた．2本法で印象後の9日目が **7-2-2**，メタルの試適が **7-2-3**．15日目の装着直前が **7-2-4, 5** である．マージンを確実にする圧排が歯肉に継続的なダメージを与えていないかを確認しておきたい．

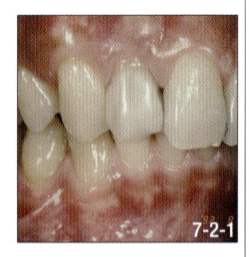

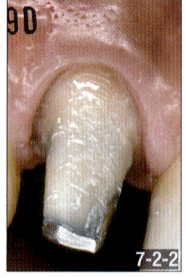

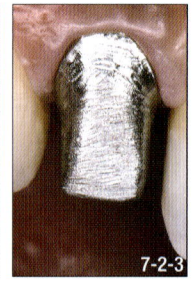

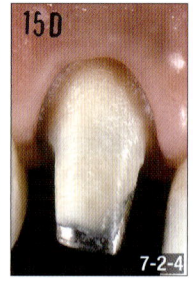

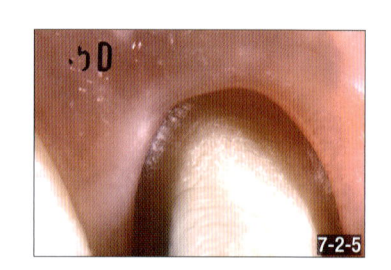

7-2-6 は同じ歯の Type 5 の印象で，**7-2-7** は複模型を中央で切断，**7-2-8** はその拡大図．黄矢印の先に1本目の糸の一部が円形に見えている．

技工の分野ではこの矢印から下はトリミングされるので，本来の歯肉の形態は判らなくなる．

その欠点を補うために，印象の歯肉部にシリコーンを入れ，複模型を作ることもあるが，歯肉が圧排された歯肉模型に大きな意味はない．特に2本も圧排糸の入った歯肉はかなり変形しているにちがいない．

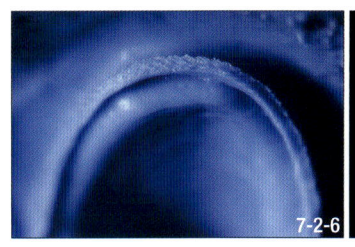

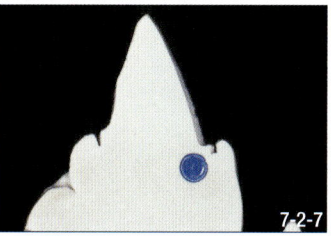

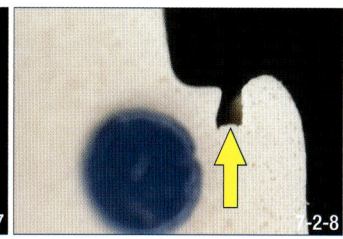

試適時，あるいは装着時に歯肉にストレスをかけずに，あるがままの状態で印象採得したものが 7-2-9 である．7-2-10 はその切断模型，7-2-11 は拡大図．7-2-8 と比較し，圧排糸で外に広がり，根尖側に移動した歯肉が本当に元のレベルまで回復したかを調べておきたい．これは Provi. の正確さによるところも大きい．本来の歯肉模型はこの状態の歯肉によって作られるべきだろう．装着直前の印象はシリコーンオイルの完全な除去が必要である．

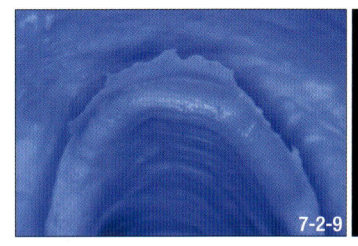

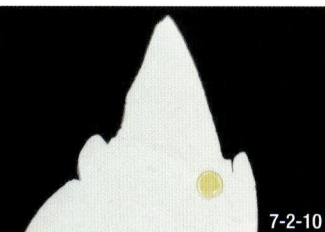

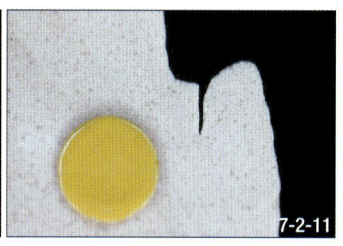

別のケースで印象時と装着直前の歯肉（7-2-12）を比較した．全く同じ部位での切断ではないが，自分の仕事の短期での検証にはなるだろう．7-2-13，15 は印象採得時，7-2-14，16 は装着時．二次圧排の前の印象があるともっと正確かもしれない．

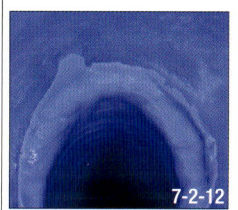

シリコーンをエアで送り込んだ印象なので，歯肉縁下にちぎれて残っていないかを確認する．

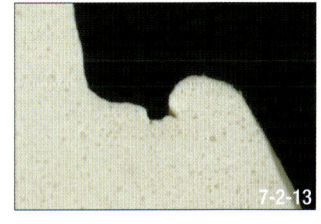

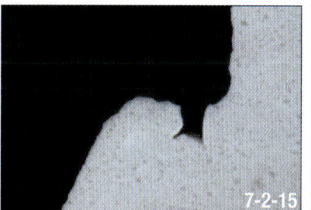

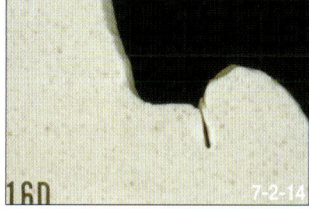

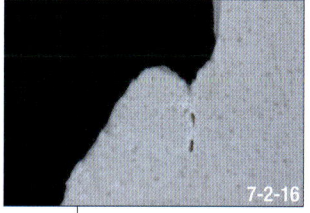

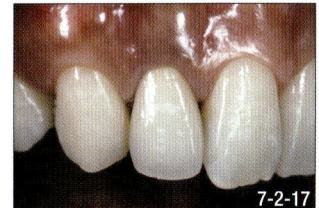

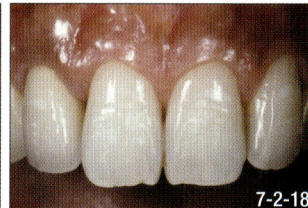

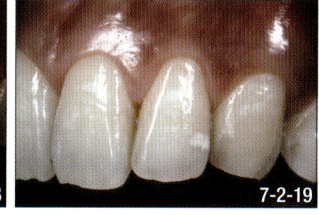

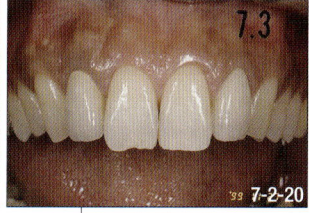

7-2-1 の側切歯に戻ろう．元来が無髄歯で，歯肉の色も黒ずんでおり，歯根部のホワイトニングは成功していない．メタルの築造では鉄（Fe）による変色のホワイトニングは不可能に近い．リップラインも上がらず，何とか他の歯とはバランスがとれたのではないかと思う．22年前のケースである．7-2-20 は7年3ヵ月目の突然の再来院．4年2ヵ月目に上顎左側の側切歯も PFM で修復したが，最近フランスで中切歯を2本ともホワイトニングしたとのことであった．

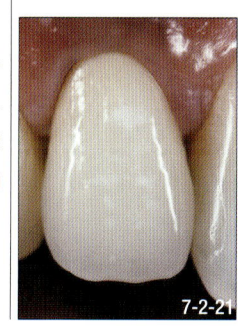

③ 印象材

シリコーン印象の材料は行きつくところまで進歩した．もはや収縮率は問題にならないし，親水性は高く，縁端強度も上がり，複模型も楽に作れる．トレー用シリコーンとシリンジ用の境界にもフレアや気泡の発生はない．フロー性の高いものでも垂れ下がりは起きない．インプラントと天然歯の同時印象でも，シリコーン内部で印象用コーピングが動くようなことはなく，天然歯のマージンも正確である．

インプラントの印象は，コーピングをしっかり把握することから Imprint 2 Garant Light Body と Heavy Body（3M ESPE）の連合印象を行っている．天然歯の印象が混在しても，Wash type の Light Body は歯肉縁下まできれいに流れる．

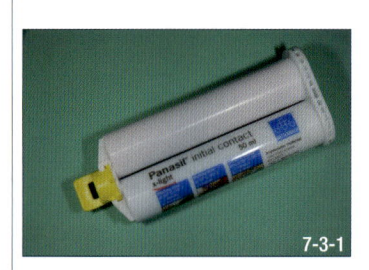

この 2 年，Panasil® initial contact（Kettenbach GmbH & Co. KG.）を使用してみて，その親水性の高さには驚くものを感じる．このメーカーは表面活性剤の極めて高度な研究を通して，点眼薬や歯科用のシリコーン印象材を提供している．濡れていても……というわけにはいかないが，多少の湿気は問題にしない．SILDE FIT（松風）もほとんど同等の親水性を示す．

以下は Kettenbach 社による親水性（Hydrophilicity）のテスト．**7-3-2** は他社のシリコーンに水滴が接触した 4 秒後の接触角で，約 30°．**7-3-3** は X-Light に水滴が触れる直前で，**7-3-4** は接触して 4 秒後で，接触角は 4°．下に黒く見えるシリコーンは練和してから 20 秒で，硬化が始まる前である．このテストは湿度 80％ の環境で行われている．

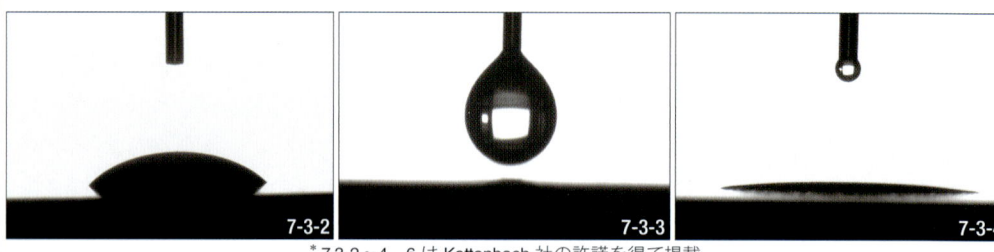

＊7-3-2～4，6 は Kettenbach 社の許諾を得て掲載

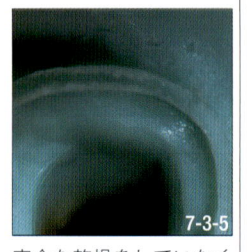

7-3-5 完全な乾燥をしていなくても，Light でこの程度の明瞭な印象が可能．乾燥しすぎると一次圧排糸がシリコーンに取り込まれてしまう．

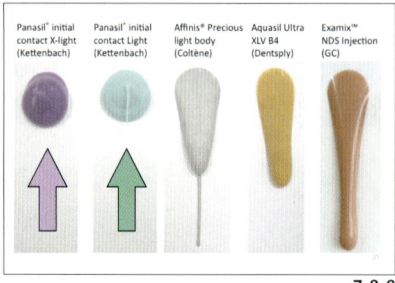

親水性が高く流れ込みやヌレがよくても，初期硬化の前に口腔内でダラーッと垂れさがっても困る．いわゆる Thixotropy の問題である．**7-3-6** の紫の矢印は，X-Light で縁端強度はやや落ちるが極端にフロー性の高い製品である．緑の矢印はややフローの低い Light だが，垂れ下がりはない．バイアスのかかりやすい社内資料なので 100％ の信用はできないかもしれない．

トレー用のシリコーンもいくつかを使用して，3M ESPE の Imprint II の Penta Body か Panasil Tray に落ち着いた．インプラント用の 3M Imprint II Garant Heavy Body は非常に硬く，歯間のエンブレジャーを確実にブロックアウトしておかないと，口腔内からの撤去に苦労する．

繰り返すが，歯肉圧排や形成，印象も修練の必要な極めて人間的な作業である．機械部品の交換とは違う．CAD やインプレッションコーピングによる印象で全てのことがすむと思ったら間違いである．前歯の微細な修復はおろか，リマウントや，間接法の支台築造すら正しく作れなくなる．CAD に頼らずにシリコーンに習熟しておかないと，義歯の印象も採得できない．それは最後に咬合の問題も引き起こす．

④ 印象採得の術式

術式だけを先に整理しておく．

 ① 二次圧排糸の挿入（湿潤した状態で，7分以下）
 ② アンダーカットのブロックアウト
 ③ トレーに一次印象材
 ④ シリンジにウォッシュ印象材（術者）
 ④' 一次印象材の表面にウォッシュ印象材（アシスタント，シリンジと同時進行）
 ⑤ 二次圧排糸の除去（術者）
 ⑥ 印象歯の水洗，乾燥，印象材の注入

①のステップから．6-5-13（p.185）の小臼歯が再登場する．7-4-1 はファイバーポストを接着して，概略の形成が終了，まだボンディングの影響が白く見えている．7-4-2 で一次圧排糸の挿入，続いての仕上げ形成が終わり，7-4-3 で二次圧排糸を挿入．糸は時計方向に入れてあり，印象直前に反時計方向に除去しやすいように，右側に耳が出ている．この二次圧排糸は7分以上も長く放置してはならない．ここまでが上の①のステップである．一次圧排糸から全ての段階でできるだけ乾燥を避けること．もし，出血の可能性があれば，各ステップで生理食塩水で洗っておく．

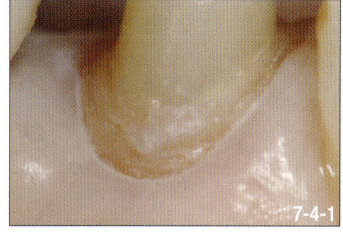

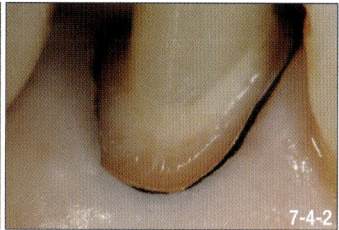

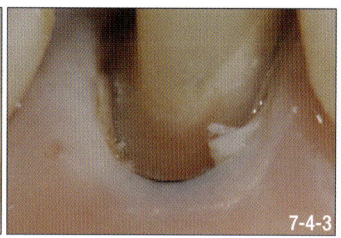

②のステップ．各歯間の空隙（Gingival embrasure）を Periphery wax でブロックアウトして，次のステップの印象に備える．ブロックアウトをしておかないと印象の撤去は大変な作業になってしまう．

④のステップ．GC 社のプラスチック製シリンジ（7-4-4）に，細いシリンジ用ノズルを装着（7-4-5, 6）する．ウォッシュ用シリコーンのガンから，シリンジにシリコーンを移植する（7-4-7, 8）．ガンのミキシングノズルの尖端がシリンジのプランジャーに接触する様子が判る（7-4-8）．そこからガンを押しながらゆっくり引き出すと，気泡の混入が避けられる．細い尖端（7-4-9）で繊細な作業が可能．

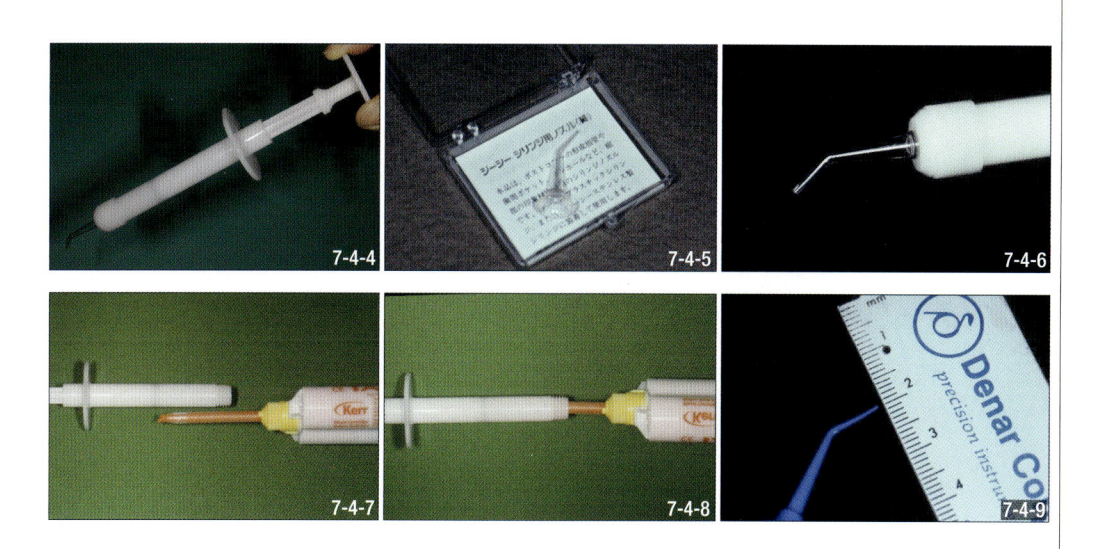

印象採得 193

術者が④の作業をする間に，アシスタントは④'のステップに入る．トレー用シリコーンを盛り上げた上から（**7-4-10**），ガンのウォッシュ用を1層乗せておく（**7-4-11**）．これでフレアや気泡が入ることを防げる．

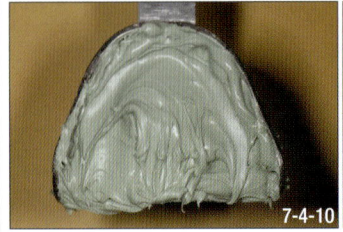

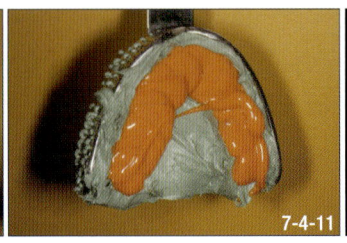

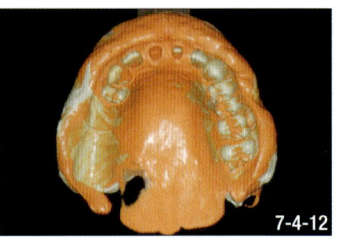

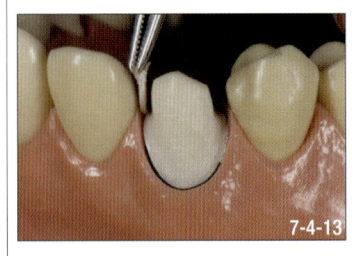

⑤〜⑥のステップ．さあ，ここからが勝負．唾液を水洗してから，歯肉が濡れたままで，二次圧排糸を挿入時とは反対の回転方向でゆっくりと除去（**7-4-13**），乾いていると，歯肉の内縁上皮が糸に付着して出血しやすくなる．ここは急いではならない．

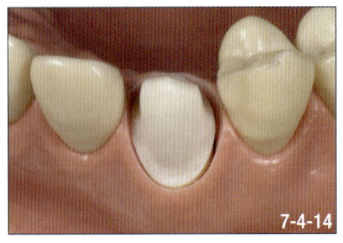

出血の可能性があれば糸の除去前に止血剤（後述）を塗布しておく．二次圧排糸を除去したら，下にある一次圧排糸が定位置にあることを確認しておきたい．次に形成歯をやさしく水洗，乾燥する．一次圧排糸が入っているので，エアによる過剰な乾燥の危険性は少ない．

一次圧排糸が定位置にあり，耳が浮き上がっていないことなどを確認したら，シリンジからウォッシュ用シリコーンをゆっくり歯肉部に流す（**7-4-15**）．二次圧排糸を除去したときと同じ回転方向に流し込んでいくと，気泡が入りにくい．シリンジの尖端がシリコーンから離れないように，そのまま一筆書きで歯冠全体を包み込む（**7-4-16**）．

その後，歯頸部の全周に弱いエアをゆっくりかけて（**7-4-17**），シリコーンを送り込む．エア圧が強いと，せっかく流れ込んだシリコーンが吹き飛んでしまう．このとき，3ウェイシリンジから少しでも水分が出ると，印象は失敗する．水の配管のないシリンジか，水をカットできるノズル（**7-4-18**）が必要だろう．

Pierre Rollandのリスコントロール．水分をカットできる．各メーカーの3ウェイシリンジに装着できる．接着のボンディングにも極めて有用．通常のシリンジでは完全な水分の遮断はできない．

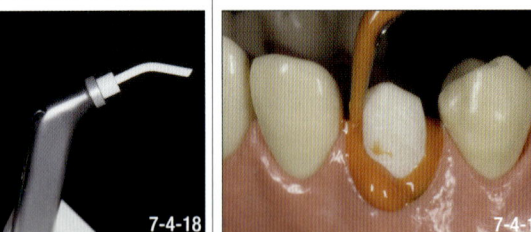

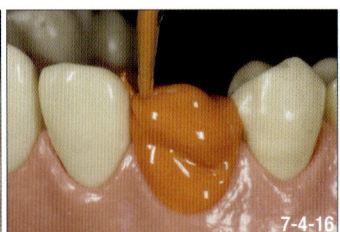

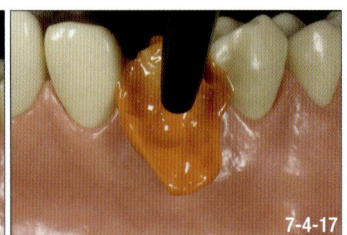

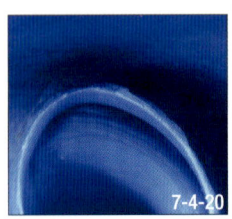

再び全体を **7-4-19** のようにシリコーンで覆ってしまう．この段階でもう一度エアをかけることもある．この上からトレーが乗ってくるので，気泡や水分の混入は少ない．一次圧排糸が歯肉縁下に入っているので，強い圧力でシリコーンが深くに入りすぎず，オーバーな乾燥も生じない．

圧排が確実ならば，この程度の印象は容易である．

194　印象採得

アシスタントの用意したトレーにより，全顎の印象を採得．完全に硬化するまで，トレーの保持は絶対に他人と交代してはならない．特に下顎では，唾液を嚥下したり，開口度が変わったりして，浮き上がりやすく，硬化途中での変形を起こす可能性が高い．

　止血剤を使わざるをえないときは，その成分に十分に注意すること．通常の止血剤にはS（硫黄分）が含まれ，シリコーンの重合を阻害するため，よく水洗する必要がある．ラテックスのグローブも伸張性を硫黄分で作っているので，印象のときは使用できない．

　複数歯の印象を1回で仕上げようとすると，注意力が分散してしまう．また，当然，印象材は冷蔵庫保存をしているが，ウォッシュタイプは少量しか使わないので，歯に接するとすぐに体温によって重合反応が始まる．前述のように慎重な操作をしていると，2本目，3本目の印象の時間差が初期硬化に影響してしまう．このような変形を防ぐ意味だけでなく，歯間乳頭の圧排の問題なども含めて，多くを1回の印象に託さないほうが安全だろう．その意味でも，1回で多数歯の印象を成功させるジルコニアの印象はストレスに満ちている．

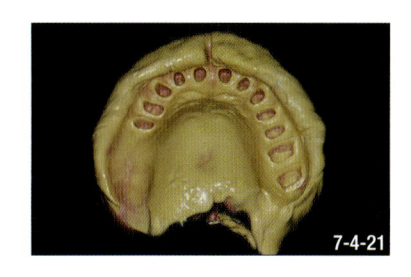

　7-4-21のような大きな印象のときほど，小さな部分に集中すること．このケースでは12歯を局部トレーで9回，全顎で1回，合計4週間をかけて印象の採得をした．同じ日に同一の歯間乳頭を攻撃しないように，1歯おきの印象を行い，そのたびにProvi.のマージンを精密に修正する．各歯の印象後，日を改めて，圧排をしないで最後に全顎を一挙に印象採得．

　目標を絞ることで，歯肉の負担を少なくすることと，術者が受けるストレスを軽くすることができるだろう．ただし，歯ごとといっても小さな回転トレーは硬化までの保持が不安定になるので，避けたほうがよいだろう．局部トレーによる印象のときに，部位ごとの咬合を記録しておけば，全顎の咬合採得は容易になる．全顎の模型はダウェルピンを立て，咬合器に装着．マージンが再現されていないので，概略のトリミングをするだけである（**7-4-26**の中央）．

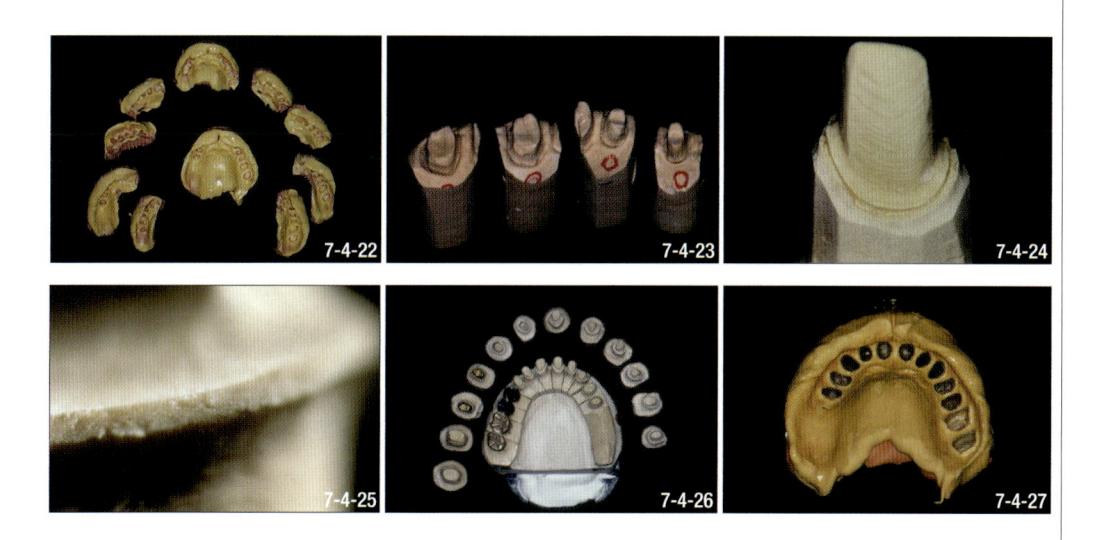

　各歯の模型はマージン専用とする（**7-4-23〜26**）．各模型ができたら，マージンが鮮明に表現された部位に印を付け（**7-4-23**），可能なら術者がトリミングする．もし不鮮明なマージンがあれば，この段階で再印象すること．各歯の三次元的な位置と咬合の再確認は**7-4-27〜29**のような取り込み印象（Pick-up impression）と模型によって行う．その結果をクロスマウントにより正確なバイトとともに咬合器上に再現していく．

　手順の差はあるが，天然歯列のときはどれほどたくさんの印象でもほとんど同じ方法に従う．全顎模型の上で歯列全体の流れと外形，メタルのデザイン，咬合の付与を考える．別個にトリ

印象採得

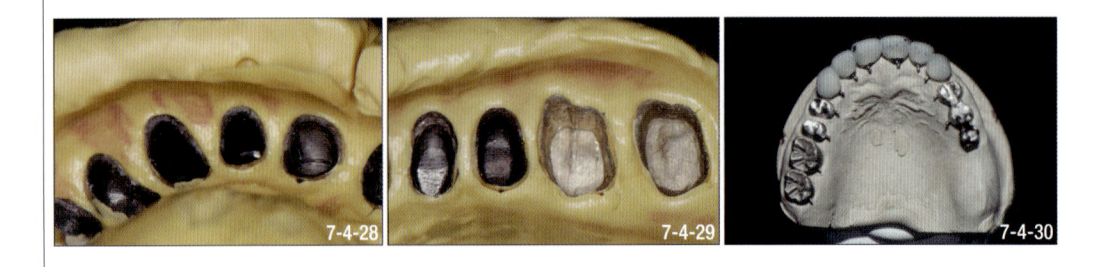

ミングをしたマージン模型に移し換え，1歯ごとにマージンと内面の適合や咬合のチェック，鑞着のスペースなどを適切に調べ，必要であれば単独の印象の採得に戻ることもある．

7-4-28　7-4-29　7-4-30

　局部義歯が組み合わさっても，その手順が加わるだけで，歯のマージンの印象は全て同じである．鑞着やソルダーレスジョイントについては2章の⑨（p.48〜49）に記載．**7-4-37〜42**のようなフルマウスのケースでも，出発点は1歯ごとの精密な印象からスタートする．

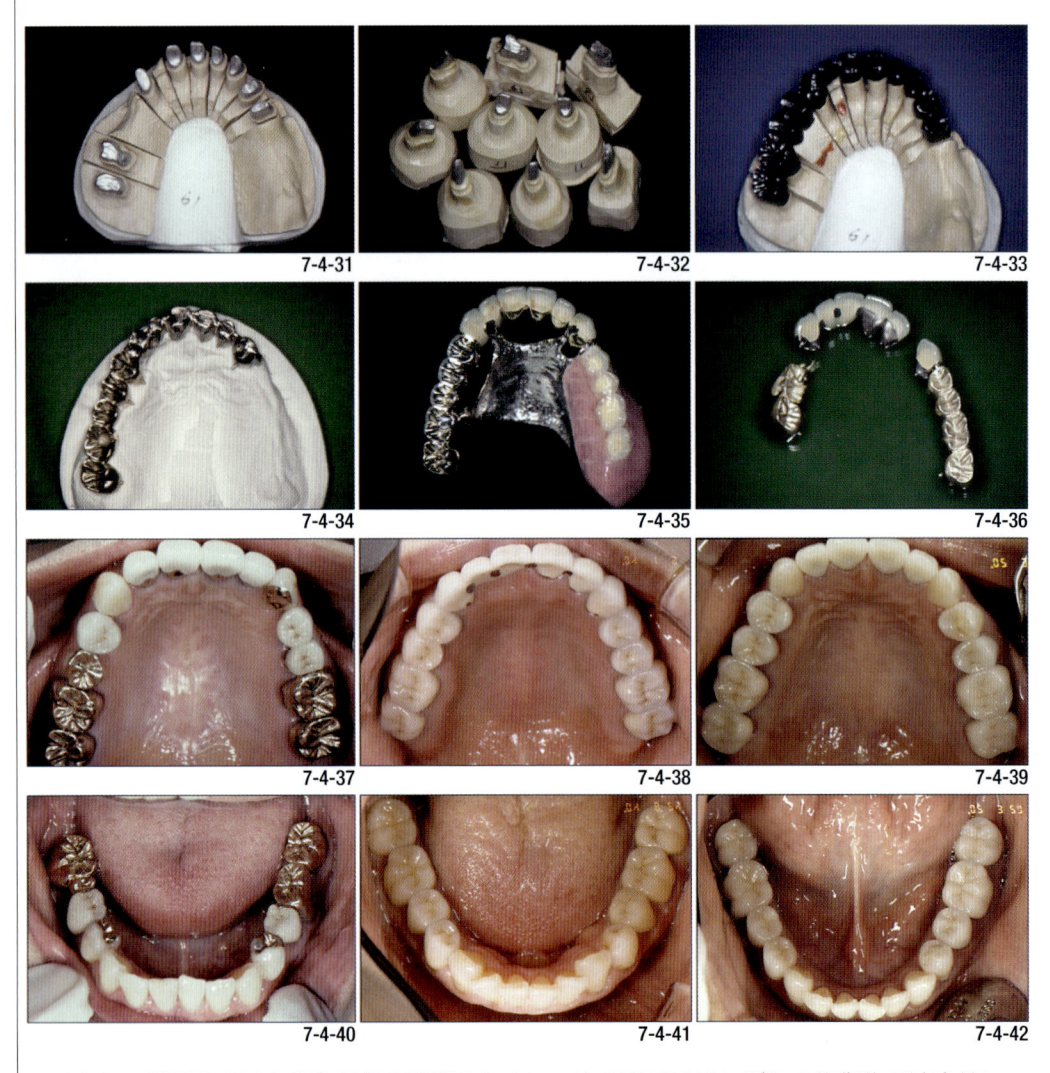

7-4-31　7-4-32　7-4-33
7-4-34　7-4-35　7-4-36
7-4-37　7-4-38　7-4-39
7-4-40　7-4-41　7-4-42

　こうして時間をかけた印象採得の確認のために，次の章ではそれぞれの修復物の適合性について考えていきたい．

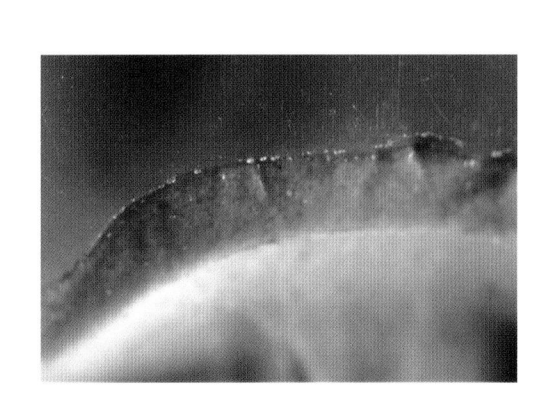

修復物の適合性
Precise fitness

8

第8章 修復物の適合性
Precise fitness

① 歯科技工上のテクニック

　機械部品の印象では非接触法による高度なスキャン（CAD）が可能であり，光が届けば，たとえヴァーチャルであっても細密な読み取りができる．CAMでは積層法による流行の三次元プリンターは市販の製品でも相当なレベルに到達している．

　しかし，その能力はモノ同士の組み合わせのときに発揮される．どれほど読み取りの機械が発達しても，原型とする歯冠形成がエンジンと回転切削器具によるかぎり，人為的エラーを出発点にしている．CAMはそれを表現しきれないことが多い．所詮優れた歯科技工士の足下にも及ばないのは確かである．

　数々の得意技をもつCAD/CAMも，我々歯科医のいい加減な形成の修正はできない．かすんだ眼と，ふるえる指先で，冷却水をかけながら回転器具を使えば，その結果は **5-0-21**（p.177）のように凹凸と傷だらけの世界になる．歯軸方向からの奥行き知覚の能力には個人差があり，波打ち状のマージン形成の原因となる．下顎前歯の舌側と移行部はその代表的な部位で，フィンガーレストが確実であっても，悲惨なものである．それを少しでも防ぐために，個人の高い技量が要求される．洗練された経験と，繰り返された修練の右に出るものはない．

　歯の表面に眼を移してみよう．歯根表面のクレーターと同様に，エナメル質には **8-1-1** のように際限のない凹凸があり，**8-1-2** のような平坦な表面をもつことは少なく，砂丘のような細かな波状紋をもっている（**8-1-3**）．**8-1-4** ではマイクロクラックなども明瞭である．このような歯の表面は「与えられた」ものである．そこに我々の都合による形成を加えれば，チップオフが無数に発生しやすくなる（**5-0-27**：p.177）．

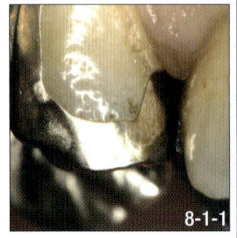

エナメル質表面は肉眼レベルでも大きな凹凸があるので適合性に問題が生じやすい．

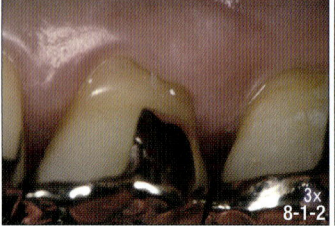

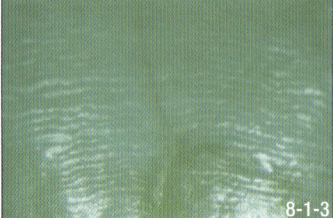

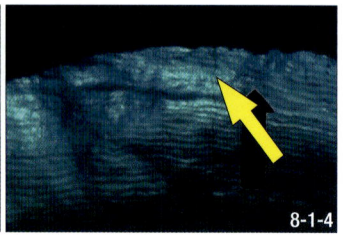

　旋盤で切削するわけではないので，**8-1-5** ではバーの乱れた削り跡が軸面に見える．歯の外形とバーが矢印部で交差して，陥凹が生じている．軸面のバーの削り跡は反転して印象され（**8-1-6**），石膏模型に表現される（**8-1-7**）．そっくりそのままワックスになれば鋳造体は歯軸方向には入らない．適合が良ければ良いほど挿入できないという皮肉な現象が起こる．

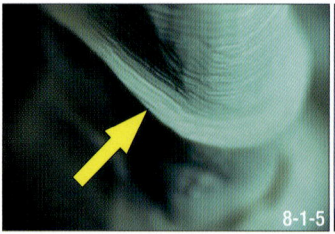

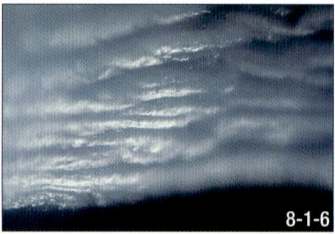

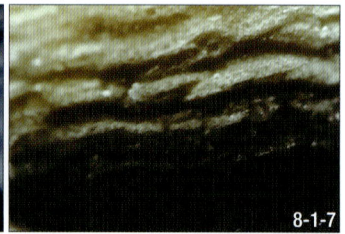

　このように人為的な行為が積み重ねられた天然歯の歯冠形成がCADの原型になりうるのだ

ろうか．傷や波打ち，割れや凹凸の集合になってしまうならば，それはそれなりの合わせ方に，いわばカスタムメイドに頼るしか手はないかもしれない．

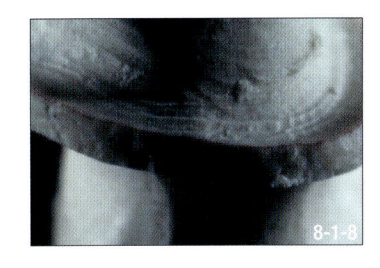

印象内面に石膏を流し込むという原始的な組み合わせは，今日でも臨床的である．印象の是非は肉眼で直視できるし，模型の判断も容易であり，マージンの仕上げは顕微鏡で「事実」として把握できる（8-1-8）．優れた歯科技工士の仕事は，実際の歯に試適をすると適合性がそのまま指先の感覚として実感できる．

適合性の原則はあくまで鋳造冠から出発するが，ここではマージンの仕上げに触れるだけにしておきたい．8-1-9の歯頸部の拡大が8-1-10．マージン部だけ軟性のSlaycris waxで追加修正する（8-1-11, 12）．顕微鏡下で，よく切れるナイフによりマージンの仕上げをする（8-1-13）．

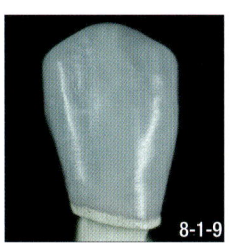

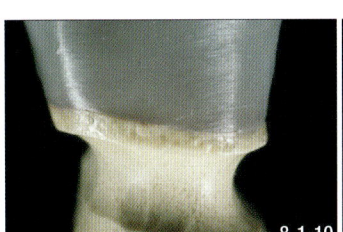

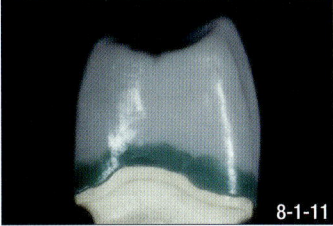

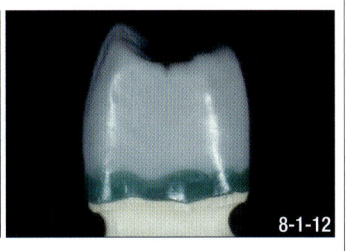

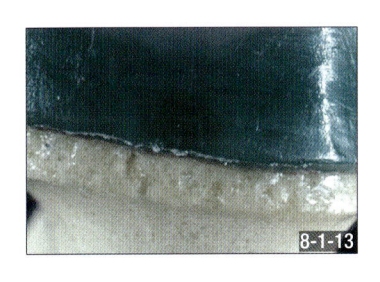

ワックスは，8-1-10の形成限界に印記したカーボンを含まない鉛筆によるラインが隠れる程度，0.2mmほどの追加である．8-1-14は初めのワックス盛り上げの断面図．8-1-15では表面だけにSlaycrisを加えた図になっているが，実際は内部のワックスまで焼き込み，追加したワックスが冷えるまで指でしっかりと圧接しておく．この段階をワックスプラスと呼んでいる．

ワックスプラス

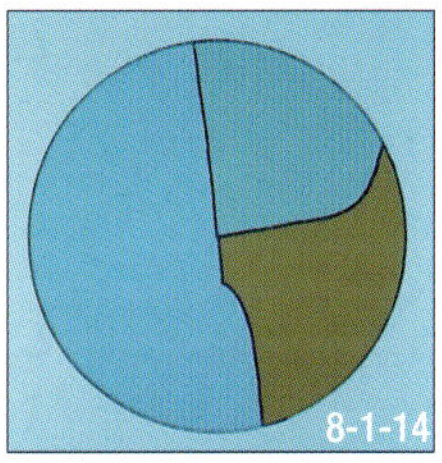

「誘導」でも触れたが，感覚は極めて大切な要素で，ただ下顎を誘導すれば限界のラインを描けるものではない．力の量と方向，タイミングが，感覚にしっくりするある瞬間に貴重な運動のラインが出現する．この感覚を研ぎ澄ますことは全てに通じている．

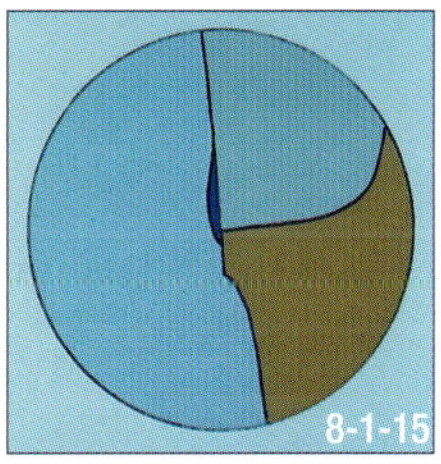

ワックスも同様で，ダイ模型から外す瞬間に，適合性の善し悪しが判る．この辺縁のワックスは，わずか0.1〜0.2mmだが模型のアンダーカットに入っているので，脱着を繰り返さない．8-1-16〜18に，鋳込みと研磨を念頭において追加されたワックスの厚みが表現されている．

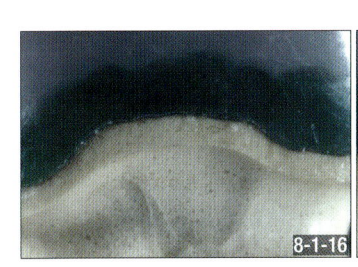

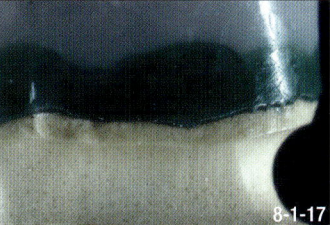

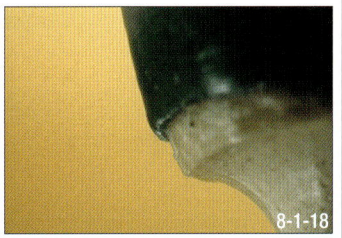

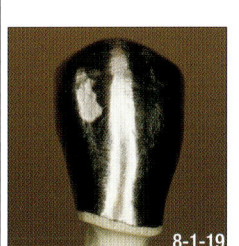

実際の小臼歯ケースでフルのメタルにすることはないだろう．

鋳造の後は拡大しながら，オーバーになったわずかなマージンを#1992のフィシャーバーやホワイトストーン，シリコーンポイントなどで仕上げる（8-1-20〜22）．
模型が傷ついていなければ，鋳造したクラウン（8-1-19）が石膏のダイに「納まる」瞬間を体感できる．これは実際の歯に試適して外す瞬間にも指先に伝わってくる．メタルの修復物で

修復物の適合性　199

わかるこの感覚は，CAD/CAMでは得られない．顕微鏡下での#1992による像が**8-1-21**．**8-1-22**はシリコーン仕上げ，**8-1-23**はルージュによる最終研磨．手持ちのカメラで撮影，レンズから計算すると8倍になる．

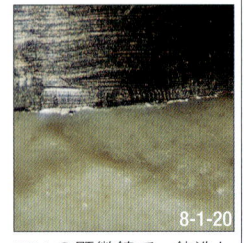

Wildの顕微鏡で，鋳造したものを100倍に拡大．ワックスの段階で手を抜くと，この適合は得られない．はたしてCAD/CAMでここまで追えるのだろうか．

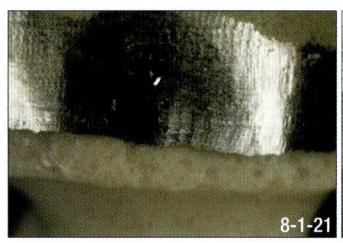

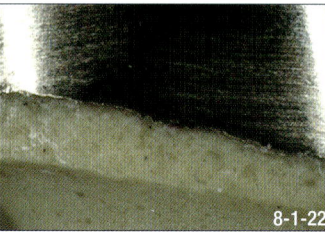

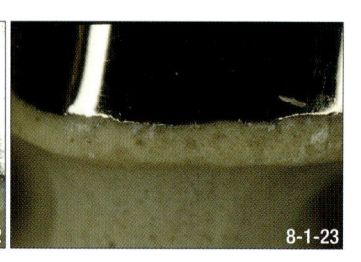

PFMの場合，歯肉縁下にあるわずかなメタルのカラー（Yシャツの襟のカラーと同じ意味）は外形の重要な一部と考えられる．

8-1-25の左半分ではカラーの平滑な研磨面が表現されている．次に繊細な器具でカラーを細い幅に追い込んでいく（**8-1-25，26**の右半分）．研磨した幅のある面から削り出すために，**8-1-27**の0.2mmほどのメタルカラーも外形全体の一部となっている．この研磨と削り出しを逆の手順にすると，カラーの部分が丸みを帯びてしまう．

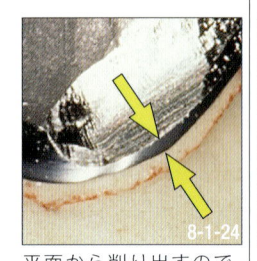

平面から削り出すので，平坦なカラーが可能になる．確かにメタルを削り飛ばしているが，無駄なステップではない．適合性と歯冠外形の瀬戸際である．

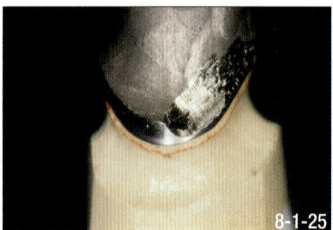

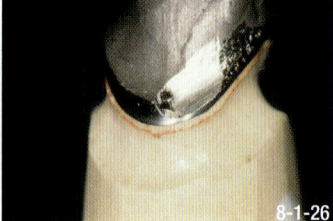

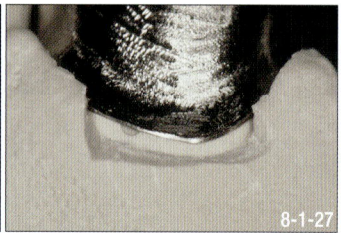

8-1-28，29はあるケースの印象．**8-1-30**は印象後2週目．**8-1-31**はメタルを試適しようとする瞬間である．歯肉を圧排した模型でもここまでは何とかなるが，その先は現実の歯肉をよく観察しないと最後のマージンフィニッシュはできない．指圧で押し込んで，歯肉が白く変色（Blenching）しないかを確かめる（**8-1-32**）．変色するならオーバーな外形であり，カラー部のメタルのContourを調整．これは次のメタルとセラミックの境界線の調整の前に行う．

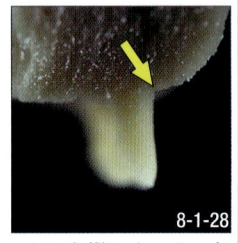

8-1-29を縦にカット．矢印のラインアングルが精密な適合の急所．

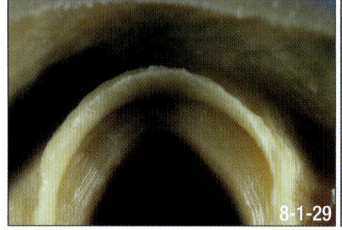

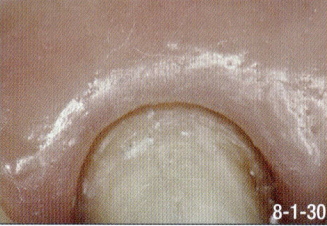

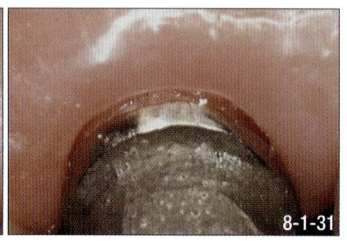

次に歯肉縁下に隠れる適度な深さまでメタルを追い込んでいく（**8-1-33**）．チェアーサイドで性急に行わないこと．いい加減な方法ではメタルにバリができる．境界が深過ぎると，セラミックの多孔性の部分が内縁上皮に接して，プラークの付着を助けてしまう．境界が浅過ぎるとメタルカラーが外観にふれる．このカラーの削り出しは技工室での確実な顕微鏡下での作業に任せるほうが無難であろう．

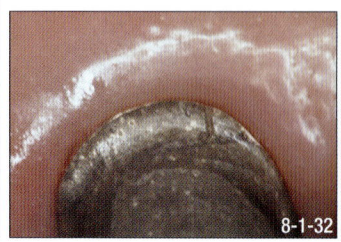

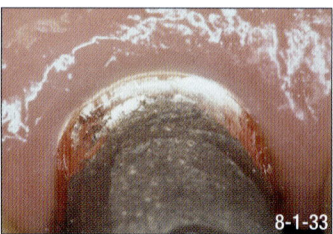

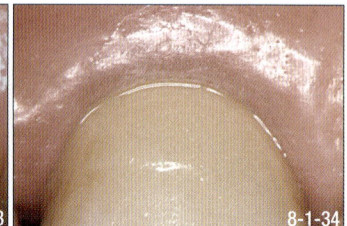

② 適合性の確認

修復物内面の適合性は硬化が速いシリコーンにより手軽に確認できるが，一つだけ重大な注意点がある．フルキャストでも修復物内面にシリコーンオイルが付着するので，一度でも使用したら必ず化学的に清掃しなければならない．レジンのトライアルセメント使用後と同様である（p.136）．

特にセラミックの場合，このオイルは大変に大きな接着阻害因子となる．オイルを清掃するには 1% のフッ化水素酸溶液，たとえば e.max Press 用の Invex Liquid などを使用する．Invex Liquid 自体の清掃は高圧の水蒸気か，水酸化カルシウムの飽和溶液に浸けるのが最適ではないだろうか．界面活性剤が有効との説もある．

完全を期する場合，最終グレーズのときに焼却したほうが安全度は高い．グレーズ後のフィットチェッカーの使用は望ましくない．セラミックでも，内面に唾液や血液などが付着したときは Ivoclar Vivadent 社の Ivoclean などの強アルカリ溶液で 20 秒ほどの処理をすることを勧めたい．

メタルの修復でも，フィットチェッカーを使うとオイルが被膜となって残り，各種セメントの物性を悪化させる可能性があるので，Invex Liquid を使うほうが安全．エッチング用のリン酸では歯がたたないこともある．175～176 ページで，形成直後の象牙質を守るために，シリコーンによる印象の前に，たとえば，シュウ酸を塗布したり，ボンディングなどをしておくこと，また，オイルレスの 5 倍速エンジンの必要性を述べたが，同じ理由による．

いずれにしてもシリコーンによる適合性のチェックは欠かせない．ロストワックス法の適合性には限界があるが，埋没材の水温と混水比の調節，硬化までの温度コントロールなど技工室サイドの工夫によってかなり高度な適合性が期待できる．チェアーサイドではそれをフィットチェッカーで確認することが大切である．

8-2-1～3 は PFM のフィットチェッカーの使用例である．模型の軸面にダイスペーサーを使用しており，軸面にやや厚めのシリコーンが見える．軸面よりもショルダー部のほうが接着のために高い適合性が要求され，これはセラミックに特に当てはまる．図の中では **8-2-3** の適合度がベストだろう．

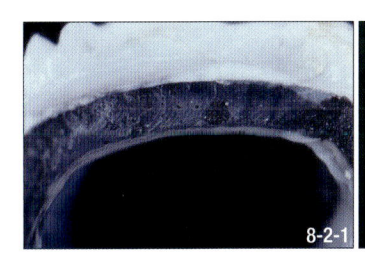

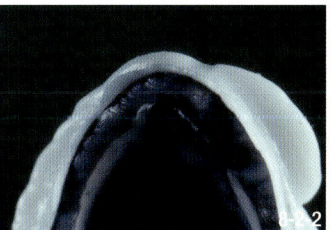

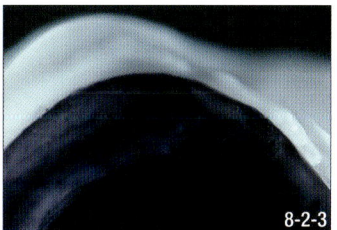

次の **8-2-4** はフルキャストにフィットチェッカーを使用．かなり粗いダイヤモンドのバーを使った形成をしている．その内面にブラックシリコーンを流し込み，**8-2-5** で約 4 倍の倍率に伸ばした．**8-2-6** は 12 倍の拡大である．すると黒と白のまだら模様になる．黒い部分は歯とメタルが接触し，白い部分はおそらく 20～30μm くらいのスペースがあるのではないだろうか．

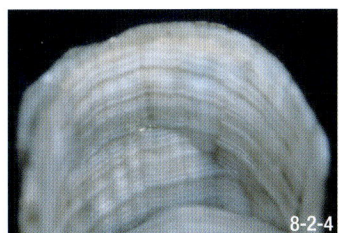

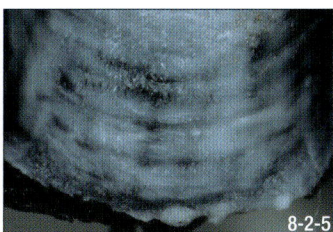

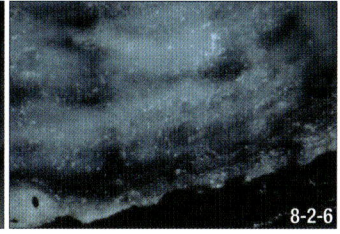

接着阻害因子

8-2-7, 8 は撤去した PFM の顕微鏡写真とスケールである．縦方向にカットすると，いかにも全体的に 30μm くらいの適合にみえるが，内面から見るとはたして本当なのか．前ページの 8-2-5, 6 のようにまだら模様になるだけで，全体が均一に適合することなどありえないだろう．

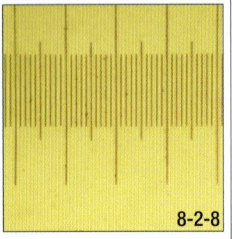

以前に記したように，本当に適合するものを作るには，本体の取り込み鋳接をすれば完全に仕上がる．しかし，脱着ができないのでは意味がない．機械加工の穴開けのようにはいかないが，ロストワックスの限界を追ったうえで接着セメントの厚さを確保しながら，なおマージンだけは 10〜20μm のオーダーを求めたい．

CAD/CAM によるジルコニアのアバットメントと，チタンのフィクスチャーの適合性をシリコーンで調べてみると，ほとんどの臨床家は寝込んでしまうにちがいない．フィクスチャーのヘキサゴン部だけでなく，プラットフォームも隙間だらけである．

フィクスチャーとアバットメントの接合部は応力から逃げる部分でもあり，あまり嵌合性が高いのも危険であるとする観点もある．しかし，かすかな動きがあると，ジルコニアがチタンを傷だらけにして，メタルの粉塵が軟組織に埋入する．多分，これは大きな問題となるだろう．アバットメントは交換できてもフィクスチャーは換えが効かないのである．

ところが，私の経験では，メタルよりジルコニアアバットメントのほうが軟組織の退縮を起こしにくい．何と次から次へと問題が出てくるのだろうか．

鋳造冠のときはまずワックス（**8-2-9**）の扱いと，鋳造（**8-2-10**），マージンの仕上げ（**8-2-11**）に集中すればことは終わっていたのだが……．CAD/CAM は適合性を確認する習慣を失わせようとしている．インプラントの上部構造の製作に禍根を残さないとはかぎらない．

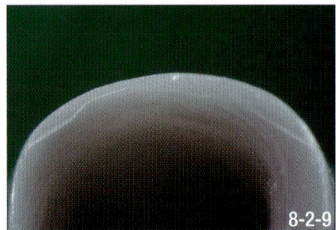

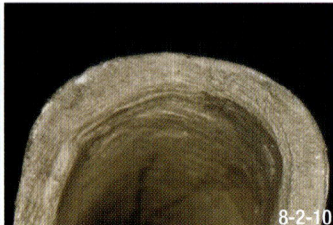

日本規格協会の『JIS ハンドブック機械要素』（2014[20]）という本の付属書の中の「常用するはめあいで用いる穴の寸法許容差」という項目を見てみよう．基準寸法の区分で直径 6mm を超えて 10mm 以下の欄をたどると，H7 や H8 という表示が出てくる．機械加工の世界では，直径 10mm の金属棒が入る穴を開けるとき，10mm プラス 9μm というぎりぎりのサイズの穴の規格が H6 とされている．H10 はプラス 58μm に相当する．マイナスでは棒が入らない．H7（**8-2-12** の黄矢印）のレベルになると，棒を穴に入れるとき金属は温度の影響を受け，空気の逃げ道が問題になるほどの精密さが要求される．

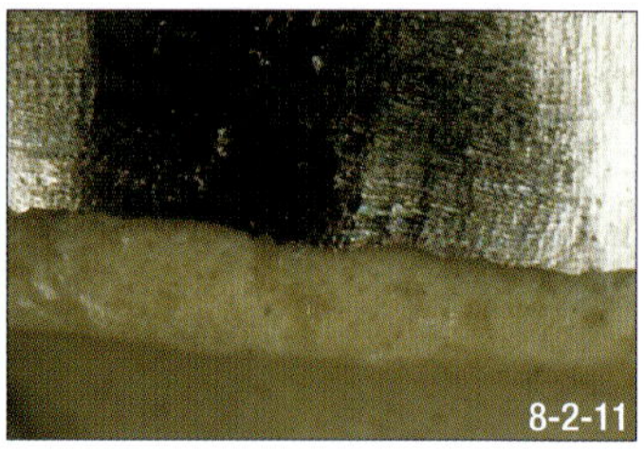

機械加工と直接的に比較するのはナンセンスである．歯科の世界で，修復物の適合性を 20μm とか 30μm とか表現するが，ロストワックスの限界もあるだろうし，接着材のスペースも考えたとしても「平均して」そのようなレベルに到達することなどありえない．それを理解したうえで，インプラントという機械加工法を臨床に応用するならば，もう一度適合性の向上を考え直す必要があるだろう．

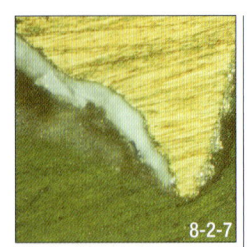

エポキシ樹脂に埋入して，セメントの厚さを計測．スケールの最小単位が 10μm．ある部分の縦方向の切断図で適合性を云々するのは意味がないかもしれない．

22. 日本規格協会：JIS ハンドブック機械要素．東京，日本規格協会，2014．

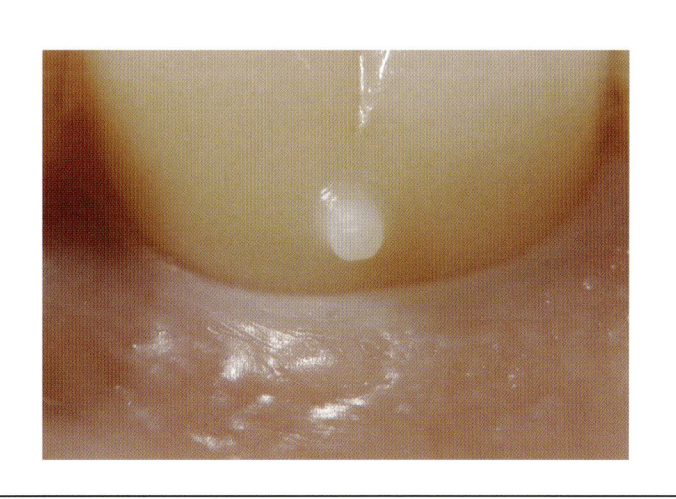

歯冠外形
Crown contour

9

第9章 歯冠外形
Crown contour

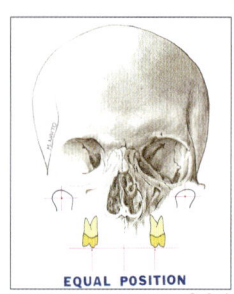

歯冠外形の前に，全体像としていくつか観察すべき点がある．第一に，頭蓋全体との関係の中で，それぞれの歯が対称性を示しているか否かである（**9-0-1**）．前頭面，水平面では対称的な方向性と，位置，大きさをもつことは出発点としてかなり重要な問題となる．

第二に，歯列と歯槽部の大きさ，広さと位置が大切である．特に側方運動時に，上顎の最後臼歯部の頬側が，上顎結節の大きさとともに，筋突起の動きを障害しないか．第三に，下顎の歯列が舌の動きを規制していないか，舌房（Tongue room）が十分にあるか，などを観察しておく．いずれも予想外の運動制限を起こすことがある．

系統発生の結果，偶然の要素にも巻き込まれながら，歯冠の形は現在に至った．歯冠部の大きさや形態，エナメル質の厚さは，頭蓋と下顎骨のバランスのなかで，位置や配列，傾斜などと相補的な関係にある．歯根は個の発育の過程でさまざまな変化を受けていく．その歯冠と歯根の境界に歯周組織が存在する．

歯が修復を必要とするのには理由があり，天然歯と同じ形態を与えることにはいくつもの問題があるだろう．何らかのアレンジを加えて，重荷を軽くしてやりたい．つまり，天然歯の軸面の形態（Axial contour）をそのままコピーして修復に応用するのではなく，アレンジを加えた治療形態（Therapeutic contour）が必要とされる．

我々は時間をかけて，歯周治療に苦労してから修復に入る．その肝心の修復が歯周組織に悪さをしては，全てが水の泡となってしまう．174ページを参考にしてみよう．

① General contour　　　全体としての形態　　　（p.204）
② Embrasure　　　エンブレジャー　　　（p.205）
③ Emergence profile　　　歯肉縁からの立ち上がり　　　（p.208）
④ Concavity & Convexity　　　凹面と凸面　　　（全てに関連）
⑤ Transitional area　　　凹と凸の移行部　　　（p.209）
⑥ Fluting　　　溝状の凹面　　　（p.210）

① 全体としての形態　General contour

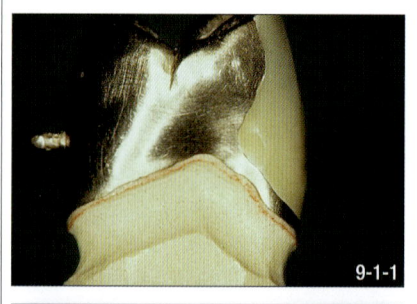

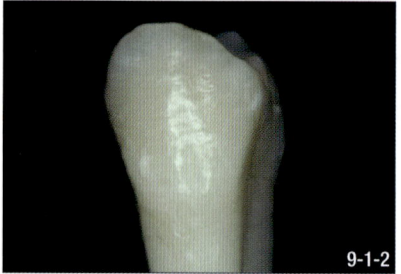

上顎の第一小臼歯の85%が近心にConcavity（凹面）をもっている．単根でも，複根でも陥凹が多い．近心のほうが凹みが大きく，コンタクト直下まで連続しているため，犬歯萌出の誘導路ではないかといわれる．

側方運動を誘導する犬歯に咬耗が生じたとき，第一小臼歯は誘導の力をサポートできるように頬側にも歯根があり，そのため陥凹ができる．また，犬歯遠心と同調して小臼歯近心のコンタクトポイントはかなり咬合面寄り，辺縁隆線の近くに存在する（**9-1-1**）．

第二小臼歯の近心コンタクトと接している遠心のコンタクトはやや歯頸部寄りにあり，第一小臼歯が抜歯されると，犬歯と第二小臼歯のコンタクトの高さがズレる．

しかし，口腔清掃が悪くなったり，犬歯との間の歯間乳頭に炎症が起こると，この近心の凹面は弱点となって，急激なスピードで炎症が拡大しやすい．また，犬歯の咬耗が進行したり，顎位のズレが生じると，舌側咬頭の近心内斜面に干渉が発生しやすく，結果として炎症と外傷のコンビネーションによる重大な歯周疾患に陥ることが多い．

　まず，小臼歯の外形からスタートしよう．通常のワックスアップの **9-1-3** に，歯頸部のワックスプラスをしたのが **9-1-4**，この図が小臼歯の歯冠外形を判りやすくしているだろう．鋳造直後が **9-1-5**，まだマージン模型には入りきっていない．**9-1-6** は内面の適合性を合わせ，根面に伸びた 0.1～0.2mm ほどのマージンを顕微鏡下で調整し，#1992 で外形全体と合わせている．近遠心の軸面形態が最も大切だろう．

　これは説明用の模型で，実際の臨床では小臼歯をメタルで作ることはない．しかし，材質がメタルであろうと，セラミックであろうと基本は同じである．**9-1-6** の拡大図が **8-1-21**（p.200）で，外形へと連続する出発点である．

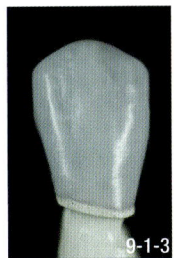

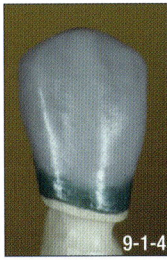

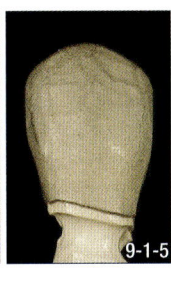

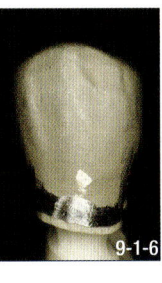

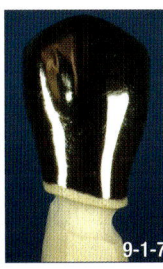

　審美の要素がなければ，清掃性を最優先できる（Cleansable）．**9-1-8～11** はどれも古いケースで，信頼性の故にメタルの修復にしていた時代のものである．どれも歯周組織にダメージがあり，歯周治療の結果，歯間乳頭の高さが失われ，歯間空隙（Gingival embrasure）が大きめである．歯間ブラシが入りやすく，清掃性を保つことができる．

　修復物を作る立場としては，歯槽骨と軟組織が平坦で，スキャロプが少なく，まるで平面から円筒が立ち上がった形が一番ありがたい．これらのケースはどれも全体が比較的に平坦で，清掃がしやすい．**9-1-8** は歯根の分岐部の影響を受け，水平断では外形線に陥凹がある．

　9-1-11 は，3本の単独冠を装着して1年目の姿．大きな食塊が詰まるのを嫌い，空隙はやや小さめにしたが，良い清掃状態が保たれている．20年前のケースだが，基本形は現在も変わらない．空隙については多くの項目で触れていこう．

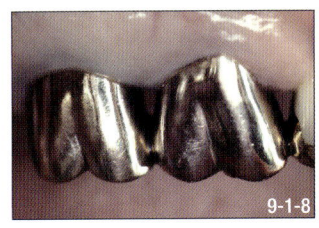

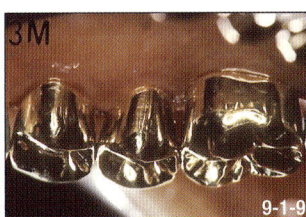

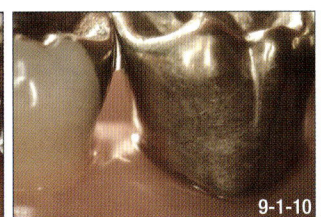

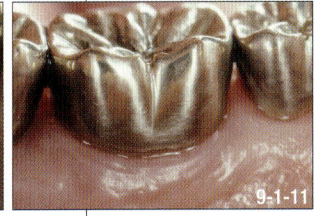

② エンブレジャー　Embrasure

Embrasure（外側や内側に向かって広がるスペース：以下，emb.）には六つの種類がある．

（1）Gingival emb.　　　2本の歯と，歯間乳頭によるスペース
（2）Lingual emb.　　　舌側軸面にある空隙
（3）Buccal emb.　　　頬側軸面にある空隙
（4）Occlusal emb.　　　隣接する2歯の咬合面の辺縁隆線によるもの
（5）Incisal emb.　　　前歯切端の切れ込み
（6）Trap emb.　　　支台歯とポンティックのスペース

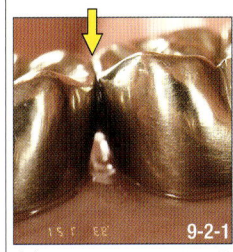

（4）Occlusal emb. 二つの歯の辺縁隆線によってできるスペース．左右が同調しないと食片が圧入しやすい．

歯冠外形　205

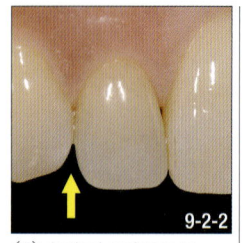

(5) Incisal embrasure
ここは審美の項目を参照.

隣接面の General contour の流れが，歯間乳頭との間でつくる三角形の隙間を（1）の Gingival emb. と呼ぶ．形成限界間の距離や，歯間乳頭の高さにより，幅や広がりが規制される．前歯では審美性，臼歯では清掃性を重視する．ここでは，ポンティックとの間の Trap emb. についても併記する．

9-2-3～6 は 44, 45 ページのケースの 9 年 4 ヵ月目．組織が失われ，全体は平坦になっているが，空隙が大き過ぎて，歯間ブラシは空滑りしてしまう．隣接部の歯頸部にプラークが残りやすい．コンタクトをもう少し長軸方向に長めにして，空隙を小さくすべきだろう．

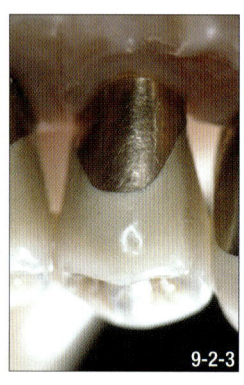

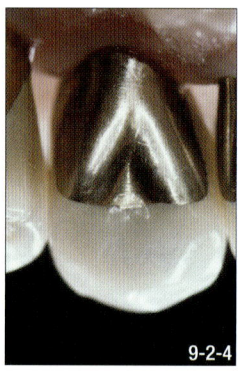

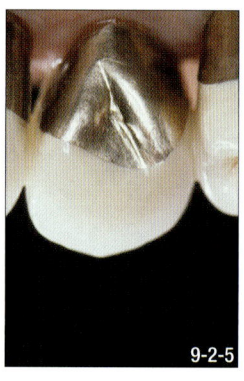

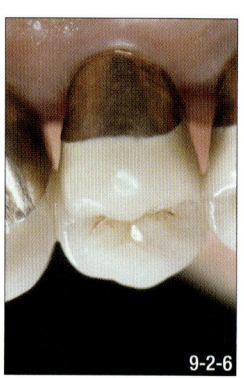

ブリッジになると全てが不利になる．9-2-7 は歯周組織の欠損が大きく，第一小臼歯は近心と遠心に落差があり，Trap emb. が巨大なサイズになった．鑞着面を歯軸方向に広くしたが，バトラーの歯間ブラシ #614 でも間に合わない．清掃性のためのスペースが，清掃性を悪くする皮肉な結果になる．

6 年目，突然の再来の様子が 9-2-10, 11．細かく注意した大臼歯の舌側にオーバーな清掃の痕が見える．

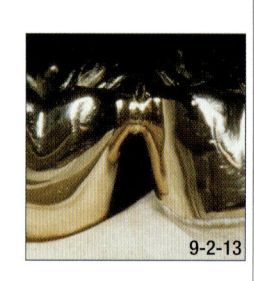

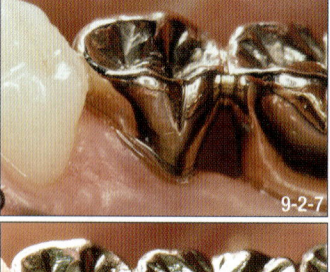

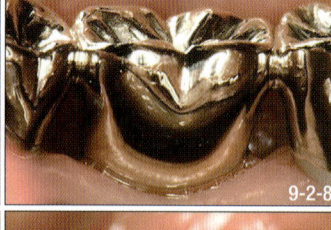

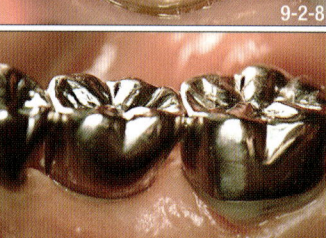

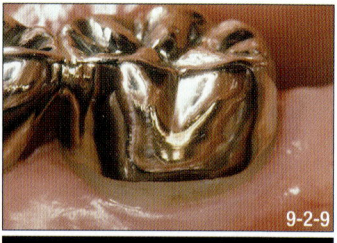

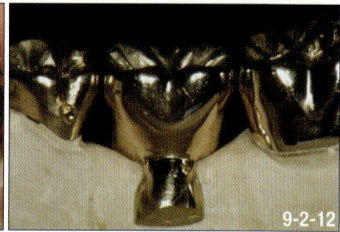

古典的なメタルのブリッジによって，鑞着とエンブレジャーを説明しておきたい．9-2-12 は上図の 3 本ブリッジで，欠損部は水平的，垂直的にかなりの骨吸収を示す．最後臼歯を支台にするため，素材はメタルを選択した．各歯はまだ連結していない．鑞着前に Trap emb. を構成する軸面と，マージンの完全な適合の仕上げと研磨をしておく．鑞着後も欄外の 9-2-13 のように鏡面の仕上げが可能で，軸面とポンティックの清掃性のよい修復ができあがる．

②の Embrasure のうち次の二つを追加して図示しておきたい．歯列全体を見るときに大切な項目となる．

（2）Lingual emb.　　舌側軸面にある空隙　（または，Palatal emb.）
（3）Buccal emb.　　頰側軸面にある空隙　（または，Labial emb.）

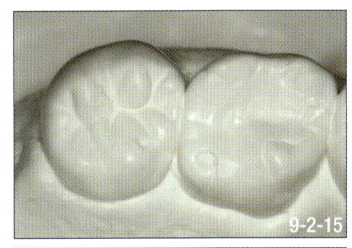

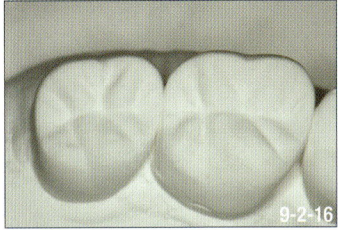

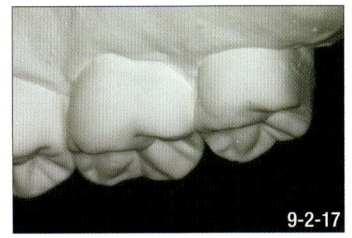

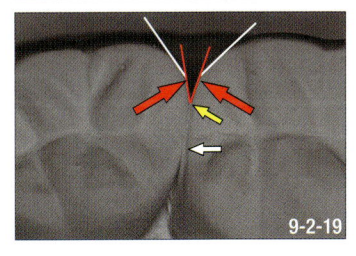

カントゥアは軸面方向だけではなく，水平方向，すなわち歯列の調和も大事である．9-2-14では頬側の軸面が不自然に突出し，遠心にかけての歯頸部にはプラークが大量に溜まっている．9-2-15の咬合面観では頬側全体が上顎結節のカーブと同調していない．

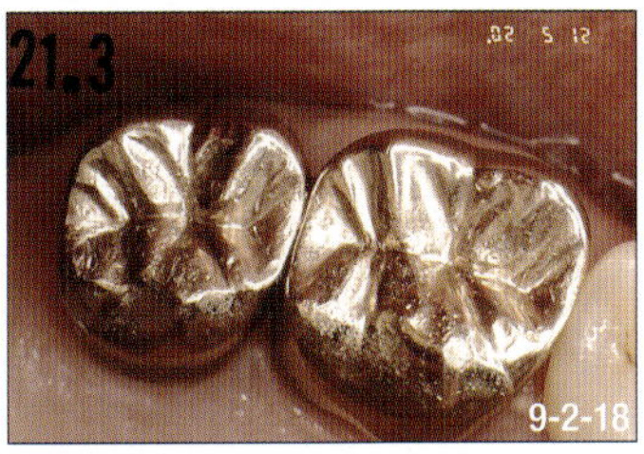

また，2本の大臼歯がバラバラの形となり，咬頭頂を結ぶラインも流れをもたず，特に舌側はどこからどこまでが咬合面かがはっきりしていない．隣接する辺縁隆線にも明確さが欠けている．

9-2-16は術後．頬側の水平方向のラインが上顎結節と同調している．ここは耳下腺唾液による食べ物の流れをスムースにさせたい場所である．

最後臼歯の遠心頬側は，形成時の削除量を多くしないと，技工室では形態を作るのに苦労する．頬側に傾斜していることも多いので，結節の外形に注意しながらしっかりと形成しておく．**9-2-17**も術後．頬側咬頭のバランスはとれたが，舌側の咬頭はシャープさに欠ける．咀嚼効率がよいとはいえない．

9-2-18は術後21年．犬歯の咬耗とともに数回の咬合調整を行った後に，舌側咬頭は洗練されない形になった．咬合調整後の表面仕上げに問題が残る．チェアーサイドでの微粒子のマイクロブラスター仕上げが必要か．

9-2-16を拡大した**9-2-19**のBuccal emb.は白い線の大きめの三角形と，赤い線の細めの三角形の，二つの三角形で構成されている．

210ページで示す⑤移行部Transitional areaの咬合面寄りの隅角が赤い矢印で示されている．Transitional line angleと称され歯頸方向へ丸みをもってつながる．

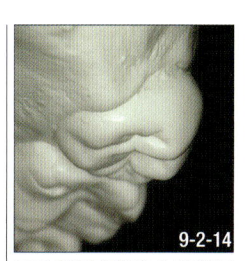

この頬側の膨らみは単に食べ物の流れを悪くするだけでなく，側方運動時に下顎の筋突起と干渉し，重大な運動制限を生じることがある．遠心の乳頭Retro-molar papillaの形態も不正である．

赤い三角の頂点の位置（黄矢印）は，舌側からのLingual emb.の白い矢印とともにコンタクトの頬舌径を決定する．これは137ページのIncisal emb.が二つの三角形で構成されるのと同様で，このデリケートな切れ込みが修復物の外形を決定する．

上顎左側の大臼歯は，豊隆が少なめである（**9-2-20**）．最後臼歯の遠心は歯周外科処置によってRetromolar papillaを平坦にし，クラウンを仮着（**9-2-22**）．清掃がはるかに容易になった．

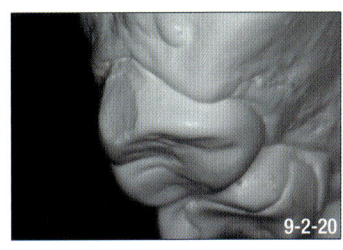

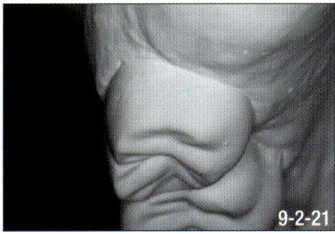

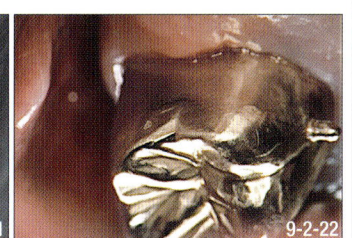

歯冠外形は一つの観点では成立しない．まず咬合面の形態が優先され（Occlusal surface），次に清掃性を考えた軸面（Polished surface），頬筋の上中下の線維群，舌筋や口輪筋などの筋肉との兼ね合いが大切となる．嚥下，発語のスムースさ，咀嚼時の食塊の流れ，咬頬（Cheek bite）を起こさない被蓋，筋突起と干渉しない上顎の頬側面，そして審美性などが総合的に求

歯冠外形　207

められる．繰り返すが，軸面の形態は，咬合面による機能と補い合いながら，全体像を完成させるので，咬合紙の観察だけでは不十分となる

③ 歯肉縁からの立ち上がり　Emergence profile

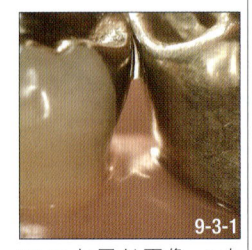

かつては Emergence profile は，歯ブラシによる清掃性を最優先させて，歯頸部はまっすぐ立ち上げることが大原則とされた．マージンの適合性の確認は容易だし，バス法の振動で清掃しやすいとされてきた．歯間部は歯ブラシも入りやすい．ところが，この形態の立ち上がりは歯間乳頭部が平坦に角化し，サルカスも浅くほとんど歯間乳頭とは呼べない部分にしか適応されない方法である（**9-3-1**）．前歯部の通常の歯間乳頭と，修復物との関係については，「審美」の項目で何度も触れている．

前歯列では歯間空隙が見えることを避けるために，歯間乳頭部に多少の無理難題を強いて，辺縁を膨らませてはみるが，これは審美性という怪物に膝を屈した結果なのだろう．

歯間乳頭部ではなく，唇側の立ち上がりはどうなのか．審美の項目で触れたように，わずか 1mm のサルカス内での細工が必要とされる．圧排によって見える歯根からの連続性は判定が困難で，ストレートに作るほうが仕事がやりやすい．

しかし，歯肉の形態によってはその立ち上がりが不利になってしまう．**9-3-2** はストロボの反射光でわかるように，隣接面，頬側，フルーティング（Fluting: p.210）の出発点など全てをストレートに立ち上げてみた．**9-3-3, 4** は装着当日の姿である．歯冠が長いとき，フルーティングはここまで咬頭頂寄りに表現する必要はないかもしれない．

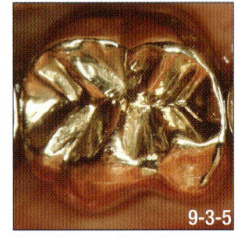

9-1-10 と同じ画像．2 本の歯は歯肉を挟んで相似形にする．立ち上がりはほとんどストレートにして，その上方は緩やかな陥凹を描く．歯間乳頭は角化している．

対合歯との兼ね合いと長いフルーティングにより，頬側の咬頭頂はこのようなおかしな形態になった．

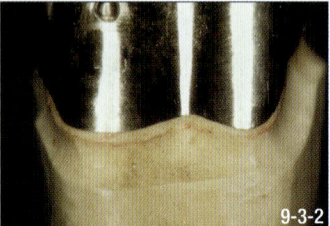

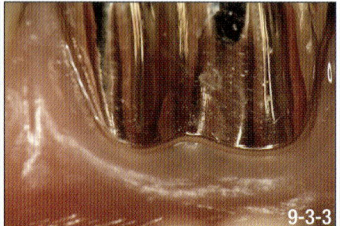

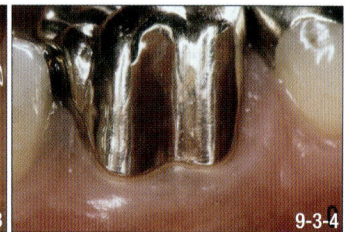

これを模型にして切断してみた．**9-3-5** のように頬側のフルーティングは大きく緩やかに歯冠を縦断する．咬合面寄りで水平にカットしたライン（**9-3-6**）は歯頸部のカット（**9-3-8**）と同じ丸みをもっている．舌側の歯頸線は高い位置にあり，陥凹は存在しない．

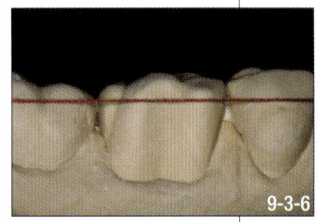

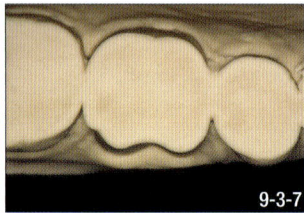

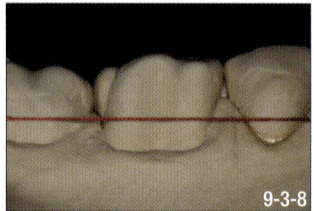

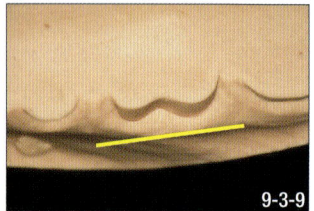

フルーティングの中央と近心頬側で，縦に切断してみよう．**9-3-11, 12** も歯肉からの立ち上がりは完全にストレートであることが判る．また，中央での切断（**9-3-11**）を見ると，歯肉がコブのように膨らんでみえるが，これは決して膨らんでいるわけではなく，**9-3-9** の黄色い線のように，歯肉部が歯冠形態に対して直線で歯槽骨にはフルーティングがないことに由来する．

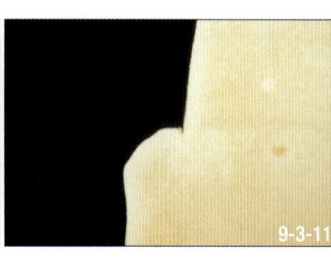

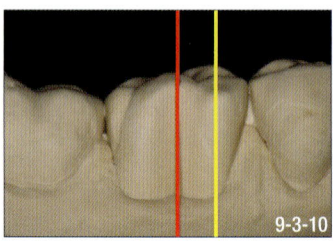

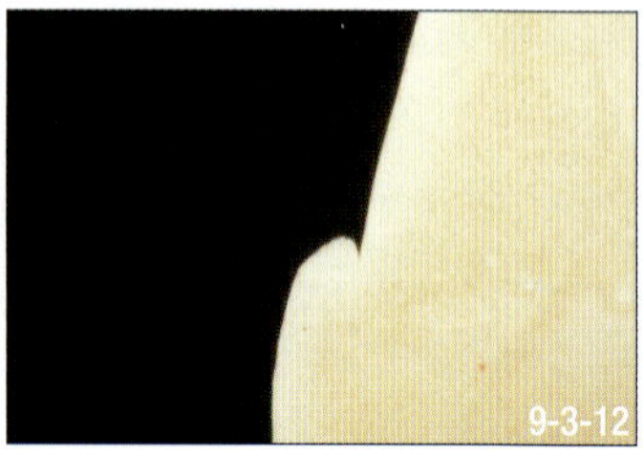

これは，修復物辺縁の下の歯槽骨に同様のフルーティングを表現することで，自然な形に修正できる．9-3-14 は，歯周外科手術のときに頬側の骨にもかなりフルーティングをつけてある．

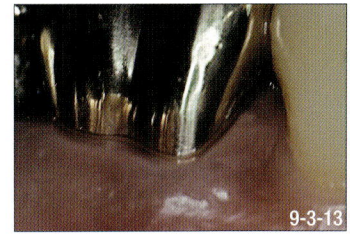

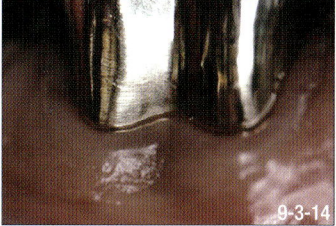

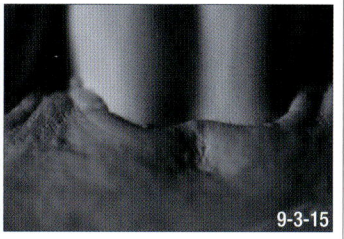

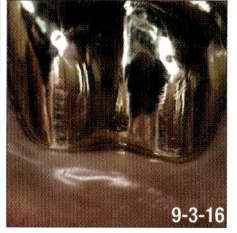

| 9-3-13 | 9-3-14 | 9-3-15 | 9-3-16 |

このケースもなだらかな陥凹に対して，歯頸部の骨に厚みが残っている．

9-3-17 のケースは中切歯の歯肉がかなり厚めである．Provi. の段階でストレートの立ち上がりにしてみると，上顎右側中切歯の唇側のラインと調和がとれなくなる．9-3-22 の側面図で，中切歯の唇側に見えるダブルイメージに注目したい．手前に見える Provi. の立ち上がりがアンダーカントゥアである．そこで，9-3-21 のように膨らみを増した形にすると，2 本の中切歯のバランスが改善される．9-3-23 では唇側の外形が平行した相似形のダブルイメージになっている．

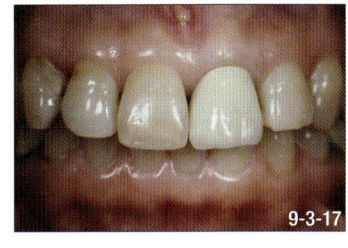

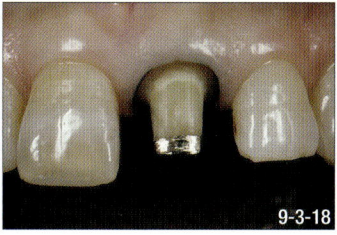

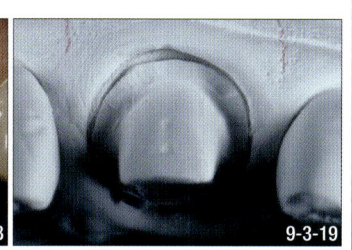

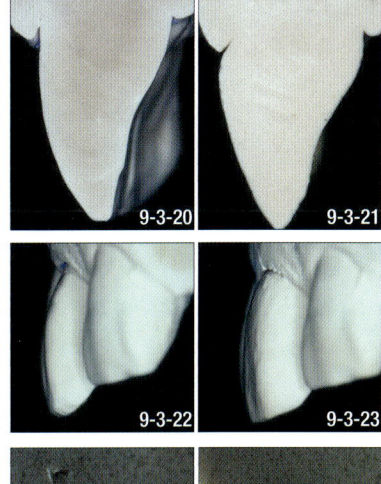

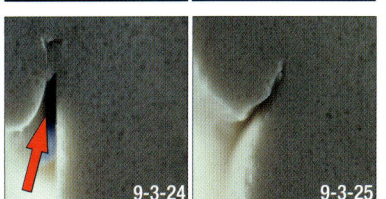

| 9-3-17 | 9-3-18 | 9-3-19 |

9-3-20 はマージンから唇側への立ち上がりをストレートな Profile にした仮の Provi. の形態．9-3-21 は歯肉縁下の形態にわずかな豊隆を与えてみた新しい Provi. で，全体のカントゥアが 9-3-23 のように隣在歯と調和している．

歯肉縁の部分を拡大すると，従来法の 9-3-24 はプラークが自動的に溜まりやすい赤矢印の Plaque trap を提供することになる．目的の清掃性とはかけ離れてしまう．立ち上がりを内縁上皮に沿わせて，Trap をなくした形にしたのが 9-3-25．全体形が 9-3-23．

唇側の立ち上がりは，歯肉が薄ければストレートに，厚ければ歯肉縁下にかすかに S 字状の膨らみを与え，辺縁歯肉と相似形に仕上げる．いずれにしてもプラークの場を与えないことが大切．これは歯間乳頭部にも適応される．この膨らみが歯肉に圧迫の白み（Blenching）を生じさせてはならない．

Plaque trap

④ 凹面と凸面　Concavity & Convexity
歯冠外形の全てに関連するため，ここでは省略する．

歯冠外形　209

移行部

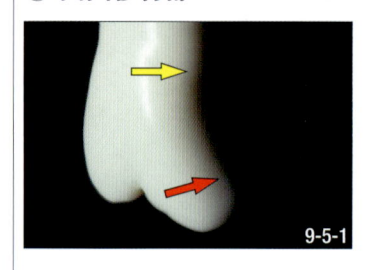

⑤ 凹凸移行部　Transitional area

陥凹と凸面の境界部を移行部（Transitional area）と呼ぶ．**9-5-1**の歯頸部寄り（黄矢印）は丸みを帯び，咬合面近く（赤矢印）では少し角があり，Transitional line angleを構成しながら咬合面の概形へつながるので軽視してはならない．

⑥ 溝状の陥凹　Fluting

歯周組織が退縮すると，複根歯では歯頸線が根分岐の影響を受ける．このケースは自然挺出を放置してあり，形成をすると**9-6-1, 2**のように頬側に浅めの緩やかな陥凹が出現（黄矢印）．ショルダーはその陥凹に従った形成をする．歯肉に炎症がなく，形成も印象も慎重さが必要だろう．修復の外形も繊細な仕上げが大切である（**9-6-3**）．

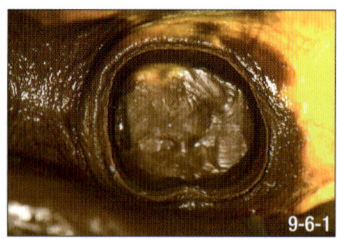

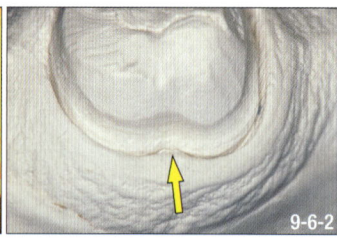

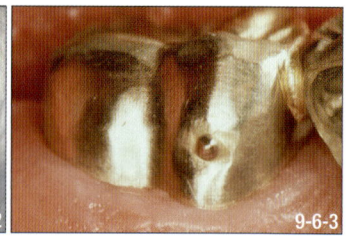

Cul-de-sac

フルーティング

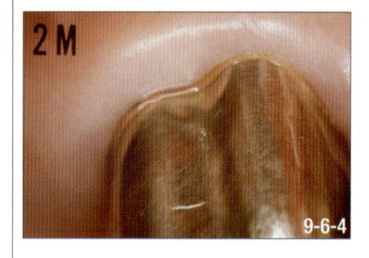

歯頸線だけが凹んだクラウンでは，"Cul-de-sac"（「袋小路」の意）になり，三角錐の形をしたプラークの溜まり場になる．それを避けるために，雨樋状の陥凹を歯冠部にまで伸ばしていく．ギリシャ建築の柱の溝飾りの名前からフルーティングと呼ばれる．左図は自然でなだらかなフルーティングといえるだろう．

9-6-5〜7の段階になると危険過ぎる．近心根と遠心根に分割（Root resection）する場合，かなり挺出をしないと，切断面と近遠心の歯間乳頭の高さが同レベルにはならない．どちらかの根を抜去すると，隣在歯を巻き込むことになり，もっと不利な要素が増える．下顎大臼歯の遠心根を抜去すると，近心根の遠心は水平的にそら豆状の陥凹があり，予知性は低くなりやすい．

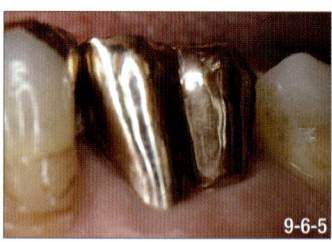

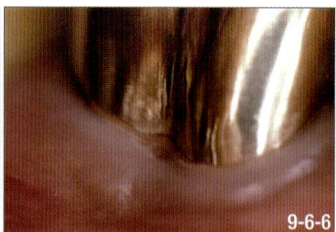

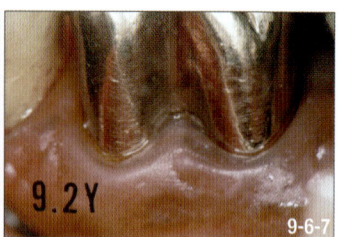

210　歯冠外形

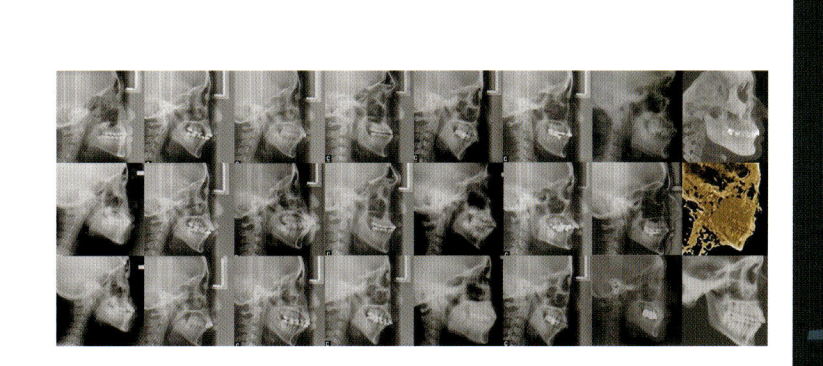

咬合の最終局面
Final phase of occlusal treatment

10

第10章 咬合の最終局面
Final phase of occlusal treatment

咬合の三つの局面
(1) 歯と歯が接触する局面　（静かに閉じ，静かに動く咬合）
(2) 歯と歯が接触しない局面　（咀嚼，発語など）
(3) 再び歯が接触する局面　（強く閉じ，強く動く咬合）

　咬合の三つの分類が再び登場した．各種の咬合論に接したとき，この三つのどこに当てはまる考え方なのかを分類することが早道である．接触と離開をテーゼにしたナソロジーは第一の局面だけに足場をおき，咀嚼の効率に注目したLeeの理論（p.88～92）は第二の局面を重視したといえるだろう．

　CRやRPはかつて第一の局面の主役であった．全ての考え方や臨床はここを不変であると仮定し，着地点としていた．動的平衡の流れに漂う浮遊するシステムとしての咬合には，顎関節を含めて不変の要素は存在しないことを「状態のバリエーション」という考え方を通して第2章㉒で述べた（p.115～122）．

　同時に，臨床において，今ここで顎位を決定するべき瞬間があり，CRが最も重要な手がかりであることも記述した．ある瞬間の診断には咬頭嵌合位も中心咬合位も信頼できる相手ではないことも明白にした．

　それでもなお，私は修復治療のとき，CRが本当に契約を結ぶべき相手であるかどうか，大いに疑問を抱く．その答えは，次の第三の局面で次第に浮かび上がってくるだろう．

　仮にDawsonの方法でCRの記録が採得され，第一の局面に完全に合致した咬合治療が完了したとする．ここまでは容易なことかもしれない．問題はその位置が保てるかどうかではないか．下顎骨体の偏位が起こらないのか，各歯の咬頭嵌合に咬耗が生じないのか，歯列がそのままでいるのか，顎位を保つ中心咬合位に変化がないのか，つまり，咬合の局面（1）でつくった咬合位が変化を示さないのであれば，たとえ少数歯であっても，私はCRを診断だけでなく，調整や修復にも常に適用させたいと思う．

　Dawson法によるCRの記録法は理解している．それを診断に応用することも判っているつもりである．しかし，その方法による修復の数年後の姿を，たとえ写真だけでも見せてほしい．朦朧とした全顎の写真だけではなく，5年後，10年後の最後臼歯の咬合面の拡大図が提示されれば，私はみずからの過ちを認め，全てを転換したい．簡単にいえば，上顎に対する下顎の位置が変わらないケースを見たいのである．もっと端的にいえば，CRが歯や歯列レベルでも顎関節レベルでも継続するという証明を見たい．

　べつにDawson法ではなくて，咬頭嵌合位でも，ME機器で決めた位置でも，筋電図による位置でも，どんな方法でもかまわない．下顎が審美の都合というなら，上顎でもよいだろう．メタルの最後臼歯の咬合面だけのクローズアップを時の流れとともに見られれば，私は明日から宗旨替えすることもいとわない．

　複雑な咬合治療にはCRの診断が欠かせない．しかし，それは，ある時系列の，ある一瞬を切り取った姿であり，修復物が入ればその材質の違いや，筋の活動量の差異，どこかに顔を出す記憶痕跡，などによって表情を変えていく．

　ヒトの歯は極めて特殊な例外以外は，必ず前方傾斜と，前方移動を示す．圧力に負けて，クラウディングの度合いは強くなる．これは人体の動的平衡の流れであり，それに逆らうことはできない．歯根膜と，歯槽骨と，歯本体の被圧変位により，コンタクトポイントが摩耗し，歯

の近遠心の幅が縮小し，歯列が短縮するのは必然であり，摂理である．その必然に人体は従うばかりである．そして歯レベルの咬合位も，上下顎の位置関係も浮動していく．

ここまで積み重ねてきた（1）と（2）の局面のルールを忠実に守ったはずの修復が，なぜか予想外の道をたどっていくことに多くの臨床医はこころを痛めてきた．その強敵こそが（3）の「再び歯と歯が接触する局面」なのである．臨床はこの第三の局面との絶えざる闘いに終始する．そして，その戦いに勝利することはほとんどない．

① 再び歯が接触する局面（第三の局面）

咬合器上での前歯は，**10-1-1**のように静かに閉じた位置から，静かに切端に滑走していく．実際の口腔内では，力が加わると刻々と回転中心が変化し（**10-1-3**の黄色い数字），歯槽骨はみずからも被圧変位を示しながら歯はある種の機能を営む．単に咬合器を軽く閉じ軽く前方に動かすときとは様子が変わってくる．単なる接触点と，スライドするラインの意味合いは，咬合器上と口腔内では全く別の仮面をかぶっている．

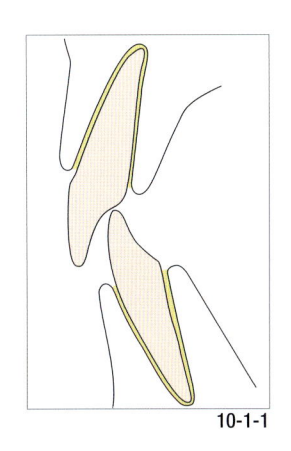

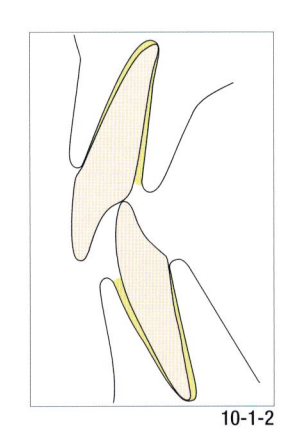

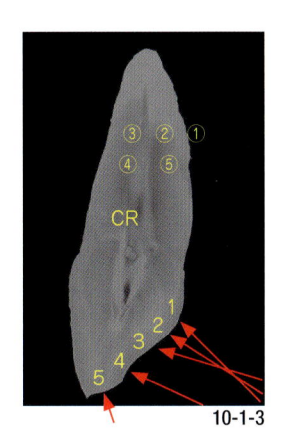

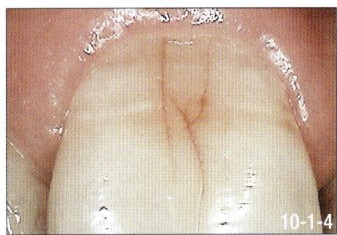

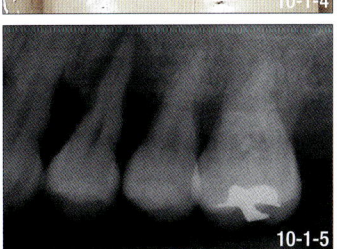

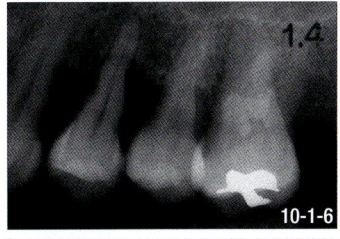

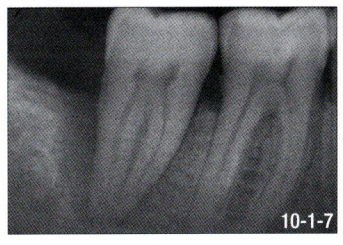

歯はステンレススチールの塊ではない．三つの異種物質で構成され，中央には歯髄腔がある．歪むべくして作られている．エナメル質と象牙質では耐摩耗性と被圧変位が異なる．上顎の前歯は下顎とはちがった力の受け方を示す．その変化はまず咬耗とエナメル質のクラックという形で姿を現す（**10-1-4**）．

その力は歯に加わるだけではない．もし歯本体が強ければ，歯槽骨にも大きく影響する．事態が進行すれば，通常はプラークとともにCombinationの形をとっていく．**10-1-5**は悲観的なまでに骨破壊が進んでおり，自重が負担となっている．このままメスを入れればその時点で脱落する可能性が高い．Combinationで壊れた歯周組織は，初発の原因究明が大切で，咬合を診ずに骨に介入しても無駄に終わりやすい．

まず咬合調整から入る．中心咬合位も外傷となり，咬合紙による側方位の記録も信用できず，調整のときだけ隣在歯と仮に固定する．クリーニング以外の介入をせず，あとは自然挺出の助けを借りて時を待つ．1年4ヵ月後が**10-1-6**．ここから歯周治療が始まる．

この**10-1-7**も似た状況である．最後臼歯の遠心のポケットは15mm，かすかな動揺を示す．臼歯全体はまるでクロスバランスのようなこすり合いの結果，咬頭頂の鋭さは失われフラットな咬合面となっている．

二次性咬合性外傷

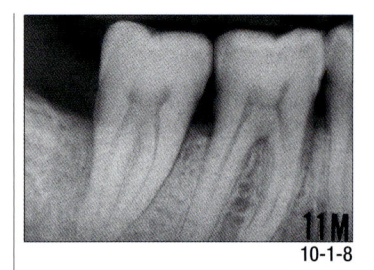

歯周組織への初期のアプローチは遠心の歯肉縁下の
スケーリングだけである．咬合調整は側方位の干渉を
削るだけではなく，頰側咬頭をシャープにしながら，
中心咬合位での食物の流れを助ける Speel way を彫っ
た．11ヵ月目の再評価（**10-1-8**）の後で，確定的歯周
治療に入る．

10-1-5，7 は単に咀嚼器官の末端に出た現象にすぎない．咬耗やクラック，位置の移動や破
折などまだまだたくさんの現象があるが，順を追って考えていこう．姿勢や表情筋，骨格など
との兼ね合いについても少しずつ解明していきたい．

硬いエナメル質を咬耗させ，歯槽骨をも破壊する継続した力はある特定の部位を襲うだけで
はない．ほぼ同時進行で咀嚼器官の全て，あるいはそれ以外の，我々の認識しにくい組織，器
官，系を絡め取ろうと長い手を伸ばしていく．

次のケースははまだ 50 代の男性で，齲蝕も骨欠損も見当たらない．Brachycephalic の顔貌
をしている．少しずつ被蓋が深くなり，正中離開が目立ってきたとの主訴である．日常の習癖
か，クレンチングなのか，異常ともいえる力によって，全顎に骨隆起ができている．骨隆起に
よってスタディキャストの印象が採れず，X 線写真もダブルイメージとなり，十分に読み取れ
ない．下顎の唇側の棚に大量の食片が入り，除去できない．

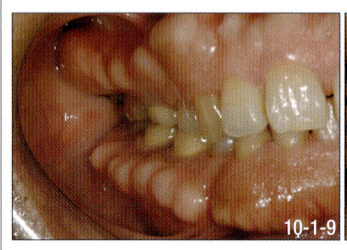

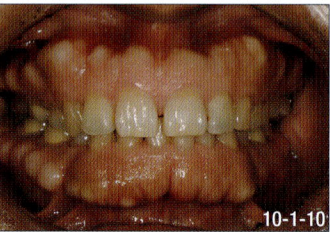

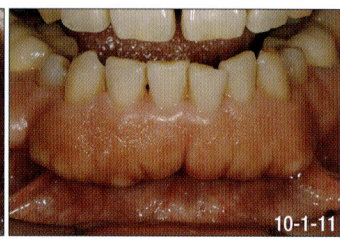

骨隆起による
運動制限

このケースは非常に重大な問題を抱えている．上顎右側の骨隆起があまりに大きく，下顎の
筋突起と干渉し，左への側方運動ができなくなっている（**10-1-9**）．この運動制限は大開口に
も影響し，食事にも不自由なことがあるという．

207 ページでも言及したが，上顎第二大臼歯の頰側にオーバーカントゥアがあったり，歯が
傾斜していたり，上顎結節が大きく膨らんでいると，筋突起と干渉しないように，自動的に下
顎の動きを制限することがある．

これも記憶痕跡の一つであり，外観上の不自然な動きは判っても，何が原因か我々にも発見
しにくい．本人も自覚しないうちにいつの間にか顎関節と筋肉に大きな負担を強いて，重大な
運動制限が生じやすい．

筋突起との干渉は義歯でも起こりうる．側方運動時に，筋突起が義歯の頰側を押して，脱
落させてしまう．**10-1-12** は総義歯のスナップで，単に開口して粘膜面を印象しただけであり，
頰に接する面は筋突起の動きを表現していない．動的な機能印象のため，局部義歯の **10-1-13**
では，スプリットキャスト用のトレーの外側を削除してある．**10-1-14** は完成義歯で，筋突起
と接触する場所に陥凹が表現されている．

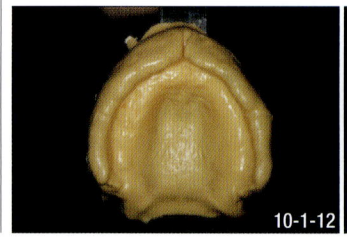

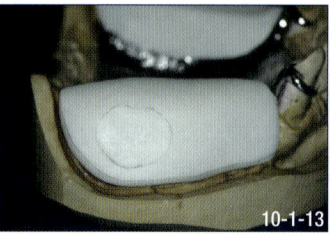

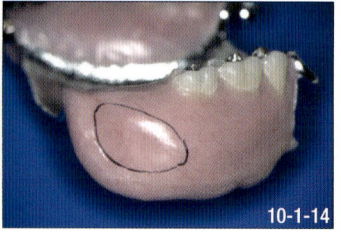

214　咬合の最終局面

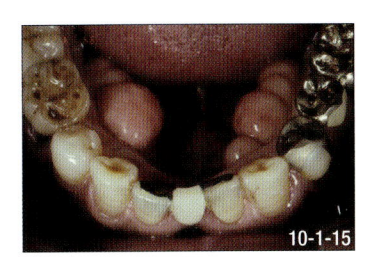

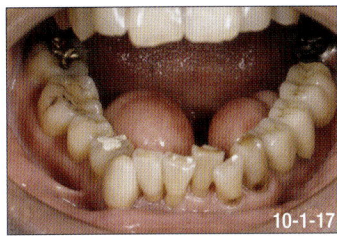

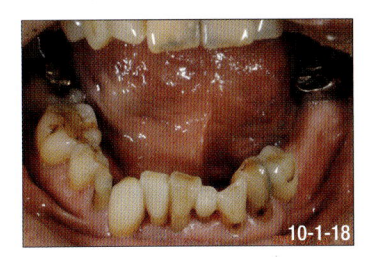

歯に加えられる力によってできる骨隆起に話しを戻そう．**10-1-15** は下顎の小臼歯部に多発する骨隆起．このような力を発揮し続けるとき，修復に使える材料は限定される．白く見える修復を望まれると，それに応える術はない．

10-1-17 のケースは気の毒であった．極端なまでに骨隆起が発達．下顎右側は咬合平面を 10mm も超えている．舌の運動制限により，発音障害が生じている．骨表面にある紙のように薄い上皮が歯面と接触し，歯ブラシはおろか，フロスも入らない．

下顎右側の第一小臼歯は抜髄になったが，口内法のX線写真も撮影できない．下顎左側の第一小臼歯には単独のインプラントを 13 年前に植立．清掃ができず，続くブリッジの支台歯の第二小臼歯は根面齲蝕でやむなく抜歯に至った．10 年間の説得の後に，78 歳で外科的な骨隆起の切除に踏み切った（**10-1-18**）．これから再出発だが，舌側に多発した根面齲蝕に悲鳴をあげている．

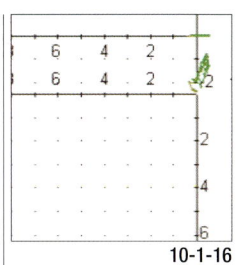

10-1-15 の ME 機器によるグラフ．関節が RP から 1.5mm 以上もの沈みこみをみせるが本人は何の症状も訴えない．

強大な力は全ての咀嚼器官に及び，骨格，筋・靭帯の使い方，機能を変える．その力はベクトルを変えながら絶えず継続され，やむことを知らない．力が加わると，関節窩のある側頭骨は大きな変位と変形を示し，後頭骨，蝶形骨にも力は及ぶ．骨縫合も変化するだろう．

ためしに，頭頸部を直立させ，30 秒ほど中心咬合位で可能なかぎり強く嚙み締めてみる．力を抜いて，軽くカチカチと中心咬合位でタッピングすると，今までとはちがった位置で上下の歯が接触するにちがいない．歯，歯根膜，下顎骨，頭脳頭蓋をはじめあらゆる構成要素が被圧変位を示し，位置を変え，咬合の接触点にスライドとズレができるためである．力が解放されると 1 分ほどで元に戻る．夜間のブラキシズム（Nocturnal bruxism）では動的要素も加わりながら，常にこの状況が繰り返される．

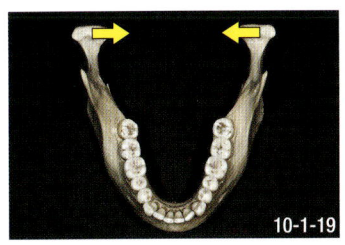

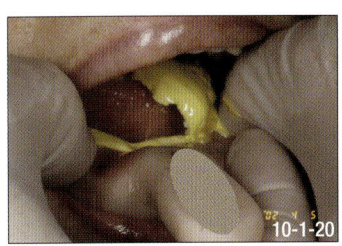

下顎骨体も嚙み締めの影響を受け，幅を変える．個体差と，力の様相により変化するが，50 〜 150μm も幅が減少する（Korioth 1997[23]）．つまり，大臼歯ほど影響が大きいことを意味している．当然，歯軸も傾斜し，捻転もする．上顎骨はどうなるのだろう．

下顎骨の縮小

23. Korioth TWP: Modeling the mechanical behavior of the jaws and their related structures by finite element (FE) analysis. Crit Rev Oral Biol Med, 1997;8(1):90-104.

力には引力と斥力があるように，次は嚙み締めとは反対の開口を考えてみる．開口筋は下顎骨の内側に付着しており，強く大開口を続けると下顎の幅は狭くなる．オープントレーの印象採得ではインプレッションコーピングの長さ以上の大開口を続ける必要があるので変形しやすい（**10-1-20**）．歯軸傾斜の可能性もある．

開口したまま，印象材の硬化を待つので，歯列のアーチが小さい状態の模型ができあがる．その模型上で上部構造の連結などの仕事をしてよいのだろうか．わずかな歪みではあるが，解放されない残留応力が何かのいたずらをするかもしれない．

何回も「力」という言葉を用いているが，これは必ずしも明確な概念ではない．結果としての現象は見えても，その原因となった「力」そのものは肉眼では見えないので，形而上学

「力」とは

咬合の最終局面　215

（Metaphysics）的なとらえ方をされることが多い．

　ここでは「自由，あるいは固定物体に加速度を与えたり，応力を加える作用因子」としておこう．問題なのは，結果として起きた現象のほうなのだから．

　その作用に「仕事」という能力の概念が加わり，エネルギーという言葉ができた．これには，熱，光，電磁気，音，核，加えて化学的，力学的などと，複合的したもの（たとえばレーザー）がある．現代では，質量もエネルギーに加えられている．

　これらのなかで，おそらく我々が咬合の世界で対象とするのは力学的エネルギーなのだろう．運動，位置，弾性，質量，などがキーワードになるのではないか．

Phylogeny　　10-1-21 のような模型がある．歯の歯冠部は長い系統発生（Phylogeny）によるもので，力の影響を受けずに，歯槽骨の中で形成される．

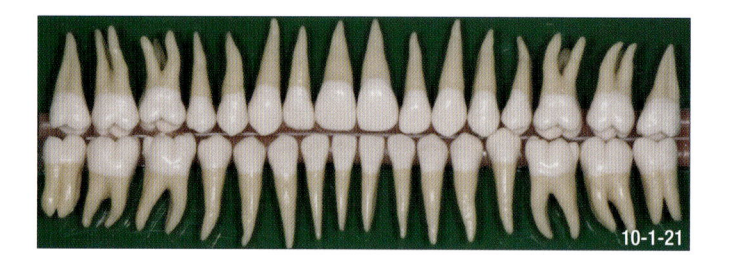

Ontogeny　　歯根は萌出しながら咬合の力により，微妙な彎曲を示す．個体発生（Ontogeny）が歯根の成長方向を変えていく．臼歯部にその彎曲は顕著に見られる．

② 力によって歯と周辺に現れる現象

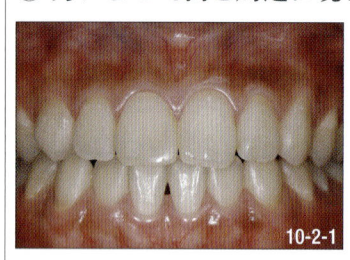

　まず眼に見える現象から探っていこう．10-2-1 は被蓋が浅めで，下顎の正中が少し右側に寄っている．上顎右側の犬歯が捻転し，Ⅰ級の犬歯関係ではなく，ガイドの役は不十分である．10-2-2 で見えるように，上顎右側第一小臼歯の小帯が伸び，歯肉にクレフトが生じている．

　中心咬合位（10-2-2）から右側方に動くと（10-2-3），犬歯はかすかにガイドしているが，第一小臼歯の接触が強く，幅が広くなってくる．この幅が広いというのが曲者で，側方運動の誘導をすると当たり方が変化してくる．第二小臼歯はすぐに離開する．

　LEDのライトを当てると頬側に歯軸方向のクラックが見え（10-2-4），尖端はクレフトと一致している．クレフトの原因として，力によるオーバーロードが関与しているかもしれない．咬合調整をしておく価値があるだろう．これは予防的な咬合調整ではない．

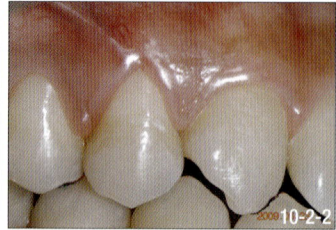

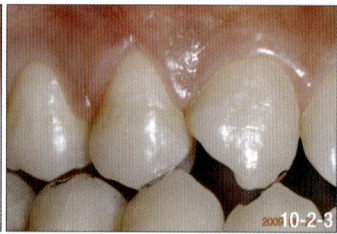

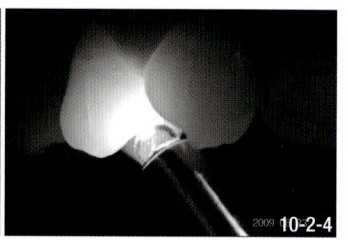

　上顎第一小臼歯の頬側内斜面を調整（10-2-5, 6）．3週目に誘導を加えてマーキングをすると，10-2-7 の犬歯と第一小臼歯の青マーク（側方位）が一致．犬歯の青マークは小さく見えるが，下顎の犬歯が移動しながら確実に接触ガイドするようになった．第二小臼歯の近心もわずかにガイドに参加を始めた．

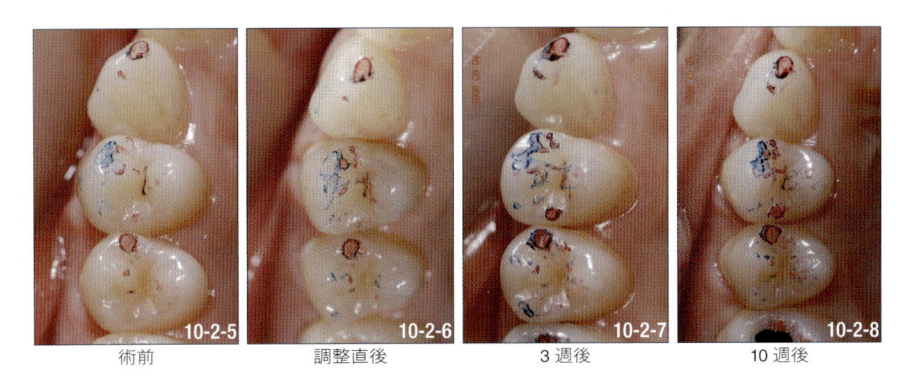

10-2-5 術前	10-2-6 調整直後	10-2-7 3週後	10-2-8 10週後

　10-2-9～12 は下顎の様子．主な調整の部位は，小臼歯頬側の外斜面の遠心半分，トーマスノッチ（Thomas notch）にあるようだ．**10-2-11** は **10-2-7** と対応した図で，3歯が限定した範囲でのグループファンクションになったことが判る．

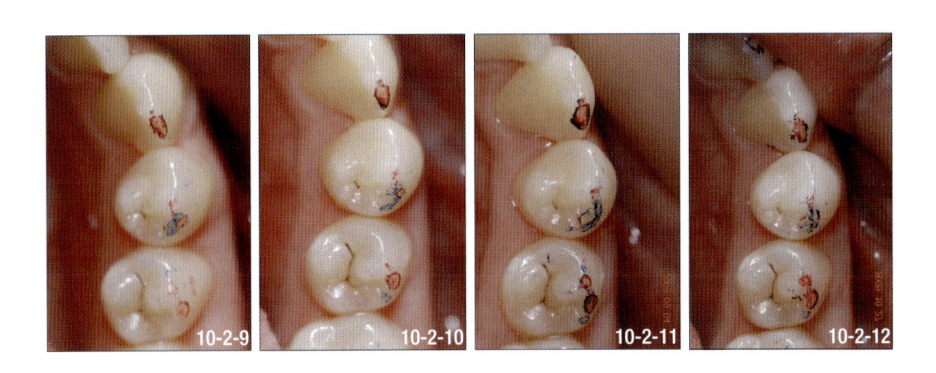

| 10-2-9 | 10-2-10 | 10-2-11 | 10-2-12 |

　第一小臼歯の近遠心径を30として，歯冠長を比率で表すと，**10-2-13～16** の写真の数字が得られる．20週を超えると変化は止まった（**10-2-17**）．**10-2-18** は **10-2-17** の拡大．この時点以降での小帯への外科的介入をするべきだろう．咬合調整をせずに，小帯の切除だけでは Frenum pull は消えるが，歯肉の退縮は止まらない．新しく得られた歯肉の，歯面への接着形式が何であるのかは判らない．通常の方法でのプロービングでは 1mm 以下の深さである．

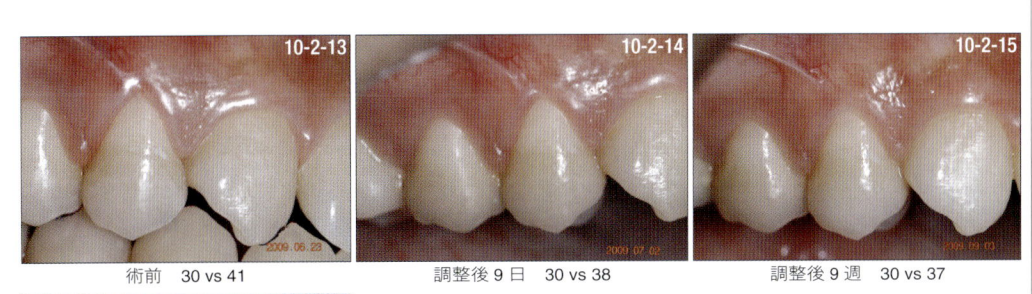

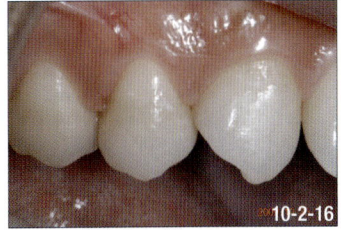

| 10-2-13 術前 30 vs 41 | 10-2-14 調整後9日 30 vs 38 | 10-2-15 調整後9週 30 vs 37 |

| 10-2-16 調整後16週 30 vs 36 |

| 10-2-17 調整後22週 |

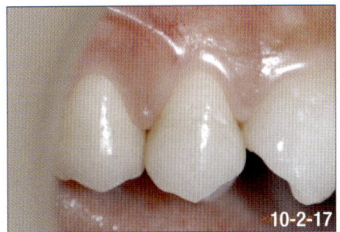

　オーバーロードによる Abfraction（後述）が進行し，歯頸部に歯質の亀裂や剥落，歯頸線より深くに進行したクラックなどが存在すると，歯頸線は元に戻りにくい．齲蝕や充填があると回復はほとんど不可能である．清掃不良でプラークが多く付着したり，骨縁下に及ぶ歯周ポケット（Infrabony pocket）があると，歯周治療を先行させる必要がある．このケースの清掃はほぼ完全であり，Abfraction も発見されず，小帯切除，結合組織の移植をする前の慎重な咬合調整の意義は大きい．データは高坂昌太先生のご厚意による．

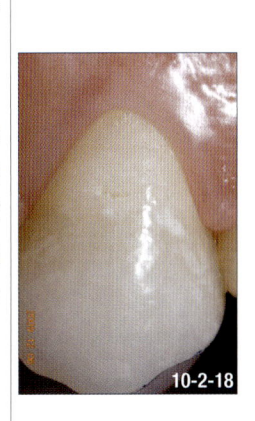

| 10-2-18 |

咬合の最終局面

③ 微小破断　Abfraction

25年ほど前，まだAbfractionという概念が市民権を得ていなかった時代に，過剰な力（今だに何をもって過剰と呼ぶのか，正確な記述はなされていない）によりCEJ近辺の歯質にいくつかの実質欠損が生じることがGrippo（1991[24]）やMcCoy（1995[25]）によって指摘され始めていた．Lee（1990[15]）もオーバーロードが原因となるクラックやエナメル質の剥離に注目をしようとしていた．当時はまだ日本語の訳もなく，私は「破断」と名づけた．Ab-はAway fromを意味する接頭語，Fractionは細分，破片，断片を表す言葉である．

いくつかの誤解とともに，Abfractionの概念は歯周病の専門医の間で受け入れられることはなかった．McCoyらは現象の記述に終わり，その分類に正確さが欠けていたことが原因ではないかと考えている．今でも結果としての現象は理解できるが，科学的な因果論は判っていないことも多い．原因と思われるものは複雑に入り組んでおり，原因＝結果という図式は容易に描けるものではない．

Abfractionは広範囲な現象を含んでおり，一つの用語で片づけるのは無理がある．それでも，インプラントの普及とともにAbfractionという用語は次第に使われる頻度が増えている．ここでは，臨床的にオーバーロードの結果だろうと思われる現象を並べてみよう．

24. Grippo JO: Abfractions: a new classification of hard tissue lesions of teeth. J Esthet Dent, 1991;3(1):14-9.

25. McCoy G: Examining the role of occlusion in the function and dysfunction of the human mastication system. Dental Focus (S Korea), 1995;169:10-15.

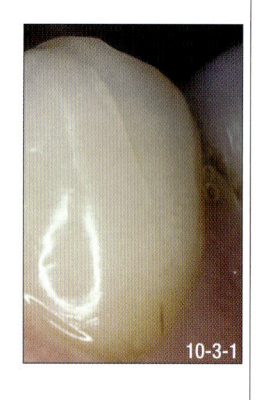

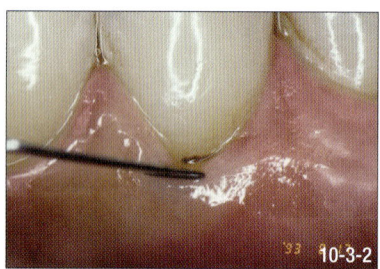

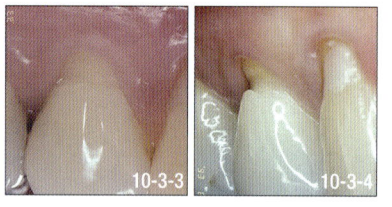

10-3-1の第一小臼歯を観察すると，頬側の中央に長いヘアーラインクラックが見え，その下端は着色している．直下の歯肉を広げると三日月形の齲蝕が発見された（10-3-2）．これはCariologyの分野であろうか．清掃不良による齲蝕なのだろうか．

10-3-3, 4のような楔状欠損にはよく遭遇する．ペーストを使った歯ブラシの横磨きがよく指摘される．しかし，摩耗するほどの横磨きならば，10-3-5のような染め出しにはならない．咬合面を調べると側方での強い干渉が発見される（10-3-6）．この楔状欠損はブラシによるものではない．安易な充填は避けたい．

鑑別診断　強い力によって歯が被圧変位を示し，応力がCEJに集中してエナメル質が微小破断した結果のAbfractionだと診断される．強い歯ブラシ圧との鑑別診断は，10-3-7のエナメル質辺縁に見られる赤矢印のギザギザである．黄矢印には縦方向のクラックもはっきりと見える．この力の問題は歯科衛生士と知識を共有するべきである．また，10-3-5の右側にある第一小臼歯の充填の辺縁に見える染色されたラインは，単なる重合収縮ではない．

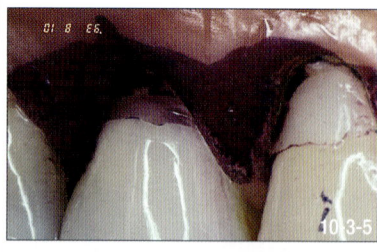

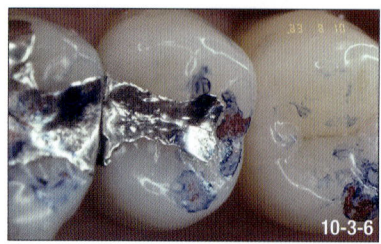

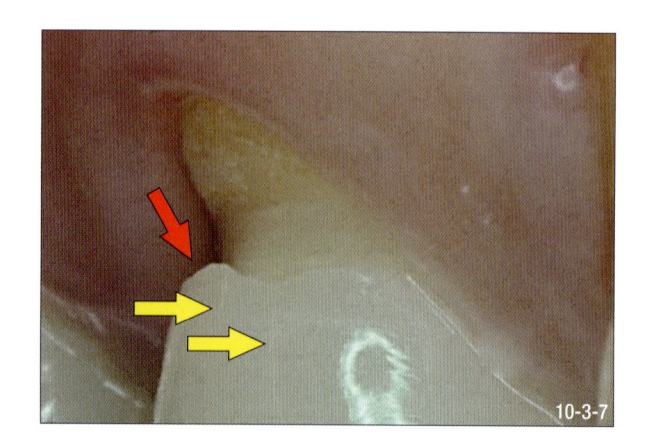

このように，エナメル質と歯根表面の連続性が絶たれたとき，それは齲蝕によるものかもしれないし，オーバーブラッシングかもしれないが，一度，眼を咬合面に向けたらどうだろう．まず疑うべきは力による歯の変形，すなわち被圧変位である．

充塡の前にLEDの照明や，咬合紙による誘導の診査を行うべきである．ときにこのAbfractionの部分にプラークが溜まり，齲蝕になっていることもあるが，第一義的な原因を把握しないアプローチは無意味になるだろう．

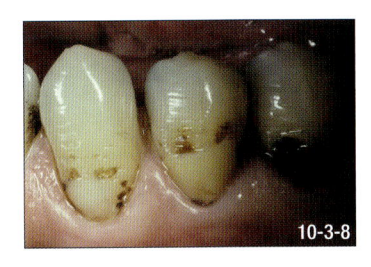

10-3-8の3歯に典型的なオーバーロードの症状が出現している．どの歯にも条痕（これが金属板を屈曲させたときのStriationと同じなのかは不明）が明瞭に見える．エナメル質の表面剥離（Enamel detachment）が散見され，Striationと重複したり，プラークの溜まり場となったりしている．クラックも存在する．

力が加えられたときの被圧変位量は，歯と充塡物では異なるため，充塡の周囲は接着が浮き上がり，齲蝕が見られる．第二小臼歯は充塡が脱離し（**10-3-11**），齲蝕が拡大している．歯質の表面が剥離するほどの強大なねじれ，ゆがみの力に接着は抵抗できない．

このようにAbfractionが顕著なとき，充塡をすることは問題をより複雑にしてしまう．天然歯質の咬合調整をしてもなお脱落の危険性があることを，事前に十分説明することが大切．

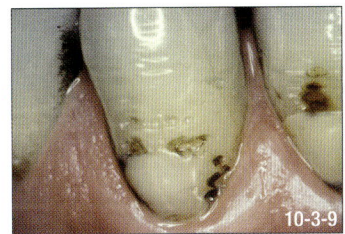

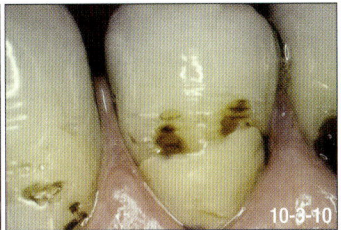

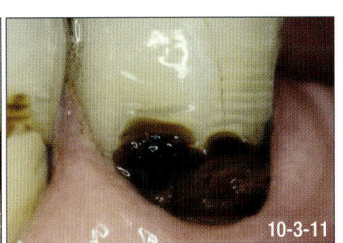

このような現象を起こす力の成分は五つに分類して考えると理解しやすい．

- ① 方向　　　（Direction）
- ② 規模　　　（Magnitude）
- ③ 頻度　　　（Frequency）
- ④ 継続時間　（Duration）
- ⑤ 場所　　　（Location）

このような複雑な要素をもつ力が加えられる結果，生体力学的な応力によって生じる歯の病的な実質欠損や，化学的な原因によるものをまとめてみると，圧倒的に力が我々の強敵であることが判る．我々の日常臨床の多くの出発点と，修復の終着点のほとんどが力に支配されている．そのうえ，そのコントロールに成功しているとは言えないのではないだろうか．現象としては以下のようなものがある．

- ① 咬耗（Attrition）
- ② 摩耗（Abrasion）
- ③ 浸蝕（Erosion）
- ④ 亀裂（Crack）
- ⑤ 破断（Abfraction）
- ⑥ 破折（Fracture）

次ページの**10-3-12**は右側の中切歯の充塡を希望していたが，六つの症状が全て混在しており，わずか2年で**10-3-13**の状態になってしまった．希望通りの充塡や，ラミネートをしていたらたちまち破壊されるか，剥離したにちがいない．**10-3-14**の中切歯も油断大敵である．

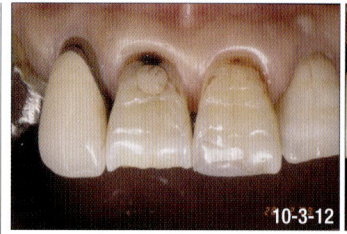

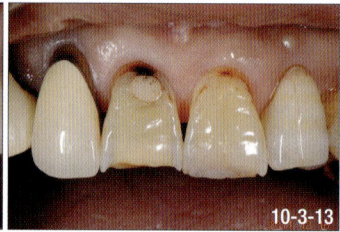

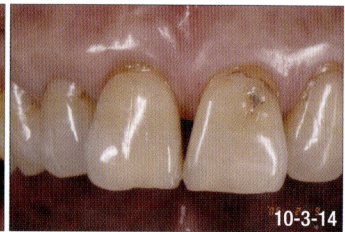

有限要素解析という用語があるが，咀嚼器官に加えられる力には「無限」の要素があり，どのような現象が起こるかは想像もつかない．咬合状態によってはAbfractionは全顎に拡大する．**10-3-15～21**もオーバーロードのなせるわざであろう．**10-3-18**は歯冠の中央に表面剥離がある．**10-3-19**は一見したところブラッシングが原因のように見えるが，辺縁のベベル状の部分は粉のように剥落，はっきりしたクラックも走っている．**10-3-20**はStriation（条痕）の下部の根面セメント質が欠け落ちている．

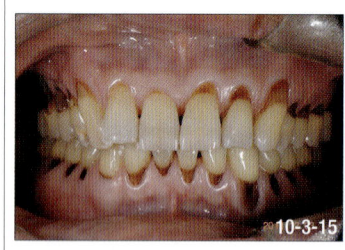

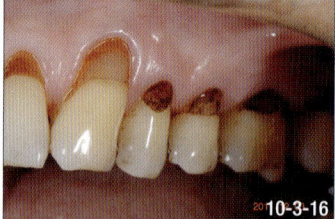

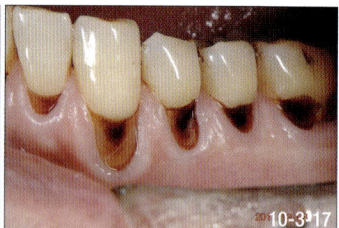

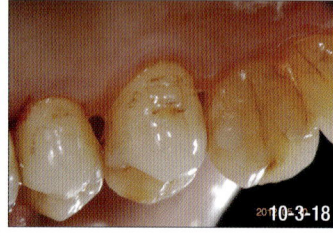

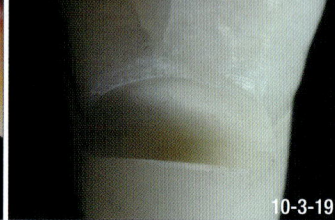

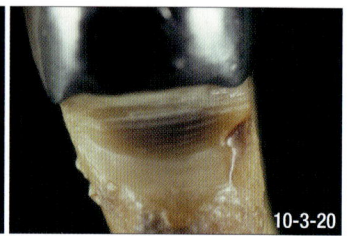

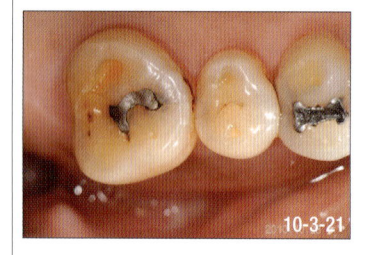

　「無限」の要素をもった力は咬合面から襲うことが多い．単に咬耗が出現するだけではなく，咬頭頂に皿状の丸みのあるえぐれが生じる（**10-3-21**）．これは多数歯にわたることが多い．周辺のエナメル質が破断し，露出した象牙質が酸に侵された結果と思われる．隣接面にクラックを伴いやすい．

剥離破断

　10-3-22のようなケースにも遭遇する．第二大臼歯に異常を訴えていた．X線写真を拡大すると何かが見える．これを除去してみるとセメント質の剥離（Detachement）であった．長辺7mm，短辺6mmの大きさであった．**10-3-23**は歯質側，**10-3-24**は外側．こんな剥離が起こるねじれ方があるのだろうか．

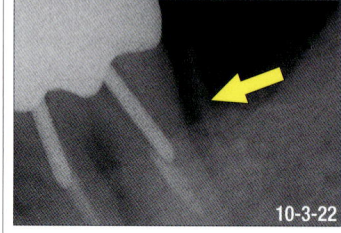

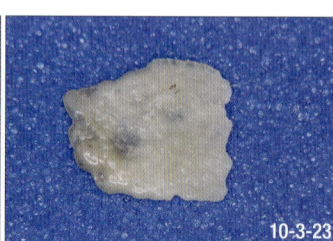

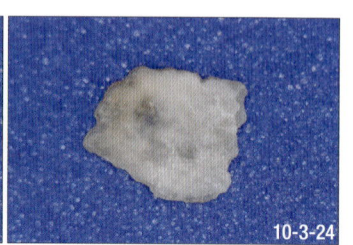

　10-3-25には歯周ポケットがないのに暗影像が見え，歯頸部にはオーバーロードを疑わせる歯根膜腔の拡大がある．咬合面には強い干渉のマークが印記された（**10-3-26**）．

10-3-27 も歯周ポケットはないが，根分岐部に巨大な影があり，セメント質はかなり傷ついている．このようなケースのセメント質が咬合調整だけで再生する夢を何度もみたが，結局かなわぬ希望であった．一次性の咬合性外傷だけならその可能性はあるだろう．

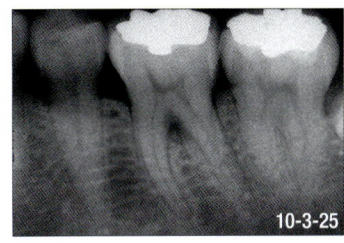

10-3-25 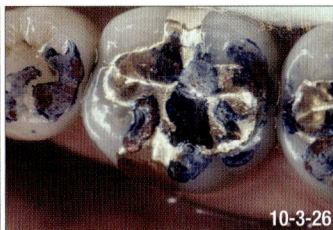　10-3-26 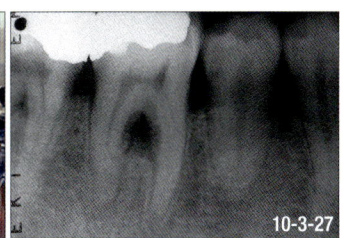　10-3-27

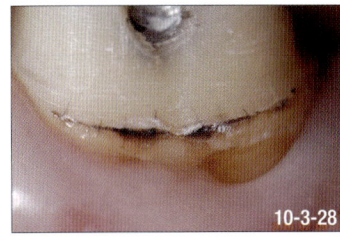

歯牙単体でも，クラックや剥離，Striation や破断などが生じるが，異種物質による修復が加わると，被圧変位はどんな現象を起こすか予測もつかない．

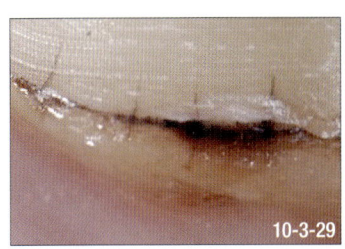

10-3-28 はメタルクラウンの辺縁に着色があり，撤去すると 10-3-29 の拡大像のように縦方向に何本ものクラックラインが見える．メタルと接着セメントと歯の被圧変位がまるで勝手気ままに起きたようである．

修復物を外してみると，内面のセメントが撤去時の破損とは別に，明らかに溶解しているケースに多く遭遇する．通常，頬側に多い．被圧変位の差が隙間をつくっているためではないだろうか．

10-3-28　10-3-29

これまでに提示したような現象を"Dental compression syndrome"という表現をしたこともあった．元来は Non-carious cervical lesion（齲蝕ではない歯頸部の病変）を意味していたが，DCS と称され，いつの間にか，大きな範囲を表す用語になっていった．

DCS の呼び名は，歯頸部近辺のクラック，歯頸部 V 級の楔状欠損，エナメル質やセメント質の破断，剥離，Striation など，歯の咬合面に加えられた力が原因と思われる現象に限定したほうがよいのではないか．多少の拡大解釈をして，コンポジットのマージンの浮き上がり，修復物の接着性レジンの溶解などまでにしておきたい．そうしないと，歯の移動，下顎骨体のRotation，咬合状態や顎位の変化，インプラントの問題点まで何もかも含むことになってしまう．

DCS

④ **歯の破折　Tooth fracture**

力が強ければ歯牙本体の破折を招く．全く人工の手が入っていなくとも，救いようのない縦破折が起こる（**10-4-1, 2**）．元来，上顎の第一小臼歯は顎位のズレで舌側咬頭の近心斜面にはロードがかかりやすい．単根でも，複根でも破折には差がないように思う．**10-4-3** のように内側性（Intra-coronal）の充填があれば油断大敵である．

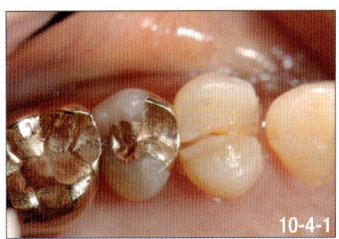

10-4-1 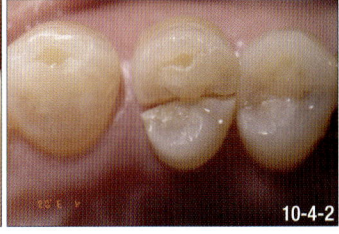　10-4-2 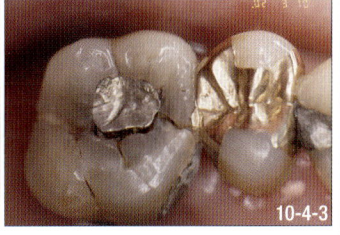　10-4-3

咬合の最終局面　221

有髄の大臼歯でも割れる．**10-4-4** の近心頬側の根尖にフィステルが出現，ガッタパーチャで追ってみた．歯冠部には顕微鏡下でクラックはなく，染め出しにも反応はない．近心に約 4mm の歯周ポケットがある．2ヵ月後，頬側に 12mm の歯周ポケットができ，分割抜歯すると **10-4-6** のように近心頬側の根にフィンから伸びたような破折があった．

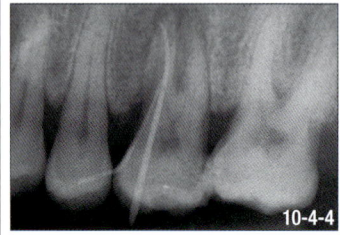

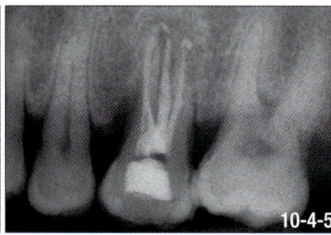

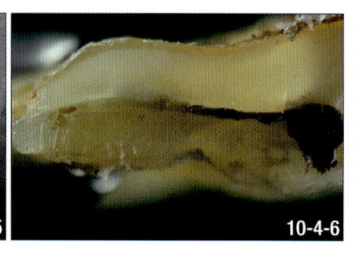

マイクロクラック

クラックから考え直してみよう．ごく初期のクラックは発見しにくいので，光の直進性という特長をもつ LED のライトの助けを借りる．**10-4-7** は LED の光がクラックで屈折して肉眼でも見やすくなった例で，**10-4-9** の Satelec 社の口腔内カメラの Soplo で撮影．**10-4-8** ではごくわずかなクラックも容易に浮き上がって見える．

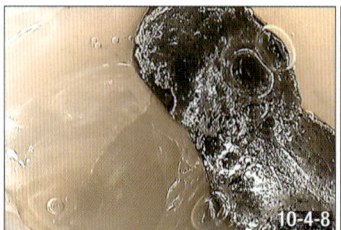

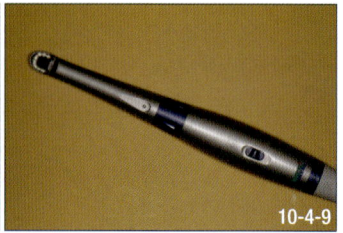

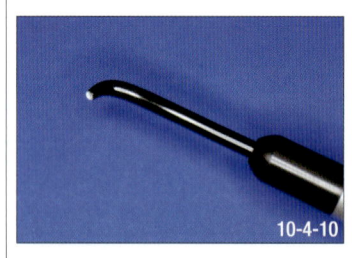

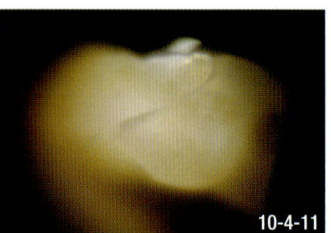

10-4-9 は光量を確保するため，八つの LED を使用しており，互いに光が干渉し合うこともある．単球の製品，AdDent 社の Microlux が安価でもあり，PC も通さずより簡単に使えるだろう（**10-4-10**）．トランスイルミネーターと称され，説明も容易である．ストロボ撮影は困難．この LED はセラミックにも使える．二ケイ酸リチウムやジルコニアは不注意な切削の発熱でクラックをつくりやすく，外装セラミックを焼き上げて，いざ装着というときにクラックに気づくことがある．外装材を盛る前に，LED で調べておくべきだろう．**10-4-11** は肉眼では見えなかった二ケイ酸リチウムのクラック．

クラックの走行

J.J. Lee らが大変に衝撃的な論文（2009）を発表した．**10-4-12，13** のようなクラックは，強い咬合圧によって CEJ からスタートし，図中の黄矢印のように咬合面方向に向かう，というものであった．

CEJ は単に応力の集中点であり（p.218 の McCoy の見解と一致している），マイクロクラックと CEJ の交点に微小破断が起き，そして次第にプラークの場が与えられ，齲蝕がスタートする，としている．すなわち，赤矢印のような CEJ にある齲蝕は Cariology の守備範囲ではなく単純な脱灰だけが原因ではない可能性が高い．患者のプラークコントロールを責めてはならないかもしれない．この点も，歯科医と歯科衛生士は，咬合紙のマークやクラックについて，共通した咬合の概念をもっておく必要がある．

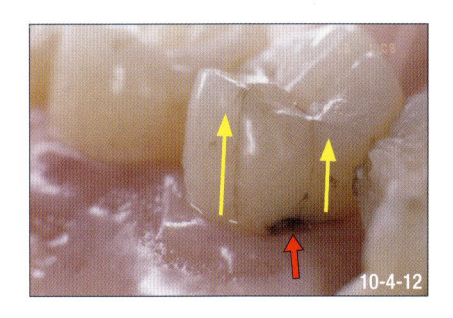

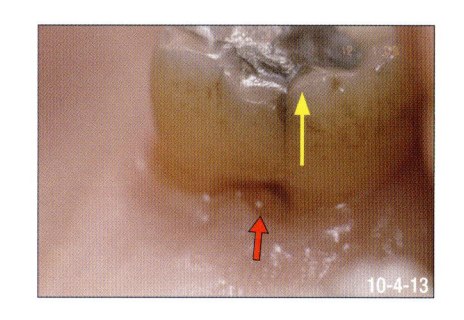

このクラックの直上に，原因となる咬合接触があるとはかぎらない点が判断を難しくしている．臨床でこの問題は極端に頻発する（**10-4-12，13**）．誘導を加えてもクラックの延長線上に咬合紙によるマークは出現しない．その代わりに，別の部位に強い接触面が存在している．

　Lawn らも興味深い見解を"Remarkable resilience of teeth"（2009[26]）に発表している．それによると，エナメル質のマイクロクラックは外側表面から生じるのではない．象牙エナメル境のエナメル側にエナメル叢（Enamel tufts）が多数存在し（**10-4-14** の赤矢印），力が加えられるとこの Tufts がクラックとなり，**10-4-15** の黄矢印方向のエナメル表面に成長する．すなわち，クラックは外側からではなく，内部から発生するのである．**10-4-14**～**16** の矢印は著者による．

26. Lawn *et al*.: Remarkable resilience of teeth. Proc Natl Acad Sci USA, 2009 May 5;106(18):7289-93.

Enamel tufts

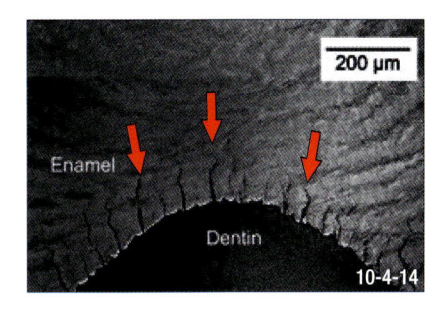

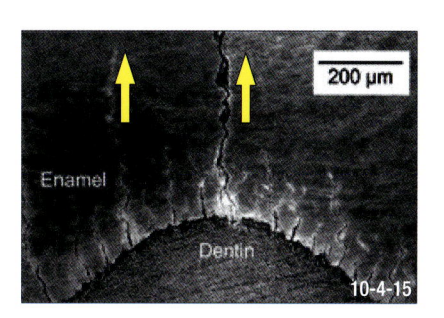

　この Tufts は対合歯と出会う前，つまり歯槽の中にいるときから存在する．もしこの Tufts がなく，エナメル質が完全な塊であるならば，強い力を受けたとき，大きく破折するしか道はない．おそらく一種のショックの吸収機構として働いているのではないかという仮説も立てられる．

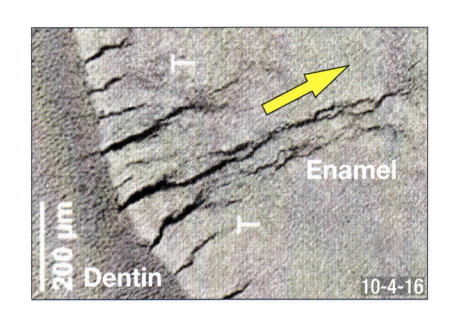

　Lee らは 2009 年に同様の発表をした[27]．歯冠のエナメル質を縦横どの方向に切断しても，この Tufts があり，力が加えられれば CEJ 付近から外側へ，そして咬合面方向へ成長することになる（**10-4-16**）．力の加わり方によって，クラックが外側と交通してプラークの場が与えられる．

27. Lee JJ *et al*.: Fracture modes in human teeth. J Dent Res, 2009 Mar;88(3):224-8.

　外側のエナメル質表面と交通していないかぎり，LED を使ってもクラックを発見しにくい．メチレンブルーにも染まらない．咬合面を観察しても，どこから現象がスタートするのか判らないとすれば，事前に手を打っておくことは不可能ではないだろうか．

　ある条件を与えられたとき，どのような現象が起こるのかを予測するのは科学の基本だが，ある現象が起きても，その原因を特定する一対一的な対応の発見はほとんど不可能に近い．つまり，全て説明し尽くせる原因を一つに特定しようとするのは不毛な問いかけになるかもしれない．因果論の扉は簡単には開かない．無限にあるにちがいない原因のどれかが大きく結果に働きかけているだろうと思われることもある．しかし，それはほぼ全てが近似的にすぎず，すなわち，結果として起こる一つひとつの個別の現象と，「力」の何が，どこに，どのように作用したかを特定することは困難である．

原因と結果

ハンマーで釘を打ち込むと，板に穴が開く．釘の頭にはハンマーから力が加えられる．ハンマーは手に持たれ，腕の筋肉と関節の働きで動かされる．ハンマーを持つ人は筋肉を作用させようと頭に思い描く．ハンマーを持つには家具が壊れたか，床が浮き上がっているか，何か理由があるにちがいない．床板が浮くには，重い荷物を落としたのかもしれない．荷物を落としたのは，引っ越しをしていたから……．さて，木材に穴ができる原因はどれだろう．

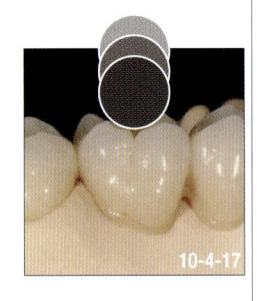

歯の咬合面に何ニュートンかの力が加えられたときに，**10-4-17** のような実験がなされる．実際の口腔内では単に鉄球を押しつけるのとは異なり，歪み，捻れ，擦れ，反復し，振動し，叩き，加速度があり，位置が移動し，そして鉄球自体も複数の物質から構成され，被圧変位を生じ……，結局，この種の実験は数限りない要素のごく一部しか表現できないだろう．全ての結論をそこから構築することはできない．だからといって無意味なのではない．一里塚を2本くらい見ても道の行く先は判らないが，50本100本と積み重なってどこへ向くのかが判ってくる．このような通常科学の地道な努力が積み重ねられ，それはいずれ臨床に反映される．

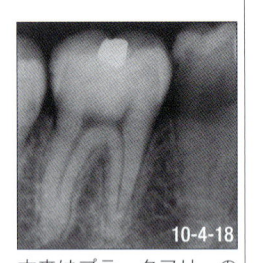

本来はプラークフリーのコンタクトになぜ齲蝕ができたのか．大臼歯になぜ齲蝕がないのか．咬合の観点では，小臼歯に充填すれば事が終わるわけではない．

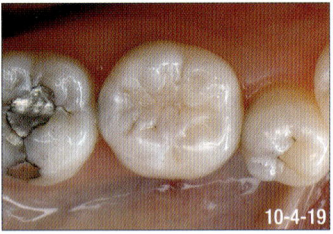

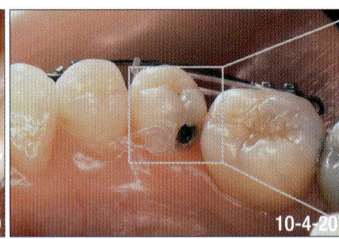

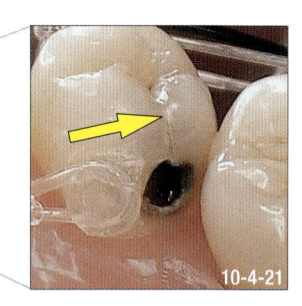

クラックに話を戻そう．欄外の **10-4-18** では捻転した下顎右側の第二小臼歯の遠心に齲蝕がある．MTM で捻転を修正（**10-4-20**）．すると **10-4-21** のように齲蝕が顔を出してきた．CEJ を含んでかなりの大きさである．咬合面から齲蝕方向へと，はっきりしたクラックが走っている（黄矢印）．大臼歯の近心にクラックも齲蝕もないが，これ以上のプラークのたまり場になるのは危険である．小臼歯のクラックの延長線上に，対合歯との咬合接触は存在しない．最後臼歯を見ると，充填とクラックが多く，かなり複雑な咬合状態を予測させる．

コンタクトそのものに本来プラークは存在しにくいので，齲蝕は咬合の荷重による微細なクラックから始まる確率が高いと考えられる．コンタクトの直下や CEJ 近辺の齲蝕の原因は，Cariology の分野か，咬合の守備範囲なのかを確実に分類しておきたい．

問題を起こす臼歯部のクラックは，隣接面から発生しやすい．しかし，それが全て齲蝕につながるとはかぎらない．わずかなクラックでもすぐに齲蝕になることもあり，口腔全体のプラークスコアとも密接な関係があるだろうが，確実な証明はできていない．おそらくここは歯科医がもっと議論をして，煮詰める必要のあるところだろう．これは **3-1-8**（p.131）の大臼歯のコンポジットのケースで予告をしてあった．

10-4-22 は，いわゆるブラキシズムのなかの Grinding の強いケースで，歯周組織は抵抗力があり，骨隆起とまではいかないが，支持骨が豊隆している．齲蝕は少ないが，至るところに Abfraction の現象が見られる．

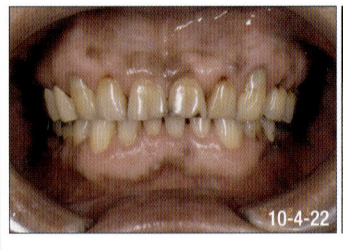

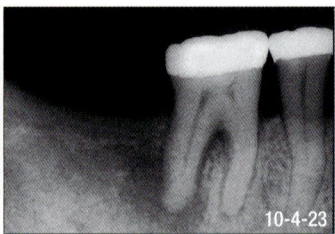

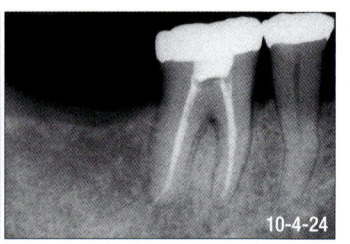

Cariology の疑問

咬耗の進行は望ましくはないと考え，臼歯部をメタルで修復．あるとき下顎右側に突然の腫脹が生じ，根尖に暗影像が見られるようになった（**10-4-23**）．近心根の歯根膜腔もやや拡大している．根管治療（伊澤常泰先生による）で暗影像は消失（**10-4-24**）．

歯根破折

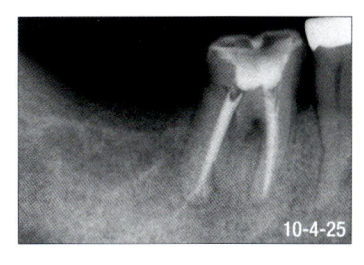

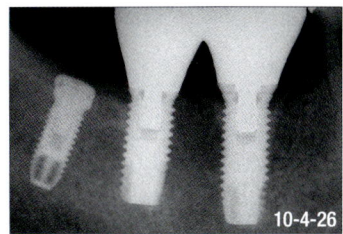

ところが根管充塡からわずか5週間で遠心根が破折してしまった（**10-4-25**）．おそらく**10-4-23**の時点で破折部にはX線写真では判別できないレベルのマイクロクラックができていたと想像される．根管治療の際にクラックは発見されていない．

抜歯後の救済策はインプラントだけだろう．スリーピングを含め3本のインプラントを埋入（小宮山彌太郎先生による）．スクリュー維持によるメタルの鑞着した上部構造を装着した．さて，これからがオーバーロードとの闘いの始まりである．上部構造，鑞着，スクリュー，フィクスチャー，歯槽骨，対合歯など全てが強い力にさらされる．

次は長い間，患者を苦しめたケースである．**10-4-27**で歯髄炎を起こし，90年代初頭に根管充塡（**10-4-28**），続く17年間，他人の歯のような感触が続いた．痛くはないが，常に存在を意識していたという．2007年に近心根に暗影像が出現（**10-4-29**），CTを撮影すると，近心根の頰側に異常が見られる．**10-4-30**，**31**の赤矢印の先にArtifactとは別のかすかなラインが見える．頰側から開くと，破折をしていた（**10-4-32**）．

根分岐部にもわずかな暗影があり，Trunksも短めで，遠心根を残すことも考えたが，遠心根の近遠心にも不安な影があり，自然挺出後に外科医に抜歯を依頼．

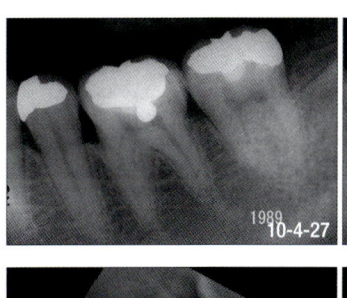

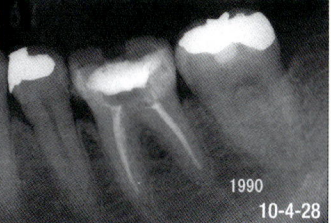

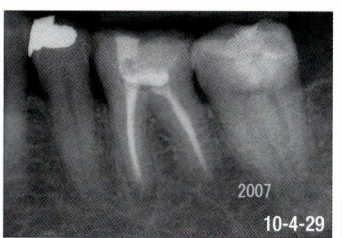

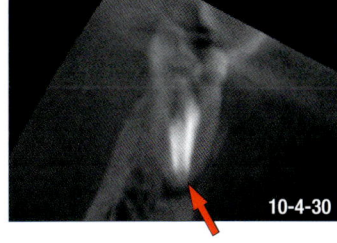

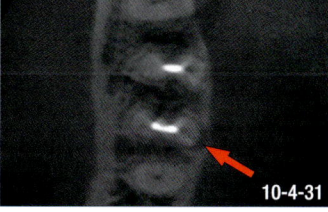

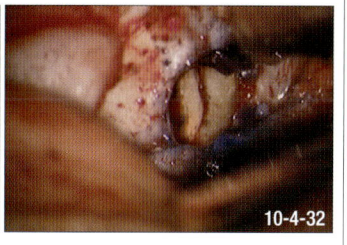

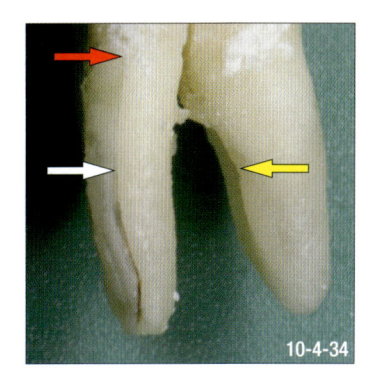

近心根は根尖から赤矢印まで破折（**10-4-34**）．驚いたことに遠心根の近心側は，黄矢印のように根尖からではなく，中間だけが破折していた．どんな力の作用がこんな破折を引き起こしたのだろうか．根充のときに余分なコンデンスの力が加わったのかもしれない．近心根の白矢印と赤矢印の間は抜歯時に発生したことも考えられる．または，4週間ほど自然挺出をさせた期間に割れたのだろうか．

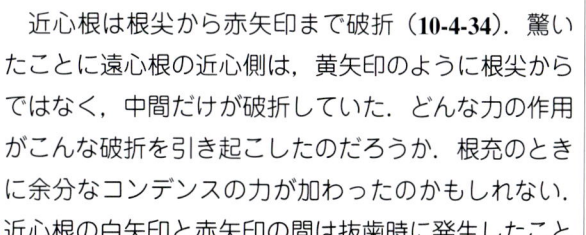

根充後は歯冠部の破折を恐れて，セラミックアンレーを接着した．抜歯の際の中央の分割ラインは私が行った．抜歯のとき，クラックを広げないようにという私の依頼に外科医は良い顔をしなかった．

無髄歯はRCTやRCFでの無謀な力や，支台築造の影響で根尖から破折することはありうる．特に，日本では築造の神話が根づいており，大量に歯冠部の歯質を削除したり，太く長い金属ポストを立てる傾向にあった．フェルールの原則を無視した継続歯も多かった．

咬合の最終局面　225

有髄歯の破折

ところが，有髄歯の破折にも遭遇する．**10-4-35** はブリッジの支台歯なので，何かの拍子で破折も起こりうるが，**10-4-36** のような単独の有髄歯がどのようなメカニズムで根尖から割れるのだろうか．当然のことながら，破折後に歯髄は死んでしまっている．

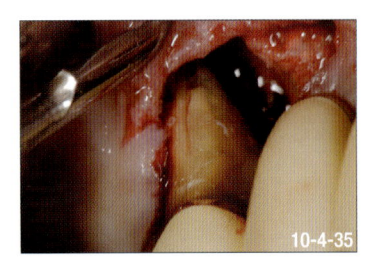

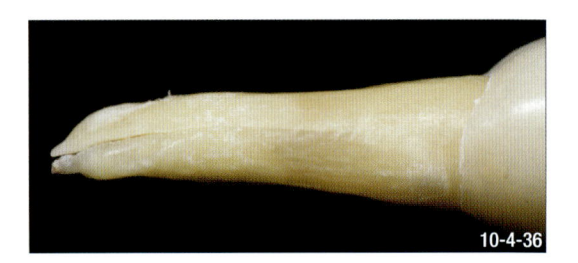

⑤ 修復物の損耗　Restorative damage

継続した強い力が時間をかけて咬頭をすり減らし，想像もつかない部位に Abfraction を生ずる．次第に臼歯部の隣接面にクラックをつくり，ほとんどが肉眼にはふれずに進行し，それが進行して歯髄も絡め取っていく．多くのクラックは近遠心方向につながり，いずれ重大な破折の局面に発展しやすい．頬舌側にもクラックは生じるが，歯全体の破折には至らない．前歯のクラックは唇側に多発するが，力の加わり方が異なるので一般に歯を破折することは稀である．

いよいよ，修復物に加えられる（3）の「強く閉じ，強く動く局面」に視線を移してみよう．通常，修復歯と天然歯列は混在するうえ，修復にはたくさんの異種材料が使用されており，慎重な観察にも力は容易に素顔を見せてはくれない．

慎重に仕上げても，時間の経過による第三の局面という強敵は修復への攻撃の手を休めることはない．**10-5-1，2** の第二大臼歯は装着してまだ 3 週間．2 年 4 ヵ月後（**10-5-3**）を見ると，もうオーバーロードの兆候が出現している．それは第三の局面がみせる典型的なパターンで，まず上顎の最後臼歯の遠心口蓋側に現れる咬耗面である（**10-5-3** の円内）．

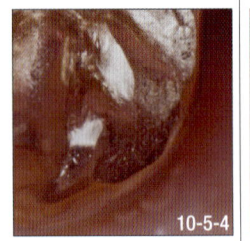

10-5-4 **10-5-3** を拡大する．第二大臼歯にこの咬耗面はほとんど定石通りに出現．

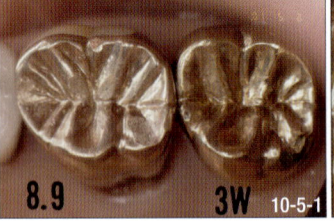

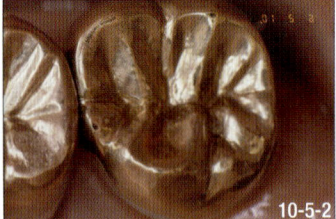

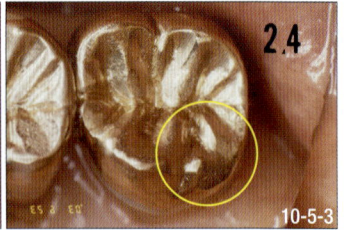

10-5-3 とそっくり同じ咬耗面が **2-18-45，46**（p.94）に出ている．再登場させよう（**10-5-6，7**）．装着のとき，立位と座位の両方でどれほど誘導を加えて調整しても，時間が経つとこの場所にはほぼ必ず咬耗面が出現する．元来，第二大臼歯のこの咬頭は対合歯との接触を避けたワックスアップ（Out of action）をしているはずだが……．

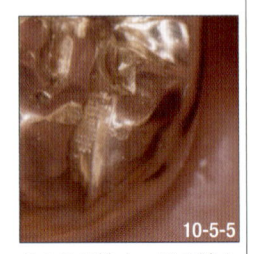

10-5-5 **10-5-7** の拡大．この遠心舌側の咬耗が時間とともに拡大し，11 ページの写真のようになってしまう．

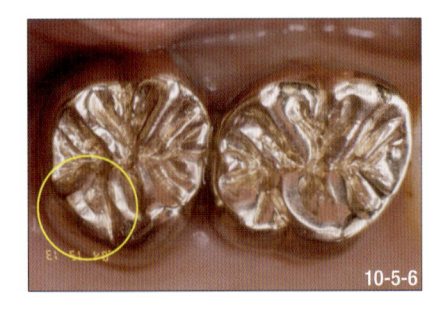

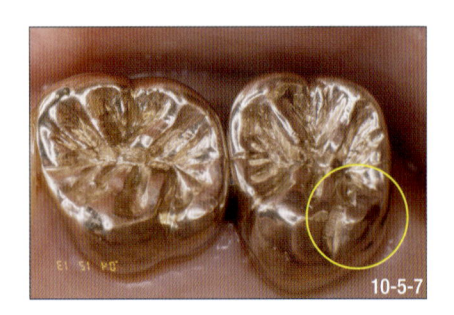

10-5-8 は **9-2-18**（p.207）の 21 年 3 ヵ月後である．小さな干渉に少しずつ調整を加えた結果，第二大臼歯の近心舌側咬頭の遠心斜面にまで及んだ．別のケースの **10-5-9** は 16 年経過，第二

大臼歯のほうが，第一大臼歯より咬耗が大きい．**10-5-10** は 31 年後の無惨な姿である．どうやら，歯列単位では最後臼歯から，歯牙単位では遠心から問題は発生するらしい．これは天然歯列にも共通している．

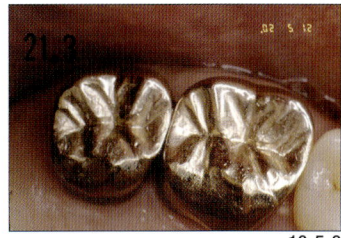

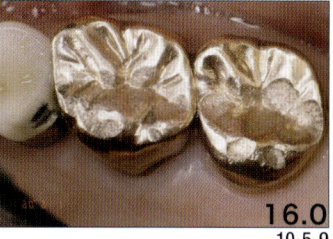

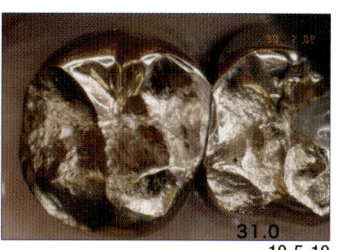

10-5-8	10-5-9	10-5-10

歯列の後方歯ほど力の影響を大きく受けやすい理由はいくつか考えられる．下顎骨体の回転（Backward rotation）がよく知られている．頻繁に起こる現象である．臼歯の挺出力かもしれない．この力が大きいことはオープンバイトの原因ともいわれるが，これらのケースはどれも成長期を超えて，老年期にさしかかったケースである．

CO と CR の不調和を調整してもこの咬耗は顔を出す．咬筋の浅層，深層が強く働く可能性が高いので，装着のときには，強いグラインドとクレンチングも誘導によりチェックしてある．全ての歯は近心傾斜の宿命をもつが，鑞着で連結しても最後臼歯には同じ現象が起こる．インプラントの上部構造も同様の道をたどる．

10-5-11～17 はまだ 50 代半ばの女性．**10-5-11** は私が 30 年ほど前に装着したクラウンの 16 年後で，舌側咬頭に平行した条痕（Striation）が走り，一部に支台築造が顔を出している．もう少し観察させてほしいと要望し，その 7 年後が **10-5-12**．Striation は単一方向ではなくなり，支台築造は大きく露出．ここに至って，クラウンの撤去，再製をしたが，それからわずか 3 年強で再び Striation が出現（**10-5-13**）．

10-5-11	10-5-12	10-5-13 New crown 3y3m

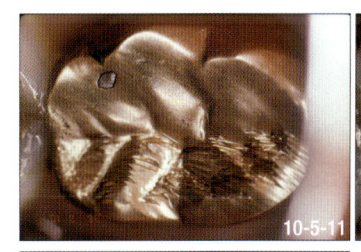

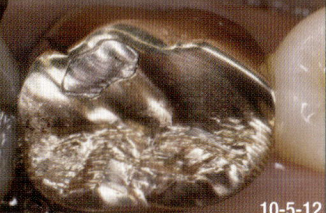

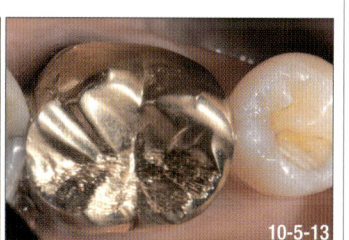

10-5-14 New crown 6y7m

フルバランスの咬合で，新しいクラウン装着のとき，CO 以外の接触は避けたつもりだが，再製後 6 年 7 ヵ月で，頬側咬頭は平坦になり（**10-5-14**），Striation はますます広がりをみせるようになった．

対合歯を拡大すると，メタルの辺縁は摩滅したのではなく，微小破断を起こし，エナメル質にも同じ現象が起きている（**10-5-16**）．29 年目には咬耗により穴が開いてしまった（**10-5-17**）．

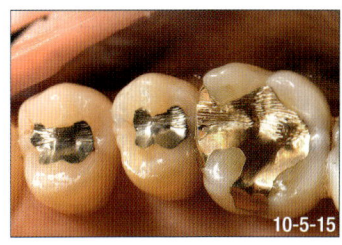

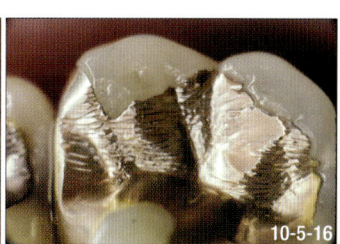

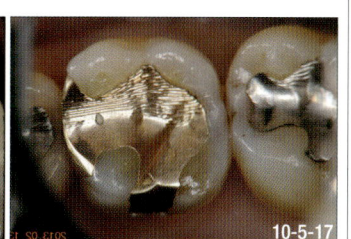

10-5-15	10-5-16	10-5-17 装着後 29y3m

咬合の最終局面

眼に見えない強い力は，被圧変位を起こすだけでなく，あらゆる咀嚼器官に及び，骨格を変形させ，顎関節を圧迫し，歯列を変える．歯や歯槽骨，修復物を攻撃する．そしてその魔の手は歯科医のあらゆる不名誉の原因になろうとしている．

　ところが，我々は直面する現象の分類はおろか，記述すらまだすませていない．材料学の分野では（実は臨床サイドの要望に応えて，というのが実情なのだが）ほとんどそれを放棄し，対抗手段を選ぼうとしている．「より硬く，より強く」の延長線上にジルコニアが浮上し，割れないことで歯科医の名誉を守る手段に走り出した．

⑥ 新たなオーバーロードとは

　いくつかの例を挙げて，今，眼の前で起きている現象を考えてみた．よく観察することで，もっと多くの現象が見えてくるだろう．咀嚼器官全体にかかわる不調や，まだ原因の類推もできていない，結果すら把握できていない問題点が隠されているにちがいない．ここで破折の問題から少し離れて，咀嚼器官に加わる力を異なった角度から検討してみよう．そうすると眼には映らない裏側の顔が見えるかもしれない．

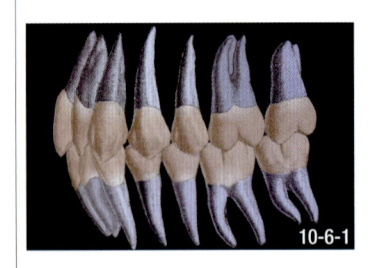

　仮に 10-6-1 が理想的な咬合だとする．何らかの理由で，大臼歯が2本欠損すると，10-6-2 のような状況になる．我々の理屈では，放置すると咀嚼効率が低下し，筋・靱帯や顎関節に負担もかかるだろうし，何よりも歯列が乱れて，以下のようなさまざまな変化が起こってくる．

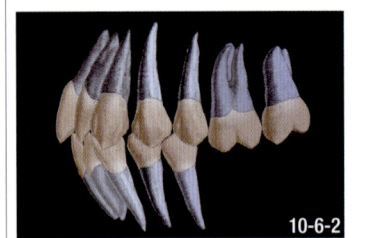

① 歯の挺出，傾斜，前方移動，歯間離開
② 支持組織の弱体化
③ 咬合接触と側方ガイドの変化
④ 顎位の変化，OVD の低下，顎関節の不調和
⑤ 下顎の Forward rotation（時計方向への回転）
⑥ 筋バランスや頭頸部姿勢の変化

　すなわち，全体として，顎位や咬合支持，筋バランスの変化などの基本的な問題が生じてくる．これを仮に咬合を失うオーバーロードと位置づけてみよう．長い時間をかけて少しずつロードを受ける状態であり，顎関節はゆっくりとリモデリングをして，発語や咀嚼，嚥下などは適応や代償をある程度示すだろう．

　確かに 10-6-2 の状態では，歯周組織は平坦ではなく，歯列は乱れて齲蝕の可能性も高くなる．咬合の干渉もたくさん出現する．しかし，何年もの時間がかかり，多くの辻褄合わせが局所にも全体にも行われているにちがいない．人体はそれなりの平衡をとろうとしているのだろう．

Down regulation

　しかし，これは下り坂の道をたどる平衡（Down regulation）で，咬合を失うオーバーロードは大きくなるばかりである．本来の平衡状態ではない．下顎の Forward rotation により，顎間距離も縮小しているだろう．いっそうの悪化を予感させる姿である．

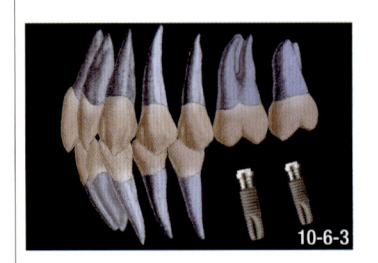

　修復治療の目的は，顎位の安定と，機能の確保にある，という理屈で，我々は歯列を修正して，顎間距離を探り，顎位を正し，欠損部にインプラントの埋入をする（10-6-3）．このケースなら，おそらくその順列によっては，2年ほどで上部構造まで終了するかもしれない．

長い時間をかけて，多くの組織が分散して力を受けながら，少しずつ崩壊の道をたどってきたときと，非常に速い速度による咬合の再構成で元に戻したときとでは，ロードの受け方に違いが生じる．咬合を獲得するオーバーロードのときは，周辺の筋や靭帯による発語，咀嚼や嚥下などの適応が追いつかないことも考えられる．

つまり，咬合が崩壊した 10-6-2 から，短期間で咬合を再獲得する 10-6-3 への変化のなかで，インプラントの上部構造が装着されるときは，初期変化が非常に大きい可能性がある．特に最後臼歯が含まれると，ごく初期の数日間（勝負は翌日にある），数週間の慎重な観察からスタートすることが大切である．

Provi. で経過を追い，最終的な修復に入るのは当然だが，使用材料が変化すれば咀嚼器官の反応は別物となる．問題となるのが例によって咬合の局面その（3）である．

修復によるしっかりした咬合力の確保は，咬合支持力を変え，筋バランスに変化を与え，Compression（圧縮）や Distraction（伸延）など，顎関節にも調和の難しい問題を起こすことがある．それを早く発見することが大切なのだろう．

筋バランス

⑦ 筋肉論

全身の 200～250 種類の筋肉は，体積の 35～45% を占め，腱，靭帯を介在し，骨格や顎関節の動きと形をつくる．機能が少し変わると，個々の筋肉の調整によって，体は別の新しいバランスを探る．アスリートがどこかの筋肉に違和感を感じたとき，多くの筋肉が互いに補完し，影響し合いながら，全体のバランスをとり，とりあえず機能のシステムを再生させようとする．それがある範囲を超えると，バランスがとれなくなる．プラスの方向に向いたときはより強い機能を獲得する（Up regulation）．

Up regulation

修復治療が完了し，より強い咬合力が発揮されるようになると，表情筋，咀嚼筋，舌筋など咀嚼器官全体が活発になる．嚥下，発語や呼吸などのシステムも変化する．咬合の再構成がうまくいって，確実な咬合力が確保されたとき，最も早期に出る変化は舌骨の挙上である．実際のケースは 127 ページを参照されたい．

舌骨の挙上

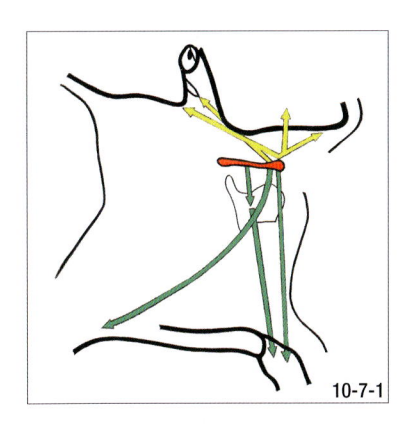

舌骨（10-7-1 の赤い部分）は，上筋群と下筋群によって支えられた一種の浮遊したシステムで，特に嚥下の際に上筋群（黄色の部分）によって活発に挙上される．

Suprahyoid Muscles	舌骨上筋群
Digastricus	顎二腹筋
Stylohyoid	茎突舌骨筋
Mylohyoid	顎舌骨筋
Geniohyoid	オトガイ舌骨筋

次の 3 枚の画像は動画の一部なので，やや鮮明さには欠けている．10-7-2 の赤矢印は今まさに嚥下した食塊であり，確実な塊としての形をもっている．この瞬間から，舌骨上筋群が舌骨（黄矢印）と口腔底を上方に持ち上げようとしている．

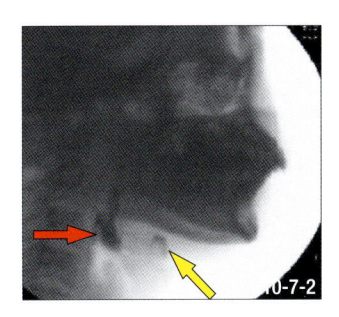

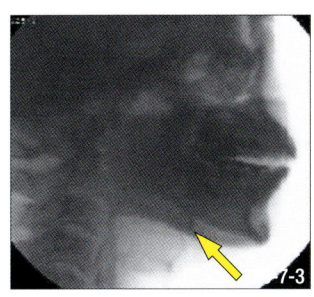

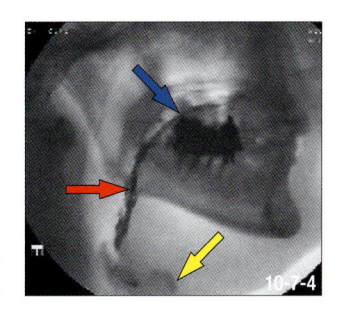

咬合の最終局面

嚥下の筋肉　　　　　嚥下直後の **10-7-3** で，舌骨（黄矢印）は下顎下縁より少し上方まで牽引され，固定される．舌は体積を増し，後上方に引かれて口蓋と密着し，陰圧をつくり，嚥下を助ける．**10-7-2** で見えていた食塊は **10-7-3** では食道にすでに落下している．

　　　　　正しい咀嚼と嚥下が行われるとき，舌骨は上筋群の働きで支持されることが極めて重要であり，そのため安静時にも下方には垂れ下がっていない．

　　　　　それに対し，**10-7-4** のケースでは口蓋と舌の間から，食道の入り口まで，食べ物は常にダラダラと流れ込み，「嚥下」という瞬間がない（赤矢印）．舌による口蓋のシールも十分ではなく（青矢印），口腔底もしっかりと上方に持ち上げられていない．

　　　　　最も重要な点は，舌骨が垂れ下がっており（**10-7-4** の黄矢印），他の前頸部の筋肉と協調していないことである．はっきりした咀嚼相の姿もなく，臼歯部で噛むという習慣にも欠けている．発語時に鼻腔から空気がもれることなどから，全体に咀嚼器官の筋肉が正しい習慣で使われていないことが想像される．このようなケースでは，一般に嚥下時に頭部が前傾し，頬骨弓は張っておらず，乳様突起も丸みを帯びていることが多い．

発語の筋肉　　　　　咀嚼時よりも，嚥下のほうが，舌骨や頸部の筋は活発に動く．これは **10-7-2, 3** で判った通りだが，発語時の咽頭や喉頭の動きも大変にダイナミックである．発語は主として呼気により行われる．以前に述べたように，呼気による発語は吸気の 1.5 倍の筋肉や粘膜の動きを必要とし，舌筋群，舌骨筋群，下顎骨の開閉口の筋群などとの高速の協調が要求される．特殊な鼻母音や鼻濁音，歌唱時の振動音，発語途中の息継ぎなども必要であろう．頭部や体幹の姿勢を少し変えても明瞭な発音が可能である．

　　　　　10-7-5, 6 も動画の一部である．**10-7-2** と同じ患者で，確実な筋活動をもっている．「39…，38…，37…，36…」のように降順でゆっくりと正確な発語をしたときの瞬間を切り取ってみると，開口の度合い，舌の口蓋への接触度，舌骨の位置，のどの膨らみや，喉頭蓋（Epiglottis）の形，咽頭と喉頭の形と位置などが，微妙に変化をしている．

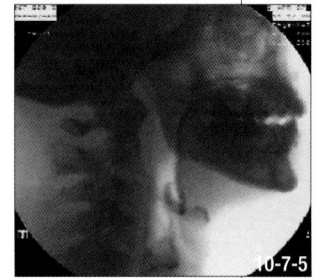

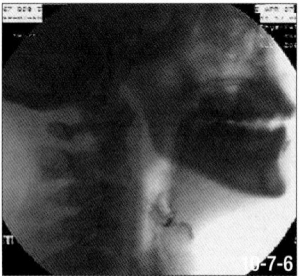

　　　　　静止画像では区別が難しいが嚥下ほどではないにしても，舌の口蓋への近接度や，開口量，喉頭蓋の形や舌骨の差を注視してほしい．口蓋裂があっても舌は代償性の能力を獲得する．

　　　　　個々のヒトは長い時間をかけて，形態と固有の機能を獲得することが判ってきた．順応や代償という能力ももっている．しかし，どこかその成長の途中や，咀嚼器官の完成後に **10-6-2**（p.228）のようなネガティブなイベントが生じたり，それを修正しようとする拙速で不注意な人工的介入が行われると，順応や代償が間に合わない新たなオーバーロードに直面することになる．これを私は咬合再獲得のオーバーロードと呼ぶ．この新たなオーバーロードは全顎的な

咬合再獲得の　　　治療や，広範囲なインプラント修復だけでなく，特に最後臼歯を含めた部分的な修復でも起こ
オーバーロード　　りうる問題だと考えている．正しい顎位を発見し，機能が順調になるほど生じやすい．

　　　　　このオーバーロードは，歯の硬組織にクラックや破折という目視できる形として出現するだけではなく，顎位や筋肉とその使い方，反射や姿勢，などの把握しにくい現象も起こしているにちがいない．おそらく全身とも密接につながっているだろう．

　　　　　全身は一つのシステムであり，踵，足首，膝，骨盤，脊柱，肩，肘，頸椎，顎関節などが筋肉と連携して，姿勢を保ち，一連の動作を行う．全身のシステムのどこかに不調和が生じると，姿勢，歩行などのバランスを合わせようとして体幹を調節し，咀嚼や嚥下，発語に不調和が生まれ，筋肉に大きな負担が加わる可能性がある．または，その逆行の現象も起こりうる．

　　　　　摂食は，単なる個体の生命維持としての側面と，唾液の分泌，血液循環，骨や筋肉の維持強

化などの側面もある．同時に，味覚，温度，食感，飲み物，会話，時間，空間などとの相互作用による心理的な側面も非常に大きい．心理状態を基本とし，入力としての五感，体勢，全身の骨格，筋肉，反射を意識的，あるいは無意識的に制御して，出力の咀嚼器官を働かせる．わずかな人工的な介入が入力と出力のバランスを崩しやすいことがうなずける．

表情筋を考えてみよう．顔の筋肉は眼の周囲などいくらかは骨に停止するが，その下の骨とは独立して動く基底組織を形成することが多い．たとえば，口の端にある線維束，モダイオラスには八つの筋肉が埋め込まれている．顔面の筋肉組織のなかで最も可動性が高く，強い力を発揮しながらも一番固定されていない自由な筋結節である．表情，発語，咀嚼に強く働く．

顔の筋肉の中に筋紡錘は見つからない．いくつもの筋肉が大きく緩やかな動きを示すため，筋膜もない．その代わりにフィードバックは皮膚から得られ，皮膚の中には伸縮や運動を敏感に統括する受容体が埋まっている．

顔において重要なのは，筋線維の長さや顎関節の角度ではない．皮膚の動きと位置が，表情を表現するのに重要なのである．開口筋，閉口筋などの動きに同調して，またはその動きを規制しながら，顔面神経は表情筋をコントロールする．それは頭頸部を支える筋群とも微妙な共同作業により力を発揮する．

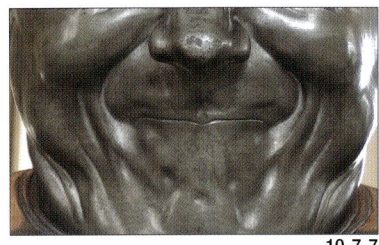

表情筋
モダイオラスの筋肉
口輪筋　　小頰骨筋
口角下制筋　大頰骨筋
笑筋　　　上唇挙筋
頰筋　　　口角挙筋

表情筋は骨に固定されず，互いに関連して引張り合うため，一つだけが独立しては動かない．片側の口唇に力を入れただけでも，多くの筋肉が影響を受け，それは咀嚼筋の動きまでも規制してしまう．

10-7-7

この表情筋の少しの動きが，ときに顎関節の運動制限をつくることがある．10-7-7のように「イーッ」の発音を強くするには，モダイオラスをしっかりと張り，口角を横に引かねばならない．このように口角を横に張り，モダイオラスを緊張させると，大開口が困難になり，側方にも動きにくくなる．表情筋の使い方が顎関節の運動の可動域や，運動の量と方向に影響を与え，運動制限が生まれてしまう．眼瞼や頰の周囲の筋肉を緊張させてもそのような制限は生じにくい．他の頭頸部の筋肉に比べて口輪筋が最も影響を与えるようだ．

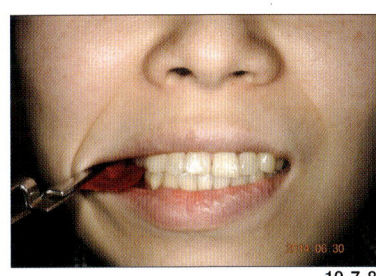

たとえば，咬合紙ホルダーを片側だけに入れるだけで口角が引っ張られ，口輪筋が微妙に緊張し，左右が均等な動きを示さない．鼻唇溝が伸び，左右の鼻孔と鼻翼までも変形する．咬合の診査時には反対側にもミラーを入れ，口唇の張り方を同一にするか，ホルダーの使用を避けるとその緊張は少し解除される．

10-7-8

このように，咀嚼や嚥下，発語など筋肉によるいくつかの現象と，顎関節の運動制限に関連性があるのは確かだが，そこに直接的な線で結べる関係は明確ではない．「力」の項目で触れたように，原因と結果の一対一的な対応は判らないままでいる．筋肉をマッサージすれば運動制限が減少する，リンパの流れを正せば筋肉の痛みが消える，咬合を治せばめまいが収まる，顎間距離を上げれば開口できる，との主張もあるようだが，現象の記述や分類も類推の連続になりやすい．相関関係はあるかもしれないが，因果律は判っていない．不可逆的な介入，たとえば全顎的な咬合治療に入るときは確証を得るまであと戻りを常に考えておきたい．

経験則で「以前はこうだったから，今度もこうだろう」という図式の咬合治療なのだろう．あくまでも仮説演繹法だけの見方であり，定性化や定量化はできていない．もともと「咬合を治せば」というところで，私はまだ足踏みをしている．顎間距離の基準も判らないし，リン

経験則の咬合治療

咬合の最終局面　231

パの流れと，咬合調整とのダイレクトな因果関係もよく理解できない．

　一つひとつの経験した事実を積み重ねて規則性のありそうな仮説を立て，次に起こる現象もそれに当てはまるだろうと推測し，実験結果を得て，仮説を確認することを仮説演繹法と呼ぶ．呼称が紛らわしいが，帰納法の一つである．「前のケースはこの方法で治った（と思われる），今回もうまくいった，次も同じにちがいない」という文脈である．そこには大きな可能性もあるのだが．

　すでに観察したものから，まだ観察していないことについて推論をするのがこの流れであり，普段，私たちが不用意に使うエビデンスという言葉もこの程度のレベルに過ぎないことが多い．これまでに釣った魚から湖全体の魚を想像するのと変わらない．前提となる公理から，次の現象を論理的に証明できる体系の「演繹」ではない．

　民間療法的な「僕の工夫，私のアイディア」にも真実は含まれる可能性もあるが，仮説演繹を積みか重ねた全体のn数が少な過ぎる．検証や伝達ができず，反証可能性のない咬合論が，最後の局面である歯の咬合面や，咀嚼器官の運動機能，時間の経過とどう折り合いをつけるのかが伝わってこない．もっと再現性と可視化を獲得したうえで伝達可能にし，反証の洗礼を受けることが大切だろう．

⑧ 再び，力について

　「力」とは明確な概念とはかぎらない，という何とも抽象的な悲しい結論になってしまった（p.215）．その後，何ページも費やして，臨床的に起こる現象と，筋肉の説明を試みた．もう少し力が何を起こすか，追いかけてみよう．

　力の作用からの本体の保護という見方では，最近の自動車の衝突実験が進歩しているので，その写真を借用しよう．現代の自動車はいくつもの安全基準を満たして生産される．横転させたり，異物を上から落下させたり，前後左右からの衝突実験を繰り返す．衝突のときは加速，減速をしながら，正面や側面，ときには何度かのアングルをつけ強いオフセット衝撃を加える．

主役は何か

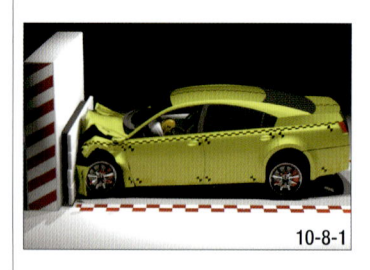

10-8-1

　その衝撃に対し，骨格のフレーム，モノコックとしての外板の柔構造に加えて，エンジンやホイールまでもが衝撃の吸収構造として働く．その結果，車室が確保されエアバッグやシートベルトなどの助けにより，主役であるドライバーが保護される．Aピラーが屈曲せず，事故後にもドアーが容易に開閉できる．

Clockwork

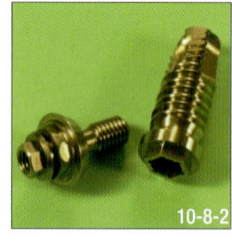

10-8-2

10-8-3

　機械的な構造により作動するものを総称したClockworkという言葉がある．あらゆるClockworkは破損が生じることを前提とする．自動車の例と同様に，歯と修復物，特にインプラントには前述したような想定外の力が加わり，破損は常に起こりうる．

　そのとき，ある部分（上部構造やスクリュー）の破損が大切な本体（フィクスチャーや歯槽骨，対合歯）を救う側面，すなわち，何が応力を吸収して破損し，何が守られるのかの見方こそがレスキューの方向性を大きく変える．

　フィクスチャーとアバットメントの接合は当初External connection（10-8-2）から出発した．そこにより機械的な嵌合性の高いInternalが発表された．強い力が加わったときExternalはスクリューに高い被圧変位が生じるが，Internalはその危険性が低い，という実験結果がたくさん報告された．10-8-3のように嵌合性がより高くなり，使用後の内面に傷もなく，我々はInternalの使用に流れた．

　機械部品として嵌合性が高いことは，歯槽骨にも強い力が加えられる可能性を示している．つまり，嵌合性を高めて強い剛性をつくり破壊から逃れる仕組みで，衝撃吸収の考え方とは逆行する．保護するべき歯槽骨とフィクスチャーにとっては危険であろう．スクリューの破折を容認するのではないが，ワッシャーを使えないので，スクリュー自体に衝撃吸収の役目をもた

せるほうがレスキューの意味ではあるいは大切なことではないだろうか．

　スクリューが破折すると，座面とフランク（Flank：峰の斜面）の引っ張り合いによる締結力がなくなり，わずかな力で回転するので撤去が容易になることもある（**10-8-4，5**）．**10-8-4**は初診で，3本のインプラントが埋入されていた．割れた上部構造のセラミックの修理と，第一小臼歯部を1本追加したいとの要望である．PFMをセメンティングしてあり，咬合面から探ると，マイナススクリュー1本が破折（赤丸），1本はどんな理由なのか，スクリューヘッドが削られていた（黄丸）．

　顕微鏡下で，折れたスクリューにマイナスの溝を彫り，ドライバーも自製，合計9時間をかけて全てを撤去．ようやくのことで再製作をした（**10-8-6**）．

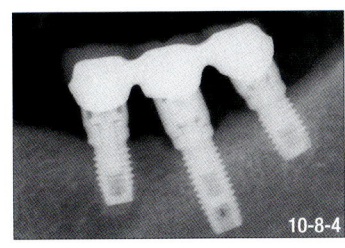

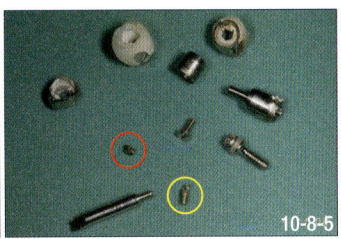

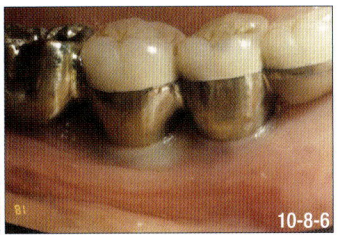

　しかし，スクリューだけでなくフィクスチャーや最も肝心かなめの歯槽骨にダメージが生じれば，これは本末転倒の事態となる．レスキューの方法は限られてしまう．つまり，結論がInternalのほうが良い，とするならば，それは拙速に過ぎる．まだ総合的な結果は出ていない．何をもって良いとするかは検証されていない．

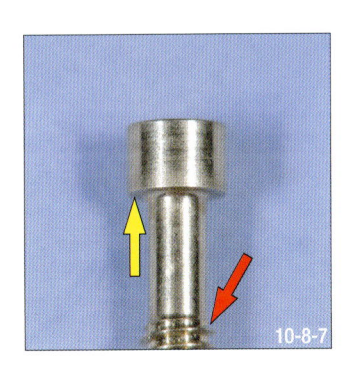

　ネジはその溝の形からいくつかの誤解を生んでいる．ネジと被締結部材のフランク（Flank：ネジ山の斜面，左図の赤矢印）同士で締まると考えられやすいが，実は座面（黄矢印）が被締結部材にしっかり圧しつけられることのほうが重要．

　しかし，必要以上に強く締めても特異応力（Singular stress）が生じ，座面と接する被締結部材に歪みと凹みが発生，振動で弛みやすくなる．

特異応力

　ネジが規定以上の力で締め付けられると，被締結部材が座面と同じ円盤状に凹み，接触面積が減少する．締めたはずなのに，強い締結が完成されない現象が起こる．機械部品のときは応力を吸収するワッシャーが使えるが，インプラントでは不可能である．

　適正なトルクで締め付けたとき，ネジと被締結部材が外力を負担し合うことによりネジに作用する応力振幅（S）は小さくなり，互いに疲労しにくくなるのがネジの仕組みである．沢俊行（前広島大学大学院教授）『実用・材料力学　ものづくりの教科書』から引用させていただこう[28]．

S-N Curve

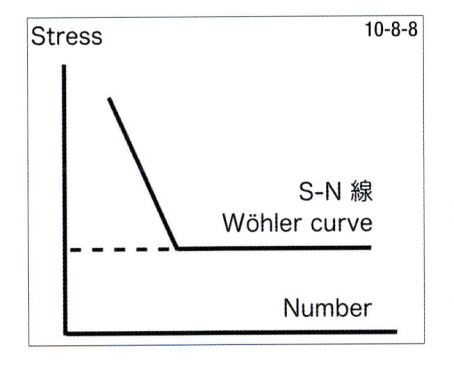

S-N 線
応力の振幅（Stress）
繰り返し数（Number）

　Sが大きければ，少ない繰り返し数（N）で疲労破壊してしまう．Sが小さければたくさんのNにも耐えることができる．これをS-N線，または，Wöhler curveと呼ぶ．Sが点線以下だとNがいくら増加しても破壊されない．

28. 沢俊行：実用材料力学　ものづくりの教科書．東京，日経BP社，2007．

咬合の最終局面　233

初期締め付け力が小さいと，応力振幅（S）が大きくなり，少ない回数（N）で疲労しやすい．規定のニュートン値による初期締め付け力が正しいと，応力振幅は小さくなって，何回もの咬合にも耐えて緩まない．これはどのネジでも同様である．

　すなわち，本来は，印象，試適，鑞着インデックス，仮着，技工操作なども規定値で締め付けたい．特に臨床で行われる手指による「仮着」は避けるべきである．スクリューの緩みがフランクを傷つけ，正しい締め付けのとき破損しやすくなる．フィクスチャー側の雌ネジにもダメージを与えやすい．これはレスキューできない．

　しかし，印象時にインプレッションコーピングを規定値で締め付けることは困難であり，印象後のシリコーンに取り込まれたコーピングとレプリカを規定のトルク値で締めることもできないなど，まだシステムが完成していない．

　10-8-9，10のようにいろいろなネジとドライバーがあり，混乱の元であった．術者の使い方にも問題がある．10-8-11の上のドライバーは32Nで40回使用したユニグリップのマシン用30mmの尖端である．下はちょうど10回使用．両方ともシャンク（軸）に回転方向に合致した傷が見える．尖端に無理がかかった痕跡もある．10-8-12は新品．

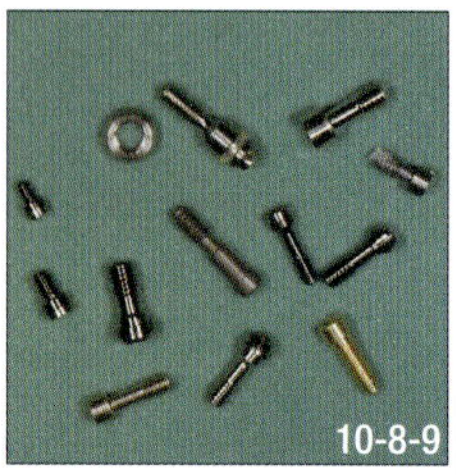

10-8-9 未使用か否かを十分に注意する必要がある．

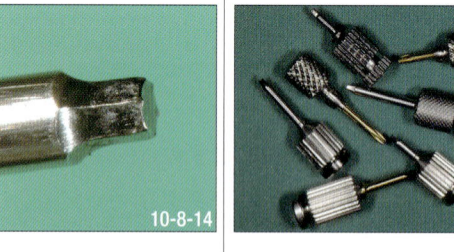

10-8-14

10-8-10

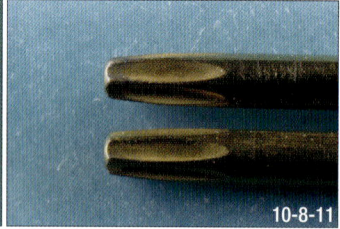

10-8-11

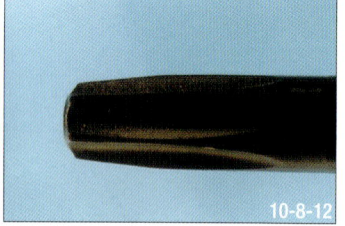

10-8-12

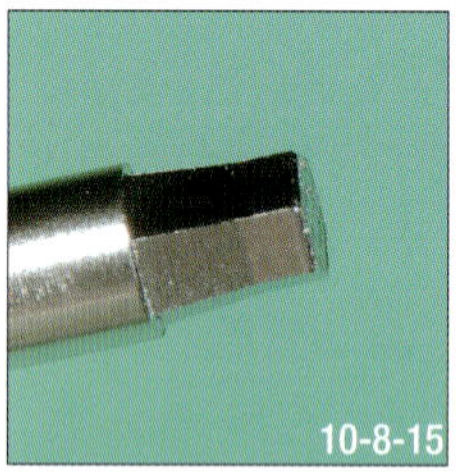

　締め付けを開始すると，10-8-13のトルクコントローラーは急に傾斜する．その瞬間にスクリューとドライバーの軸線が一直線ではなくなる．10-8-11，14のようにドライバーが傷つくということは，スクリューのソケット内面にもかなりのダメージが生じているのだろう．自動車に使用するある種のボルトは，1回でも規定値で締めたら再使用はできない．

10-8-15
10-8-14のドライバーは正確にどれほどの力で何回使用したかは記録していないが，定期的に尖端を拡大視して，下図の新品と比較することが必要．

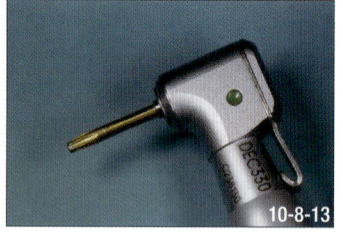

10-8-13

　締め付けのシステムや，ワッシャーの有無，大きさなどの違いがあるので，自動車のボルトと単純な比較はできないが，我々はもう少し慎重でありたい．

　締め付け用のトルクコントローラーにも問題があるだろう．通常のハンドレンチは数値の刻み目がいい加減過ぎる（10-8-17）．使用回数による疲労限界も明確ではない．

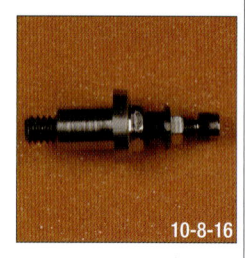

10-8-16
Screw in screwのシステムもあるが，規定値の締め付けによる挙動の本当のところが判っていない．

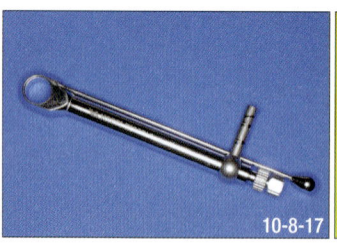

10-8-17

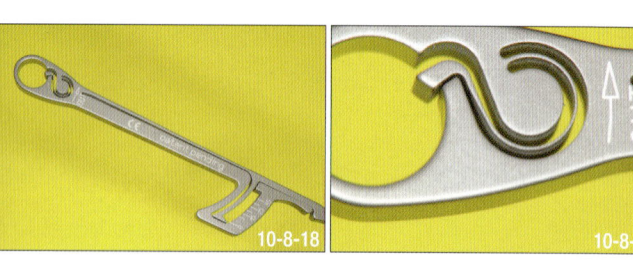

10-8-18

10-8-19

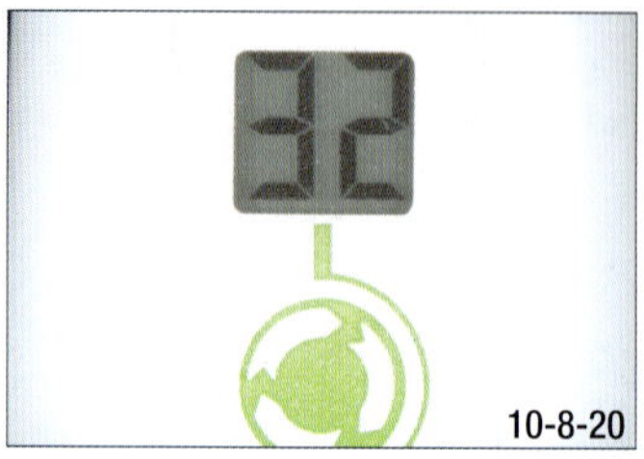

10-8-20

　10-8-18，19はチタン製のハンドレンチ．レーザー加工で，ワンピースである．アダプターを嵌合させる部分が非常に美しい仕上げをしてあり，心がくすぐられる．10-8-20はW&H社のデジタルコントローラーで，締め付けトルクが表示され，数値を誤用しない．

⑨ 骨格とインプラントの咬合

ここで重要な主題が登場する．10-9-1のような骨格を例にとって歯の長軸を考えてみよう．下顎の歯に歯軸方向が黒い線で記入してある．下顎前歯は，切端と顎関節を結んだ赤い線に直角である．食べ物を嚙み切るために有効な角度に萌出するからだろう．

開口した黄色い線から，各歯の咬頭頂へ赤い円弧の一部が描かれている．これは閉口路という意味でClosing arcと呼ばれる．その閉口路と，各歯の長軸には角度差が生じている（Differential angulation）．このケースの前歯は0°，第一大臼歯は30°という大きな角度差を示している．食べ物を嚙み切るのが目的なら，なぜ大臼歯はこのように大きな角度差をもっているのだろうか．なぜClosing arcに沿っていないのだろうか．

Closing arc
Differential angulation

Tangent rule

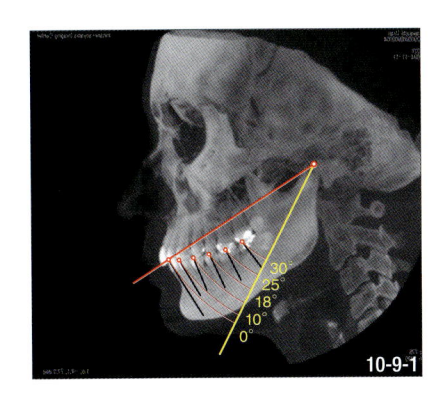

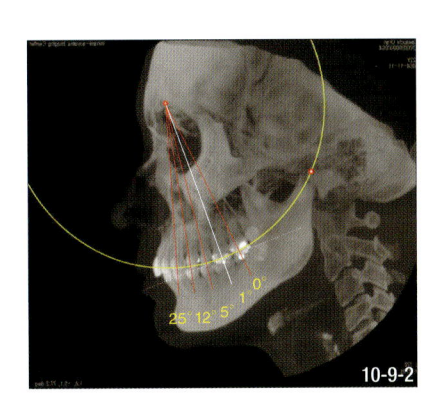

次に，咬頭頂を結んでみると（10-9-2），篩骨の上端，前頭骨の前下縁あたりを中心とした黄色い円弧が描かれ，I級の円弧は下顎頭を通る．第一大臼歯の長軸（白線）は円弧の半径方向（割線）と一致している．円弧の接線（Tangent）と大臼歯単独の咬合平面は平行である（白い点線）．これをTangent ruleと呼ぶ．Tangent lawではない．

大臼歯の長軸が円の中央を通る割線（Secant）と一致するのは，大きな力に抵抗できる仕組みであり，だからこそ歯の単独の咬合平面はそれに向き合うために割線に直角となっている．つまり大臼歯群は，物を嚙み切るよりも，強く嚙む力に対応できる性格をもっていることが判る．10-9-2の数値は，歯の長軸と割線とのなす角度である．

この大臼歯のTangent ruleはDempster（1963[29]）やKrausら（1969[30]）の計測によっても裏づけられている．

これは，インプラントの植立方向の一つのガイドとなりうる．当然ながら骨格のバリエーションや，対合歯との関係も重視しながらも，植立の最優先項目に挙げられる．外科医は，優先項目に歯槽骨の存在量（Implant housing）を挙げるが，上部構造による咬合を考えると，Tangent ruleが優先されるべきであろう．

CT画像や，模型で植立方向を決定するとき，歯槽骨の垂直的な高さ，水平的な幅は重要な要素であるが，それはHousingの問題である．インプラントは植立することが目的なのではない．上部構造が作られてその使命が決められる（10-9-4～6）．フィクスチャーの長さや太さは，中心軸線が強い力に対応することが優先される．スリーピングもそのルールに従う．途中で妙な角度に曲げられるのは次善の策で望ましいものではない．

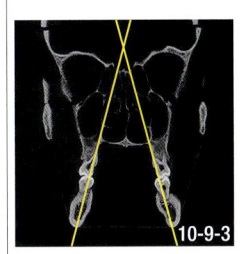

正面像でも大臼歯に力の加わる歯軸の方向は大体篩骨（Ethmoid）の上端近くに集まる．

29. Dempster WT et al.: Arrangement in the jaws of the roots of the teeth. J Am Dent Assoc, 1963 Dec;67:779-97.

Implant housing

植立方向

30. Kraus BS et al.: Dental Anatomy and Occlusion: A Study of the Masticatory System. Baltimore, Williams & Wilkins, 1969.

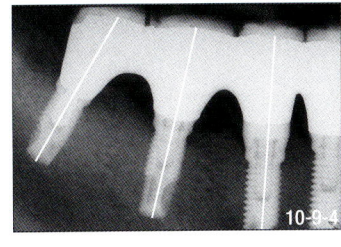

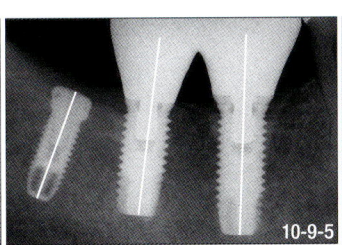

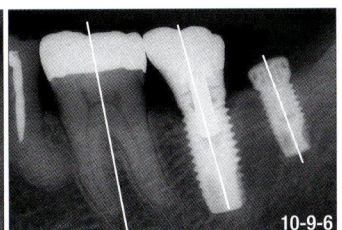

咬合の最終局面　235

Homo sapience の顔貌にも骨格にも人類学上の標準モデルはない．実際には Tangent rule は Ⅰ級に適用される原則だが，現実には 10-9-7〜10 のように個体差が非常に大きい．発揮される力によって，頬骨下稜，乳様突起，眼窩後縁，眉弓，側頭筋窩の厚さなどに差が生じ，全てを分類することは不可能である．実際には Tangent rule の適用されないケースのほうが多いかもしれない．たとえば，Ⅱ級のオープンバイトにインプラントが必要になったとき，特に最後臼歯の場合，どこかに答えがあるのだろうか．

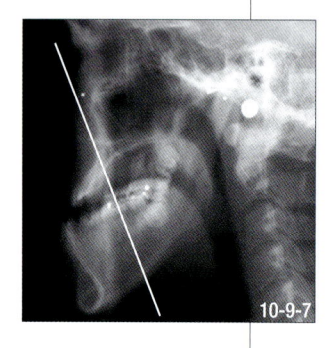

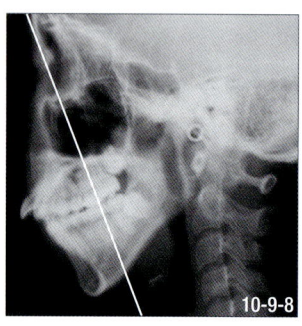

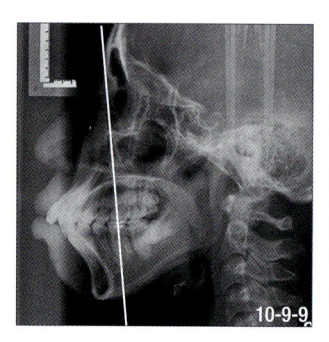

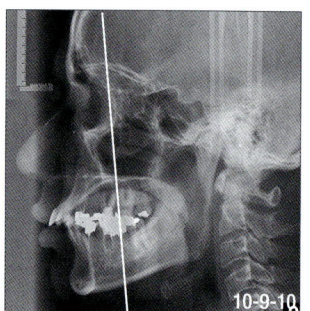

　前方歯では，機能や審美性，Implant housing の都合により，やむをえず臼歯と別の力学に従うことも多い．138〜140 ページのケースの術前（**10-9-11**）と術後（**10-9-12**）で，中心軸線は変えざるをえない．

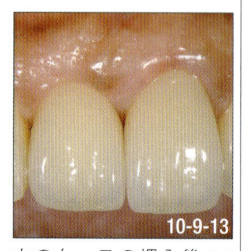

右のケースの埋入後 6.4 年．歯肉縁下の立ち上がりにもう少し豊隆をつけて，歯頸線を揃えるべきだった．

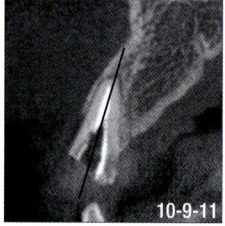

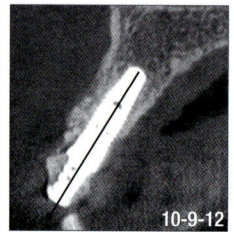

　大臼歯のように強い力に対応する Tangent rule の歯軸とは考え方を変えるが，軸線だけⅡ級傾向，歯冠部はⅠ級というバランスの悪さはピサの斜塔のように，Differential angulation が大きく全ての構造に負担をかける．

　実際のほとんど大多数の症例が完全には Tangent rule に従うことはないとしても，以下の **10-9-14, 15** のルール違反はレッドカードである．オーバーロードがフィクスチャー，スクリュー，鑞着，上部構造などのあらゆる構造に牙を剥いてくる．

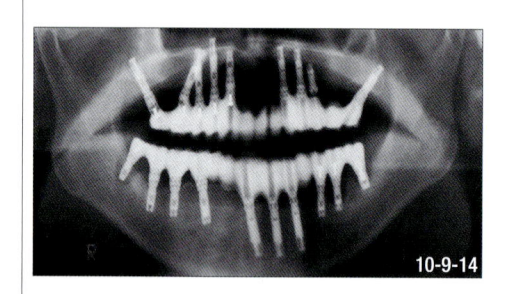

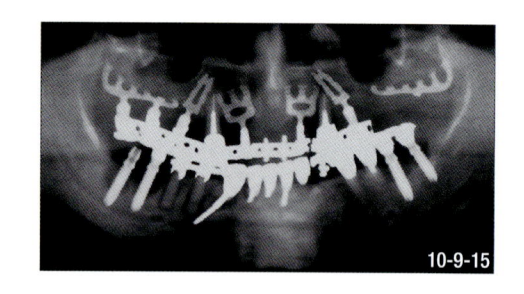

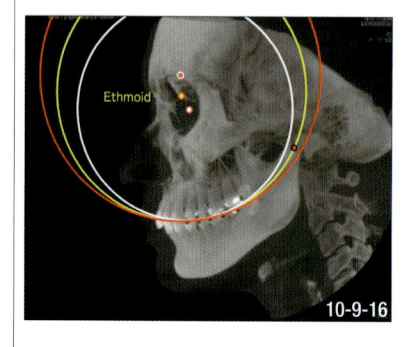

　もう少し考察してみよう．**10-9-2** ではⅠ級の調節彎曲が下顎頭を通ることが多いと説明した．これは一般的な傾向にすぎない．**10-9-16** の黄色い円弧はⅠ級．白い円弧はⅡ級で，下顎頭の前方を通過する．円弧の半径が小さく，咬合干渉が生じやすい．赤の円弧はⅢ級で，下顎頭の後方を通る．干渉は少なく，植立方向の差はわずかだが，咀嚼効率が低い．このように骨格と歯のバリエーションにより，全てが変化する．

236　咬合の最終局面

咬合を失うオーバーロードと，獲得するオーバーロードを分類した（p.228）．個人のもつ骨格や，顎関節の形態，たとえば Condyle axis angle などの制約のなかで，我々は治療咬合をつくりあげる．それが新しい顎間距離や，犬歯誘導であれば，筋肉，靱帯の適応や，代償を強いることもある．筋肉は補完，影響し合いながら，新しい咬合に合わせた機能を完成させようとする．そこには未知の変数が多く加わるにちがいない．

失われた臼歯の咬合支持を回復すれば，筋力が増加し，舌筋や頬筋の形態と機能が変化し，咀嚼や嚥下，発語の筋肉の使い方も変わってくる．舌骨の挙上などの見えにくい組織だけではなく，長い間には下顎頭や筋突起すら変化するだろう．インプラントの強い咬合支持の回復による各組織，人工修復物の受ける力は計り知れないものがある．

システムはどこか一つが変わると，全てに微妙な変化が生じる．咬合という系全体の複雑なシステムに対する人体の適応（Adaptation）の結果であって，生じた変化は良い，悪いとは別問題と考えるべきだろう． 系全体の変化

その変化の予兆は前から潜在していたのかもしれない．その予兆が新しい変化により強調され，顕在化される可能性もある．予兆はほとんど肉眼でとらえられない．肉眼で見えるようになる間に，力は咀嚼器官の至るところに大きな影響を与え続ける．

⑩ なぜ，強い力が生まれるのか

ヒトが獲得した言語という脳の高度な発達について述べた．そして，咀嚼器官はシステム同士を結びつける複合体とする仮説を立てた（p.30〜32）．

ヒトは驚くべき繁殖能力を有し，自然や他の生物との共存を壊してまでも，生存領域を極端に拡大した．空を飛べれば大変なことになっていただろう．他の霊長類が獲得し得なかった言語と，その伝達の体系を入手することは，思考能力の飛躍的な向上とつながった．それは，抽象的な概念，たとえば死の意味や，時の流れ，など思惟と感性を伴った形而上の段階へと進むことになった．それは複雑で何層にも積み重なった自己と，社会を構成していった．

言語の獲得と抽象的な思考によって，*Homo sapiens* は「他者」をも意識する精神を手に入れた．それは構造を細かく分析しても説明できない．構造は基本的に SOMA の世界に属するもので，ヒトは構造以上の機能を有するに至ったのである．このようなプロセスを踏まえ，我々が獲得した咀嚼器官の背景を考えてみよう． 構造と機能

咀嚼器官の機能と
ヒエラルキー

> （1）咀嚼，嚥下，呼吸
> （2）唾液の分泌，血液の環流
> （3）姿勢と体勢の維持
> （4）威嚇や恐怖などの表現
> （5）発音，発語
> （6）心理，抑圧のコントロール

（1）〜（3）までは個体の維持や種の保存にかかわる行為で，咀嚼器官の機能としては下位に属する．（4）は動物的な意思の表徴であり，本能に近いものでもある．しかし，自己と社会の相克のなかで強い抑制を受け，心に重くのしかかる．（5）の発語に至ってヒト以外の霊長類が入手し得なかった文化の出発点とも言える機能となる．

問題となるのが（6）の心理，抑圧のコントロールであろう．攻撃や怒り，不満や恐れ，従順や悲しみを直接的に表現することを許さない社会の仕組みと文化の体系が，みずからを抑圧し，感情を内方に向けさせることになった．（4）と表裏一体であろう．

内向の意識はようやく獲得した言語や知性の代償となって，我々を苦悩の世界に閉じ込め，意識と無意識の交錯した深層の精神をも構築していった．幼少の時代に刷り込まれた記憶を修飾し，増幅させていき，そこに新しい抑圧も加算されていく．その結果，覚醒と睡眠，両方の錯綜した境界線の間を出入りし，夢見の世界をつくることとなった．

そこまでは，他の哺乳類，霊長類も同様なのだが，ヒトはその境界線を通ることで，恐怖や怒りだけではなく，言語を通した畏れ（恐れではない）や信仰，愛や美，時間の観念などの抽象的で曖昧な概念をより深く追求できるようにもなった．

抑圧との相克　　同時にそれは外的な社会からの圧力や，自己との葛藤を生み出し，次第に「ストレス」と総称される肉体や精神の負担とも向き合う原因となったにちがいない．感受性や頑強さによって刷り込みの深さが異なり，区分けや収納，再表現や解放にも大きな個体差が存在する．しかし，ストレスから完全に逃れることはできない．

ストレスは，呼吸や心拍など生命体として必要なストレス（Eustress）と，体と心を圧迫するストレス（Distress）に区分けされる．ここではDistressを主題とする．

ストレッサー　　Distressを与える事柄をストレッサーと仮に呼ぶ．ストレッサーによって，ヒトは極めて簡略化した下図の流れでストレス反応を示し，ときに病的な状況になっていく．

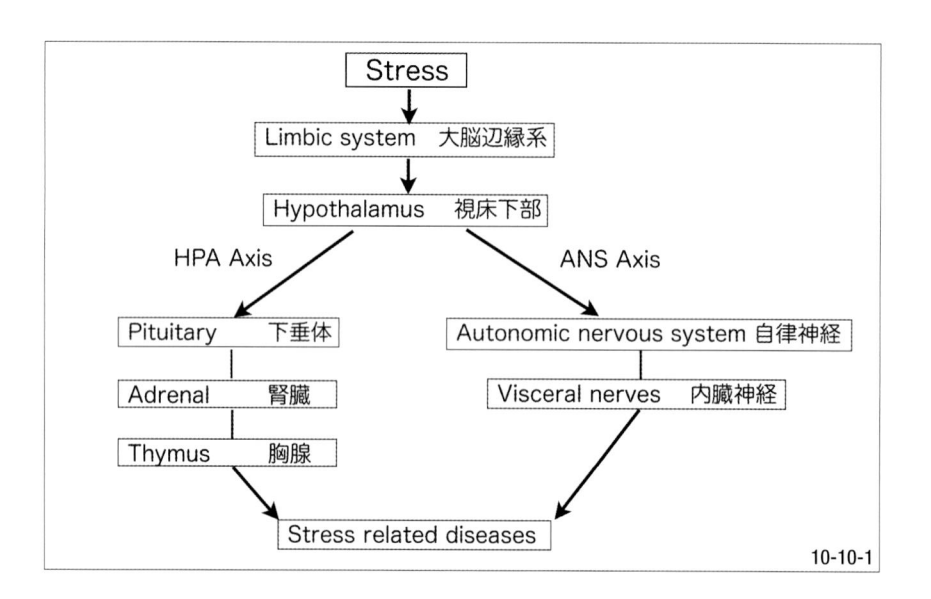

```
                    Stress
                      ↓
          Limbic system   大脳辺縁系
                      ↓
          Hypothalamus   視床下部
           HPA Axis  /      \  ANS Axis
                    ↓        ↓
        Pituitary 下垂体    Autonomic nervous system 自律神経
            |                 ↓
        Adrenal  腎臓      Visceral nerves   内臓神経
            |                 ↓
        Thymus   胸腺
                    \        /
                     ↓      ↓
                Stress related diseases
```
10-10-1

内分泌の変化　　反応には，内分泌に素早く影響する急激な変化と，徐々に出現する変化とがある．頻脈（Tachycardia）と呼吸数の増加，血圧，体温の上昇などに続いて，血糖値の上昇，血中の顆粒球（Granulocyte）の増加や，リンパ球（Lymphocyte）の減少などが起こる．ストレッサーによって体内で変化する代表的なものとして，以下が挙げられる．

1) カテコールアミンが増加
　1. ノルアドレナリン　　　α－受容体に強い作用，収縮期・拡張期血圧上昇
　2. アドレナリン　　　　　血管収縮，血圧上昇，心拍数・心臓収縮力増加
　3. ドーパミン　　　　　　中枢の神経刺激伝達物質

2) 免疫抑制因子が増加
　1. Fos　　前初期遺伝子群IEGsを構成する一部転写因子，癌原遺伝子産物
　2. CRF　　Corticotropin releasing factor：副腎皮質刺激ホルモン放出ホルモン
　3. ACTH　Adrenocorticotropic hormone：下垂体前葉から分泌，ストレス反応
　4. NOS　　Nitric oxide synthase：一酸化窒素合成酵素，血管拡張，血小板凝集抑制作用

3) ヒドロコルチゾンも増加
　　副腎皮質ホルモンの一種，血圧上昇，血糖値上昇，免疫機能低下

下垂体，松果体，甲状腺，副甲状腺，副腎，膵臓，性腺などの内分泌器から分泌されたホルモンは血中に溶け出し，各組織，器官の相互補完を担う．それぞれが勝手に働くのではなく，

環境の変化や，心理的な圧力などに対して，系としての総合的な作用を示す．

　ネガティブともいえる内分泌の反応は，「ストレス」への対応というくくり方をすると生命体にとってある意味で必要な局面もあるが，継続し過ぎると動的平衡のバランスを負の方向に傾ける．交感神経の活性化が進行を続けた興奮状態のままになってしまう．

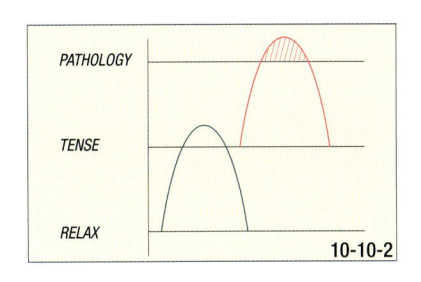

　このバランスは受け手の，ストレスとなるイベントが起こる直前の抑圧の度合いによって変化する．個にとって同じ質と量のストレスでも，平穏時と緊張時では異なった結果を生む．単にやや緊張するか，大きく病的な段階への線に踏み込むかの違いがある．

　ヒトの体のシステムは，動的平衡の項でも述べたように，恒常性（Homeostasis）を保つために，緊張状態になった交感神経との拮抗作用を生み出そうとする．それには，副交感神経の活性化が必要になってくる．ときにそれは急速に求められることもあれば，時間をかけた拮抗作用によって解除されることもある．

自律神経の拮抗作用

　興奮状態の解除は，意識されて行われることがある．ストレスとなったイベントの個人による解釈，意識した噛み締め，時間の経過，周囲の補助，休息や睡眠，薬剤の使用，医師の介入などが挙げられるだろう．

　それに対して無意識下のものがある．咀嚼器官のレベルでは，それはブラキシズムによって素早く行われ，体温，血圧，脈拍，呼吸数，血糖値などの上昇を元の状態に戻そうとする．内分泌の変化とともに，血液中の血球は 10-10-6～8 のような変化を示し，ブラキシズムによりストレス以前の状態に回復する．以下の図表は，神奈川歯科大学の佐藤貞男先生のご厚意による．

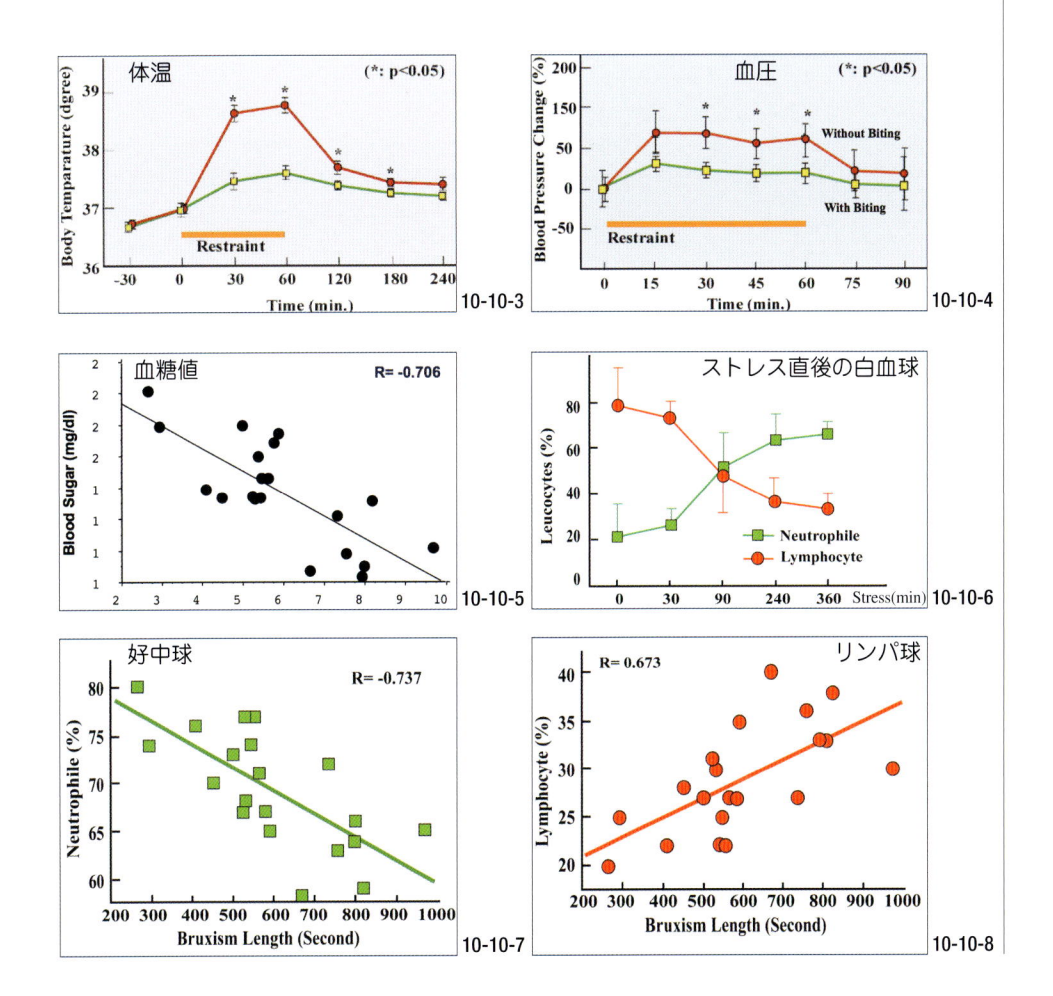

咬合の最終局面　239

この変化は，前ページの内分泌の変化とほぼ同時に起こる．白血球の好中球が減少し（**10-10-7**），リンパ球が増加して平静な状態に回復することが判る（**10-10-8**）．

さて，嚙み締め（Clenching）に続いて起きる生理的な内分泌の現象はかなり明らかになった．そのことが我々の肉体を内部から助ける自律的なシステムであることも理解できる．内分泌の詳細を理解するためには，ぜひ成書を読んでいただきたい．咬合とブラキシズムとの関係については，Slavicek, Mehta, Lavign や佐藤貞男に多くの著書があるので，一読することを薦める．

⑪ ストレスマネジメント

これまで述べたように，ヒトはストレスに対して受動的だけではなく，能動的ですらありうる．こうして自律神経系の亢進を，ブラキシズムによってある程度は解除できることは理解できた．しかし，それだけでは他の動物との差異が判らない．

スポーツなどの肉体的な活動を助けるための嚙み締めはよく知られるところである．それを補助する器具も工夫されている．また，心理的な圧力に対処するために，しっかりと嚙み締めて，深呼吸をするようなことも日常的である．しかし，これも単なる動物的な行為にすぎないのではないか．それほど高位にある機能なのだろうか．この疑問は最後まで残る．

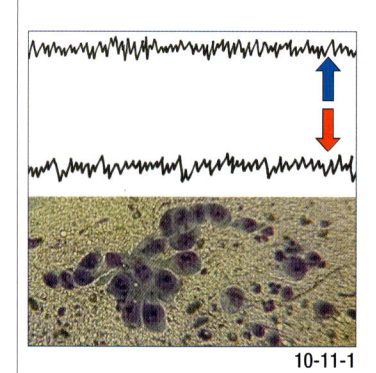

レム睡眠中のヒト（青矢印）と猫の脳波（赤矢印）はきわめて類似している．しかし，猫と異なり，ヒトをヒトたらしめている真実を知るには，高次精神の心理学や睡眠と，ブラキシズムとの関連がもっと明確になるまで待つ必要があるだろう．余談になるが，図は私の飼い猫が乳腺癌の手術をしたときのもの．核が大小不同，核小体が複数存在，クロマチン顆粒が明瞭，細胞質が濃く染色される．

10-11-1

生体の自己防御

いずれにしても，抑圧から解放されるための機能だとすれば，ブラキシズムはストレスマネジメントの表現であり，生体の生理的活動の一つだといえる．大脳が思惟や感性を介して生体の防御反応を司ることであり，咀嚼器官の機能のヒエラルキー（階層）では高位に属するものである．真実性は高いものの，まだ仮説にすぎない．

しかし，ヒエラルキーの高位にあるものほど，心理構造に支配され，心のヒダの深層にある無意識の世界に滑り込みやすい．外的や内的な要因により，抑圧された無意識の中の不安，怒り，悲しみなどが，閉じ込めておいた心理の断層から浮かび上がる．それはおそらく言語体系により，取捨選択され，修飾や増幅を受け，さまざまな形式で，時を選ばずに顔を出すのだろう．その浮かび上がりの一形態が咀嚼器官には睡眠時のブラキシズムとなり，ヒトをストレスから助けると同時に，我々歯科医と患者を苦しめるのではないか．

ブラキシズムの分類

便宜上，総称してブラキシズムという言葉を多用したが，そのメカニカルな性質は三つに分類されている．同時に示す人は少ない．

1.	Tapping	カチカチと断続的に上下の歯を当てる
2.	Clenching	強く嚙み締める
3.	Grinding	強くこすり合わせる

さらに，覚醒時と睡眠時の二つに分けられる．

(1) **Awake Bruxism**

ストレスと関連した覚醒時の嚙み締めと分類され，成人の 20% が示すといわれる．

(2) **Nocturnal Bruxism**

「夜行性の」という意味で，強さや，形態，継続時間を問わなければほぼ 100% の人がこ

240　咬合の最終局面

のブラキシズムを示すのではないだろうか．Sleep bruxism は俗語で，正しくは Sleep related movement disorder の一つといわれる．

　睡眠時に，自律的な心拍や呼吸数が上昇したときに示す微小覚醒（Micro-arousals）との関係も指摘されている．1時間に 8～14 回ほど繰り返される．この説も，動物的な現象の説明だけで，他の霊長類と比較して言語を用いたヒトの高度な活動であるとの位置づけではない．

1)	4～8 分前	心臓系の活性化
2)	1 分前	交感神経上昇，副交感神経下降
3)	4 秒前	脳波の上昇（Alpha EEG）
4)	1 秒前	心拍の上昇（Tachycardia）
5)	0.5 秒前	舌骨上筋群活動の上昇
6)		ブラキシズムの開始

（Lavigne et al. 2008（31））

31. Lavigne GJ et al.: Bruxism physiology and pathology: an overview for clinicians. J Oral Rehabil, 2008 Jul;35(7):476-494.

　内分泌による自己防衛のメカニズム以外に，咀嚼筋は内臓由来の筋肉であり，不随意な動きをするという考え方や，記憶された筋紡錘の長さの自動調節の問題や，胃液の逆流による pH の変化を大脳が筋活動により唾液を分泌させて中和する，などの観点もある．

　いずれも動物としてのある種の反射的な行為で，大脳の「人間的」な活動であるとの仮説を強く裏づけるには至っていないのではないだろうか．より深い研究が必要である．内分泌や脳波，MRI，夢見，心理状況のカウンセリングなどと，ブラキシズムの様式や力の強さ，頻度や加速度，音や振動などが同時進行した睡眠実験が行われることを強く望む．

　このあたりで，ブラキシズムとの関連性から，睡眠を学ぶ重要性がクローズアップされてきたといえよう．睡眠の本態は完全に解明されてはいないが，どのような現象が生じているのかは次第に明らかにされてきた．

　睡眠を単なる休息と理解してはならない．発達した動物の脳は睡眠中も外刺激に対して，受動的な応答者のみではなく，みずからを活性化させる能力源，すなわちニューロンの自発活動電位をもっており，ニューロン活動は睡眠中でさえ止まることはなく，むしろ再編成されている．この再編成は内部で自動的に調節されている．睡眠中の周期的な自己活性化は夢見の生理的な基礎でもあろう．

　10-11-2 は睡眠時の脳波を表している．睡眠には四つの段階があり，実際は図のようにはっきりした階段状ではなく，もう少しなだらかに連続している．四つの特徴的なパターンにより段階 I，II，III，IV に分けられ，覚醒から深い睡眠へと移行していく．

他の可能性

睡眠

睡眠段階

10-11-2

　浅い睡眠の段階 I は，周波数が多く，振幅が小さい（青矢印）．段階 II になると黄矢印のように，振幅の小さな波が次第に振幅の大きな波になり，ピークになると再び小さな振幅に戻るという複雑な睡眠時紡錘波が出てくる．睡眠が深くなると，周波数が減少（脳波が徐波化する）し，振幅が増加していく（赤矢印の部分で脳波は高電圧）．段階 IV から，III，II を経過して，段階 I に戻る．このサイクルは通常 90～100 分で繰り返される．

レム睡眠　　　図の左端にある覚醒中と似た低電圧で、周波数の多い段階Ⅰが周期的に繰り返され、前記のような脈拍や呼吸数の増減とともに、急速眼球運動（Rapid eye movement）が連動して起こる。レム睡眠と呼ばれる。それ以外はノンレム睡眠である。

　　レム睡眠の最近の解釈は少し変化している。レム睡眠は、初めの入眠のときには示されず、90分のサイクルで眠りが浅くなった段階Ⅰの前後に出てくる。つまり、覚醒と睡眠ではなく、その中間の性格をもつとされる。レムのときに、脳は覚醒時以上に活動する部分もあるが、感覚系や運動系が遮断されており、身体は眠った状態にある。

体動との関連　　感覚系を介して全身から脳に伝えられる情報は、情報の中継点である視床で遮断されている。反対方向の脳から運動系を介して全身に伝えられる情報は脊髄でカットされる。つまりレム睡眠は、脳への入力と出力が閉ざされている状態である。大脳は強く活動しており、外界と遮断しないと身体の機能が暴走し、体は激しく動き出してしまうので、出力としての筋活動は行われない。すなわちレムのときには、体動はほとんど示されず、その前後にこそブラキシズムも示すといわれているが、これにも異論があるようだ。

　　入眠のときはレム睡眠を伴わずに急激に段階Ⅳに入っていく。つまり体動も少なく、ブラキシズムは出現しない。レム睡眠中は脳機能のメインテナンスのために脳が単独で激しく活動し、そのときに生じるノイズこそが夢だとされる。単なる雑音ではなく深い意味のあるノイズである。ブラキシズムは体動と同調しながら、レムでもノンレムでもなく、脳が「比較的」に活動性の高いときに出現するといわれる。

　　ようやく左図の最下段に睡眠中の体動が登場した。段階Ⅰのレム睡眠の前後、段階Ⅱの睡眠時紡錘波とほぼ一致、すなわち、血圧、呼吸、心拍の増減の前後に主な体動（赤丸）が出てくる。つまり、睡眠中の脳波活性化の周期が、血圧や、呼吸数、脈拍数の増加とともに、レムと関連しているのである。これがブラキシズムとどのように関係するかはまだ十分に解明されていない。

　　覚醒時の精神は睡眠からどのような利益を受けるのだろうか。覚醒時に受けたストレスを睡眠中にどう処理しているか。ブラキシズムの発現と、生理的な変動（特に脳波や体動）との関連がもっと明確になれば、ブラキシズムが無意識や抑圧と関連しており「大脳と咀嚼器官のもつ機能のヒエラルキーの最上層の一つである」という仮説の信憑性が高くなるのではないか。

異常な機能なのか　　いずれにしても、「ブラキシズム＝パラファンクション」という図式は成立しない可能性がある。ブラキシズム＝悪い機能、異常な機能という解釈による咬合の考え方は不十分になるだろう。心との強いつながりのある機能に、我々歯科医が介入することの危険性も示唆されているのではないか。前提とした仮定を強調し過ぎているかもしれないが。

　　何ページもの紙面を費やして、ようやくオーバーロードの原点にたどりついたように思われる。では、Abfractionや歯の破折、セラミックの破損など、我々を苦しめる現象の第一義的な原因となる力を、定性化は困難としても、何とか定量化できないだろうか。もし計測できたとしても、すぐに臨床に直結するものではないが、修復に使用する材料の研究には大変に重要なポイントになる。

咬合力の測定

　　咬合力（筋力）の評価は単純にキログラムでは表現できない。すなわち、相対評価のためには％mvc（Percent maximum voluntary contraction）という単位が使われる。筋収縮時の電圧（V）と、継続時間（t）で示される積分値（面積）で評価。掛けた面積が大きければ筋活動量が多いとされる（Clarke N G et al., 1984[32]）。覚醒時の最大筋力の積分値を100として、ブラキシズム時の筋力（積分値）の割合を計算すれば、相対評価となる。どの観点でも、ブラキシズムの咬合力は通常の咀嚼より強く、意識下の最大咬合力を超えているのは確かである。

32. Clarke NG et al.: Bruxing patterns in man during a sleep. J Oral Rehabil, 1984;11(2): 123-7

⑫ ブラキシズムとの共存

　覚醒時の緊張緩和，能力の上昇（意識下の行動）や，睡眠時の交感神経との拮抗作用（無意識下の行動），脳の引き出しの整理，再編成などにブラキシズムが関与していることは，ヒトの生命にとっては欠くことのできない生理的な救いの道である．

　しかし，歯や修復，歯周組織のレベルでは，歯科医が受ける評価を限りなく貶める原動力にもなっている．修復物を破壊し，咬耗をつくり，歯列を変え，OVD を減少させ，筋肉に等尺性収縮を与え，関節を偏位させる．我々歯科医と手を結ぶ気配はない．

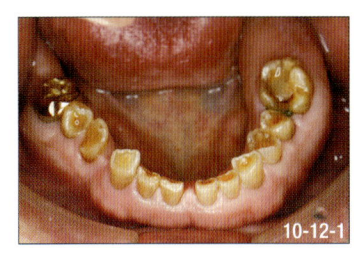

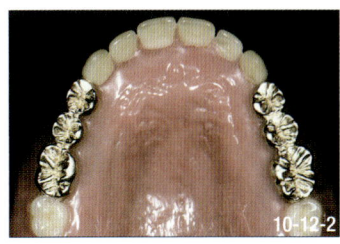

　我々を大いに脅かしはするが，ブラキシズムは決して敵ではなく，咀嚼器官のもつ心理的，生理的な機能の一つとして受け入れるべきなのだろう．それは判ってはいても，10-12-1 のようにあまりに強い咬耗があると，どう受け入れたらよいのか，修復をする立場として判断に苦しむ．

　左図は 101〜104 ページの総義歯の経過である．4年4ヵ月目の 10-12-3 を見ると，体重が 40kg にも満たない女性がなんと強いクレンチングを示すことか．中程度の認知症であるが，総義歯をストレスマネジメントに使っているとする説がうなずける．夜間も義歯を装着しておくべき理由がよく判る．

　総義歯の犬歯誘導が機能に受け入れられないとき，いくつかのパターンがある．人工歯の脱落や破折，下顎犬歯の咬耗，義歯の容易な脱落，犬歯の限界を超えた Jumping bruxism，顎堤の変則的な吸収などが挙げられ，義歯に与えた犬歯誘導の是否が鑑別される．このケースでは余分な咬耗はなく，臼歯部を離開させる咬合は受け入れられていると判断できる．

　こすり合わせがない代わりに，明らかに強い嚙みしめ，クレンチングがみられる．装着後1年ごろから小臼歯に圧痕が発生（10-12-5），4年目に入ると大臼歯部の圧痕はかなり拡大した．確実な硬化熱処理をした白金加金が，下顎の PFM に屈服している．認知症の進行が早く，私が誰だかを理解せず，10-12-3 の3日後には鬼籍に入られた．

総義歯の Bruxism

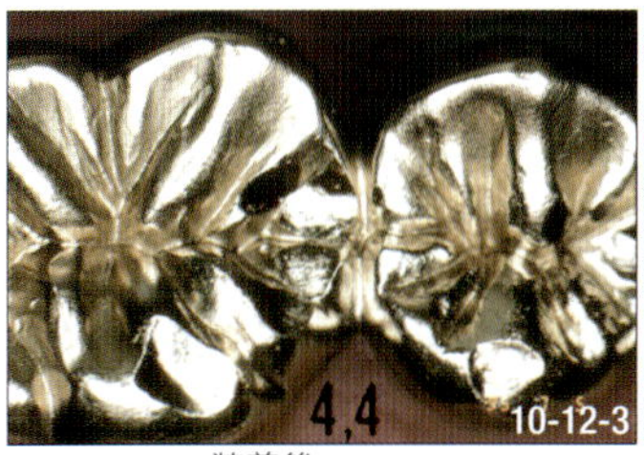

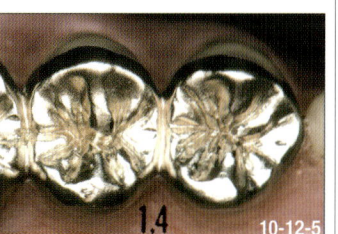

装着後 4y4m　　装着後 2y1m　　装着後 1y4m

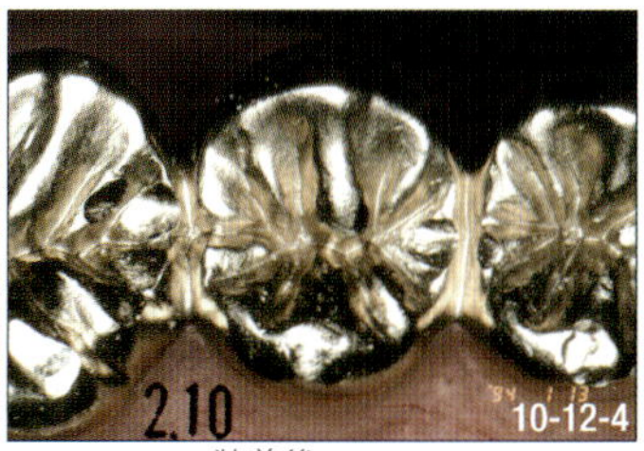

　ひとたび装着された修復物は歯科医の手を離れ，ブラキシズムという大敵に出会う．この難敵に対抗する手段はない．200〜300kg を超える（こんな数値の計測にはならないとしても）巨大な力に対抗できず，結局のところ，我々が降参するしか道はない．修復が壊れたら修理するだけである．メタルインレーからセラミックまで，単冠から総義歯まで，壊れたらもう一度作り直すまでである．情けないが他に方法はなさそうである．修復物の補償という言葉を耳にすることがあるが，我々に何が補償できるというのだろうか．ブラキシズムは非生理的機能であり，ナイトガードで封印しようという考え方には疑問を感じる．少し長くなるが，22年前に私が『補綴臨床』に連載したときの文章を再掲する．

ナイトガード

　「口腔の機能は，単に咀嚼や嚥下，呼吸や発語，姿勢の制御だけではなく，精神的抑圧の解放としてのストレスマネジメントの役目をもつ．それがブラキシズムとして表現され，臼歯

の咬合支持や，アンテリアガイダンスを破壊することが十分に考えられる．咀嚼器官にストレスマネジメントの機能がなくなると，その粗暴な負荷は燃焼されず，抑圧され，別の形でCatastrophe（内包された圧力が破滅点を迎え，突然，全体が崩壊すること）を招くことになるだろう．」

非常に興味のわくデバイスができた．夜間，こめかみにセンサーを張り，筋収縮の力と継続時間をワイヤレスで記録装置に送り，その積分値をスマートフォンで歯科医師と共有できるという．同時に，強い筋収縮が0.4秒以上続くと脳幹に働きかけ，それをコントロールする仕組みももつ（ここは脳科学や睡眠を専門とする人々からの疑念も出るだろう）．まだ詳しくは記せないが，ヒトはブラキシズムと共存するという仮説の補強になるかもしれない．

⑬ 力による新たな現象

力によって起こると思われる現象について述べてきた．歯の咬合面，歯槽骨を含んだ歯周組織，修復物，咬耗，クラック，歯根破折などから，筋肉や睡眠との関連性にまで眼を向ける意味あいが多少見えたことと思う．次に，インプラントのレベルでの変化を追うことで，何かの共通項を見つけられるかもしれない．

まず，ある特徴的なケースから．下顎左側臼歯部の遊離端の欠損部に，小宮山彌太郎先生による埋入角度の決定後，2003年8月にインプラントを植立．1年後に3歯の連結した上部構造を装着，その2ヵ月後に齲蝕の大きかった第一小臼歯の修復を完了．1年後にドイツに帰国してから「コンタクトが緩い」との電話が入った．欄外に時系列で並べてみる．

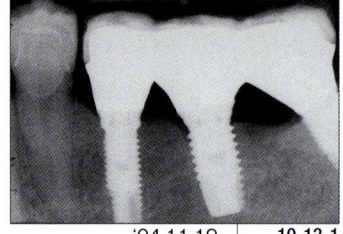

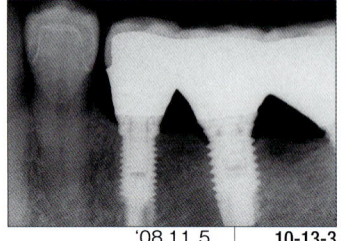

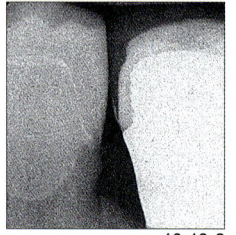

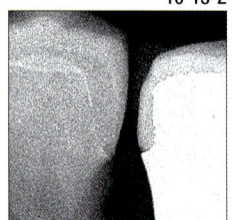

インプラント植立 '03.08
上部構造装着 '04.08
第一小臼歯修復 '04.10
コンタクトに問題 '05.10
再来日 '08.11

10-13-1は第一小臼歯の装着の翌月に撮影．ある種のハイブリッドはX線写真の造影性が悪く，この時点でオープンコンタクトのように見えるが，あえて粒子を荒らした拡大図（**10-13-2**）ではオープンの様子はなく，ゴアテックスのフロスがきつめに入る正常な接触点である．

それから3年後，修復が終わって4年後に再来日した時のX線写真が**10-13-3**である．拡大したX線写真が**10-13-4**．明らかにオープンである．

肉眼でもオープンコンタクトが見える（**10-13-5**）．破折はない．やむなく第一小臼歯を再製し，コンタクトを再びタイトに仕上げた（**10-13-6**）．

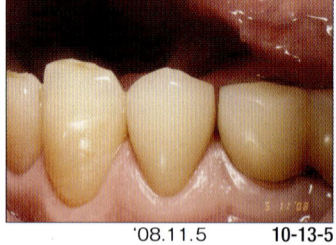

2010年6月に新たにインプラントの上部構造のコンタクトを修正．4年8ヵ月後の姿．まだコンタクトは開いていないが，ゴアテックスのフロスが容易に入るようになった．

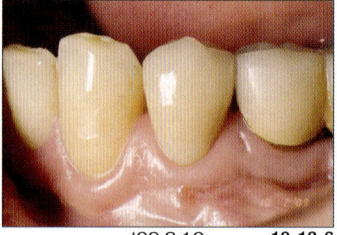

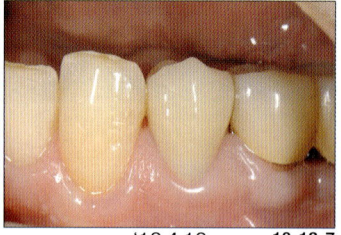

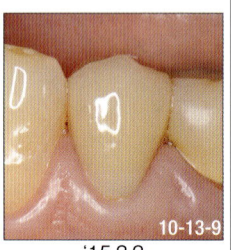

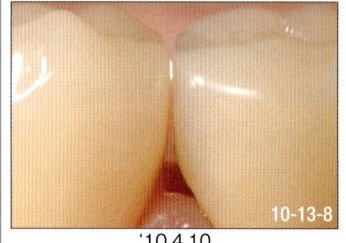

修正をしたが，新しい修復によるコンタクトの回復であり，なぜオープンになったかは解明されていない．問題の解決にはならず，再び開いてくると予測したら，案の定わずか1年2ヵ月で再びオープンコンタクトになってしまった（**10-13-7, 8**）．歯間乳頭部にフードパックの様子が見える．

コンタクトが開いてくることを予告してあったが，これからも発生するのだろうか．収束するのだろうか．他の部位にも影響が出ているのだろうか．

このように歯列レベルで最も早く，ランダムに出現するのがインプラントと前方天然歯の間のオープンコンタクトである．私の症例では，まず初めに，下顎の遊離端症例のインプラントに出現，それは単独でも数歯の連結でも同様の頻度であった．中間歯欠損のインプラントでも開いてくる．次第に上顎のケースでも，小臼歯でも出現するようになった．

初期には Dolichocephalic に多発するように感じたが，Brachycephalic でも開いてくる．統計はとっていないが，ほぼ全ての臼歯部のケースにオープンコンタクトが発見されるようになり，シンプルな原因論は成立しないことが判ってきた．

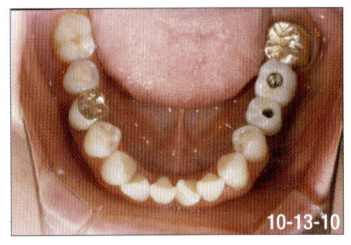

次のケースは中間歯欠損である．10-13-10 は下顎左側に2本のインプラントを埋入して7年後の姿で，前方天然歯の小臼歯との間が開いてきた（10-13-11）．アクセスホールを開けてスクリューの緩みがないことを確認．

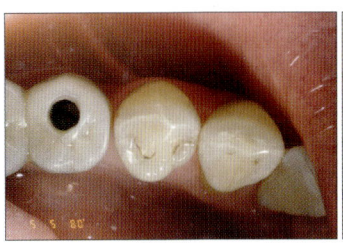

中間歯欠損のオープンコンタクト

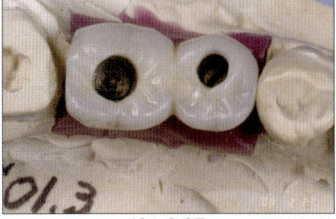

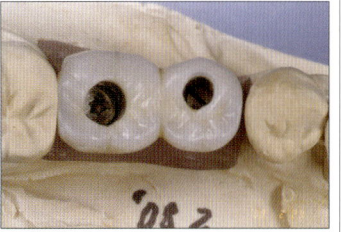

上部構造を撤去し，作ったときの2001年の模型に戻すと（この時点で，第二大臼歯は製作中），10-13-12 のように上部構造自体のコンタクトが開いた形跡はない．2008年の再印象の模型に入れてみると（10-13-13），10-13-11 と同じオープンになっている．

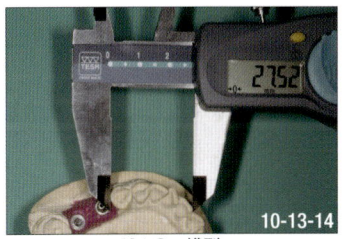

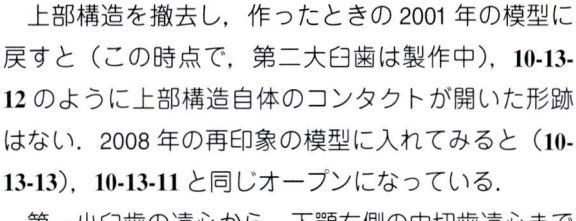

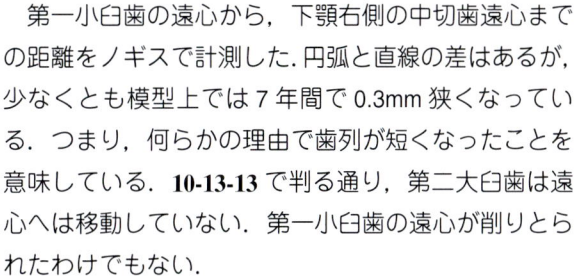

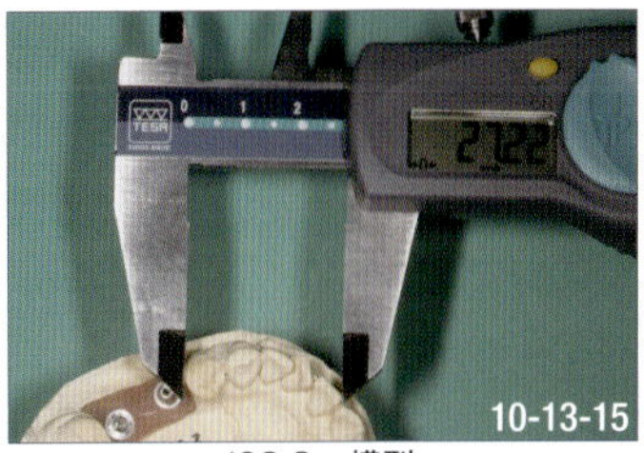

第一小臼歯の遠心から，下顎右側の中切歯遠心までの距離をノギスで計測した．円弧と直線の差はあるが，少なくとも模型上では7年間で0.3mm狭くなっている．つまり，何らかの理由で歯列が短くなったことを意味している．10-13-13 で判る通り，第二大臼歯は遠心へは移動していない．第一小臼歯の遠心が削りとられたわけでもない．

次のケースは第一大臼歯の単独インプラント．2006年11月にアメリカで埋入，2007年4月に私が上部構造を製作した．その4年1ヵ月後にオープンコンタクトを発見したが，装着2年目にはフロスが緩く入るようになっていたという．2011年5月にコンタクトを追加した上部を装着．術前後の模型を計測すると，4年で近遠心径が0.3mm広がっている．

このケースは，ことによると第二大臼歯が遠心に傾斜した可能性もある．しかし，埋伏した智歯ごと遠心移動したとは考えにくい．80歳に近いので智歯の抜歯は望んでいない．

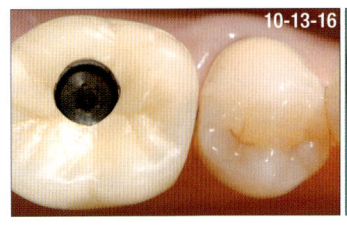

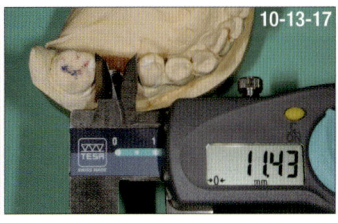

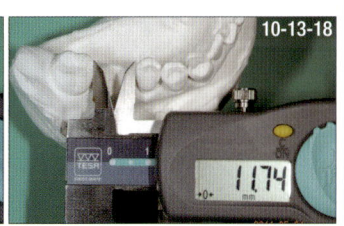

咬合の最終局面　245

コンタクトの摩耗

インプラントを含む咬合治療により，筋肉の咬合力はより増加し，Nocturnal bruxism のロードも増え，歯の生理的な動揺の結果，こすれ合いにより天然歯のコンタクトの摩耗が進行していくことが考えられる．

10-13-19，20 はともに隣在歯は天然歯である．歯は健康な支持骨に支えられていても，固有の生理的な動揺性をもつことは明らかである（高橋和人の寄稿 p.46～48 を参照）．食物を介在していても，噛めばプレスを受けて歯槽窩に沈み，リリースされれば元に戻る．側方運動でも動揺を示す．

夜間のブラキシズムともなれば，その動きは何倍にも増幅される．歯牙本体の被圧変位とともに，隣在歯と擦れ合い，次第に摩耗し，歯牙単位での近遠心径は縮小する．

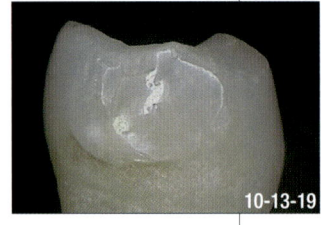

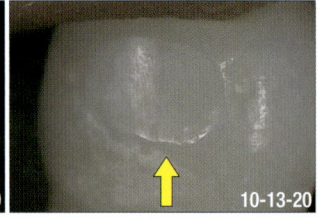

エナメル質が摩耗をするのにいくらも時間はかからない．**10-13-20** では被圧変位により矢印にクラックが見える．光沢を見ると，コンタクトはプラークフリーであることが判る．

それぞれの材質の違いにより摩耗の度合いは異なるが，歯の動揺によるコンタクトの摩耗は，PFM（**10-13-21** の隣在歯は天然歯で装着後 9 年）であろうと，メタルであろうと発生する．**10-13-22** は装着して 1 年，事故で脱落，隣りは同種の白金加金．**10-13-23** の隣りはエンプレスに焼成セラミックを加えたものである（6 年）．

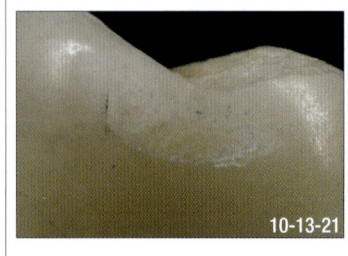

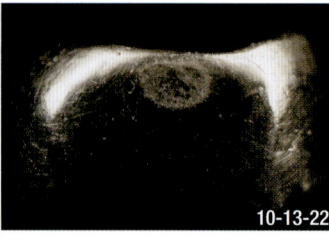

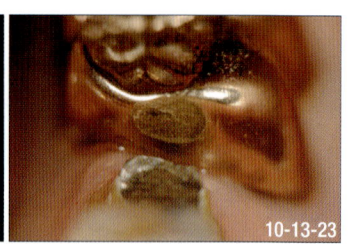

片顎 14 歯，26 ヵ所のコンタクトがこれだけ激しく摩耗すれば，アーチ全体の長さではミリメートル単位で容易に短縮するだろう．動揺によるこすれ合いで摩耗するならば，次には数歯の連続したインプラント症例を，上部構造の連結なしに装着し，定期的にリアクセスしてみる必要がある．そうすれば，動揺を示さない各上部構造同士のコンタクトには摩耗が生じないはずである．隣接天然歯の側には摩耗ができるだろうか．

次は，インプラントではないが示唆に富んだケースを紹介する．Innsbrück Univ. の Prof.Dr. Siegfried Kulmer のご厚意により掲載するケースである．顎関節の不調を訴え，咬合調整と数歯の修復治療が行われ，8 ヵ月で **10-13-24** から **10-13-25** になった．

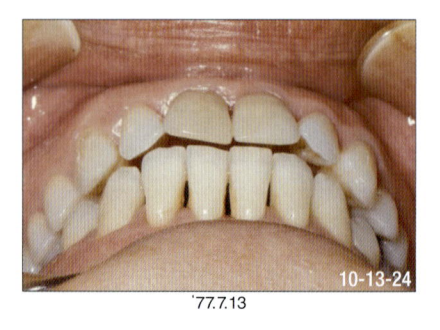

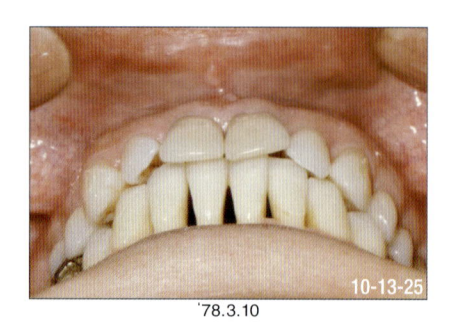

10-13-24 は術前．いわゆる CO と CR の調整により顎位が安定，顎関節も違和感が消失．**10-13-25** では全ての歯が確実な咬合接触を示している．

確実な咬合力が発揮されることにより，咀嚼器官のあらゆる構造は活性化され，その使い方にも大きな変化が出る．咀嚼や嚥下，発音，発語はダイナミックになり，ブラキシズムの力も強くなる．機能が向上すれば，構造と形態は変化する．形態が変われば，機能も変わってくる．それが生体の動的平衡のならいである．

このケースの下顎を追いかけると，**10-13-26〜29** のように変化を示し続ける．これは以前にも述べたように，良い悪いの問題ではない．これこそが個の多様性であり，人体の変化であり，咀嚼器官のバランスのとれた動的平衡というものであろう．

誰もそれを抑制できない．止めることもできないし，加速もできない．コンタクトの摩耗，歯の前方傾斜，前方移動，歯列の短縮を防ぐことは不可能なのである．

クラウディング（叢生）の進行も止められない．より加速する．ネガティブな考え方に聞こえるかもしれないが，それが咬合の真実であろう．延々とページを費やしたこの本の結論がこのあたりにあるのではないだろうか．

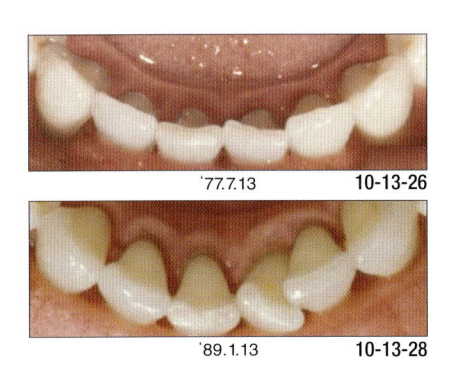

叢生の進行

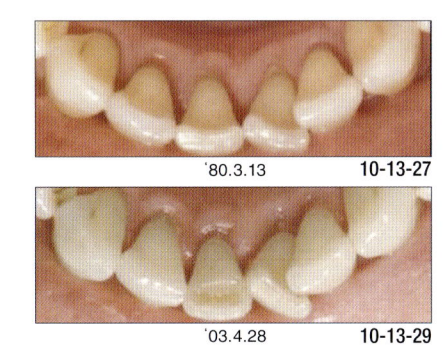

'77.7.13　10-13-26　　'80.3.13　10-13-27
'89.1.13　10-13-28　　'03.4.28　10-13-29

下顎の歯列が変われば，上顎も変わる．27年と8ヵ月後に，上顎も別人のように変わってしまった（**10-13-31**）．鑞着した修復物はなく，インプラントも埋入されていない．全て天然歯列である．矯正治療歴はないので，リバウンドの可能性もない．もしかすると，咬合調整をしていなくとも，ほとんど同じような変化をしていたかもしれない．**10-13-26** の時点で下顎前歯をワイヤーで固定しても，全体の変化なので止めることは不可能である．

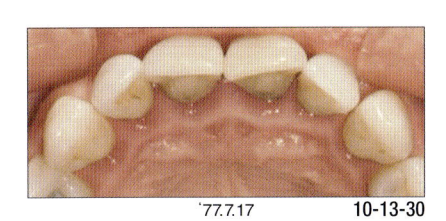

'77.7.17　10-13-30 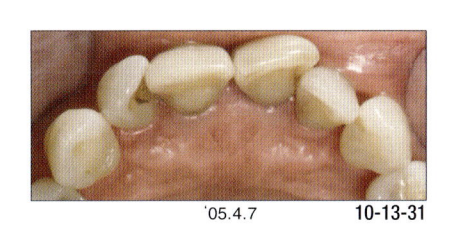　　'05.4.7　10-13-31

天然歯列の長期の挙動は予測できないものがある．コンタクトが摩耗して歯が前方移動し，傾斜をしてアーチは変わる．咬合コンタクトは咬耗し，面積が拡大，犬歯誘導は緩くなる．歯の萌出によって多少は代償されるが，OVD は縮小する．舌房は小さくなり，頬筋の形も変わり，筋肉の使い方は大きく変化する．下顎骨は移動しながら，全体として回転の傾向を示す．顎関節もリモデリングするなかで，顎位も，運動様式も変化していくだろう．

修復治療が行われなくても，欠損が生じなくても，ブラキシズムが弱くても，均等にほぼ全ての歯列がこの道をたどっていく．天然歯列は顎骨とともに生涯を通じて変化を続け，咬合関係もダイナミックに変わる．CR＝CO も雲散霧消する．

歯列の変化

骨結合したインプラントはその変化にとり残されて，天然歯列が示す生命活動の流れに乗らない別個の存在となる．植立に成功して，咀嚼器官に融合するほど，全体からは孤立せざるをえないという皮肉な結果になってしまう．

インプラントの孤立

巻頭のケース

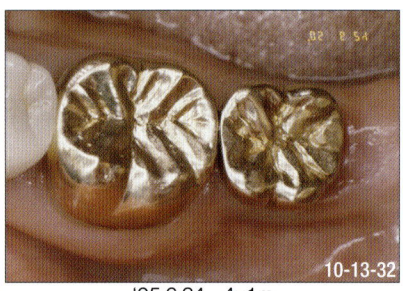

'05.6.24 4y1m

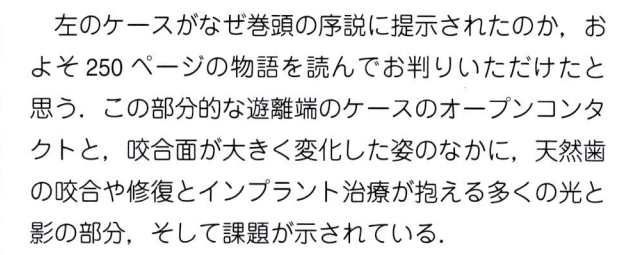

'11.4.14 10y

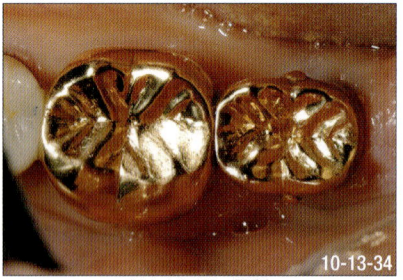

'11.11.17 再製

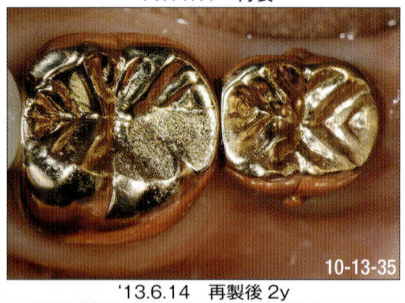

'13.6.14 再製後 2y

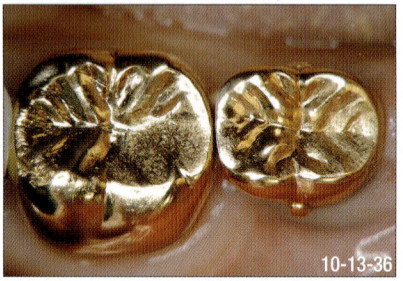

'14.11.26 再製後 3y5m

　左のケースがなぜ巻頭の序説に提示されたのか，およそ 250 ページの物語を読んでお判りいただけたと思う．この部分的な遊離端のケースのオープンコンタクトと，咬合面が大きく変化した姿のなかに，天然歯の咬合や修復とインプラント治療が抱える多くの光と影の部分，そして課題が示されている．

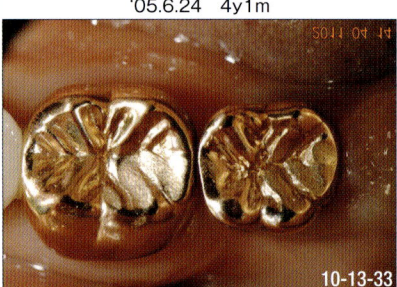

① 天然歯列とインプラントは融和しない可能性が高い
② 最後臼歯のもつ咬合の重要さと，予測の困難さ
③ 顎位の変化を受け入れざるをえないこと
④ 犬歯誘導は永続しない
⑤ 咬合調整に習熟することの意味合い
⑥ 咬合面の拡大観察の大切さ
⑦ 使用材料を熟知すること
⑧ 修復が破損することの意味合い
⑨ リアクセス，レスキューを前提とすること
⑩ 可能なかぎり連結固定を避けること
⑪ 常にコンタクトの強さに注目すること

　何か見落としたことがあるのだろうか，どこかで間違いを犯したのかもしれない，と思いつつ 10 年目にこのケースの第二大臼歯を再製した．しかし，244，245 ページのケースと同様で，コンタクトが開いた本当の理由は判明しないままの再製である．おそらく再び開いてくるにちがいない．次の 10 年の観察を願っている．

　おそらく，口内法の X 線写真を見つめる視野と同じように，歯の咬合面と周辺の歯周組織をながめるだけでは我々の解像力は限定され，その真実に近づくことはないだろう．

新しい課題　　しかし，ここで次の課題が浮上してきた．およそほとんどの場合コンタクトが開いてくるのだが，極めて少数のケースで開いてこないことがある．骨格の差異によるのか，マテリアルなのか，咬合面のあり方なのか，体癖なのか，加齢的変化か．なぜ開かないのか，共通項を見つけることは咬合の分野で最も重要な問いかけとなるにちがいない．

　近い将来，予防の観念が広がりながら，組織再生の可能性は高くなり，歯周疾患も改善されるだろう．齲蝕と歯の欠損が減少するのは確実である．今までのような欠損補綴，義歯は姿を消していくかもしれない．

　それでもなお，咬合調整をはじめとして，人工的な介入は消滅しない．決定的な歯質の再生が実現されないかぎり，範囲の大小は別にしても「今ここにある問題」の解決のために，修復治療は継続される．ヒトが睡眠を必要とすれば，ブラキシズムとの縁を切ることはできず，咬

248　　咬合の最終局面

耗は必然となる．強大な応力に最後臼歯から屈服し，添加と吸収の嵐の中で骨格も顎位も変わっていく．咬耗による咀嚼効率の低下と並行して，変化の速度は増幅する．

　ところが，生着したインプラントは二度と咀嚼器官の輪廻と（たとえ負の方向であっても）秩序の流れに乗ろうとしない．まだ天然歯の咬合や，咀嚼器官の挙動が全て解明されてはいないのに，インプラントによる極めて強固な咬合が参入することになった．両者の融和にはまず天然歯の咬合に精通しておく必要がある．

　歯列と各歯の咬合平面の方向，臼歯の咬合支持やアンテリアガイダンス，という全体像と，一つひとつの咬合接触を吟味しなければならない．天然歯を拡大視しながら咬耗の解釈をして，咬合調整の理論と手技を手に入れ，継続した観察が望まれる．それが本流としての修復治療に加わると流れの様子は大きく変わる．

　まだ流れが落ち着かないうちに，新たな支流であるインプラントが怒濤の勢いで流れ込み，天然歯や修復治療と混在するとき，分野ごとの理論は成立しなくなる．底に流れる共通項を発見しないと，咀嚼器官はもっと混沌の嵐に投げ込まれ，流れそのものを変えてしまう．

　エントロピー（混乱，混沌）は常に拡大の方向に向いているが，ときには咬合治療やスプリントなどが正の調整（Up regulation）として働くことも期待できる．しかし，新たな筋肉の負担や緊張を強いたり，自律神経のバランスを崩す負の調整（Down regulation）が起こる．予期しないところに不調が出現する．その理由はほとんどの場合において発見できない．現象すら眼につかない．なぜならば，かすかな相関関係はあるのだろうが，明確な因果関係は判らないのが生命の姿だからである．

　秩序と崩壊の織りなしこそが生命の特質である．我々が人為的に崩壊の出発点としての炎症をつくりながら，骨に穴を開け，インプラントを埋入しても，生体がそこに続く秩序と再生を用意し，Osseointegrationという現象を準備してくれる．正の調整なのだろう．

　だからこそ，機会は少なくなるが，より密度の高い修復が望まれている．咬合と修復の観察は，咀嚼器官との平衡のなかで，材料の進歩とともに微細で長期にわたるものになるだろう．精緻な修復になるほど問題が生じたときのレスキューは複雑な要素が増える．配られたカードがインプラントならば，そのレスキューはもっと複雑になっていく．

　我々はインプラントという扉を開けてしまった．そこには出会ったことのない事象が待ち受けている．実体の見えるSOMAの観点だけでは解き明かせない心や無意識の世界までが広がっている．もっと向こうにはまるで因果律のない複雑で入り組んだ現象が，同時多発的に咀嚼器官を包み込んでいるにちがいない．

　しかし，もはや開けた扉を閉じるわけにはいかない．一つひとつの現象を観察し，絡み合った紐をゆっくり解きほぐして，次の道を進むのが我々の仕事になってきたといえるだろう．

おわりに

　歯科医になって47年，修復に軸足を置いて前半を過ごしました．ナソロジーの咬合論を学び，その全盛時代と，衰退を体験しながら，多くの人々から教えを受けることができました．最も多くを学んだのはともにスタートを切った山﨑長郎先生，本多正明先生からでした．彼らは友人であり，ライバルであり，師でもあります．彼らの教えがなければ全てが成り立たなかったでしょう．どれだけの言葉を並べても感謝しきれません．

　また，彼らとの接点を与えていただいたのが，田北敏行先生，寺川国秀先生のお二人．「とにかくやってみろ，回り道に無駄はない，あとから答えはやってくる」という流儀でした．残念ながらお二人とも昨年末に他界されました．また，卒業直後の私に継続した観察の大切さを説いてくださったのが森克栄先生でした．その教えは値千金です．

　先生方に拓いていただいた太いパイプの先でRex Ingraham先生，Raymond Kim先生とお会いしました．Kim先生からは，山﨑，本多両先生と三人で，学ぶ最善の道は「伝え方を学ぶことだ」とよく言われたものです．最も敬愛する先生のお一人でしたが，2003年の夏に見知らぬ世界に旅立たれました．もう12年になります．最後に伝えられた言葉が「道をころげ落ちずに続けなさい」でした．

　アメリカ流の機械論に染まった私はRudolf Slavicek先生によって大きな軌道修正ができました．初めてお会いしたのは1989年，インプラントが登場した時代，かつての概念に絶望した人々が新たな希望に飛びつこうとした時代です．Slavicek先生の教えの根底に流れるのは，人の思惟と感性こそが扉を開ける，というヨーロッパに滔々と伝えられてきた水脈でした．それは知の源流でもあります．

　こうして，日本とアメリカ，ヨーロッパの間に横たわる科学観の差異を体験し，普遍性や共通項，前後の文脈との関連を多くの先生方，同僚から学ぶことができました．この10年，ようやく私自身の考え方の体系が形になったように感じ，まだ早いかもしれませんが，一冊の書にまとめてみました．

　書物は所詮書物にすぎませんが，独りでは知りえない普遍性を照らす灯火ともなります．どこかに出かける道順と，そこに行く理由のどちらが大切でしょうか．書物はその理由を自分自身で見つける意味を教えてくれるでしょう．でも，本の教えだけに頼り過ぎてもいけません．書物を並べただけの本棚になってしまいます．

　この本で若い先生方に全てを伝えることはできません．しかし，理論と実践だけでは知の扉は開かないことが伝われば幸いです．それは文学や芸術，美学やおそらく医学の世界にも共通しています．日常の生活でも，美的で，倫理的なプロセスが欠如すると，美味しい食卓に座れないのと同じでしょう．美味しい食卓とは，三ツ星レストランでの珍しいワインや，高価な食材ではありません．たとえ安物の食器で，貧しい材料でも吟味して作れば，そして美しい人（比喩的な意味です）がともにいれば世界一の食事に早変わりします．

　古書店で買った文庫本でも心して読むことで，それは聖書にも匹敵します．美味しい書物を読んでください．美味しいモノを見てください．美味しい旅をしてください．美味しい臨床をしてください．先生方自身で造りあげた美味しい食卓に座ってください．

　知に満ち，技倆に秀でた師と友人を見つけてください．そうすれば，先生方がみずから美味しい友人にもなり，美味しい師にもなることができます．それは患者さんにとって美味しい歯科医になることでもあるのです．

　初めに書いたように，この本は論文でもなく，引用される文献でもありません．物語と詩編を目指しました．いつかは否定される記述がたくさんあるでしょう．むしろ否定され，新たな体系が出てくることを私は望んでいます．それ以上に私は，若い先生方の手による美味しい反論と詩編を読めることを心待ちにしています．

　分野ごとに多くの先生方に原稿のチェックをしていただきました．御礼申しあげます．もし間違えがあるとすれば全て私の責任であります．

　高橋和人先生には特別寄稿を書いていただきました．先生の考察なしでは私の体系は成り立ちません．くれなゐ塾での20年にわたる教えが私の咬合論の指標となりました．御礼の言葉も見つかりません．

　約束事や作法を忘れた「随筆」に長い間辛抱して，ここまで読んでいただいた読者の方々に心より感謝いたします．四方八方に飛び散った起承転結を組み上げて，編集して下さった秋元秀俊さんと秋元麦踏さん，医歯薬出版株式会社の米原秀明さんの努力に敬意を表したいと思います．有り難うございました．

　最後に，歯科医としての基礎をつくる時代に私を支えてくれた亡き妻の美子と，無限の忍耐力で，人生の次の詩編をともに編んでくれている妻の謙子と家族にこの本を捧げたいと思います．

くれなゐ塾　主宰　内藤正裕

引用文献

1. Shojania KG *et al.*: How quickly do systematic reviews go out of date? A survival analysis. Ann Intern Med, 2007 Aug 21;147(4):224-33.
2. Tsiaras A: Body Voyage: A three-dimensional tour of a real human body. 1st ed. NY, Little, Brown & Company, 1997.
3. U.S. National Library of Medicine: The Visible Human Project®. http://www.nlm.nih.gov/research/visible/visible_human.html (accessed on May 12th, 2015).
4. Wennerberg A, Albrektsson T: On implant surfaces: A review of current knowledge and opinions. Int J Oral Maxillofac Implants, 2010 Jan-Feb;25(1):63-74. (p.72 Fig16)
5. Krogh-Poulsen WG, Olsson A: A management of the occlusion of the teeth. Philadelphia, WB Saunders, 1968.
6. Lytle JD, Skurow H: An interdisciplinary classification of restorative dentistry. Int J Periodontics Restorative Dent, 1987;7(3):8-41.
7. Ramfjord SP, Ash MM：オクルージョン：咬合治療の理論と臨床．東京，医歯薬出版，1973．
8. 木村資生：生物進化を考える〈岩波新書〉．東京，岩波書店，1988．
9. Solnit A, Curnutte DC: Occlusal correction—Principles and practice. Chicago, Quintessence Publishing, 1988.
10. DePietro AJ: The articulator as a dental instrument, not a dental philosophy. Dent Clin North Am, 1979 Apr;23(2):213-29.
11. Gibbs CH, Lundeen HC (Eds): Advances in occlusion. Boston, John Wright-PSG Inc., 1982.
12. Gibbs CH *et al.*: Functional movements of the mandible. J Prosthet Dent, 1971 Dec;26(6):604-20.
13. The Academy of Prothodontics: The glossary of prosthodontic term (GPT-7). J Pros Dent, 1999;81(1):48-110.
14. Nicholls JI: Tensile bond of resin cements to porcelain veneers. J Prosthet Dent, 1988 Oct;60(4):443-7.
15. Lee R: Esthetics and its relationship to function. In: Rufenacht CR. Fundamentals of esthetics. 1st ed. Chicago, Quintessence Publishing, 1990.
16. Maynard JG Jr, Wilson RD: Physiologic dimensions of the periodontium significant to the restorative dentist. J Periodontol, 1979;50:170-4.
17. Nevins M, Skurow HM: The intracrevicular restorative margin, the biologic width, and the maintenance of the gingival margin. Int J Periodontics Restorative Dent, 1984;4(3):30-49.
18. Tarnow DP *et al.*: The effect of inter-implant distance on the height of the inter-implant bone crest. J Periodontol, 2000 Apr;71(4):546-9.
19. Della Bona A, Kelly JR: The clinical success of all-ceramic restorations. J Am Dent Assoc, 2008 Sep;139 Suppl:8S-13S.
20. Christensen GJ: Number of veneering ceramic breaks (graph). CRA (Newsletter) 2008 Nov.
21. 松岡純：ガラスの破壊における水分の効果．New Glass, 2006;21(3):41-6.
22. 日本規格協会：JIS ハンドブック機械要素．東京，日本規格協会，2014．
23. Korioth TWP: Modeling the mechanical behavior of the jaws and their related structures by finite element (FE) analysis. Crit Rev Oral Biol Med, 1997;8(1):90-104.
24. Grippo JO: Abfractions: a new classification of hard tissue lesions of teeth. J Esthet Dent, 1991; 3(1):14-9.
25. McCoy G: Examining the role of occlusion in the function and dysfunction of the human mastication system. Dental Focus (S Korea), 1995;169:10-15.
26. Lawn BR *et al.*: Remarkable resilience of teeth. Proc Natl Acad Sci USA, 2009 May 5;106(18):7289-93.
27. Lee JJ *et al.*: Fracture modes in human teeth. J Dent Res, 2009 Mar;88(3):224-8.
28. 沢俊行：実用材料力学 ものづくりの教科書．東京，日経BP社，2007．
29. Dempster WT *et al.*: Arrangement in the jaws of the roots of the teeth. J Am Dent Assoc, 1963 Dec;67:779-97.
30. Kraus BS *et al.*: Dental anatomy and occlusion: a study of the masticatory system. Philadelphia, Williams & Wilkins, 1969.
31. Lavigne GJ *et al.*: Bruxism physiology and pathology: an overview for clinicians. J Oral Rehabil, 2008 Jul;35(7):476-494.
32. Clark NG *et al.*: Bruxing patterns in man during a sleep. J Oral Rehabil, 1984;11(2):123-6.

参考文献

　書籍にはチカラがある．時を経てなお輝く書物を読むにはこちらにもチカラがいる．ここには単に書名をたくさん並べることはせずに，咬合の科学を積み上げた数冊を挙げておこう．私が体系を理解するために，書き込みをし，ページの耳を折り，何回も読み直してから，原著者の生の声を聞いたものばかりである．

Amsterdam M: Periodontal prosthesis, twenty-five years retrospective. Alpha Omegan, 1974 Dec;67(3):8-52.

Claude R: Fundamentals of esthetics. Chicago, Quintessence Publishing, 1990.

Dawson PE: Evaluation, Diagnosis and treatment of occlusal problems. Maryland Heights, Mosby, 1974.

Gibbs CH, Lundeen HC (Eds): Advances in occlusion. Boston, John Wright-PSG Inc., 1982.

Huffman RW, Regenos JW: Principles of occlusion: laboratory and clinical teaching manual. Ohio, Ohio State University, 1969.

Ingraham R: Physiology of occlusion: laboratory manual. Los Angels, Univ. of Southern California, 1972.

Solberg G: Das Kiefergelenk, Diagnostik und Therapie. Berlin, Quintessence Publishing, 1983.

Krogh-Poulsen WG, Olsson A: A management of the occlusion of the teeth. Philadelphia, WB Saunders, 1968.

Solnit A, Curnutte DC: Occlusal correction—Principles and practice. Chicago, Quintessence Publishing, 1988.

McHorris WH: Occlusion and TMD: a compilation of papers. McHorris Private Edition, 1996.

Okeson JP *et al.*: Bell's orofacial pains. Chicago, Quintessence Publishing, 1995.

Slavicek R: The masticatory organ. Klosterneuburg, GAMMA Medizinisch-wissenschaftliche Fortbildung-AG, 2002.

須田立雄：新・骨の科学．東京，医歯薬出版，2009．

その他

Abekura H et al.: The initial effects of occlusal splint vertical thickness on the nocturnal EMG activities of masticatory muscles in subjects with a bruxism habit. Int J Prosthodont, 2008;21(2):116-20.

Baad-Hansen L et al.: Effect of a nociceptive trigeminal inhibitory splint on electromyographic activity in jaw closing muscles during sleep. J Oral Rehabil, 2007;34(2):105-11.

Bartlett D et al.: A difference in perspective—the North American and European interpretation of tooth wear. Int J Prosthodont, 1999;12(5):401-8.

Belser UC, Hannam AG: Influence of altered working side occlusal guidance on masticatory muscles and related jaw movement. J Prosthet Dent, 1985 Mar;53(3):406-13.

Campillo MJ et al.: Influence of laterotrusive occlusal scheme on bilateral masseter EMG activity during clenching and grinding. Cranio, 2008;26(4):263-73.

Carlsson GE et al.: Predictors of bruxism, other oral parafunctions, and tooth wear over a 20-years follow up period. J Orofac Pain, 2003;17(1):50-7.

Carlsson GE: Effect of increasing vertical dimension on the masticatory system in subjects with natural teeth. J Prosthet Dent, 1989 Mar;41(3):284-9.

Ceneviz C et al.: The immediate effect of changing mandibular position on the EMG activity of the masseter, temporalis, sternocleidomastoid, and trapezius muscles. Cranio, 2006;24(4):237-44.

Clark GT et al.: Sixty-eight years of experimental occlusal interference studies: what have we learned? J Prosthet Dent, 1999 Dec;82(6):704-13.

Clay JH, Pounds DM: Basic clinical massage therapy: Integrating anatomy and treatment. Baltimore, Lippincott Williams & Wilkins, 2006.

Coleman TA et al.: Cervical dentin hypersensitivity. Part II: Associations with abfractive lesions. Quintessence Int. 2000 Jul-Aug;31(7):466-73.

D'Amico A: Functional occlusion of the natural teeth of man. J Prosthet Dent, 1961;11:899-915.

DePietro AJ: The articulator as a dental instrument. Not a dental philosophy. Dent Clin North Am, 1979 Apr;23(2):219-29.

Dragoo MR, Williams GB: Periodontal tissue reactions to restorative procedures, part II. Int J Periodontics Restorative Dent, 1982;2(2):34-45.

Dragoo MR, Williams GB: Periodontal tissue reactions to restorative procedures. Int J Periodontics Restorative Dent, 1981;1(1):8-23.

Ekfeldt A, Karlsson S: Changes of masticatory movement characteristics after prosthodontic rehabilitation of individuals with extensive tooth wear. Int J Prosthodont, 1996;9(6):539-46.

Fradeani M, Aquilano A: Clinical experience with Empress crowns. Int J Prosthodont, 1997;10(3):241-7.

Fradeani M, Redemagni M: An 11-year clinical evaluation of leucite-reinforced glass-ceramic crowns: a retrospective study. Quintessence Int, 2002;33(7):503-10.

Gibbs CH et al.: Masticatory movement of the jaw measured at angle of approach to the occlusal plane. J Prosthet Dent, 1973;30:283-8.

Grippo JO et al.: Attrition, abrasion, corrosion and abfraction revisited: a new perspective on tooth surface lesions. J Am Dent Assoc, 2004;135(8):1109-18.

Grippo JO: Abfractions: a new classification of hard tissue lesions of teeth. J Esthet Dent. 1991 Jan-Feb;3(1):14-9.

Gross MD, Ormianer Z: A preliminary study of the effect of occlusal vertical dimension increase on mandibular postural rest position. Int J Prosthodont, 1984 May-Jun;7(3):216-26.

Guichet NF: Occlusion, a teaching manual. Anaheim, The Denar Corporation, 1970.

Gutiérrez MF et al.: The effect of tooth clenching and grinding on anterior temporalis electromyographic activity in healthy subjects. Cranio, 2010;28(1):43-9.

Hellsing G: Functional adaptation to changes in vertical dimension. J Prosthet Dent, 1984 Dec;52(6):867-70.

Ingber JS et al.: The "biologic width"—a concept in periodontics and restorative dentistry. Alpha Omegan, 1977;70(3):62-5.

Kahn AE: The importance of canine and anterior tooth positions in occlusion. J Prosthet Dent, 1977 Apr;37(4):397-410.

Kaidonis JA: Tooth wear : the view of anthropologist. Clin Oral Investig, 2008 Mar;122(Suppl 1):21-6.

Khoury S et al.: A significant increase in breathing amplitude precedes sleep bruxism. Chest, 2008 Aug;134(2):332-7.

Kim SK et al.: A study of adult effect of chewing patterns on occlusal wear. J Oral Rehabil, 2001 Nov;28(11):1048-55.

Kois JC: Altering Gingival Levels: The Restorative Connection Part I: Biologic Variables. J Esthet Dent, 1994;6:3-7.

Landry ML et al.: Reduction of sleep bruxism using a mandibular advancement device: an experimental controlled study. Int J Prosthodont, 2006;19(6):549-56.

Lavigne GJ et al.: Genesis of sleep bruxism: motor and autonomic-cardiac interactions. Arch Oral Biol, 2007 Apr;52(4):381-4

Lavigne GJ et al.: Neurobiological mechanism in sleep bruxism. Crit Rev Oral Biol Med, 2003;14(1):30-46.

Lavigne GJ et al.: Rhythmic masticatory muscle activity during sleep in humans. J Dent Res, 2001;80:443-8.

Lavigne GJ et al.: Variability in sleep bruxism activity over time. J Sleep Res, 2001 Sep;10(3):237-44.

Lavigne GJ et al.: 歯科医師のための睡眠医学．東京，クインテッセンス出版，2010.

Lavigne GJ, Manzini C: Sleep bruxism and concomitant motor activity. In: Kryger MH, Roth T, Dement WC (Eds). Principles and practice of sleep medicine. Philadelphia, WB Saunders, 2000:773–785.

Lee RL: Standardized head position and reference planes for dento-facial aesthetics. Dent Today, 2000 Feb;19(2):82-7.

Lobbezoo F et al.: Principles for the management of bruxism. J Oral Rehabil, 2002 Jul;35(7):509-23.

Lundeen HC, Gibbs CH: The function of teeth: the physiology of mandibular function related to occlusal form and esthetics. Gainesville, L and G publishers LLC, 2005.

Lundeen HC, Wirth C: Condylar movement patterns engraved in plastic blocks. J Prosthet Dent, 1973 Dec;30(6):866-75.

Lytle JD, Skulow HM: An interdisciplinary classification of restorative dentistry. Int J Periodont Rest Dent, 1987;7(3):8-41.

MacDonald JW, Hannam AG: Relationship between occlusal contacts and jaw-closing muscle activity during tooth clenching. J Prosthet Dent, 1984 Nov;52(5):718-728.

Magne P et al.: Natural and restorative oral esthetics Part III: Fixed partial dentures. J Esthet Dent, 1994;6:15-22.

Manfredini D et al.: Physic and occlusal factors in bruxers. Aust Dent J, 2004;49(2):84-9.

Manns A et al.: Influence of group function and canine guidance on electromyographic activity of elevator muscles. J Prosthet Dent, 1985 Apr;57(4):494-500.

Mansour RM, Reynik RJ: In vivo occlusal forces and moments: I. Forces measured in terminal hinge position and associated moments. J Dent Res, 1975;54(1):114-20.

Mccollum BB, Stuart CE: A research report: Gnathology. South Pasadena, Scientific Press, 1955.

McHorris WH: Focus on anterior guidance. J Japan Gnathology, 1989;10(4):27-32.

Mehta NR et al.: Different effects of nocturnal parafunction on the masticatory system: the weak link theory. Cranio, 2000;18(4):280-6.

Miralles R et al.: Vertical dimension. Part 2: the changes in electrical activity of the cervical muscles upon varying the vertical dimension. Cranio, 2002;20(1):39-47.

Ormianer Z, Gross M: A 2-year follow up of mandibular posture following an increase in occlusal vertical dimension beyond the clinical rest position with fixed restorations. J Oral Rehabil, 1998 Nov;25(11):877-83.

Ramfjord SP, Ash MM: Occlusion, 2nd ed. Philadelphia, WB Saunders, 1971.

Ramfjord SP, Blankenship JR: Increased occlusal vertical dimension in adult monkeys. J Prosthet Dent, 1981 Jan;45(1):74-83.

Ramfjord SP: Bruxism—a clinical and electromyographic study. J Am Dent Assoc, 1961;62:21-44.

Rangart B et al.: Mechanical aspects of a Brånemark implant connected to a natural tooth: an in vitro study. Int J Oral Maxillofac Implants, 1991;6(2):177-86.

Sakaguchi K et al.: Examination of the relationship between mandibular position and body posture. Cranio, 2007;25(4):237-49.

Scharer P et al.: Occlusial interferences and mastication: an electromyographic study. J Prosthet Dent, 1967;17:438-449.

Schuyler CH: An evaluation of incisal guidance in restorative dentistry. J Prosthet Dent, 1959 May-June;9(3):374-8.

Simon RL, Nicholls JI: Variability of passively recorded centric relation. J Prosthet Dent, 1980 Jul;44(1):21-6.

Smith DM et al.: A numerical model of temporomandibular joint loading. J Dent Res, 1986 Aug;65(8):1046-1052.

Spear FM: Maintenance of the interdental papilla following anterior tooth removal. Pract Periodontics Aesthet Dent, 1999;11(1):21-8.

Tarnow DP et al.: The effect of the distance from the contact point to the crest of bone on the presence or absence of the interproximal dental papilla. J Periodontol, 1992;63(12):995-6.

Van't Spijker A et al.: Prevalance of tooth wear in adults. Int J Prosthodont, 2009 Jan-Feb;22(1):35-42.

Venegas M et al.: Clenching and grinding: effect on masseter and sternocleidomastoid electromyographic activity in healthy subjects. Cranio, 2009;27(3):159-66.

Williamson EH: Leaf gauge technique. Facial Orthop Tenporomandibular Arthrol, 1985;2(5):11-4.

河野正司，大石忠雄：Cr-Br 咬合のルーツ：Gnathology と対峙した石原咬合論—顆頭安定位と全運動軸．東京，医歯薬出版，2013．

佐藤貞雄，玉置勝司，榊原功二：ブラキシズムの臨床：その発生要因と臨床的対応．東京，クインテッセンス出版，2009．

索引

A
Abfraction 218
Adjunctive orthodontics 39
Amelogenesis 27
Anterior guidance 54
AOD 65
Axiograph 17, 28, 100
Axis movement 35

B
Backward rotation 227
bruxism 106
Bruxism 240
　　総義歯の―― 243

C
CAD 186
Cadiax 29
CAM 186
Canine dominance 85
Cariology の疑問 224
CEJ 150
Centric occlusion (CO) 115
Centric relation (CR) 26, 115, 118
Closing arc 235
Compression 29
Concavity 130, 160, 174
Convexity 130, 174

D
Dawson 117, 119
Diagnostic wax-up 56
Differential angulation 235
Distal displacement 56
Distraction 29, 107
Down regulation 228
DPO 63

E
Embrasure 205
Emergence profile 208
Enamel tufts 223

F
Fluting 210
Forced bite 29
Forward rotation 228
Fulcrum 107

G
General contour 204
Gingival architecture 150
Gingival scallop 150
Guided papilla growth 156
Gysi 26

H
Hinge axis 26
　　Terminal―― 115

I
Implant housing 235
Incisal embrasure 137
Inter-condyle axis 36
Internal derangement 117

M
Margin file 178
Maynard classification 149
ME 機器 22
Motion analogue 72

O
Ontogeny 216
Osseous scallop 150
OVD 95

P
Phenotype 37
Phylogeny 216
Physiological reference position 121
Posterior occlusal guidance 90

Q
QOL 14
Quick extrusion 41

R
Reference area 121
Reference position 29, 121

S
S-N Curve 233
SOMA 19
Stamp cusp の調整 113
Striation 227
Stuart Instrument 26

T
Tangent rule 235
Tarnow の分類 161
Tooth fracture 221
Total profile 143
Transitional area 152, 210

U
Up regulation 229

あ
圧排 182
　　一次―― 176
　　二次―― 179
　　――の功罪 183
アノマリー 14
アマルガム 130
アルゴリズム 17
アンテリアガイダンス 105

い
糸の除去方向 185
印象材 192
印象採得 188, 193
インプラント 19
　　――の植立方向 235
　　――の咬合 235
　　――の孤立 247
　　――破折 31
　　――埋入 8

え
エビデンス 15
嚥下 230

お
応力腐食現象 171
オーバーロード 8, 219, 228
オープンコンタクト 9, 245

か
開口 32
回転と移動 33
開閉口 22
概略の形成 175
下顎骨の縮小 215
顎位の可変性 122
過補償 91
ガラスの破折 171
鑑別診断 218
カンペル平面 69

き
記憶痕跡 17, 52, 118
機械的咬合論 26
気孔率 169
基材のショルダー 168
基準位 52, 122
客観性 16
臼歯の離開 85
金属焼付ポーセレン 133
筋肉論 229

く
クラックの走行 222

け
限界運動 37
言語の獲得 32
犬歯誘導 62, 83, 101, 104

こ
光学信号 16
咬頭嵌合位 52, 115
咬合器 70
咬合挙上 124
咬合の垂直化 88

咬合平面 64
咬頭の接触点 75
咬耗 9
骨隆起による運動制限 214
コンタクト 246
コンタクトポイント 161
コンポジットレジン 130

さ
最後臼歯の問題 30

し
視覚 16
歯冠外形 204
歯間乳頭 164
歯冠乳頭部の立ち上がり 158
歯頸部の歯根膜 145
歯根破折 225
歯根膜 46
歯周補綴 39
修復物の損耗 226
順次離開咬合 85
症状誘発テスト 20
上部構造の再製 10
情報の変換 17
シリコーン 186
ジルコニア 167

す
垂直的咬合 27
垂直破折 139
水平的位置 52
水平破折 40
睡眠段階 241
ストレスマネジメント 240
スプリントの検証 32

せ
生物学的幅径 148
舌骨の挙上 229
接着阻害因子 201
セラミック修復 133
ゼロ点の確保 71
選択的削合（Selective grinding）74

そ
象牙質の保護 176
即時離開 87
側方運動 36
咀嚼器官の機能とヒエラルキー 237
咀嚼のストローク 89

た
対合歯 10
　——の観察 10
単独冠 134, 152

ち
中間運動 81, 88
中心位 26
中心咬合位 115
治癒機転 40
調節彎曲 67
治療計画の順序立て 39
治癒後の予測 156
治療という変数 38

て
低位咬合 34
ディスクルージョン 85
定性化 17
定量化 17
適合性の確認 201
電気信号 16

と
動的平衡 11, 30
動揺性 46
特異応力 233
トライアルセメント 136

な
ナソロジー 15

に
二次圧排 179
二次性咬合性外傷 213

は
剝離破断 220
発音 23
　　降順の—— 23
歯の傾斜と移動 46
パラダイムシフト 19

ひ
被蓋の角度 60
被蓋の基準 142
微小循環 46
微小破断 218

ふ
フェルール 138, 225
付着歯肉 149
ブラキシズム 240
　　——との共存 243
フランクフルト平面 69
フルバランス 102
フレームデザイン 168
フレミタス 45
分解の思考 15

へ
ベネット運動 28, 74
ペプチド結合 21
辺縁骨頂 150, 155

ま
マイクロクラック 222
マテリアルの選択 8

め
メタルのProvi. 55

ゆ
誘導 78
遊離歯肉 150

よ
予防的咬合調整 68

ら
ラミネートベニア 131

れ
連結のルール 48
連続冠 134, 153

ろ
鑞着 48
ロバスト 31

わ
ワックスプラス 199

【著者略歴】
内藤 正裕（ないとう まさひろ）

1944年	東京都生まれ
1968年	日本大学歯学部卒
1978年	内藤デンタルオフィス（東京都港区）開業
1990年	くれなゐ塾主宰
2001年	神奈川歯科大学臨床教授

内藤正裕の 補綴臨床
オーバーロードと向き合う　　　ISBN978-4-263-44440-5

2015年6月25日　第1版第1刷発行
2017年7月15日　第1版第4刷発行

　　著　者　内　藤　正　裕
　　発行者　白　石　泰　夫
　　発行所　医歯薬出版株式会社

〒113-8612　東京都文京区本駒込1-7-10
TEL.（03）5395-7638（編集）・7630（販売）
FAX.（03）5395-7639（編集）・7633（販売）
http://www.ishiyaku.co.jp/
郵便振替番号 00190-5-13816

乱丁，落丁の際はお取り替えいたします　　印刷・木元省美堂／製本・皆川製本所
Ⓒ Ishiyaku Publishers, Inc., 2015. Printed in Japan

本書の複製権・翻訳権・翻案権・上映権・譲渡権・貸与権・公衆送信権（送信可能化権を含む）・口述権は，医歯薬出版(株)が保有します．
本書を無断で複製する行為（コピー，スキャン，デジタルデータ化など）は，「私的使用のための複製」などの著作権法上の限られた例外を除き禁じられています．また私的使用に該当する場合であっても，請負業者等の第三者に依頼し上記の行為を行うことは違法となります．

JCOPY ＜(社)出版者著作権管理機構 委託出版物＞
本書をコピーやスキャン等により複製される場合は，そのつど事前に(社)出版者著作権管理機構（電話 03-3513-6969，FAX 03-3513-6979，e-mail：info@jcopy.or.jp）の許諾を得てください．